Lyme-Borreliose

Klaus-Peter Hunfeld · Jeremy Gray
(Hrsg.)

Lyme-Borreliose

Springer

Hrsg.
Klaus-Peter Hunfeld
Institute for Laboratory Medicine, Microbiology, and Infection Control, Northwest Medical Centre, Medical Faculty, Goethe University
Frankfurt/Main, Hessen, Deutschland

Jeremy Gray
UCD School of Biology & Environmental Science, University College Dublin
Belfield, Dublin, Ireland

ISBN 978-3-031-49763-6 ISBN 978-3-031-49764-3 (eBook)
https://doi.org/10.1007/978-3-031-49764-3

Die Deutsche Nationalbibliothek verzeichnet diese Publikation in der Deutschen Nationalbibliografie; detaillierte bibliografische Daten sind im Internet über http://dnb.d-nb.de abrufbar.

Übersetzung der englischen Ausgabe: „Lyme Borreliosis" von Klaus-Peter Hunfeld und Jeremy Gray, © Springer Nature Switzerland AG 2022. Veröffentlicht durch Springer International Publishing. Alle Rechte vorbehalten.

Dieses Buch ist eine Übersetzung des Originals in Englisch „Lyme Borreliosis" von Hunfeld, Klaus-Peter, publiziert durch Springer Nature Switzerland AG im Jahr 2022. Die Übersetzung erfolgte mit Hilfe von künstlicher Intelligenz (maschinelle Übersetzung). Eine anschließende Überarbeitung im Satzbetrieb erfolgte vor allem in inhaltlicher Hinsicht, so dass sich das Buch stilistisch anders lesen wird als eine herkömmliche Übersetzung. Springer Nature arbeitet kontinuierlich an der Weiterentwicklung von Werkzeugen für die Produktion von Büchern und an den damit verbundenen Technologien zur Unterstützung der Autoren.

Planung/Lektorat: Daniela Heller
Springer ist ein Imprint der eingetragenen Gesellschaft Springer Nature Switzerland AG und ist ein Teil von Springer Nature.
Die Anschrift der Gesellschaft ist: Gewerbestrasse 11, 6330 Cham, Switzerland

Das Papier dieses Produkts ist recyclebar.

Einführung

26.03.2022

Historisch gesehen können zeckenassoziierte Pathogene bis zum Buch Exodus in der Hebräischen Bibel zurückverfolgt werden. Die Plage („Murrain"), die dem Vieh des Pharaos Ramses II auferlegt wurde, ist wahrscheinlich die erste historische Referenz für eine durch Zecken übertragenen Krankheit [1]. Es dauerte jedoch bis zum späten 18. Jahrhundert, um wissenschaftliche Beweise für die Existenz von durch Zecken übertragenen Mikroorganismen zu sammeln und ein besseres Verständnis für die Umstände der Übertragung und die Lebenszyklen solcher Pathogene zu erlangen. Im Jahr 1893 entdeckten Smith und Kilbourne, dass der Erreger des Texas-Rinderfiebers, heute bekannt als das Protozoon *Babesia bigemina,* durch Zecken übertragen wird. Sie waren die ersten, die diese Arthropoden als wichtige Vektoren von Pathogenen bestimmten [2]. McCalla und Brereton untermauerten die Bedeutung von Zecken bei der Übertragung von Krankheiten im Jahr 1908 in den USA weiter. Eine Zecke von einem Patienten mit Rocky Mountain Fleckfieber wurde zu dieser Zeit verwendet, um die Infektion auf zwei gesunde Freiwillige zu übertragen [3]. Im Jahr 1909 entdeckte Ricketts die gleichnamige Gattung von Bakterien, die für das Rocky-Mountain-Fleckfieber verantwortlich ist – *Rickettsia* [4]. Bis heute wurden mehr als 50 durch Zecken übertragene Pathogene – Parasiten, Bakterien und Viren – gefunden, die für Menschen, die Zeckenbissen in Europa ausgesetzt sind, von erheblicher Bedeutung sind [5].

Heute ist die Lyme-Borreliose (LB) – eine durch Zecken übertragene Spirochäteninfektion des *Borrelia-burgdorferi-* sensu-lato (s.l.) Komplexes – die am häufigsten gemeldete vektorübertragene Infektion auf der Nordhalbkugel [6, 7]. Die geografische Präsenz der Krankheit folgt einer gürtelartigen Verteilung und spiegelt dabei die Präsenz der Ixodid-Zecken in diesem Teil der Welt wider [6]. In Mitteleuropa ist *Ixodes ricinus* hauptsächlich als Hauptvektor von *B. burgdorferi* s.l. und dem Zecken-Enzephalitis (TBE) Virus bekannt, die zusammen schätzungsweise weit mehr als 100.000 Menschen pro Jahr infizieren. Darüber hinaus haben Studien, die auf der Polymerasekettenreaktion (PCR) und DNA-Sequenzanalysen basieren, gezeigt, dass auch andere zeckenübertragene Pathogene als *B. burgdorferi* s.l., wie *Borrelia miyamotoi, Anaplasma phagocytophilum, Neoehrlichia mikurensis, Ri-*

ckettsia spp. und *Babesia* spp., in der dreiwirtigen Zecke *I. ricinus* weit verbreitet sind, deren Larven, Nymphen und Adulte sich von verschiedenen Wirten ernähren, einschließlich nahezu jedem warmblütigen Tier und dem Menschen [5, 8].

Laut den Centers for Disease Control and Prevention (CDC) lag die Inzidenz in den USA im Jahr 2014 bei 7,9/100.000, wobei die Mehrheit der Fälle in den nordöstlichen und oberen mittleren Weststaaten gemeldet wurde [9]. In den USA werden jedes Jahr 30.000–40.000 Fälle durch Überwachung gemeldet, wobei schätzungsweise 476.000 Patienten in den Jahren 2010–2018 behandelt wurden [7]. In Europa wurden Inzidenzbereiche von 0,001/100.000 in Italien (2001–2005) bis zu 188,7/100.000 in Slowenien (2014) veröffentlicht [8]. Die „Lyme-Krankheit", wie sie genannt wird, wurde erstmals von Steere et al. [10] beschrieben, als er eine Arthritis-Epidemie unter jungen Kindern in der Gemeinde Old Lyme, Connecticut, USA, in den späten 1970er Jahren untersuchte [10], aber die Erkrankung an sich war der Medizin in Europa schon viel früher bekannt.

Typische Hautmanifestationen sind die häufigsten Anzeichen der Krankheit und wurden Ende des 19. Jahrhunderts und Anfang des 20. Jahrhunderts von Ärzten wie Buchwald, Pick, Herxheimer, Hartman, Afzelius und Lipschütz beschrieben [11]. Zusätzlich berichteten zwei französische Ärzte, Garin und Bujadoux, in einer bahnbrechenden Veröffentlichung von 1922 über einen Patienten, der nach einem Zeckenbiss ein Erythema chronicum migrans entwickelte, gefolgt von einer schmerzhaften Meningoradikulitis [12]. Dieser Patient hatte einen positiven Bordet-Wasserman-Test, der zu dieser Zeit zur Diagnose der Syphilis verwendet wurde. Obwohl der Test positiv war, hatte der Patient offensichtlich keine Syphilis, und die Autoren kamen zu dem Schluss, dass er eine durch eine Spirochäte verursachte Zeckenkrankheit haben müsse, die Haut- und neurologische Manifestationen hervorrief und sich von dem Erreger der Syphilis, *Treponema pallidum,* unterschied [12]. Der Erreger der LB blieb jedoch ein Rätsel, bis 1982 Spirochäten im Mitteldarm von auf Long Island, New York gesammelten Zecken, von dem in der Schweiz geborenen Entomologen Willy Burgdorfer entdeckt wurden [13]. Die anschließende epidemiologische und labormedizinische Etablierung der LB als neue multisystemische Infektionskrankheit ist eine der wichtigsten biomedizinischen Entdeckungen des 20. Jahrhunderts [14]. In den Jahren nach der Isolierung des verursachenden Bakteriums wurde schnell gezeigt, dass es erhebliche Unterschiede in der Krankheitsausprägung zwischen Nordamerika und Europa gibt. Darüber hinaus wurde festgestellt, dass es in Nordamerika eine vorherrschende pathogene Borrelienart (*B. burgdorferi* sensu stricto) und eine kürzlich entdeckte seltenere (*B. mayonii*) gibt, während in Europa mindestens vier verschiedene pathogene Arten vorkommen [6]. Die Infektion kann ohne Anzeichen und Symptome verlaufen, aber in klinisch offensichtlichen Fällen sind typische Symptome, die mit der Infektion in Verbindung stehen, das Erythema migrans (EM), neurologische Manifestationen (z. B. Polymeningoradikuloneuritis, auch bekannt als Bannwarth-Syndrom), die Lyme-Arthritis (LA) und die Acrodermatitis chronica atrophicans (ACA). Solche Manifestationen, zusammen mit einigen anderen selteneren, waren in Europa Jahre vor der endgültigen Entdeckung des ursächlichen Pathogens *B. burgdorferi* s.l. gut bekannt [11]. In den letzten Jahrzehnten wurden enorme Fortschritte bei den Behandlungsoptionen erzielt [6]. Dennoch kann die LB, wie auch die Syphilis, für unerfahrene Kliniker als ein Chamäleon der klinischen Medizin auftreten, was zu zahlreichen diagnostischen Problemen führen kann, insbesondere wenn es um die direkte und indirekte Labordiagnose des Pathogens und die Berücksichtigung der vielen potenziellen Differenzialdiagnosen geht [15].

Insofern sehen wir einen dringenden Bedarf an einem praxisorientierten medizinischen Lehrbuch für Ärzte und Studierende, das sich den verschiedenen Aspekten der Diagnose und klinischen Behandlung der Lyme-Borreliose widmet. Darüber hinaus behandeln spezielle Kapitel Unterschiede in den Krankheitsmanifestationen zwischen Europa und Nordamerika, die Pathogenität der Erreger, den Lebenszyklus und die Biologie der Vektoren sowie weitere wichtige, durch Zecken übertragene Pathogene, neben *B. burgdorferi s.l.,* die für die Differenzialdiagnose von zeckenübertragenen Krankheiten in Europa von Bedeutung sind. Die Mitwirkenden an diesem Buch sind alle international bekannte Spezialisten auf dem Gebiet der Infektionskrankheiten und speziell von durch Zecken übertragenen Erregern. Unser Ziel ist es, eine gut strukturierte und praxisorientierte Darstellung des klinischen Managements und der Labordiagnose der LB und weiterer wichtiger zeckenübertragener Krankheiten in Europa zu bieten. Wir diskutieren dabei auch die aktuellen Fallstricke und Einschränkungen sowie zukünftige Perspektiven in diesem herausfordernden und sich schnell entwickelnden Bereich der Medizin.

Frankfurt/Main, Hessen, Deutschland — Klaus-Peter Hunfeld
Belfield, Dublin, Irland — Jeremy Gray

Literatur

1. Gelfand JA. Babesia. In: Mandell GL, Douglas RG, Bennett JE, Dolin R. Herausgeber. Mandell, Douglas und Bennett's Prinzipien und Praxis der Infektionskrankheiten, 5. Auflage. Churchill Livingstone, New York; 2000, S. 2899–2902.
2. Smith T, Kilbourne EL. Untersuchung zur Natur, Ursache und Prävention des südlichen Rinderfiebers. US Dept Agr Bur Anim Indust Bull 1893; 1.
3. Weiss E. Geschichte der Rickettsiologie. In Walker DH, Herausgeber. Biologie der Rickettsienkrankheiten. CRC Press, Boca Raton; 1988, S. 15–32.
4. Ricketts HT. Einige Aspekte des Rocky Mountain Fleckfiebers, wie sie durch jüngste Untersuchungen gezeigt wurden. 1909. Rev Infect Dis 1991;13(6):1227-40. https://doi.org/10.1093/clinids/13.6.1227. PMID: 1775857.
5. Kernif T, Leulmi H, Raoult D, Parola P. Aufkommende durch Zecken übertragene bakterielle Pathogene. Microbiol Spectr 2016;4(3). 10.1128/microbiolspec. EI10-0012-2016. PMID: 27337487.
6. Lohr B, Fingerle V, Norris DE, Hunfeld KP. Laboruntersuchung der Lyme-Borreliose: aktueller Stand und zukünftige Perspektiven. Crit Rev Clin Lab Sci 2018;55(4):219-245. https://doi.org/10.1080/10408363.2018.1450353. Epub 2018 Apr 2. PMID: 29606016.
7. Kugeler KJ, Schwartz AM, Delorey MJ, Mead PS, Hinckley AF. Schätzung der Häufigkeit von Lyme-Borreliose-Diagnosen, Vereinigte Staaten, 2010–2018. Emerg Infect Dis 2021;27(2):616-9. https://doi.org/10.3201/eid2702.202731.

8. Azagi T, Hoornstra D, Kremer K, Hovius JWR, Sprong H. Bewertung der Krankheitskausalität von seltenen *Ixodes ricinus*-Infektionen in Europa. Pathogens 2020; 24;9(2):150. https://doi.org/10.3390/pathogens9020150.
9. Nelson CA, Saha S, Kugeler KJ, et al. Inzidenz von klinisch diagnostizierter Lyme-Borreliose, Vereinigte Staaten, 2005–2010. Emerg Infect Dis. 2015;21:1625–1631.
10. Steere AC, Hardin JA, Malawista SE. Lyme-Arthritis: eine neue klinische Entität. Hosp Pract. 1978;13(4):143-58. https://doi.org/10.1080/21548331.1978.11707320. PMID: 658948.
11. Lipsker D und Jaulhac B. Vorwort. Curr Probl Dermatol 2009;37:167–177. https://doi.org/10.1159/000213074. Epub 2009 Apr 8. PMID: 19367101.
12. Garin C, Bujadoux A. Lähmung durch Zecken. 1922. Clin Infect Dis. 1993;16(1):168–9. https://doi.org/10.1093/clinids/16.1.168. PMID: 8448296.
13. Burgdorfer W, Barbour AG, Hayes SF, Péter O, Aeschlimann A. Erythema chronicum migrans--eine durch Zecken übertragene Spirochätose. Acta Trop. 1983;40(1):79-83. PMID: 6134457.
14. Gern L, Aeschlimann A, Schwan T, et al. Eine Hommage an Dr. Willy Burgdorfer, außergewöhnlicher medizinischer Entomologe. Ticks Tick Borne Dis. 2016;7:66–7.
15. Santino I, Comite P, Gandolfo GM. Borrelia burgdorferi, ein großartiges Chamäleon: Kenne es, um es zu erkennen! Neurol Sci. 2010;31:193–6.

Inhaltsverzeichnis

Bakterien des *Borrelia burgdorferi* sensu lato Spezieskomplexes 1

Gabriele Margos, Sabrina Hepner und Volker Fingerle

1.1 Einleitung

Die Mikroorganismen, die beim Menschen Lyme-Borreliose verursachen können, sind Spirochäten (Abb. 1.1), die den Artkomplex der *Borrelia burgdorferi* sensu lato (s.l.; Latein: im weiteren Sinne) bilden. Die Bakterien leben parasitär und werden in natürlichen Übertragungszyklen zwischen Zeckenvektoren des *Ixodes-ricinus-persulcatus*-Artkomplexes und kleinen bis mittelgroßen Wirbeltier-Reservoirwirten aufrechterhalten [1–3].

Seit Anfang des letzten Jahrhunderts wurde vermutet, dass durch Zecken übertragene Pathogene Symptome verursachen können, die heute als Lyme-Borreliose bekannt sind. Es war jedoch erst Anfang der 1980erJahre möglich, den verursachenden Erreger als Spirochäte zu identifizieren, der Zecken als Vektoren nutzt [5]. Das Bakterium wurde *Borrelia burgdorferi* genannt [6]. Nachfolgende Studien entschlüsselten die genetische und ökologische Heterogenität der Borrelien in Europa, Asien und Nordamerika, und mehrere neue Genospezies wurden benannt, z. B. *Borrelia garinii* und *Borrelia afzelii* (Tab. 1.1) [7–25]. Seitdem wurde der Name *B. burgdorferi* s.l. verwendet, um auf den Artkomplex zu verweisen, während *B. burgdorferi* sensu stricto (s.s.; Latein: im engeren Sinne) sich auf die Art bezieht, die zuerst von W. Burgdorfer et al. entdeckt wurde [5, 6]. Heute ent-

G. Margos (✉) · S. Hepner · V. Fingerle
Bayerisches Landesamt für Gesundheit und Lebensmittelsicherheit,
Nationales Referenzzentrum für Borrelien, Oberschleissheim, Deutschland
E-Mail: Gabriele.margos@lgl.bayern.de

S. Hepner
E-Mail: Sabrina.hepner@lgl.bayern.de

V. Fingerle
E-Mail: volker.fingerle@lgl.bayern.de

K.-P. Hunfeld und J. Gray (Hrsg.), *Lyme-Borreliose*,
https://doi.org/10.1007/978-3-031-49764-3_1

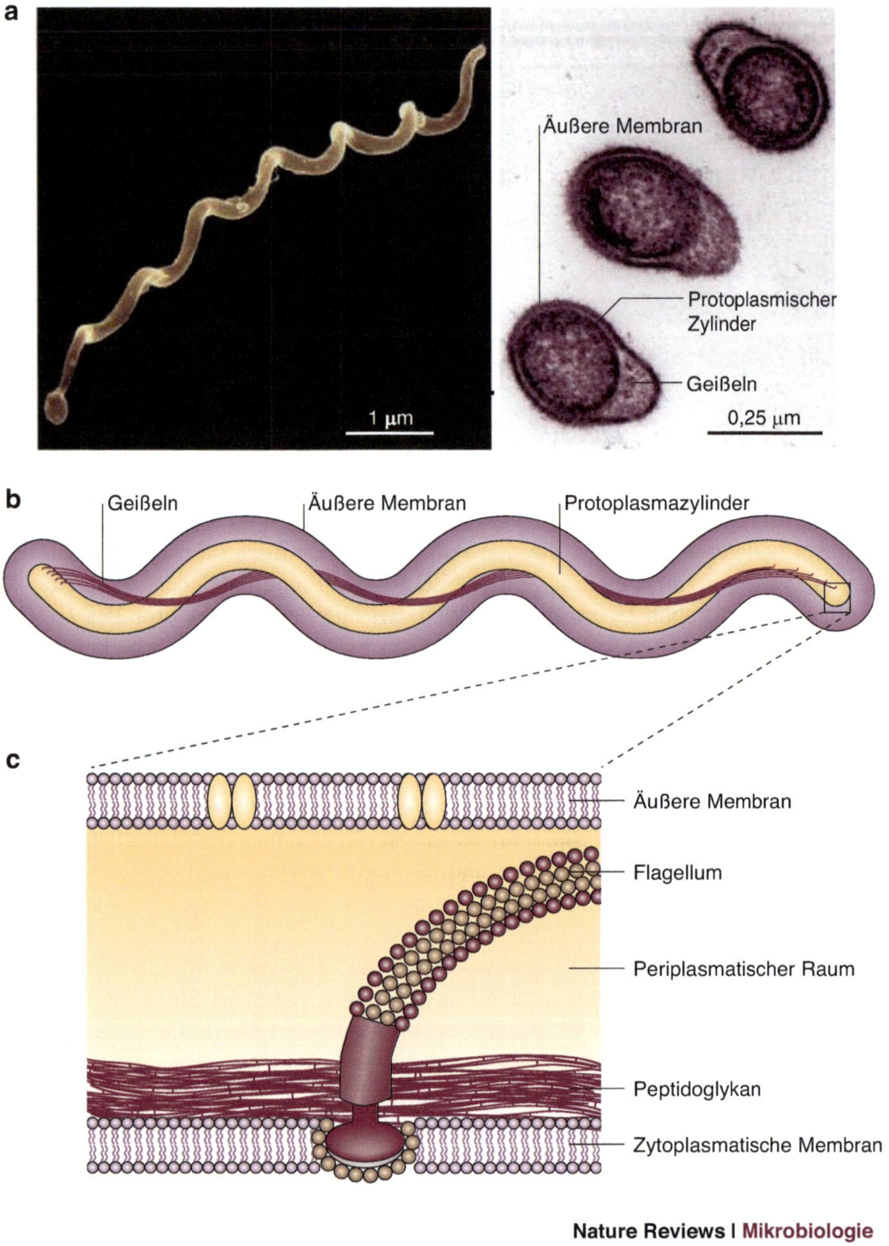

Abb. 1.1 Morphologie von *Borrelia* (adaptiert von [54] mit Genehmigung von Nature Reviews Microbiology). **a** Raster- (links) und Transmissionselektronenmikroskopische (rechts) Aufnahmen von *Borrelia burgdorferi*.; **b** schematische Darstellung einer Spirochäte, die den Protoplasma-Raum mit eingefügten Flagellen zeigt; **c** Vergrößerung von **b** der Einfügestelle eines Flagellums in die zytoplasmatische Membran

Tab. 1.1 Artkomplex der *Borrelia burgdorferi* sensu lato

Borrelia Spezies	Typstamm	Reservoirwirte	Vektorarten	Verbreitung	Pathogenität beim Menschen
B. afzelii	VS461	Nagetiere, Insektenfresser	*Ixodes ricinus, Ixodes persulcatus, Ixodes hexagonus*	Asien, Europa	Ja
B. americana	SCW-41	Vögel, Nagetiere	*Ixodes minor, Ixodes pacificus*	Nordamerika	Unbekannt
B. andersonii (p)	21038	Vögel, Kaninchen	*Ixodes dentatus*	Nordamerika	Unbekannt
B. bavariensis	PBi	Nagetiere	*Ixodes ricinus, Ixodes persulcatus*	Asien, Europa	Ja
B. bissettiae [a]	DN-127	Nagetiere	*Ixodes spinipalpis, Ixodes pacificus, Ixodes ricinus*	Europa, Nordamerika	Möglicherweise
B. burgdorferi sensu stricto	B31	Vögel, Nagetiere, Insektenfresser	*Ixodes ricinus, Ixodes scapularis, Ixodes affinis, Ixodes pacificus, Ixodes minor, Ixodes hexagonus*	Europa, Nordamerika	Ja
B. californiensis	CA446	Nagetiere	*Ixodes pacificus, Ixodes spinipalpis, Ixodes jellisoni*	Nordamerika	Unbekannt
B. carolinensis	SCW-22	Nagetiere	*Ixodes minor*	Nordamerika	Unbekannt
B. chilensis (p)	VA1 (p)	Nagetiere	*Ixodes stilesi*	Südamerika	Unbekannt
B. garinii	20047	Vögel	*Ixodes ricinus, Ixodes persulcatus, Ixodes uriae* [b]	Asien, Europa	Ja
B. japonica	HO14	Nagetiere	*Ixodes ovatus*	Asien	Unbekannt
B. kurtenbachii	25015	Nagetiere	*?*	Nordamerika	Möglicherweise
B. lanei	CA28–91	Hasenartige?	*Ixodes spinipalpis, Ixodes pacificus*	Nordamerika	Unbekannt

(Fortsetzung)

Tab. 1.1 (Fortsetzung)

Borrelia Spezies	Typstamm	Reservoirwirte	Vektorarten	Verbreitung	Pathogenität beim Menschen
B. lusitaniae	PoTiB2	Echsen	*Ixodes ricinus*	Europa	Möglicherweise
B. maritima	CA690	?	?	Nordamerika	Unbekannt
B. mayonii	M14–1420	Nagetiere?	*Ixodes scapularis*	Nordamerika	Ja
B. sinica	CMN3	Nagetiere	*Ixodes ovatus*	Asien	Unbekannt
B. spielmanii	PC-Eq17	Nagetiere	*Ixodes ricinus, Ixodes hexagonus*	Europa	Ja
B. tanukii	Hk501	Nagetiere	*Ixodes tanuki*	Asien	Unbekannt
B. turdi	Ya501	Vögel	*Ixodes turdus, Ixodes frontalis, Ixodes ricinus*	Asien, Europa	Unbekannt
B. valaisiana	VS116	Vögel	*Ixodes ricinus*	Europa	Nein
B. yangtzensis	Okinawa CW62	Nagetiere	*Ixodes granulatus*	Asien	Möglicherweise
Candidatus B. aligera	NA	Vögel?	?	Europa	Unbekannt

(p) vorgeschlagen, *a* ehemals *B. bissettii, b* auch in Seevogelkolonien in Kanada, *NA* nicht zutreffend

hält der Artkomplex 23 benannte und vorgeschlagene Genospezies (Tab. 1.1). Die Arten sind hauptsächlich zwischen dem 40. und 60. Breitengrad nördlicher Breite ungleichmäßig verteilt (Abb. 1.3). Diese Verteilung spiegelt die Präsenz kompetenter Zeckenvektor- und Reservoirwirtarten wider [26].

1.2 *Borrelia* – Genomik und Zellbiologie

Genomik. Das erste vollständig sequenzierte Genom eines Vertreters des *B. burgdorferi* s.l. Komplexes war das Isolat B31 von *B. burgdorferi* s.s. [27]. Das Genom erwies sich als ungewöhnlich für Bakterien: Es bestand aus einem großen linearen Chromosom von etwa 910 kbp und 12 linearen und 9 zirkulären Plasmiden, die weitere 600 kbp der DNA-Sequenz ausmachen, ein erheblicher Anteil am Gesamtgenom von *B. burgdorferi* s.s. [27–29]. Die genomische Struktur, d. h. bestehend aus einem linearen Chromosom und zirkulären sowie linearen Plasmiden, wurde in allen bisher untersuchten Arten gefunden [19, 24, 30–33]. In B31 enthält das Hauptchromosom 820 offene Leserahmen ("open reading frames" mit 803 Protein-kodierende Sequenzen, 17 Pseudogene; 5 rRNA, 32 tRNA, 3 ncRNA), 10 % davon kodieren hypothetische Proteine und 29 % haben keine Übereinstimmung mit Proteinen in Vergleichsdatenbanken. Der G+C-Gehalt des Chromosoms liegt bei etwa 28 % [27, 34]. Die Plasmiden in B31 haben eine Größe von 5 bis 60 kbp, enthalten zusätzliche 700 kodierende Sequenzen, von denen >90 % keine überzeugenden Datenbankübereinstimmungen außerhalb der Gattung *Borrelia* haben [27, 28]. Hauptchromosom und lineare Plasmiden werden durch kovalent geschlossene Haarnadelstrukturen begrenzt [35–37], die unter Beteiligung einer Telomer-Resolvase, ResT, einem auf Plasmid cp26 kodierten Enzym, erzeugt werden [38, 39]. Plasmiden können unter *in-vitro*-Kulturbedingungen verlorengehen [40–43], sie sind aber für die Vollendung des komplexen Lebenszyklus von *B. burgdorferi* s.l. in der Natur unerlässlich [44, 45].

Ursprünglich wurden Plasmiden nach ihrer Linearität oder Zirkularität und nach ihrer Größe benannt, z. B. lp54 für ein 54 kbp lineares Plasmid, cp26 für ein 26 kbp zirkuläres Plasmid [28]. Da jedoch mehrere Plasmide ähnlicher Größe in einem einzigen Isolat gefunden wurden und Größenunterschiede des gleichen Plasmids in verschiedenen Isolaten bemerkt wurden, werden Plasmiden neuerdings nach ihrem PFam32-Locus typisiert, der vermutlich homolog zum Plasmid-Partitionierungsprotein (ParA) Locus in anderen Bakterien zu sehen ist [29]. Abgesehen von PFam32 könnten verwandte Loci (PFam49, PFam52, PFam57/60) an der autonomen Plasmidreplikation und -erhaltung beteiligt sein, aber ihre Funktion in *Borrrelia spp.* muss noch weiter bestätigt werden [39, 46].

Das B. burgdorferi s.l. Genom enthält sehr wenige Gene für die Biosynthese von Zellbestandteilen, was durch denn parasitären Lebensstil bedingt sein könnte [27]. Die Mehrheit der chromosomalen Gene kodiert Proteine für Haushalts- und Stoffwechselfunktionen, während viele der Gene, die äußere Oberflächenproteine kodieren, die für die Interaktion mit dem Wirt oder Vektor erforderlich sind, auf Plasmiden lokalisiert sind. Analysen von Plasmidsequenzen zeigten, dass es umfangreiche Umstrukturierungen gegeben hat, und Plasmidanzahl und -strukturen variieren nicht nur zwischen Genospezies, sondern auch zwischen Stämmen einer einzigen Spezies [29, 30, 46, 47]. Es wurde gezeigt, dass Plasmide der cp32-Familie Prophagen enthalten, was möglicherweise Umstrukturierungen und/oder den Austausch von genetischem Material erleichtert [46, 48, 49]. Informationen über das Genom und die Struktur von *B. burgdorferi* s.l. wurden hauptsächlich mittels Stämmen der Genospezies *B. burgdorferi* s.s. gewonnen [29, 47, 50]. Obwohl auch Genome anderer *Borrelia*-Genospezies sequenziert wurden, wurde der gesamte Plasmidgehalt nicht für alle von ihnen vollständig dargestellt [30, 32, 33, 46, 51], (http://BorreliaBase.org).

Zellbiologie. Borrelien sind spiralförmige Bakterien. Ihre Größe beträgt 0,2–0,3 µm in der Breite und 10–30 µm in der Länge. Sie sind nicht gramnegativ, ihnen fehlt das Lipopolysaccharid (LPS) und der für die Zelloberflächenmembran von gramnegativen Bakterien typische Proteingehalt [52, 53]. Stattdessen haben sie eine diderme Zellhülle, bestehend aus einer äußeren Oberflächenmembran, die durch einen periplasmatischen Raum von der zytoplasmatischen Membran getrennt ist. Diese ist von einer Peptidoglykanschicht bedeckt. Normalerweise sind

7–11 Flagellen nahe dem Ende des Protoplasma-Zylinders der Zelle verankert, die in den periplasmatischen Raum hineinragen (Abb. 1.1) [54]. Diese Endoflagellen verleihen den Bakterien eine einzigartige Form der Beweglichkeit, die es ihnen ermöglicht, sich in viskosen Medien zu bewegen. Sie können sich biegen und beugen, sich vorwärts und rückwärts fortbewegen und drehen (nichttranslationale Bewegungsform) [55, 56], und diese Beweglichkeit ist entscheidend für die Infektion von Wirt/Vektor [57].

In die äußere Oberflächenmembransind äußere Oberflächenmembranproteine (Osps) über eine Lipidmoiety eingefügt; insgesamt wurden bisher>150 potenzielle Osps identifiziert [27]. Sie wurden alphabetisch in der Reihenfolge ihrer Identifizierung benannt, z. B. OspA, OspB, OspC usw. Viele dieser Proteine haben Funktionen in der Interaktion der Bakterien mit ihrer Umgebung (Wirt oder Vektor). Tab. 1.2 bietet eine nicht vollständige Liste von äußeren Oberflächenproteinen.

Neben diesen Osps gibt es äußere Membranproteine (OMPs), die integrale Membranproteine sind und als Transporter für Nährstoffe oder andere essenzielle Moleküle dienen können, die Borrelien aus der Wirtsumgebung aufnehmen. Die Gefrierbruch-Elektronenmikroskopie hat gezeigt, dass die äußere Membran relativ wenige Transmembranproteine enthält [53]. Diese Studien lieferten auch Hinweise darauf, dass Membranbläschen, die der äußeren Membran und/oder der zytoplasmatischen Membran ähneln, von *Borrelia*-Zellen abgestoßen werden, was darauf hindeutet, dass diese Bläschen abgeschnürte Anteile der Zellen sind.

Viele andere äußere Membran- und interne Proteine sind wichtig für den Lebenszyklus von *B. burgdorferi* s.l., und es werden intensive Forschungsbemühungen unternommen, um ihre Funktion und Rolle im Lebenszyklus dieser Bakterien zu verstehen (z. B. [44, 58–60]).

1.3 Der Artkomplex von *Borrelia burgdorferi* sensu lato

Das Phylum Spirochaetes Cavalier-Smith 2002 umfasst eine Gruppe von helikal geformten Bakterien, wie *Leptospira, Treponema, Brachyspira* und *Borrelia.* Die Gattung *Borrelia* enthält die Gruppe der Rückfallfieber-Spirochäten (*Borrelia recurrentis* wird durch Läuse übertragen und verursacht z.B. menschliches Rückfallfieber; andere Arten verursachen durch Zecken übertragenes Rückfallfieber), die Gruppe der Lyme-Borreliose Spirochäten (*B.-burgdorferi*-s.l.-Komplex) und eine Gruppe von Reptilien- und Ameisenigel-assoziierten Spirochäten [61–64]. Im Jahr 2014 wurde die Gattung aufgrund von Untersuchungen zu konservierten Signaturproteinen (CSP), konservierten Signaturinsertionen/-deletionen (Indels) (CSI) und der durchschnittlicher Nukleotididentität (ANI) in zwei Gattungen unterteilt: *Borrelia* enthält die Rückfallfieberarten und *Borreliella* die Lyme-Borreliose-Arten [65]. Die dritte Klade, Reptilien- und Ameisenigel-assoziierte Arten wurden nicht berücksichtigt. Unter Verwendung einer anderen Methodik der Gattungsabgrenzung, nämlich dem Prozentsatz der konservierten Proteine (POCP) [66], wurden kürzlich alle Gruppen in der Gattung *Borrelia* wieder vereint [62]. Diese Arbeit zeigte auch, dass Reptilien- und Ameisenigel-assoziierte Arten genetisch nicht den

Tab. 1.2 Unvollständige Liste von äußeren Oberflächenproteinen und Transmembranproteinen von *B. burgdorferi* s.l.

Proteinname		Genbezeichnung B31	Biologische Rolle	Größe
Äußere Oberflächenproteine (Osp)				
OspA/OspB	Äußeres Oberflächenprotein A/B	BB_A15/ BB_A16	Interaktion mit dem Zeckenrezeptor TROSPA	31 kDa/34 kDa
OspC	Äußeres Oberflächenprotein C	BB_B19	Frühe Infektion des Wirbeltierwirts	22 kDa
OspD	Äußeres Oberflächenprotein D		Unbekannt, möglicherweise Adhärenz an den Zeckenmitteldarm	28 kDa
BptA	Borrelienpersistenz in Zecken A	BBE16		
P35		BBA64	Unbekannt, Zecke-zu-Wirt-Übertragung oder Wirbeltierinfektion	35 kDa
DbpA/DbpB	Decorin-bindendes Protein A/B	BBA24/BBA25	Interaktion mit Kollagenfasern; Decorin-Bindung	18 kDa/17 kDa
BBK32		BBK32	Bindung an Fibronectin	47 kDa
OspF	Äußeres Oberflächenprotein F-Protein-Familie	BBM38/ BBO39/ BBR42	Unbekannt, potenzielles Adhäsin	29 kDa/26 kDa /25 kDa
VLsE	Variable Hauptprotein-ähnliche Sequenz exprimiert	BB_F0041	Immunevasion	35 kDa
OspE	Äußeres Oberflächenprotein E-Protein-Familie	BBL39/BBN38, (BBP38 identisch mit BBL39)	Vermeidung von Komplementlyse (CRASP)	
ErpG, ErpL, ErpX, ErpY	OspE-verwandte Proteine		Komplementevasion?	
CspA	CRASP-1	BBA68	Vermeidung von Komplementlyse	27 kDa
CspZ	CRASP-2	BBH06	Vermeidung von Komplementlyse	27 kDa
BBA36		BBA36	Unbekannt	
BBA65		BBA65	Unbekannt	
BBA66		BBA66	Unbekannt	

(Fortsetzung)

Tab. 1.2 (Fortsetzung)

Proteinname		Genbezeichnung B31	Biologische Rolle	Größe
BBA69		BBA69	Unbekannt	
BBA71		BBA71	Unbekannt	
BBA73		BBA73	Unbekannt	
BBI42		BBI42	Unbekannt	
Integrale äußere Membranproteine (OMP)				
P66		BB0603	Mutmaßliches Porin	66 kDa
P13		BB0034	Mutmaßliches Porin	13 kDa
Lmp1	Oberflächenlokalisiertes Membranprotein 1	BB0210	Schutz vor adaptiver Immunität des Wirts	128 kDa
BesA/BesB/BesC	*Borrelia*-Efflux-System-Proteine A, B, C	Bb0141/Bb0140/Bb0142	Mutmaßliches bakterielles Resistenz-Nodulation-Division(RND)-Typ-Multidrug-Efflux-System	
BamA	β-Fass-Montagemaschinenprotein	bb0795	β-Fass-Montagemaschine	94 kDa
BB0405		BB0405	Unbekannt	22 kDa
Bgp	*Borrelia*-Glykosaminoglykan(GAG)-bindendes Protein	bb0588	GAG-bindendes Protein; Zelladhäsion	

Rückfallfieber-Arten ähneln, sondern eine eher mittlere Position zwischen Rückfallfieber- und Lyme-Borreliose-Spirochäten einnehmen [64].

Der Artenkomplex von *B. burgdorferi* s.l. besteht derzeit aus 23 benannten Arten (Tab. 1.1), von denen 6 gesicherte menschliche Pathogene sind. Fünf der für den Menschen pathogenen Arten kommen in Europa vor, einschließlich *B. afzelii, Borrelia bavariensis* (Margos et al. 2013), *B. burgdorferi* s.s., *B. garinii*, und *Borrelia spielmanii* (Richter et al. 2006) [67, 68]. *Borrelia afzelii, B. bavariensis* und *B. garinii* kommen auch in Osteuropa und Asien vor [69–71].

In Nordamerika sind zwei Arten die Ursache für die menschliche Lyme-Krankheit: *B. burgdorferi* s.s. und *Borrelia mayonii (*Pritt et al. 2016) [72–75]. Die letztere Art wurde erst 2016 bei Patienten in der Mayo-Klinik in Wisconsin beschrieben [73]. Seitdem wurden mehrere symptomatische Patienten entdeckt, die mit *B. mayonii* infiziert waren [72].

Zwei zusätzliche Arten wurden als mutmaßliche menschliche Krankheitserreger diskutiert: *Borrelia lusitaniae* Le Fleche et al. 1997 und *Borrelia bissettiae* Margos et al. 2016. *Borrelia lusitaniae* kann häufig in wirtssuchenden Zecken in

Mittelmeeranreinerstaaten Ländern gefunden werden [76–81]. Bisher wurden zwei Fälle in der Literatur beschrieben, die auf *B. lusitaniae* als mutmaßlichen menschlichen Krankheitserreger vermuten lassen [82, 83]. Andererseits wurde *B. bissettiae* selten in wirtssuchenden Zecken in Europa gefunden [84–86]. Bisher wurde lediglich ein menschlicher Fall (bei dem ein Kultursolat gewonnen wurde) von *B. bissettiae* beschrieben, der Symptome ähnlich einer milden Neuroborreliose aufwies [11, 67]. In Nordamerika, wo *B. bissettiae* häufig auf regionaler Ebene und in bestimmten Umweltreservoiren gefunden werden kann [87–91], wurden keine Patientenisolate von Menschen gewonnen, obwohl *B.-bissettiae*-DNA aus Serum nachgewiesen werden konnte [92]. *Borrelia valaisiana* Wang et al. 1997 wurde für den Menschen als nichtpathogen eingestuft [93]. Diese *Borrelia*-Art wird von *Ixodes ricinus* Linnaeus 1758 übertragen, dem Hauptvektor der menschenpathogenen *Borrelia*-Arten in Europa [94, 95 (siehe Kapitel „Pathogenese und Immunabwehr“). Sie nutzt Vögel als Reservoirwirte und wird in bestimmten Regionen ebenso häufig gefunden wie *B. garinii* [96]. Obwohl sie häufig in Zecken gefunden wird, wurde bisher kein einziges menschliches Isolat von *B. valaisiana* gewonnen [93]. Für die übrigen in Tab. 1.1 aufgeführten Arten ist das pathogene Potenzial für den Menschen unbekannt. Viele dieser Arten werden von Zecken übertragen, die Menschen nicht infestieren, was erklären könnte, warum diese Spirochäten nicht als Krankheitserreger aufgetreten sind; die fehlende menschliche Pathogenität könnte aber auch auf ihre genetische Beschaffenheit zurückzuführen sein.

1.4 Ökologie und Übertragungszyklen

Da die geografische Verteilung der verschiedenen *Borrelia*-Arten von Vektor- und Wirtsbeziehungen abhängt (möglicherweise auch ihr pathogenes Potenzial), ist es lohnenswert , kurz die Biologie von Zecken und Wirten zu betrachten, die beide im Kapitel „Zeckenökologie und die Öko-Epidemiologie von *Borrelia burgdorferi* sensu lato“ in diesem Buch ausführlicher diskutiert werden.

Nur Schildzecken der Gattung *Ixodes* dienen als Vektoren für *B. burgdorferi* s.l. (überprüft von [71, 94, 95, 97, 98]. *Ixodes*-Zecken haben drei Lebensstadien, die eine Blutmahlzeit von jeweils einem Wirt benötigen: Larven, Nymphen und adulte Weibchen. Zwischen den Blutmahlzeiten fallen die Zecken vom Wirt ab, verdauen die Blutmahlzeit und häuten sich in das nächste Entwicklungsstadium im Untergrund oder Laubstreu ihrer Lebensräume. Zecken mit einem generaliiertem Wirtsspektrum dienen als Brückenvektoren für Erreger der menschlichen Lyme-Borreliose. Die wichtigsten Vektoren für *B. burgdorferi* s.l. sind *I. pacificus* (westlich der Rocky Mountains) und *I. scapularis* (östlich der Rocky Mountains, Nordost, Mittlerer Westen und Südost USA und Kanada) in Nordamerika, *I. ricinus* in Europa und *I. persulcatus* in Osteuropa und Asien [99]. Wirtsspezifische oder nidicole Zecken wie *I. uriae* [100], *I. hexagonus* [101], *I. frontalis* [102, 103] oder *I. spinipalpis* [104] haben mehr oder weniger starke Wirtspräferenzen und sind daher weniger geneigt, Menschen zu beißen (und übertragen daher nur selten *Borrelia* auf Menschen). Diese spezialisierten Zecken nutzen jedoch in vielen Fällen identische Wirte ebenso wie andere nicht spezialisierte Vektoren (wie *I. ricinus, I. scapularis, I. pacificus* und *I. persulcatus*). Auf diese Weise entsteht eine potenzielle Verbindung zwischen den *Borrelia*-Übertragungszyklen von Zecken, die den Menschen infestieren, und solchen, die das nicht tun [105].

Zecken sind mit einem Cocktail aus Komponenten ausgestattet, die negative Reaktionen des Wirts auf die saugende Zecke abwehren [106–110]. Mikroorganismen, die Zecken als Vektoren nutzen, können Zeckenspeichelmoleküle zu ihrem eigenen Vorteil während der Übertragung nutzen, z. B. indem sie vom Immunsystem des Wirts nicht erkannt werden [110–113]. Dieses Phänomen wurde als *Saliva-Activated Transmission (SAT)* bezeichnet [114]. Dennoch sind einige natürliche Wirte in der Lage, Immunreaktionen gegen Zecken zu entwickeln, die zu einer vorzeitigen Ablösung der saugende Zecke führen [115], und das kann Auswirkungen auf die Übertragung von Krankheitserregern haben (siehe Abschnitt *Reservoirwirte*).

Zeckenimmunität gegenüber Krankheitserregern. In den letzten Jahren wurden Fortschritte bei der Erkennung der Komplexität des Immunsystems der Zecke gemacht [113, 116–118]. *Ixodes* besitzen eine Reihe von Immun-Effektoren und Modulatoren wie Erkennungsmoleküle, die als Lektine dienen, die fremde Zellen für den Immunangriff markieren, phagozytotische Hämozyten, antimikrobielle Peptide, Lysozyme, Defensine und ein Dityrosin-Netzwerk (DTN) [119]. Signalwege wie Toll, ein atypischer IMD (Immundefizienz Signalweg), und JAK-STAT (Janus-Kinase/Signaltransduktoren und Aktivatoren der Transkription) regulieren das Immunsystem, und interessanterweise besitzen Zecken auch einen indirekten, artübergreifenden Signalweg, der das Zytokin Interferon gamma im Blut des Wirts erkennt [113, 116, 120–122]. Das Immunsystem der Zecke kann sogar von *Borrelia* ausgenutzt werden; RNA-Interferenzstudien von Genen, die an der Immunantwort der Zecke beteiligt sind, haben gezeigt, dass die Unterdrückung der Expression zur Verhinderung der Borrelienbesiedlung in Zecken führen kann [123]. Darüber hinaus begrenzt die Induktion eines Proteins von *I. scapularis* mit einer Reeler-Domäne (PIXR) durch Borrelien die Bildung von bakteriellen Biofilmen im Darm der Zecke, wodurch Veränderungen im Mikrobiom verhindert und die Besiedlung durch *Borrelia* gefördert werden [123]. Daher ist es wahrscheinlich, dass Immuneffektoren eine wichtige Rolle bei der Bestimmung der Kompetenz von *Ixodes*-Arten für *Borrelia*-Arten und/oder *vice versa* spielen.

Das Mikrobiom von Zecken. Im letzten Jahrzehnt wurden Anstrengungen unternommen, das Mikrobiom der Zecke im Detail zu studieren. Mit Hilfe von Hochdurchsatz-Sequenzierungsmethoden entdeckten erste Studien zu verschiedenen *Ixodes*-Arten (z. B. *I. scapularis, I. ricinus, I. pacificus,* und *I. persulcatus*) eine ganze Reihe von mit Zecken assoziierten bakteriellen Taxa. Es zeigte sich, dass das Mikrobiom von Zecken aus Mikroorganismen besteht, die mit der äußeren Oberfläche von Zecken, oder dem Darm assoziiert sind und endosymbiotischen Bakterien umfasst [124]. Die gefundenen bakteriellen Gattungen umfassten bekannte Zeckensymbionten wie *Arsenophonus, Cardinium, Coxiella, Francisella, Lariskella, Midichloria, Rickettsia, Rickettsiella, Spiroplasma,* und *Wolbachia* [125–131]. Eine neuere Studie verwendete isoliertes Zeckengewebe von suchenden *I. scapularis* Zecken, um das „innere" Mikrobiom und das „Oberflächen"-Mikrobiom zu bestimmen. Die Autoren fanden heraus, dass bei der Mehrheit der adulten Zecken das Darmmikrobiom von *I. scapularis* in seiner Vielfalt begrenzt war [132]. Die dominierenden Bakterien waren *Rickettsia* und *B. burgdorferi.* Nur eine Minderheit der Proben zeigte eine hohe Mikrobiomvielfalt mit Bakterien der Gattungen *Bacillus* und *Pseudomonas* und der Familie Enterobacteriales in ihren Mitteldärmen [132]. Es bleibt zu untersuchen, welchen Einfluss die verschiedenen „Schichten" des Mikrobioms auf die Zecke selbst und die Mikroorganismen, die sie überträgt, haben.

Reservoirwirte (siehe auch Kapitel „Pathogenese und Immunabwehr"). Mehr als 100 Wirbeltierarten können als Wirt für *Ixodes*-Zecken wie *I. ricinus* dienen. Die meisten dieser Arten gehören zu den Ordnungen Rodentia, Eulipotyphla (früher Teil der Insektenfresser), Carnivoren, Lagomorphen sowie den Klassen Aves (hier hauptsächlich Passeriformes und Seevögel) und Reptilien. Ein Teil dieser Zeckenwirte kann als Wirt für *Borrelia* dienen, darunter verschiedene Mäusearten (Gattungen *Apodemus, Peromyscus, Neotoma*), Wühlmäuse (Gattung *Myodes, Microtus*), Spitzmäuse (Gattungen *Sorex, Blarina*), Eichhörnchen *(Tamias, Sciurus),* Eidechsen und bodenfressende Singvögel (Gattungen *Turdus, Parus*) (z. B., [25, 71, 78, 88, 133–147]).

Experimentelle Studien haben jedoch gezeigt, dass nicht alle Wirte, die mit *Borrelia*-Arten infiziert werden, auch als Reservoire dienen (z. B. [147–149]. Die Sensitivität oder Resistenz gegenüber Komplement entspricht gut der Reservoirwirt-Assoziation von *Borrelia*-Arten, wobei vogelassoziierte *B. garinii* Isolate die Exposition gegenüber Vogelkomplement überleben, aber durch Nagetierkomplement lysiert werden können, während nagetierassoziierte Arten wie *B. afzelii* die Exposition gegenüber Nagetierkomplement überleben, aber durch Vogelkomplement lysiert werden. Komplement-aktives Hirschserum lysierte alle getesteten *Borrelia*-Arten, was darauf hindeutet, dass Hirsche als Wirte für *Borrelia* nicht permissiv sind [150–152]. Der Ausdruck „Wirtsassoziation" wurde verwendet, um auf „echte" Reservoirwirte von *Borrelia* zu verweisen, wie sie von Kahl et al. sowie Martin et al. definiert wurden [153, 154], das heißt, nur solche Wirte gelten als reservoirkompetent, die in der Lage sind, die Bakterien von einer kompetenten Vektorzecke zu erwerben und (kritischerweise) auch an neue Vektorzecken weiterzugeben [1, 155]. Der Begriff „Wirtsassoziation" wurde anstelle von „Wirtsspezialisierung" verwendet, weil *Borrelia*-Spirochäten nicht „spezialisiert" sind, *nur* ihre Reservoirwirte zu infizieren, wie es bei anderen direkt übertragenen oder vektorübertragenen Infektionserregern der Fall sein kann, siehe z. B. auch [148].

Die Entwicklung von Resistenz gegen Zeckenbisse durch einen Wirt kann die Fähigkeit zur Übertragung von Pathogenen auf Vektorzecken reduzieren [109, 156, 157]. Ein solches Beispiel ist die Rötelmaus, *Myodes glareolus.* Im Vergleich zur Waldmaus, *Apodemus sylvaticus,* reduzierte wiederholte Exposition von *M. glareolus* gegenüber Zeckenbissen die Saugzeit und das Gewicht der Zecken, was dazu führte, dass sie vorzeitig vom Wirt abfielen (d. h. bevor sie vollständig vollgesogen waren) [115]. Die Reduzierung der Saugzeit begrenzt die Übertragung von durch Zecken übertragenen Pathogenen [158–161].

Einige Studien legten nahe, dass Wirte, sobald sie mit *Borrelia* infiziert sind, die Infektion lebenslang tragen [162]. Experimentelle Übertragungsstudien mit verschiedenen Isolaten von *B. burgdorferi* s.s. haben jedoch gezeigt, dass die Dauer der Wirtsnfektion bei Stämmen von *Borrelia* variieren kann [163, 164].

1.4.1 Infektion von Zecken durch *Borrelia burgdorferi* s.l.

Infektion von Zecken durch Borrelia burgdorferi s.l. werden während der Blutmahlzeit von der Zecke aufgenommen, obwohl die Übertragungseffizienz je nach Zeckenart, *Borrelia*-Art oder Koinfektionen variieren kann [161, 165–172]. Die Zecke kann 16–48 Stunden saugen, bevor das Bakterium in den Zeckendarm gelangt [160, 173]. Im Zeckendarm haften die Bakterien über Oberflächenproteine an den Mitteldarmzellen. Es wurde vorgeschlagen, dass OspA mit einem Zeckendarmprotein interagiert, das als Zeckenrezeptor für OspA (TROSPA) bezeichnet wurde [118, 174]. Nach dem Eintritt in den Zeckendarm bleiben die Bakterien während der Verdauung der Blutmahlzeit, der Häutungs- und Suchperioden an den Mitteldarm gebunden. Wenn die Zecke die nächste Blutmahlzeit nimmt, veranlassen Änderungen der Umweltbedingungen und die bereitgestellten Nährstoffe die Bakterien dazu, sich zu teilen und durch den Mitteldarm in das Hämocoel und die Speicheldrüsen zu wandern [175]. Dies geht einher mit Veränderungen in der Proteinexpression [45] aufgrund von regulatorischen Faktoren, die auf Umweltreize reagieren, z. B. Temperatur und andere physiologische Veränderungen [3, 176] (Abb. 1.2).

Obwohl einige Studien darauf hingewiesen haben, dass *B. burgdorferi* s.l. möglicherweise *in vitro* und *in vivo* einen Biofilm bilden kann [189, 190], scheint die Bildung eines Biofilms im Mitteldarm der Zecken für die Kolonisierung durch Spirochäten nicht erforderlich zu sein [123]. Die Spirochäten induzieren die Expression eines Zeckenproteins von *I. scapularis* mit einer Reeler-Domäne (PIXR), welche die Bildung eines Biofilms verhindert und anscheinend Veränderungen im Darmmikrobiom hemmt, was *Borrelia* vermutlich einen Vorteil während der Zeckenphase ihrer Entwicklung verschafft [123].

Als die Charakterisierung des ersten Genoms des *Borrelia*-Isolats B31 abgeschlossen war, war es recht erstaunlich festzustellen, dass viele der Gene hypothetische Proteine mit unbekannten Funktionen ohne Übereinstimmung in Datenbanken kodieren [27, 28]. Trotz intensiver Forschungsbemühungen ist die genetische Grundlage für die Wirts- oder Vektorassoziation immer noch nicht klar [3, 26, 98, 130, 187]. Im Gegensatz zu anderen humanpathogenen Bakterien fehlen *B. burgdorferi* s.l. Pathogenitätsinseln oder Virulenzfaktoren, und obwohl mehrere Proteine als Virulenzdeterminanten identifiziert wurden, ist derzeit immer noch unbekannt, welcher Faktor genau die menschliche Pathogenese auslöst.

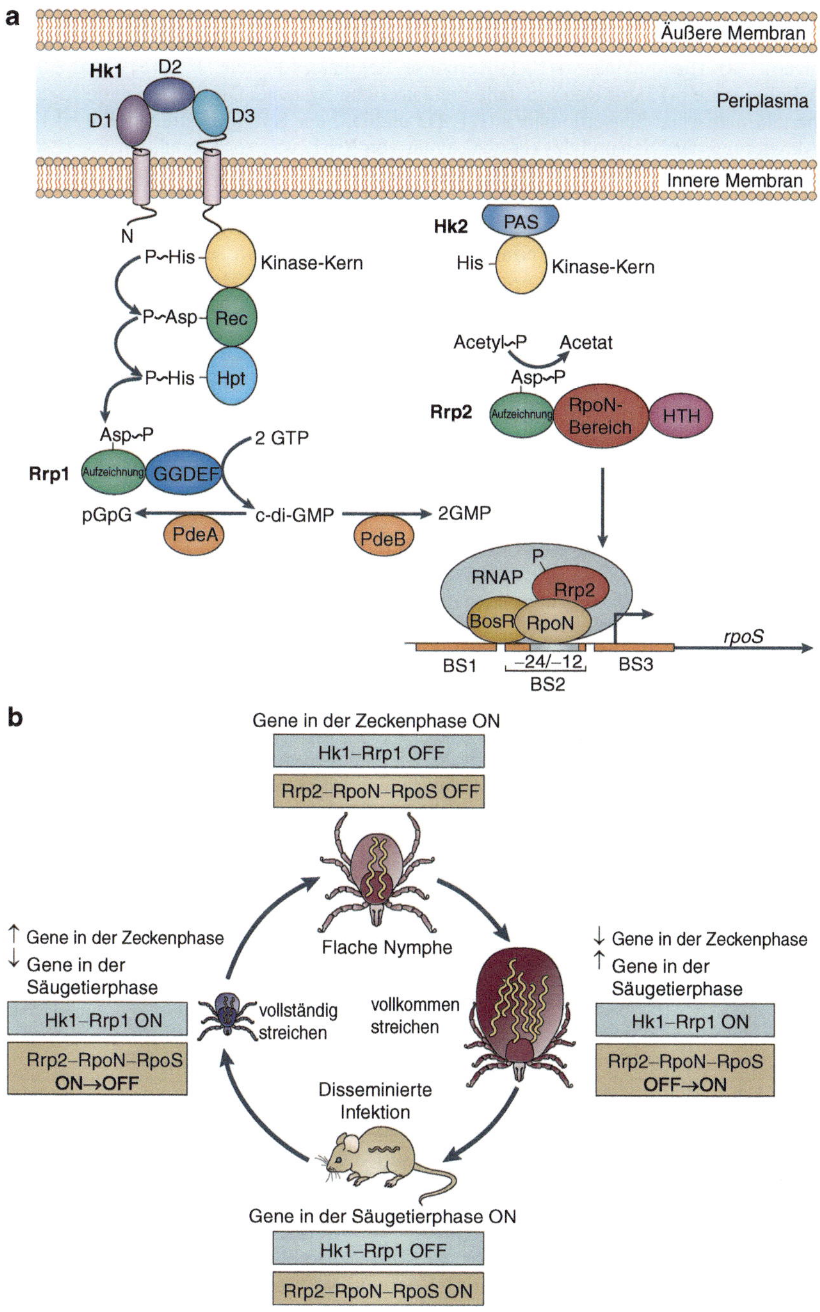

Natur Kritiken | Mikrobiologie

Abb. 1.2 Regulation der Genexpression in *Borrelia burgdorferi* sensu lato (modifiziert von [3] mit Genehmigung von Nature Reviews Microbiology und mit besonderem Dank an Melissa Caimano). (**a**) Histidinkinase-1(Hk1)-Response Regulatory-Protein 1 (Rrp1) und alternative RNA-Polymerase σ-Faktor RpoS globale regulatorische Systeme. Die Bindung von Liganden an die periplasmatischen Sensordomänen (D1, D2 und D3) der Hybrid-Histidinkinase Hk1 initiiert die Aktivierung der Diguanylylzyklase-Aktivität von Rrp1, was zur Produktion von zyklischem Di-GMP (c-di-GMP) führt [177–179]. Phosphodiesterase A (PdeA) und PdeB wandeln c-di-GMP in 5′-Phosphoguanylyl-(3′–5′)-Guanosin (pGpG) bzw. GMP um [180, 181]. Die Aktivierung von Rrp2 *in vitro* und *in vivo* erfolgt über den hochenergetischen Phosphoryl-Donor Acetylphosphat und nicht über seine vermutete kongenitale Histidinkinase, Hk2 [182]. Die Funktion von Hk2 ist derzeit unbekannt. Phosphoryliertes Rrp2, *Borrelia* oxidative stress response regulator (BosR), und RpoN initiieren die Transkription von *rpoS* ([183, 184] und Referenzen darin). Dies wird als trimerer Komplex dargestellt, aber die genauen Interaktionen zwischen diesen Proteinen müssen noch bestimmt werden. Mögliche BosR-Bindungsstellen (BSs) mit der direkten Wiederholungssequenz TAAATTAAAT sind dargestellt; −24/−12 ist die RpoN-Bindungsstelle im *rpoS*-Promotor [185]. RpoS induziert wiederum die Expression von Genen, die während der Phase des Säugetierwirts im Lebenszyklus der Spirochäte benötigt werden, und unterdrückt die Expression von Zeckenphasen-Genen. (**b**) Expression der Hk1–Rrp1 und RpoS globalen regulatorischen Systeme während des *B.- burgdorferi*-Lebenszyklus [177–179, 183, 184, 186]. In der flachen Nymphe sind sowohl das Hk1-Rrp1- als auch das Rrp2-RpoN-RpoS-System inaktiv, und es werden nur Zeckenphasen-Gene exprimiert. Die Nymphen-Blutmahlzeit aktiviert sowohl den Hk1-Rrp1- als auch den Rrp2-RpoN-RpoS-Weg. Die Expression von Säugetierphasen-Genen beginnt gleichzeitig mit der Herunterregulation von Zeckenphasen-Genen. Nach der Inokulation in einen Säugetierwirt vollenden die Spirochäten den Anpassungsprozess; der Hk1-Rrp1-Weg ist inaktiv, der Rrp2-RpoN-RpoS-Weg ist aktiv, Säugetierphasen-Gene werden exprimiert und Zeckenphasen-Gene werden unterdrückt. Während der Aufnahme von Spirochäten durch Larvenwird Hk1-Rrp1 aktiviert, während das Rrp2-RpoN-RpoS-System inaktiviert wird. Säugetierphasen-Gene werden unterdrückt, die Expression von Zeckenphasen-Genen beginnt und die aufgenommenen Spirochäten binden an das larvale Mitteldarmepithel über OspA und möglicherweise andere Rezeptoren [186–188]. GGDEF, ein konserviertes Motiv, das in Diguanylylzyklasen vorkommt; Hpt, Histidin-haltige Phosphotransfer-Domäne; HTH, Helix–Turn–Helix-Domäne; N, Amino; PAS, vermutete Sensor-Domäne für Hk2; Rec, Empfänger-Domäne

1.5 Geografische Verbreitungsgebiete der Lyme-Borreliose-Spirochäten

Das Zusammenspiel zwischen kompetenten Vektorzecken und Reservoirwirten, deren Ökologie und Migrationsmuster bestimmt die geografische Verbreitung der LB-Arten (Abb. 1.3). Die geografischen Verteilung der verschiedenen Arten von *B. burgdorferi* s. l. [193] sind in jedem Fall auf die Orte beschränkt, an denen sowohl Reservoirwirte als auch Vektorzecken natürliche Übertragungszyklen aufrechterhalten können [1, 2, 155, 194] (Abb. 1.3). Daher sollte man in der Lage sein, die fundamentale Nische jeder *Borrelia*-Art einfach dadurch zu definieren, indem man berücksichtigt, wo ihre Vektoren und Wirte vorkommen. Allerdings können viele *B.-burgdorferi*-s.l.-Arten mehrere Wirbeltierwirtarten nutzen, und einige können auch mehr als einen Vektor nutzen. Darüber hinaus sind die ökologischen Beziehungen zwischen Borrelien, Zecken und Reservoirwirten nicht alle gleich effizient, so dass die tatsächlich besetzte Nische jeder *B. burgdorferi*-s.l.-Art wahrscheinlich

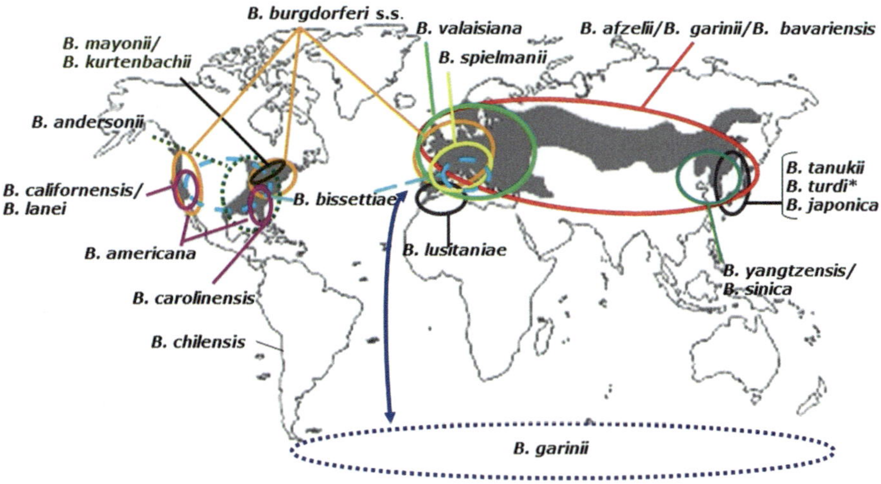

Abb. 1.3 Weltweite Verteilung von *B. burgdorferi* sensu lato (aus [26]). *In den letzten Jahren wurde *B. turdi* auch in Europa in enzootischen Zyklen gefunden, die von *I. frontalis* und Singvogelarten erhalten werden [145]. Der Übersichtlichkeit halber ist dies in der Abbildung nicht gezeigt.

kleiner ist als ihre fundamentale Nische [26, 155]. Die tatsächliche räumliche Begrenzung für jede Spirochätenart (d. h. ihre realisierte Nische) wird in etwa der Summe aller Gebiete entsprechen, in denen sowohl mindestens eine Vektorart als auch eine Wirtart in ausreichend hoher Dichte vorkommen, um ihren Übertragungszyklus aufrechtzuerhalten. Die Basisreproduktionszahl R_0 stellt eine Quantifizierung des biologischen Rahmens und der Effizienz des Übertragungszyklus dar und ihr Wert kann als Maß für die Populationsfitness dienen [195]. Für jede lokale Population des Bakteriums muss der Wert von R_0, summiert über alle seine Wirte und Vektoren, >1 sein, damit Übertragungszyklen aufrechterhalten werden können [155, 196, 197]. Da die Anwesenheit weniger effizienter Vektoren und Wirte sich negativ auf den Wert von R_0 auswirkt, der von den „besten" Vektoren und Wirten erreicht wird, kann man nicht einfach die Werte von R_0 addieren, die für jeden Vektor und jeden Wirt unter Laborbedingungen bestimmt wurden [195, 198]. Es ist sehr wichtig, die Auswirkungen, die durch nichtpermissive Vektoren und/oder Wirte verursacht werden, zu berücksichtigen, da sie den Erfolg des Bakteriums auf völlig entgegengesetzte Weisen beeinflussen können [194]. Zum Beispiel können einige potenzielle Säugetierwirte (z. B. große Tiere wie Hirsche) von *B.-burgdorferi*-s.l.-Spirochäten besiedelt werden, wenn sie von einem infizierten Zeckenvektor infestiert werden. Sie sind jedoch nicht permissiv, wenn es um die Übertragung der Bakterien auf eine neue Zecke geht, und das Saugen an einem Hirsch kann tatsächlich eine *B.-burgdorferi*-s.l.-Infektion bei einer Zecke beseitigen [150, 199]. Darauffolgend kann die Anwesenheit einer großen Anzahl von Hirschen tatsächlich die Spirochäteninfektionsrate der tatsächlichen Reservoirwirte an diesem Ort senken, wenn

Zecken eher an Hirschen als an kleinen Säugetieren saugen. Andererseits kann die Anwesenheit von Hirschen in einer bestimmten geografischen Region die Populationsdichte der Vektorzecken ansteigen lassen, was die Wahrscheinlichkeit einer erfolgreichen Übertragung von Spirochäten von infizierten Reservoirwirten auf Zecken und damit R_0 erhöht [200–203].

Das uneinheitliche Verteilungsmuster der *Borrelia*-Genospezies, das in Feldstudien beobachtet wurde, deutet darauf hin, dass neben den Wirtsassoziationen auch die Vektorassoziationen tatsächlich eine wichtige Rolle bei der Begrenzung ihrer geografischen Verbreitungsgebiete spielen [193]. Einige *Borrelia*-Arten können eine breite Palette von Vektoren nutzen [71, 204], zum Beispiel kann *B. burgdorferi* s.s. *I. scapularis, I. pacificus, I. spinipalpis* und *I. affinis* als Vektor in Nordamerika sowie *I. ricinus* in Europa nutzen, aber sie wurden nicht in *I. persulcatus* gefunden [69, 138]. *Borrelia garinii* kann durch *I. persulcatus, I. pavlovskyi, I. ricinus* und *I. uriae* übertragen werden. Folglich reicht das geografische Verbreitungsgebiet von *B. garinii* von Frankreich bis Japan, und es kann in Seevogelkolonien auf der Nord- und Südhalbkugel gefunden werden. *Borrelia garinii* wurde in Seevogelkolonien in Neufundland gefunden [205], aber es wurde noch nicht in Nordamerika in *I.-scapularis*-dominierten Regionen oder in *I. pacificus* entdeckt [90, 206–209]. *Borrelia valaisiana,* ebenfalls eine vogelangepasste *Borrelia*-Art, wird häufig in Europa in Verbindung mit *I. ricinus* gefunden, aber es wurde nur ein einziges Vorkommen in Russland dokumentiert [210], was darauf hindeutet, dass *I. persulcatus* kein kompetenter Vektor ist. Entsprechend ist in der Überlappungszone von *I. ricinus* und *I. persulcatus* in Osteuropa die Prävalenz von *B. valaisiana* höher in *I. ricinus* als in *I. persulcatus* [211].

Ein besonders interessanter Fall, der zeigt, dass die differenzielle Vektoranpassung eine wesentliche Rolle bei der geografischen Verteilung von *Borrelia*-Arten spielt, ist der von *B. bavariensis* [13]. Die *B.-bavariensis*-Population in Westeuropa unterscheidet sich genetisch von der in Osteuropa und Asien; sie bilden Schwesterkladen in Phylogenien, wenn diese auf MLST-Hausgenen und auf >100 Einzelkopiegenen basieren [212]. Darüber hinaus scheint die östliche Population von *B. bavariensis* nur in Regionen vorhanden zu sein, in denen *I. persulcatus* als Vektor dient; diese Population zeigt eine viel höhere genetische Vielfalt als die Populationen in Westeuropa. Die an *I. ricinus* (Westeuropa) angepasste Population zeigt sehr wenig genetische Heterogenität und erscheint fast klonal, was darauf hindeutet, dass diese Population kürzlich durch einen Vektorwechsel entstanden ist [13, 26, 32].

1.6 Molekulare Typisierung von *B. burgdorferi* s.l.

Die Arten der Gattung *Borrelia* sind schwer anhand morphologischer Kriterien zu unterscheiden, daher sind Ansätze, die Arten und Stämme innerhalb von Arten genau identifizieren können, entscheidend für epidemiologische, klinische und evolutionäre Studien. Frühe Methoden zur Unterscheidung verschiedener *Borrelia*-Arten umfassten DNA-DNA-Hybridisierung, Ribotypisierung,

DNA-Sequenzierung von 16S rRNA oder anderen konservierten Genen, PCR-basierte Restriktionsfragmentlängenpolymorphismus(RFLP)-Analyse, zufällig amplifiziertes polymorphes DNA(RAPD)-Fingerprinting oder die Pulsfeldgelelektrophorese (RFLP) [213]. Einzelne Loci wie die äußeren Oberflächenproteine A (OspA), äußeres Oberflächenprotein C (OspC), die intergene Spacer(IGS)-Region zwischen den duplizierten 5S und 23S rRNA Loci [214], der 23S rRNA-Locus oder Flagellin *(flaB)* wurden zur Arten- und Stammdiskriminierung verwendet und sind immer noch beliebte Ziele für diagnostische Zwecke (z. B. [7, 23, 89, 215–223]). Diese Zielgene wurden entweder einzeln oder in Kombination zur molekularen Charakterisierung von *B. burgdorferi* s.l. aus kultivierten Isolaten oder direkt auf klinischen Proben, Proben von Säugetierwirten oder Zecken verwendet.

Seit 2006/2007 hat die Multilocus-Sequenzanalyse (MLSA) die DNA-DNA-Hybridisierung für Artenabgrenzung, epidemiologische Studien oder Stammbestimmung in *B. burgdorferi* s.l. ersetzt, und verschiedene Multilocus-Sequenztypisierung(MLST)-Schemata wurden vorgeschlagen (z. B. [14, 16, 224–227]). Nicht alle von ihnen verwenden ausschließlich Referenzgene (sgn. Hauskeepinggene), wie ursprünglich für bakterielle Epidemiologie und populationsbezogene Studien vorgeschlagen [228, 229]. Das derzeit an der Universität Oxford in der Pubmlst-Datenbank (http://pubmlst.org/borrelia/) vorhandene System [230] verwendet acht Hauskeepinggene, die auf dem Hauptchromosom kodiert sind: *clpA, clpX, nifS, pepX, pyrG, recG, rplB* und *uvrA* [224, 225]. Es wurde gezeigt, dass dieses MLST-Schema nicht nur ein großes Potenzial für die Diskriminierung von *Borrelia*-Arten hat [10–13, 15, 19, 24, 73, 90], sondern auch für die populationsgenetische Analyse von Bakterien [25, 69, 70, 81, 205, 208, 209, 231–237].

In den letzten Jahren wurden Next-Generation-Sequencing-Methoden, die zusätzliche Informationen für Arten- und Isolatbestimmung bieten, für die Typisierung von *Borrelia* und die Erstellung von Genomentwürfen, Populationsgenetikstudien, Verbesserung der MLST-Sequenzierung oder Untersuchung der Pathogenität eingeführt [31–33, 72, 238–240]. Derzeit sind verschiedene Technologien für das Next-Generation-Sequencing verfügbar, die beliebtesten sind Illumina Sequencing, Pacific Biosciences Single-Molecule Real-Time (SMRT) und Oxford Nanopore Technologie (ONT). Während Illumina hochgenaue Konsensus-Kontigs liefert, verbessern Lang-Sequenzier-Methoden (SMRT, ONT) die Genomzusammenstellungen erheblich, und Hybridzusammenstellungen aus beiden, genauen kurzen und langen Sequenziermethoden, haben sich als der beste Ansatz für die Zusammenstellung von *Borrelia*-Genomen erwiesen [24, 46, 61, 240, 241]. In Zukunft werden solche Methoden zweifellos dazu beitragen, die genetische Basis der Anpassung an Wirt und Vektor und die Faktoren, die an der menschlichen Pathogenität beteiligt sind, durch vergleichende Genomik zu enthüllen.

1.7 Ausblick

In diesem Kapitel haben wir kurz die Eigenschaften der Krankheitserreger die Lyme-Borreliose verursachen können und ihnen eng verwandt bakterielle Genospezies zusammengefasst. In den letzten Jahren wurden große Fortschritte erzielt, um die Vielfalt der Bakterien, sowie ihre komplexe Ökologie und Evolution zu verstehen. Wirt- und Vektorassoziationen wurden als Haupttreiber der Diversifikation identifiziert. Es muss jedoch noch mehr Forschung betrieben werden, um die genetische Grundlage für solche Assoziationen zu verstehen und aufzklären wodurch *B. burgdorferi* s.l. pathogen für den Menschen ist.

Literatur

1. Kurtenbach K, Hanincova K, Tsao JI, Margos G, Fish D, Ogden NH. Fundamental processes in the evolutionary ecology of Lyme borreliosis. Nat Rev Microbiol. 2006;4:660–9.
2. Kurtenbach K, Hoen AG, Bent SJ, Vollmer SA, Ogden NH, Margos G. Population biology of Lyme Borreliosis spirochetes. In: Robinson DA, Falush D, Feil EJ, hrsg. Bacterial population genetics in infectious disease. 1st Aufl. Hoboken: John Wiley & Sons, Inc; 2010.
3. Radolf JD, Caimano MJ, Stevenson B, Hu LT. Of ticks, mice and men: understanding the dual-host lifestyle of Lyme disease spirochaetes. Nat Rev Microbiol. 2012;10:87–99.
4. Stanek G, Strle F, Gray J, Wormser GP. History and characteristics of Lyme Borreliosis. In: Gray J, Kahl O, Lane RS, Stanek G, hrsg. Lyme Borreliosis: biology, epidemiology and control. Oxford: CABI Publishing; 2002. S. 1–28.
5. Burgdorfer W, Barbour AG, Hayes SF, Benach JL, Grunwaldt E, Davis JP. Lyme disease-a tick-borne spirochetosis? Science. 1982;216:1317–9.
6. Johnson RC, Schmidt GP, Hyde FW, Steigerwalt AG, Brenner DJ. *Borrelia burgdorferi* sp. nov.: etiological agent of Lyme disease. Int J Syst Bacteriol. 1984;34:496–7.
7. Baranton G, Postic D, Saint Girons I, Boerlin P, Piffaretti JC, Assous M, Grimont PA. Delineation of *Borrelia burgdorferi* sensu stricto, *Borrelia garinii* sp. nov., and group VS461 associated with Lyme borreliosis. Int J Syst Bacteriol. 1992;42:378–83.
8. Fukunaga M, Hamase A, Okada K, Nakao M. *Borrelia tanukii* sp. nov. and *Borrelia turdae* sp. nov. found from ixodid ticks in Japan: rapid species identification by 16S rRNA gene-targeted PCR analysis. Microbiol Immunol. 1996;40:877–81.
9. Le Fleche A, Postic D, Girardet K, Peter O, Baranton G. Characterization of *Borrelia lusitaniae* sp. nov. by 16S ribosomal DNA sequence analysis. Int J Syst Bacteriol. 1997;47:921–5.
10. Margos G, Chu CY, Takano A, Jiang BG, Liu W, Kurtenbach K, Masuzawa T, Fingerle V, Cao WC, Kawabata H. 2015. *Borrelia yangtzensis* sp. nov. a rodent associated species in Asia is related to *B. valaisiana*. Int J Syst Evol Microbiol. 2015
11. Margos G, Lane RS, Fedorova N, Koloczek J, Piesman J, Hojgaard A, Sing A, Fingerle V. *Borrelia bissettiae* sp. nov. and *Borrelia californiensis* sp. nov. prevail in diverse enzootic transmission cycles. Int J Syst Evol Microbiol. 2016.
12. Margos G, Piesman J, Lane RS, Ogden NH, Sing A, Straubinger RK, Fingerle V. *Borrelia kurtenbachii* sp. nov., a widely distributed member of the *Borrelia burgdorferi* sensu lato species complex in North America. Int J Syst Evol Microbiol. 2014;64:128–30.
13. Margos G, Wilske B, Sing A, Hizo-Teufel C, Cao WC, Chu C, Scholz H, Straubinger RK, Fingerle V. *Borrelia bavariensis* sp. nov. is widely distributed in Europe and Asia. Int J Syst Evol Microbiol. 2013;63:4284–8.
14. Postic D, Garnier M, Baranton G. Multilocus sequence analysis of atypical *Borrelia burgdorferi* sensu lato isolates – description of *Borrelia californiensis* sp. nov., and genomospecies 1 and 2. Int J Med Microbiol. 2007;297:263–71.

15. Ivanova LB, Tomova A, Gonzalez-Acuna D, Murua R, Moreno CX, Hernandez C, Cabello J, Cabello C, Daniels TJ, Godfrey HP, Cabello FC. *Borrelia chilensis*, a new member of the *Borrelia burgdorferi* sensu lato complex that extends the range of this genospecies in the southern hemisphere. Environ Microbiol. 2014;16:1069–80.
16. Richter D, Postic D, Sertour N, Livey I, Matuschka FR, Baranton G. Delineation of *Borrelia burgdorferi* sensu lato species by multilocus sequence analysis and confirmation of the delineation of *Borrelia spielmanii* sp. nov. Int J Syst Evol Microbiol. 2006;56:873–81.
17. Rudenko N, Golovchenko M, Grubhoffer L, Oliver JH Jr. *Borrelia carolinensis* sp. nov., a novel species of the *Borrelia burgdorferi* sensu lato complex isolated from rodents and a tick from the South-Eastern USA. Int J Syst Evol Microbiol. 2011;61:381–3.
18. Rudenko N, Golovchenko M, Lin T, Gao L, Grubhoffer L, Oliver JH Jr. Delineation of a new species of the *Borrelia burgdorferi* sensu lato complex, *Borrelia Americana* sp.nov. J Clin Microbiol. 2009;47:3875–80.
19. Margos G, Fedorova N, Kleinjan JE, Hartberger C, Schwan TG, Sing A, Fingerle V. *Borrelia lanei* sp. nov. extends the diversity of *Borrelia* species in California. Int J Syst Evol Microbiol. 2017;67:3872–6.
20. Pritt BS, Respicio-Kingry LB, Sloan LM, Schriefer ME, Replogle AJ, Bjork J, Liu G, Kingry LC, Mead PS, Neitzel DF, Schiffman E, Hoang Johnson DK, Davis JP, Paskewitz SM, Boxrud D, Deedon A, Lee X, Miller TK, Feist MA, Steward CR, Theel ES, Patel R, Irish CL, Petersen JM. *Borrelia mayonii* sp. nov., a member of the *Borrelia burgdorferi* sensu lato complex, detected in patients and ticks in the upper midwestern United States. Int J Syst Evol Microbiol. 2016;66:4878–80.
21. Kawabata H, Masuzawa T, Yanagihara Y. Genomic analysis of *Borrelia japonica* sp. nov. isolated from *Ixodes ovatus* in Japan. Microbiol Immunol. 1993;37:843–8.
22. Anderson JF, Magnarelli LA, LeFebvre RB, Andreadis TG, McAninch JB, Perng GC, Johnson RC. Antigenically variable *Borrelia burgdorferi* isolated from cottontail rabbits and Ixodes dentatus in rural and urban areas. J Clin Microbiol. 1989;27:13–20.
23. Postic D, Belfaiza J, Isogai E, Saint Girons I, Grimont PA, Baranton G. A new genomic species in *Borrelia burgdorferi* sensu lato isolated from Japanese ticks. Res Microbiol. 1993;144:467–73.
24. Margos G, Fedorova N, Becker NS, Kleinjan JE, Marosevic D, Krebs S, Hui L, Fingerle V, Lane RS. *Borrelia maritima* sp. nov., a novel species of the *Borrelia burgdorferi* sensu lato complex, occupying a basal position to North American species. Int J Syst Evol Microbiol. 2020;70:849–56.
25. Norte AC, Margos G, Becker NS, Albino Ramos J, Nuncio MS, Fingerle V, Araujo PM, Adamik P, Alivizatos H, Barba E, Barrientos R, Cauchard L, Csorgo T, Diakou A, Dingemanse NJ, Doligez B, Dubiec A, Eeva T, Flaisz B, Grim T, Hau M, Heylen D, Hornok S, Kazantzidis S, Kovats D, Krause F, Literak I, Mand R, Mentesana L, Morinay J, Mutanen M, Neto JM, Novakova M, Sanz JJ, Pascoal da Silva L, Sprong H, Tirri IS, Torok J, Trilar T, Tyller Z, Visser ME, Lopes de Carvalho I. Host dispersal shapes the population structure of a tick-borne bacterial pathogen. Mol Ecol. 2020;29:485–501.
26. Margos G, Fingerle V, Reynolds SE. *Borrelia bavariensis*: vector switch, niche invasion, and geographical spread of a tick-borne bacterial parasite. Front Ecol Evolut. 2019;7:401.
27. Fraser CM, Casjens S, Huang WM, Sutton GG, Clayton R, Lathigra R, White O, Ketchum KA, Dodson R, Hickey EK, Gwinn M, Dougherty B, Tomb JF, Fleischmann RD, Richardson D, Peterson J, Kerlavage AR, Quackenbush J, Salzberg S, Hanson M, van Vugt R, Palmer N, Adams MD, Gocayne J, Weidman J, Utterback T, Watthey L, McDonald L, Artiach P, Bowman C, Garland S, Fuji C, Cotton MD, Horst K, Roberts K, Hatch B, Smith HO, Venter JC. Genomic sequence of a Lyme disease spirochaete, *Borrelia burgdorferi*. Nature. 1997;390:580–6.
28. Casjens S, Palmer N, van Vugt R, Huang WM, Stevenson B, Rosa P, Lathigra R, Sutton G, Peterson J, Dodson RJ, Haft D, Hickey E, Gwinn M, White O, Fraser CM. A bacterial genome in flux: the twelve linear and nine circular extrachromosomal DNAs in an infectious

isolate of the Lyme disease spirochete *Borrelia burgdorferi*. Mol Microbiol. 2000;35:490–516.
29. Casjens SR, Mongodin EF, Qiu WG, Luft BJ, Schutzer SE, Gilcrease EB, Huang WM, Vujadinovic M, Aron JK, Vargas LC, Freeman S, Radune D, Weidman JF, Dimitrov GI, Khouri HM, Sosa JE, Halpin RA, Dunn JJ, Fraser CM. Genome stability of Lyme disease spirochetes: comparative genomics of *Borrelia burgdorferi* plasmids. PLoS One. 2012;7:e33280.
30. Casjens SR, Di L, Akther S, Mongodin EF, Luft BJ, Schutzer SE, Fraser CM, Qiu WG. Primordial origin and diversification of plasmids in Lyme disease agent bacteria. BMC Genomics. 2018;19:218.
31. Margos G, Becker NS, Fingerle V, Sing A, Ramos JA, Carvalho IL, Norte AC. Core genome phylogenetic analysis of the avian associated *Borrelia turdi* indicates a close relationship to *Borrelia garinii*. Mol Phylogenet Evol. 2019;131:93–8.
32. Becker NS, Margos G, Blum H, Krebs S, Graf A, Lane RS, Castillo-Ramirez S, Sing A, Fingerle V. Recurrent evolution of host and vector association in bacteria of the *Borrelia burgdorferi* sensu lato species complex. BMC Genomics. 2016;17:734.
33. Becker NS, Rollins RE, Nosenko K, Paulus A, Martin S, Krebs S, Takano A, Sato K, Kovalev SY, Kawabata H, Fingerle V, Margos G. High conservation combined with high plasticity: genomics and evolution of *Borrelia bavariensis*. BMC Genomics. 2020;21:702.
34. Mongodin EF, Casjens SR, Bruno JF, Xu Y, Drabek EF, Riley DR, Cantarel BL, Pagan PE, Hernandez YA, Vargas LC, Dunn JJ, Schutzer SE, Fraser CM, Qiu WG, Luft BJ. Inter- and intra-specific pan-genomes of *Borrelia burgdorferi* sensu lato: genome stability and adaptive radiation. BMC Genomics. 2013;14:693.
35. Casjens S, Murphy M, DeLange M, Sampson L, van Vugt R, Huang WM. Telomeres of the linear chromosomes of Lyme disease spirochaetes: nucleotide sequence and possible exchange with linear plasmid telomeres. Mol Microbiol. 1997;26:581–96.
36. Barbour AG, Garon CF. Linear plasmids of the bacterium *Borrelia burgdorferi* have covalently closed ends. Science. 1987;237:409–11.
37. Hinnebusch J, Bergstrom S, Barbour AG. Cloning and sequence analysis of linear plasmid telomeres of the bacterium *Borrelia burgdorferi*. Mol Microbiol. 1990;4:811–20.
38. Kobryn K, Chaconas G. Hairpin telomere resolvases. Microbiol Spectr. 2014;2(6)
39. Chaconas G, Kobryn K. Structure, function, and evolution of linear replicons in *Borrelia*. Annu Rev Microbiol. 2010;64:185–202.
40. Biskup UG, Strle F, Ruzic-Sabljic E. Loss of plasmids of *Borrelia burgdorferi* sensu lato during prolonged *in vitro* cultivation. Plasmid. 2011;66:1–6.
41. Labandeira-Rey M, Skare JT. Decreased infectivity in *Borrelia burgdorferi* strain B31 is associated with loss of linear plasmid 25 or 28-1. Infect Immun. 2001;69:446–55.
42. Norris SJ, Howell JK, Garza SA, Ferdows MS, Barbour AG. High- and low-infectivity phenotypes of clonal populations of *in vitro*-cultured *Borrelia burgdorferi*. Infect Immun. 1995;63:2206–12.
43. Schwan TG, Burgdorfer W, Garon CF. Changes in infectivity and plasmid profile of the Lyme disease spirochete, *Borrelia burgdorferi*, as a result of *in vitro* cultivation. Infect Immun. 1988;56:1831–6.
44. Lin T, Troy EB, Hu LT, Gao L, Norris SJ. Transposon mutagenesis as an approach to improved understanding of *Borrelia* pathogenesis and biology. Front Cell Infect Microbiol. 2014;4:63.
45. Iyer R, Caimano MJ, Luthra A, Axline D Jr, Corona A, Iacobas DA, Radolf JD, Schwartz I. Stage-specific global alterations in the transcriptomes of Lyme disease spirochetes during tick feeding and following mammalian host adaptation. Mol Microbiol. 2015;95:509–38.
46. Schwartz I, Margos G, Casjens SR, Qiu WG, Eggers CH. Multipartite genome of Lyme disease *Borrelia*: structure, variation and prophages. Curr Issues Mol Biol. 2021;42:409–54.
47. Casjens SR, Gilcrease EB, Vujadinovic M, Mongodin EF, Luft BJ, Schutzer SE, Fraser CM, Qiu WG. Plasmid diversity and phylogenetic consistency in the Lyme disease agent *Borrelia burgdorferi*. BMC Genomics. 2017;18:165.

48. Eggers CH, Samuels DS. Molecular evidence for a new bacteriophage of *Borrelia burgdorferi*. J Bacteriol. 1999;181:7308–13.
49. Eggers CH, Kimmel BJ, Bono JL, Elias AF, Rosa P, Samuels DS. Transduction by phiBB-1, a bacteriophage of *Borrelia burgdorferi*. J Bacteriol. 2001;183:4771–8.
50. Casjens S, Eggers CH, Schwartz I. *Borrelia* genomics: chromosome, plasmids, Bacteriohpages and genetic variation. In: Samuels DS, Radolf J, editors. Borrelia - molecular biology, host interaction and pathogenesis. Norfolk: Caister Academic Press; 2010. p. 27–53.
51. Tyler S, Tyson S, Dibernardo A, Drebot M, Feil EJ, Graham M, Knox NC, Lindsay LR, Margos G, Mechai S, Van Domselaar G, Thorpe HA, Ogden NH. Whole genome sequencing and phylogenetic analysis of strains of the agent of Lyme disease *Borrelia burgdorferi* from Canadian emergence zones. Sci Rep. 2018;8:10552.
52. Takayama K, Rothenberg RJ, Barbour AG. Absence of lipopolysaccharide in the Lyme disease spirochete, *Borrelia burgdorferi*. Infect Immun. 1987;55:2311–3.
53. Radolf JD, Bourell KW, Akins DR, Brusca JS, Norgard MV. Analysis of *Borrelia burgdorferi* membrane architecture by freeze-fracture electron microscopy. J Bacteriol. 1994;176:21–31.
54. Rosa PA, Tilly K, Stewart PE. The burgeoning molecular genetics of the Lyme disease spirochaete. Nat Rev Microbiol. 2005;3:129–43.
55. Barbour AG, Hayes SF. Biology of *Borrelia* species. Microbiol Rev. 1986;50:381–400.
56. Charon NW, Cockburn A, Li C, Liu J, Miller KA, Miller MR, Motaleb MA, Wolgemuth CW. The unique paradigm of spirochete motility and chemotaxis. Annu Rev Microbiol. 2012;66:349–70.
57. Sultan SZ, Manne A, Stewart PE, Bestor A, Rosa PA, Charon NW, Motaleb MA. Motility is crucial for the infectious life cycle of *Borrelia burgdorferi*. Infect Immun. 2013;81:2012–21.
58. Lin T, Gao L, Zhang C, Odeh E, Jacobs MB, Coutte L, Chaconas G, Philipp MT, Norris SJ. Analysis of an ordered, comprehensive STM mutant library in infectious *Borrelia burgdorferi*: insights into the genes required for mouse infectivity. PLoS One. 2012;7:e47532.
59. Petzke M, Schwartz I. *Borrelia burgdorferi* pathogenesis and the immune response. Clin Lab Med. 2015;35:745–64.
60. Rosa PA, Jewett MW. Genetic manipulation of *Borrelia*. Curr Issues Mol Biol. 2021;42:307–32.
61. Gofton AW, Margos G, Fingerle V, Hepner S, Loh SM, Ryan U, Irwin P, Oskam CL. Genome-wide analysis of *Borrelia turcica* and '*Candidatus* Borrelia tachyglossi' shows relapsing fever-like genomes with unique genomic links to Lyme disease *Borrelia*. Infect Genet Evol. 2018;66:72–81.
62. Margos G, Gofton A, Wibberg D, Dangel A, Marosevic D, Loh SM, Oskam C, Fingerle V. The genus *Borrelia* reloaded. PLoS One. 2018;13:e0208432.
63. Takano A, Fujita H, Kadosaka T, Konnai S, Tajima T, Watanabe H, Ohnishi M, Kawabata H. Characterization of reptile-associated *Borrelia* sp. in the vector tick, *Amblyomma geoemydae*, and its association with Lyme disease and relapsing fever *Borrelia* spp. Environ Microbiol Rep. 2011;3:632–7.
64. Margos G, Fingerle V, Cutler S, Gofton A, Stevenson B, Estrada-Pena A. Controversies in bacterial taxonomy: the example of the genus *Borrelia*. Ticks Tick Borne Dis. 2020;11:101335.
65. Adeolu M, Gupta RS. A phylogenomic and molecular marker based proposal for the division of the genus *Borrelia* into two genera: the emended genus *Borrelia* containing only the members of the relapsing fever *Borrelia*, and the genus *Borreliella* gen. Nov. containing the members of the Lyme disease *Borrelia* (*Borrelia burgdorferi* sensu lato complex). Antonie Van Leeuwenhoek. 2014;105:1049–72.
66. Qin Q-L, Xie B-B, Zhang X-Y, Chen X-L, Zhou B-C, Zhou J, Oren A, Zhang Y-Z. A proposed genus boundary for the prokaryotes based on genomic insights. J Bacteriol. 2014;196:2210–5.

67. Fingerle V, Schulte-Spechtel UC, Ruzic-Sabljic E, Leonhard S, Hofmann H, Weber K, Pfister K, Strle F, Wilske B. Epidemiological aspects and molecular characterization of *Borrelia burgdorferi* s.l. from southern Germany with special respect to the new species *Borrelia spielmanii* sp. nov. Int J Med Microbiol. 2008;298:279–90.
68. Stanek G, Fingerle V, Hunfeld KP, Jaulhac B, Kaiser R, Krause A, Kristoferitsch W, O'Connell S, Ornstein K, Strle F, Gray J. Lyme borreliosis: clinical case definitions for diagnosis and management in Europe. Clin Microbiol Infect. 2010;17:69–79.
69. Mukhacheva TA, Kovalev SY. Multilocus sequence analysis of *Borrelia burgdorferi* s.l. in Russia. Ticks Tick Borne Dis. 2013;4:275–9.
70. Takano A, Nakao M, Masuzawa T, Takada N, Yano Y, Ishiguro F, Fujita H, Ito T, Ma X, Oikawa Y, Kawamori F, Kumagai K, Mikami T, Hanaoka N, Ando S, Honda N, Taylor K, Tsubota T, Konnai S, Watanabe H, Ohnishi M, Kawabata H. Multilocus sequence typing implicates rodents as the main reservoir host of human-pathogenic *Borrelia garinii* in Japan. J Clin Microbiol. 2011;49:2035–9.
71. Masuzawa T. Terrestrial distribution of the Lyme borreliosis agent *Borrelia burgdorferi* sensu lato in East Asia. Jpn J Infect Dis. 2004;57:229–35.
72. Kingry LC, Anacker M, Pritt B, Bjork J, Respicio-Kingry L, Liu G, Sheldon S, Boxrud D, Strain A, Oatman S, Berry J, Sloan L, Mead P, Neitzel D, Kugeler KJ, Petersen JM. Surveillance for and discovery of *Borrelia* species in US patients suspected of tickborne illness. Clin Infect Dis. 2018;66:1864–71.
73. Pritt BS, Mead PS, Johnson DK, Neitzel DF, Respicio-Kingry LB, Davis JP, Schiffman E, Sloan LM, Schriefer ME, Replogle AJ, Paskewitz SM, Ray JA, Bjork J, Steward CR, Deedon A, Lee X, Kingry LC, Miller TK, Feist MA, Theel ES, Patel R, Irish CL, Petersen JM. Identification of a novel pathogenic *Borrelia* species causing Lyme borreliosis with unusually high spirochaetaemia: a descriptive study. Lancet Infect Dis. 2016.
74. Spielman A. The emergence of Lyme disease and human babesiosis in a changing environment. Ann N Y Acad Sci. 1994;740:146–56.
75. Steere AC, Coburn J, Glickstein L. The emergence of Lyme disease. J Clin Invest. 2004;113:1093–101.
76. Amore G, Tomassone L, Grego E, Ragagli C, Bertolotti L, Nebbia P, Rosati S, Mannelli A. *Borrelia lusitaniae* in immature *Ixodes ricinus* (Acari: Ixodidae) feeding on common wall lizards in Tuscany, Central Italy. J Med Entomol. 2007;44:303–7.
77. De Michelis S, Sewell HS, Collares-Pereira M, Santos-Reis M, Schouls LM, Benes V, Holmes EC, Kurtenbach K. Genetic diversity of *Borrelia burgdorferi* sensu lato in ticks from mainland Portugal. J Clin Microbiol. 2000;38:2128–33.
78. Dsouli N, Younsi-Kabachii H, Postic D, Nouira S, Gern L, Bouattour A. Reservoir role of lizard *Psammodromus algirus* in transmission cycle of *Borrelia burgdorferi* sensu lato (Spirochaetaceae) in Tunisia. J Med Entomol. 2006;43:737–42.
79. Younsi H, Sarih M, Jouda F, Godfroid E, Gern L, Bouattour A, Baranton G, Postic D. Characterization of *Borrelia lusitaniae* isolates collected in Tunisia and Morocco. J Clin Microbiol. 2005;43:1587–93.
80. Zhioua E, Bouattour A, Hu CM, Gharbi M, Aeschliman A, Ginsberg HS, Gern L. Infection of *Ixodes ricinus* (Acari: Ixodidae) by *Borrelia burgdorferi* sensu lato in North Africa. J Med Entomol. 1999;36:216–8.
81. Norte AC, Boyer PH, Castillo-Ramirez S, Chvostac M, Brahami MO, Rollins RE, Woudenberg T, Didyk YM, Derdakova M, Nuncio MS, Carvalho IL, Margos G, Fingerle V. The population structure of *Borrelia lusitaniae* is reflected by a population division of its *Ixodes* vector. Microorganisms. 2021;9.
82. Collares-Pereira M, Couceiro S, Franca I, Kurtenbach K, Schafer SM, Vitorino L, Goncalves L, Baptista S, Vieira ML, Cunha C. First isolation of *Borrelia lusitaniae* from a human patient. J Clin Microbiol. 2004;42:1316–8.

83. de Carvalho IL, Fonseca JE, Marques JG, Ullmann A, Hojgaard A, Zeidner N, Nuncio MS. Vasculitis-like syndrome associated with *Borrelia lusitaniae* infection. Clin Rheumatol. 2008;27:1587–91.
84. Coipan EC, Jahfari S, Fonville M, Oei GA, Spanjaard L, Takumi K, Hovius JW, Sprong H. Imbalanced presence of *Borrelia burgdorferi* s.l. multilocus sequence types in clinical manifestations of Lyme borreliosis. Infect Genet Evol. 2016;42:66–76.
85. Hanincova K, Taragelova V, Koci J, Schafer SM, Hails R, Ullmann AJ, Piesman J, Labuda M, Kurtenbach K. Association of *Borrelia garinii* and *B. valaisiana* with songbirds in Slovakia. Appl Environ Microbiol. 2003;69:2825–30.
86. Blazejak K, Raulf MK, Janecek E, Jordan D, Fingerle V, Strube C. Shifts in *Borrelia burgdorferi* (s.l.) geno-species infections in *Ixodes ricinus* over a 10-year surveillance period in the city of Hanover (Germany) and *Borrelia miyamotoi*-specific reverse line blot detection. Parasit Vectors. 2018;11:304.
87. Picken RN, Picken MM. Molecular characterization of *Borrelia* spp. isolates from greater metropolitan Chicago reveals the presence of *Borrelia bissettii*. Preliminary report. J Mol Microbiol Biotechnol. 2000;2:505–7.
88. Brown RN, Peot MA, Lane RS. Sylvatic maintenance of *Borrelia burgdorferi* (Spirochaetales) in northern California: untangling the web of transmission. J Med Entomol. 2006;43:743–51.
89. Postic D, Ras NM, Lane RS, Hendson M, Baranton G. Expanded diversity among Californian borrelia isolates and description of *Borrelia bissettii* sp. nov. (formerly *Borrelia* group DN127). J Clin Microbiol. 1998;36:3497–504.
90. Fedorova N, Kleinjan JE, James D, Hui LT, Peeters H, Lane RS. Remarkable diversity of tick or mammalian-associated borreliae in the metropolitan San Francisco Bay Area, California. Ticks Tick Borne Dis. 2014;5:951–61.
91. Eisen L, Eisen RJ, Mun J, Salkeld DJ, Lane RS. Transmission cycles of *Borrelia burgdorferi* and *B. bissettii* in relation to habitat type in northwestern California. J Vector Ecol. 2009;34:81–91.
92. Girard YA, Fedorova N, Lane RS. Genetic diversity of *Borrelia burgdorferi* and detection of *B. bissettii*-like DNA in serum of North-Coastal California residents. J Clin Microbiol. 2011;49:945–54.
93. Margos G, Sing A, Fingerle V. Published data do not support the notion that *Borrelia valaisiana* is human pathogenic. Infection. 2017;45:567–9.
94. Eisen L, Lane RS. Vectors of *Borrelia burgdorferi* sensu lato. In: Gray J, Kahl O, Lane RS, Stanek G, editors. Lyme Borreliosis: biology, epidemiology and control. Wallingford: CABI Publishing; 2002. p. 91–115.
95. Eisen L. Vector competence studies with hard ticks and *Borrelia burgdorferi* sensu lato spirochetes: a review. Ticks Tick Borne Dis. 2020;11:101359.
96. Rauter C, Hartung T. Prevalence of *Borrelia burgdorferi* sensu lato genospecies in *Ixodes ricinus* ticks in Europe: a metaanalysis. Appl Environ Microbiol. 2005;71:7203–16.
97. Padgett KA, Lane RS. Life cycle of *Ixodes pacificus* (Acari: Ixodidae): timing of developmental processes under field and laboratory conditions. J Med Entomol. 2001;38:684–93.
98. Piesman J, Schwan TG. Ecology of borreliae and their arthropod vectors. In: Samuels DS, Radolf JD, hrsg. *Borrelia*: molecular biology, host Interaction and Pathogenesis. Norfolk: Caister Academic Press; 2010. S. 251–78.
99. Swanson SJ, Neitzel D, Reed KD, Belongia EA. Coinfections acquired from *Ixodes* ticks. Clin Microbiol Rev. 2006;19:708–27.
100. McCoy KD, Chapuis E, Tirard C, Boulinier T, Michalakis Y, Bohec CL, Maho YL, Gauthier-Clerc M. Recurrent evolution of host-specialized races in a globally distributed parasite. Proc Biol Sci. 2005;272:2389–95.
101. Gern L, Humair P. Ecology of *Borrelia burgdorferi* sensu lato in Europe. In: Gray JS, Kahl O, Lane RS, Stanek G, editors. Lyme borreliosis: biology, epidemiology and control. Wallingford: CABI Publishing; 2002. p. 149–74.

102. Norte AC, da Silva LP, Tenreiro PJ, Felgueiras MS, Araujo PM, Lopes PB, Matos C, Rosa A, Ferreira PJ, Encarnacao P, Rocha A, Escudero R, Anda P, Nuncio MS, Lopes de Carvalho I. Patterns of tick infestation and their *Borrelia burgdorferi* s.l. infection in wild birds in Portugal. Ticks Tick Borne Dis. 2015;6:743–50.
103. Heylen D, Sprong H, van Oers K, Fonville M, Leirs H, Matthysen E. Are the specialized bird ticks, *Ixodes arboricola* and *I. frontalis*, competent vectors for *Borrelia burgdorferi* sensu lato? Environ Microbiol. 2014;16:1081–9.
104. Burkot TR, Maupin GO, Schneider BS, Denatale C, Happ CM, Rutherford JS, Zeidner NS. Use of a sentinel host system to study the questing behavior of *Ixodes spinipalpis* and its role in the transmission of *Borrelia bissettii*, human granulocytic ehrlichiosis, and *Babesia microti*. Am J Trop Med Hyg. 2001;65:293–9.
105. Heylen D, Krawczyk A, Lopes de Carvalho I, Nuncio MS, Sprong H, Norte AC. Bridging of cryptic *Borrelia* cycles in European songbirds. Environ Microbiol. 2017;19:1857–67.
106. Wikel SK. Tick-host-pathogen systems immunobiology: an interactive trio. Front Biosci (Landmark Ed). 2018;23:265–83.
107. Chmelar J, Kotal J, Kopecky J, Pedra JHF, Kotsyfakis M. All for one and one for all on the tick-host battlefield. Trends Parasitol. 2016;32:368–77.
108. Shaw DK, Kotsyfakis M, Pedra JH. For whom the bell tolls (and nods): spit-acular saliva. Curr Trop Med Rep. 2016;3:40–50.
109. Brossard M, Wikel SK. Tick immunobiology. In: Bowman AS, Nuttall PA, editors. Ticks. Biology, diasease and control. Cambridge: Cambridge University Press; 2008. p. 186–204.
110. Martins LA, Bensaoud C, Kotal J, Chmelar J, Kotsyfakis M. Tick salivary gland transcriptomics and proteomics. Parasite Immunol. 2021;43:e12807.
111. Simo L, Kazimirova M, Richardson J, Bonnet SI. The essential role of tick salivary glands and saliva in tick feeding and pathogen transmission. Front Cell Infect Microbiol. 2017;7:281.
112. Mason LM, Veerman CC, Geijtenbeek TB, Hovius JW. Menage a trois: *Borrelia*, dendritic cells, and tick saliva interactions. Trends Parasitol. 2014;30:95–103.
113. Kurokawa C, Lynn GE, Pedra JHF, Pal U, Narasimhan S, Fikrig E. Interactions between *Borrelia burgdorferi* and ticks. Nat Rev Microbiol. 2020;18:587–600.
114. Nuttall PA, Labuda M. Saliva-assisted transmission of tick-borne pathogens. In: Bowman AS, Nuttall PA, editors. Ticks. Cambridge: Cambridge University Press; 2008. p. 205–19.
115. Dizij A, Kurtenbach K. *Clethrionomys glareolus*, but not *Apodemus flavicollis*, acquires resistance to *Ixodes ricinus* L., the main European vector of *Borrelia burgdorferi*. Parasite Immunol. 1995;17:177–83.
116. Hajdusek O, Sima R, Ayllon N, Jalovecka M, Perner J, de la Fuente J, Kopacek P. Interaction of the tick immune system with transmitted pathogens. Front Cell Infect Microbiol. 2013;3:26.
117. Kitsou C, Pal U. *Ixodes* immune responses against Lyme disease pathogens. Front Cell Infect Microbiol. 2018;8:176.
118. Pal U, Kitsou C, Drecktrah D, Yas OB, Fikrig E. Interactions between ticks and Lyme disease spirochetes. Curr Issues Mol Biol. 2021;42:113–44.
119. Yang X, Smith AA, Williams MS, Pal U. A dityrosine network mediated by dual oxidase and peroxidase influences the persistence of Lyme disease pathogens within the vector. J Biol Chem. 2014;289:12813–22.
120. Urbanova V, Hajdusek O, Honig Mondekova H, Sima R, Kopacek P. Tick thioester-containing proteins and phagocytosis do not affect transmission of *Borrelia afzelii* from the competent vector *Ixodes ricinus*. Front Cell Infect Microbiol. 2017;7:73.
121. Sonenshine DE, Macaluso KR. Microbial invasion vs. tick immune regulation. Front Cell Infect Microbiol. 2017;7:390.
122. Johns R, Ohnishi J, Broadwater A, Sonenshine DE, De Silva AM, Hynes WL. Contrasts in tick innate immune responses to *Borrelia burgdorferi* challenge: immunotolerance in *Ixodes*

scapularis versus immunocompetence in *Dermacentor variabilis* (Acari: Ixodidae). J Med Entomol. 2001;38:99–107.
123. Narasimhan S, Schuijt TJ, Abraham NM, Rajeevan N, Coumou J, Graham M, Robson A, Wu MJ, Daffre S, Hovius JW, Fikrig E. Modulation of the tick gut milieu by a secreted tick protein favors *Borrelia burgdorferi* colonization. Nat Commun. 2017;8:184.
124. Narasimhan S, Fikrig E. Tick microbiome: the force within. Trends Parasitol. 2015;31:315–23.
125. Abraham NM, Liu L, Jutras BL, Yadav AK, Narasimhan S, Gopalakrishnan V, Ansari JM, Jefferson KK, Cava F, Jacobs-Wagner C, Fikrig E. Pathogen-mediated manipulation of arthropod microbiota to promote infection. Proc Natl Acad Sci U S A. 2017;114:E781–90.
126. Carpi G, Cagnacci F, Wittekindt NE, Zhao F, Qi J, Tomsho LP, Drautz DI, Rizzoli A, Schuster SC. Metagenomic profile of the bacterial communities associated with *Ixodes ricinus* ticks. PLoS One. 2011;6:e25604.
127. Mukhacheva TA, Kovalev SY. Bacteria of the family '*Candidatus* Midichloriaceae' in sympatric zones of *Ixodes* ticks: genetic evidence for vertical transmission. Microb Ecol. 2017;74:185–93.
128. Benson MJ, Gawronski JD, Eveleigh DE, Benson DR. Intracellular symbionts and other bacteria associated with deer ticks (*Ixodes scapularis*) from Nantucket and Wellfleet, Cape Cod, Massachusetts. Appl Environ Microbiol. 2004;70:616–20.
129. Swei A, Kwan JY. Tick microbiome and pathogen acquisition altered by host blood meal. ISME J. 2017;11:813–6.
130. de la Fuente J, Antunes S, Bonnet S, Cabezas-Cruz A, Domingos AG, Estrada-Pena A, Johnson N, Kocan KM, Mansfield KL, Nijhof AM, Papa A, Rudenko N, Villar M, Alberdi P, Torina A, Ayllon N, Vancova M, Golovchenko M, Grubhoffer L, Caracappa S, Fooks AR, Gortazar C, ROM R. Tick-pathogen interactions and vector competence: identification of molecular drivers for tick-borne diseases. Front Cell Infect Microbiol. 2017;7:114.
131. Bonnet SI, Paul RE, Bischoff E, Cote M, Le Naour E. First identification of *Rickettsia helvetica* in questing ticks from a French northern Brittany Forest. PLoS Negl Trop Dis. 2017;11:e0005416.
132. Ross BD, Hayes B, Radey MC, Lee X, Josek T, Bjork J, Neitzel D, Paskewitz S, Chou S, Mougous JD. *Ixodes scapularis* does not harbor a stable midgut microbiome. ISME J. 2018;12:2596–607.
133. Brisson D, Dykhuizen DE. A modest model explains the distribution and abundance of *Borrelia burgdorferi* strains. Am J Trop Med Hyg. 2006;74:615–22.
134. Brisson D, Dykhuizen DE, Ostfeld RS. Conspicuous impacts of inconspicuous hosts on the Lyme disease epidemic. Proc Biol Sci. 2008;275:227–35.
135. Gern L, Estrada-Pena A, Frandsen F, Gray JS, Jaenson TG, Jongejan F, Kahl O, Korenberg E, Mehl R, Nuttall PA. European reservoir hosts of *Borrelia burgdorferi* sensu lato. Zentralbl Bakteriol. 1998;287:196–204.
136. Gern L, Humair PF. Natural history of *Borrelia burgdorferi* sensu lato. Wien Klin Wochenschr. 1998;110:856–8.
137. Hanincova K, Kurtenbach K, Diuk-Wasser M, Brei B, Fish D. Epidemic spread of Lyme borreliosis, northeastern United States. Emerg Infect Dis. 2006;12:604–11.
138. Korenberg EI, Gorelova NB, Kovalevskii YV. Ecology of *Borrelia burgdorferi* sensu lato in Russia. In: Gray J, Kahl O, Lane RS, Stanek G, editors. Lyme borreliosis: biology, epidemiology and control. Wallingford: CABI Publishing; 2002.
139. Piesman J, Gern L. Lyme borreliosis in Europe and North America. Parasitology. 2004;129(Suppl):S191–220.
140. Lane RS, Brown RN. Wood rats and kangaroo rats: potential reservoirs of the Lyme disease spirochete in California. J Med Entomol. 1991;28:299–302.
141. Lane RS, Loye JE. Lyme disease in California: interrelationship of ixodid ticks (Acari), rodents, and *Borrelia burgdorferi*. J Med Entomol. 1991;28:719–25.

142. Miyamoto K, Masuzawa T. Ecology of *Borrelia burgdorferi* sensu lato in Japan and East Asia. In: Gray J, Kahl O, Lane RS, Stanek G, editors. Lyme Borreliosis: biology, epidemiology and control. Wallingford: CABI Publishing; 2002. p. 201–22.
143. Taragel'ova V, Koci J, Hanincova K, Kurtenbach K, Derdakova M, Ogden NH, Literak I, Kocianova E, Labuda M. Blackbirds and song thrushes constitute a key reservoir of *Borrelia garinii*, the causative agent of borreliosis in Central Europe. Appl Environ Microbiol. 2008;74:1289–93.
144. Dubska L, Literak I, Kocianova E, Taragelova V, Sychra O. Differential role of passerine birds in distribution of *Borrelia* spirochetes, based on data from ticks collected from birds during the postbreeding migration period in Central Europe. Appl Environ Microbiol. 2009;75:596–602.
145. Norte AC, Lopes de Carvalho I, Nuncio MS, Ramos JA, Gern L. Blackbirds *Turdus merula* as competent reservoirs for *Borrelia turdi* and *Borrelia valaisiana* in Portugal: evidence from a xenodiagnostic experiment. Environ Microbiol Rep. 2013;5:604–7.
146. Norte AC, Ramos JA, Gern L, Nuncio MS, Lopes de Carvalho I. Birds as reservoirs for *Borrelia burgdorferi* s.l. in Western Europe: circulation of *B. turdi* and other genospecies in bird-tick cycles in Portugal. Environ Microbiol. 2013;15:386–97.
147. Heylen D, Matthysen E, Fonville M, Sprong H. Songbirds as general transmitters but selective amplifiers of *Borrelia burgdorferi* sensu lato genotypes in *Ixodes rinicus* ticks. Environ Microbiol. 2014;16:2859–68.
148. Kurtenbach K, Peacey M, Rijpkema SG, Hoodless AN, Nuttall PA, Randolph SE. Differential transmission of the genospecies of *Borrelia burgdorferi* sensu lato by game birds and small rodents in England. Appl Environ Microbiol. 1998;64:1169–74.
149. Lane RS, Quistad GB. Borreliacidal factor in the blood of the western fence lizard (*Sceloporus occidentalis*). J Parasitol. 1998;84:29–34.
150. Kurtenbach K, De Michelis S, Etti S, Schafer SM, Sewell HS, Brade V, Kraiczy P. Host association of *Borrelia burgdorferi* sensu lato-the key role of host complement. Trends Microbiol. 2002;10:74–9.
151. Kurtenbach K, Sewell HS, Ogden NH, Randolph SE, Nuttall PA. Serum complement sensitivity as a key factor in Lyme disease ecology. Infect Immun. 1998;66:1248–51.
152. Kurtenbach K, De Michelis S, Sewell HS, Etti S, Schafer SM, Holmes E, Hails R, Collares-Pereira M, Santos-Reis M, Hanincova K, Labuda M, Bormane A, Donaghy M. The key roles of selection and migration in the ecology of Lyme borreliosis. Int J Med Microbiol. 2002;291(Suppl 33):152–4.
153. Martin LB, Burgan SC, Adelman JS, Gervasi SS. Host competence: an organismal trait to integrate immunology and epidemiology. Integr Comp Biol. 2016;56:1225–37.
154. Kahl O, Gern L, Eisen L, Lane RS. Ecological research on *Borrelia burgdorferi* sensu lato: terminology and some methodological pitfalls. In: Gray JS, Kahl O, Lane RS, Stanek G, editors. Lyme borreliosis: biology, epidemiology and control. Wallingford: CABI Publishing; 2002.
155. Tsao JI. Reviewing molecular adaptations of Lyme borreliosis spirochetes in the context of reproductive fitness in natural transmission cycles. Vet Res. 2009;40:36.
156. Wikel SK. Host immunity to ticks. Annu Rev Entomol. 1996;41:1–22.
157. Wikel SK. The induction of host resistance to tick infestation with a salivary gland antigen. Am J Trop Med Hyg. 1981;30:284–8.
158. Nazario S, Das S, de Silva AM, Deponte K, Marcantonio N, Anderson JF, Fish D, Fikrig E, Kantor FS. Prevention of *Borrelia burgdorferi* transmission in guinea pigs by tick immunity. Am J Trop Med Hyg. 1998;58:780–5.
159. Wikel SK, Ramachandra RN, Bergman DK, Burkot TR, Piesman J. Infestation with pathogen-free nymphs of the tick *Ixodes scapularis* induces host resistance to transmission of *Borrelia burgdorferi* by ticks. Infect Immun. 1997;65:335–8.

160. Kahl O, Janetzki-Mittmann C, Gray JS, Jonas R, Stein J, de Boer R. Risk of infection with *Borrelia burgdorferi* sensu lato for a host in relation to the duration of nymphal *Ixodes ricinus* feeding and the method of tick removal. Zentralbl Bakteriol. 1998;287:41–52.
161. Kurtenbach K, Dizij A, Seitz HM, Margos G, Moter SE, Kramer MD, Wallich R, Schaible UE, Simon MM. Differential immune responses to *Borrelia burgdorferi* in European wild rodent species influence spirochete transmission to Ixodes ricinus L. (Acari: Ixodidae). Infect Immun. 1994;62:5344–52.
162. Gern L, Siegenthaler M, Hu CM, Leuba-Garcia S, Humair PF, Moret J. *Borrelia burgdorferi* in rodents (*Apodemus flavicollis* and *A. sylvaticus*): duration and enhancement of infectivity for *Ixodes ricinus* ticks. Eur J Epidemiol. 1994;10:75–80.
163. Hanincova K, Ogden NH, Diuk-Wasser M, Pappas CJ, Iyer R, Fish D, Schwartz I, Kurtenbach K. Fitness variation of *Borrelia burgdorferi* sensu stricto strains in mice. Appl Environ Microbiol. 2008;74:153–7.
164. Derdakova M, Dudioak V, Brei B, Brownstein JS, Schwartz I, Fish D. Interaction and transmission of two *Borrelia burgdorferi* sensu stricto strains in a tick-rodent maintenance system. Appl Environ Microbiol. 2004;70:6783–8.
165. Dolan MC, Lacombe EH, Piesman J. Vector competence of *Ixodes muris* (Acari: Ixodidae) for *Borrelia burgdorferi*. J Med Entomol. 2000;37:766–8.
166. Dolan MC, Maupin GO, Panella NA, Golde WT, Piesman J. Vector competence of *Ixodes scapularis*, *I. spinipalpis*, and *Dermacentor andersoni* (Acari:Ixodidae) in transmitting *Borrelia burgdorferi*, the etiologic agent of Lyme disease. J Med Entomol. 1997;34:128–35.
167. Dolan MC, Piesman J, Mbow ML, Maupin GO, Peter O, Brossard M, Golde WT. Vector competence of *Ixodes scapularis* and *Ixodes ricinus* (Acari: Ixodidae) for three genospecies of *Borrelia burgdorferi*. J Med Entomol. 1998;35:465–70.
168. Donahue JG, Piesman J, Spielman A. Reservoir competence of white-footed mice for Lyme disease spirochetes. Am J Trop Med Hyg. 1987;36:92–6.
169. Gern L, Toutoungi LN, Hu CM, Aeschlimann A. *Ixodes* (Pholeoixodes) *hexagonus*, an efficient vector of *Borrelia burgdorferi* in the laboratory. Med Vet Entomol. 1991;5:431–5.
170. Humair PF, Rais O, Gern L. Transmission of *Borrelia afzelii* from *Apodemus* mice and *Clethrionomys* voles to *Ixodes ricinus* ticks: differential transmission pattern and overwintering maintenance. Parasitology. 1999;118(Pt 1):33–42.
171. Nakao M, Miyamoto K. Susceptibility of *Ixodes persulcatus* and *I. ovatus* (Acari: Ixodidae) to Lyme disease spirochetes isolated from humans in Japan. J Med Entomol. 1994;31:467–73.
172. Mather TN, Piesman J, Spielman A. Absence of spirochaetes (*Borrelia burgdorferi*) and piroplasms (*Babesia microti*) in deer ticks (*Ixodes dammini*) parasitized by chalcid wasps (*Hunterellus hookeri*). Med Vet Entomol. 1987;1:3–8.
173. Eisen L. Pathogen transmission in relation to duration of attachment by *Ixodes scapularis* ticks. Ticks Tick Borne Dis. 2018;9:535–42.
174. Pal U, Li X, Wang T, Montgomery RR, Ramamoorthi N, Desilva AM, Bao F, Yang X, Pypaert M, Pradhan D, Kantor FS, Telford S, Anderson JF, Fikrig E. TROSPA, an *Ixodes scapularis* receptor for *Borrelia burgdorferi*. Cell. 2004;119:457–68.
175. Dunham-Ems SM, Caimano MJ, Pal U, Wolgemuth CW, Eggers CH, Balic A, Radolf JD. Live imaging reveals a biphasic mode of dissemination of *Borrelia burgdorferi* within ticks. J Clin Invest. 2009;119:3652–65.
176. Grove AP, Liveris D, Iyer R, Petzke M, Rudman J, Caimano MJ, Radolf JD, Schwartz I. Two distinct mechanisms govern RpoS-mediated repression of tick-phase genes during mammalian host adaptation by *Borrelia burgdorferi*, the Lyme disease spirochete. MBio. 2017;8(4):e01204–17.
177. Medrano MS, Policastro PF, Schwan TG, Coburn J. Interaction of *Borrelia burgdorferi* Hbb with the p66 promoter. Nucleic Acids Res. 2010;38:414–27.
178. Caimano MJ, Kenedy MR, Kairu T, Desrosiers DC, Harman M, Dunham-Ems S, Akins DR, Pal U, Radolf JD. The hybrid histidine kinase Hk1 is part of a two-component system that

is essential for survival of *Borrelia burgdorferi* in feeding *Ixodes scapularis* ticks. Infect Immun. 2011;79:3117–30.

179. He M, Ouyang Z, Troxell B, Xu H, Moh A, Piesman J, Norgard MV, Gomelsky M, Yang XF. Cyclic di-GMP is essential for the survival of the Lyme disease spirochete in ticks. PLoS Pathog. 2011;7:e1002133.
180. Kostick JL, Szkotnicki LT, Rogers EA, Bocci P, Raffaelli N, Marconi RT. The diguanylate cyclase, Rrp1, regulates critical steps in the enzootic cycle of the Lyme disease spirochetes. Mol Microbiol. 2011;81:219–31.
181. Pitzer JE, Sultan SZ, Hayakawa Y, Hobbs G, Miller MR, Motaleb MA. Analysis of the *Borrelia burgdorferi* cyclic-di-GMP-binding protein PlzA reveals a role in motility and virulence. Infect Immun. 2011;79:1815–25.
182. Xu H, Caimano MJ, Lin T, He M, Radolf JD, Norris SJ, Gherardini F, Wolfe AJ, Yang XF. Role of acetyl-phosphate in activation of the Rrp2-RpoN-RpoS pathway in *Borrelia burgdorferi*. PLoS Pathog. 2010;6:e1001104.
183. Samuels DS. Gene regulation in *Borrelia burgdorferi*. Annu Rev Microbiol. 2011;65:479–99.
184. Skare JT, Carroll JA, Yang XF, Samuels DS, Akins DR. Gene regulation, transcriptomics and proteomics. In: Samuels DS, Radolf JD, hrsg. Borrelia – molecular biology, host interaction and pathogenesis. Norfolk: Caister Academic Press; 2010. S. 67–101.
185. Ouyang Z, Deka RK, Norgard MV. BosR (BB0647) controls the RpoN-RpoS regulatory pathway and virulence expression in *Borrelia burgdorferi* by a novel DNA-binding mechanism. PLoS Pathog. 2011;7:e1001272.
186. Battisti JM, Bono JL, Rosa PA, Schrumpf ME, Schwan TG, Policastro PF. Outer surface protein a protects Lyme disease spirochetes from acquired host immunity in the tick vector. Infect Immun. 2008;76:5228–37.
187. Pal U, Fikrig E. Tick interactions. In: Samuels DS, Radolf J, editors. *Borrelia* - molecular biology, host interaction and pathogenesis. Norfolk: Caister Academic Press; 2010. p. 279–98.
188. Yang XF, Pal U, Alani SM, Fikrig E, Norgard MV. Essential role for OspA/B in the life cycle of the Lyme disease spirochete. J Exp Med. 2004;199:641–8.
189. Sapi E, Balasubramanian K, Poruri A, Maghsoudlou JS, Socarras KM, Timmaraju AV, Filush KR, Gupta K, Shaikh S, Theophilus PA, Luecke DF, MacDonald A, Zelger B. Evidence of in vivo existence of borrelial biofilm in Borrelial lymphocytomas. Eur J Microbiol Immunol. 2016;6:9–24.
190. Timmaraju VA, Theophilus PA, Balasubramanian K, Shakih S, Luecke DF, Sapi E. Biofilm formation by *Borrelia burgdorferi* sensu lato. FEMS Microbiol Lett. 2015;362:fnv120.
191. Norris SJ, Coburn J, Leong JM, Hu LT, Höök M. Pathobiology of Lyme disease *Borrelia*. In: Samuels DS, Radolf JD, editors. *Borrelia* - molecular biology, host interaction and pathogenesis. Norfolk: Caister Academic Press; 2010. p. 299–332.
192. Coburn J, Garcia B, Hu LT, Jewett MW, Kraiczy P, Norris SJ, Skare J. Lyme disease pathogenesis. Curr Issues Mol Biol. 2021;42:473–518.
193. Margos G, Vollmer SA, Ogden NH, Fish D. Population genetics, taxonomy, phylogeny and evolution of *Borrelia burgdorferi* sensu lato. Infect Genet Evol. 2011;11:1545–63.
194. Mannelli A, Bertolotti L, Gern L, Gray J. Ecology of *Borrelia burgdorferi* sensu lato in Europe: transmission dynamics in multi-host systems, influence of molecular processes and effects of climate change. FEMS Microbiol Rev. 2012;36:837–61.
195. Randolph SE, Craine NG. General framework for comparative quantitative studies on transmission of tick-borne diseases using Lyme borreliosis in Europe as an example. J Med Entomol. 1995;32:765–77.
196. Randolph SE. Ticks are not insects: consequences of contrasting vector biology for transmission potential. Parasitol Today. 1998;14:186–92.

197. Hartemink NA, Randolph SE, Davis SA, Heesterbeek JA. The basic reproduction number for complex disease systems: defining R(0) for tick-borne infections. Am Nat. 2008;171:743–54.
198. Ostfeld RS, Canham CD, Oggenfuss K, Winchcombe RJ, Keesing F. Climate, deer, rodents, and acorns as determinants of variation in Lyme-disease risk. PLoS Biol. 2006;4:e145.
199. Telford SR 3rd, Mather TN, Moore SI, Wilson ML, Spielman A. Incompetence of deer as reservoirs of the Lyme disease spirochete. Am J Trop Med Hyg. 1988;39:105–9.
200. Kilpatrick AM, Dobson ADM, Levi T, Salkeld DJ, Swei A, Ginsberg HS, Kjemtrup A, Padgett KA, Jensen PM, Fish D, Ogden NH, Diuk-Wasser MA. Lyme disease ecology in a changing world: consensus, uncertainty and critical gaps for improving control. Philos Trans R Soc Lond Ser B Biol Sci. 2017;372
201. Ogden NH, Tsao JI. Biodiversity and Lyme disease: dilution or amplification? Epidemics. 2009;1:196–206.
202. LoGiudice K, Ostfeld RS, Schmidt KA, Keesing F. The ecology of infectious disease: effects of host diversity and community composition on Lyme disease risk. Proc Natl Acad Sci U S A. 2003;100:567–71.
203. Ruyts SC, Ampoorter E, Coipan EC, Baeten L, Heylen D, Sprong H, Matthysen E, Verheyen K. Diversifying forest communities may change Lyme disease risk: extra dimension to the dilution effect in Europe. Parasitology. 2016;143:1310–9.
204. Margos G, Castillo-Ramirez S, Hoen AG. Phylogeography of Lyme borreliosis-group spirochetes and methicillin-resistant *Staphylococcus aureus*. Parasitology. 2012;139:1952–65.
205. Munro HJ, Ogden NH, Lindsay LR, Robertson GJ, Whitney H, Lang AS. Evidence for *Borrelia bavariensis* infections of *Ixodes uriae* within seabird colonies of the North Atlantic Ocean. Appl Environ Microbiol. 2017.
206. Hamer SA, Roy PL, Hickling GJ, Walker ED, Foster ES, Barber CC, Tsao JI. Zoonotic pathogens in *Ixodes scapularis*, Michigan. Emerg Infect Dis. 2007;13:1131–3.
207. Hoen AG, Margos G, Bent SJ, Kurtenbach K, Fish D. Phylogeography of *Borrelia burgdorferi* in the eastern United States reflects multiple independent Lyme disease emergence events. Proc Natl Acad Sci U S A. 2009;106:15013–8.
208. Mechai S, Feil EJ, Gariepy TD, Gregory TR, Lindsay LR, Millien V, Ogden NH. Investigation of the population structure of the tick vector of Lyme disease *Ixodes scapularis* (Acari: Ixodidae) in Canada using mitochondrial cytochrome C oxidase subunit I gene sequences. J Med Entomol. 2013;50:560–70.
209. Ogden NH, Bouchard C, Kurtenbach K, Margos G, Lindsay LR, Trudel L, Nguon S, Milord F. Active and passive surveillance and phylogenetic analysis of *Borrelia burgdorferi* elucidate the process of Lyme disease risk emergence in Canada. Environ Health Perspect. 2010;118:909–14.
210. Kurilshikov AM, Fomenko NV, Stronin OV, Tikunov AY, Kabilov MR, Tupikin AE, Tikunova NV. Complete genome sequencing of *Borrelia valaisiana* and *Borrelia afzelii* Isolated from *Ixodes persulcatus* Ticks in Western Siberia. Genome Announc. 2014;2(6):e01315–4.
211. Bormane A, Lucenko I, Duks A, Mavtchoutko V, Ranka R, Salmina K, Baumanis V. Vectors of tick-borne diseases and epidemiological situation in Latvia in 1993-2002. Int J Med Microbiol. 2004;293(Suppl 37):36–47.
212. Gatzmann F, Metzler D, Krebs S, Blum H, Sing A, Takano A, Kawabata H, Fingerle V, Margos G, Becker NS. NGS population genetics analyses reveal divergent evolution of a Lyme Borreliosis agent in Europe and Asia. Ticks Tick Borne Dis. 2015;6:344–51.
213. Wang G, Liveris D, Mukherjee P, Jungnick S, Margos G, Schwartz I. Molecular typing of *Borrelia burgdorferi*. Curr Protoc Microbiol. 2014;34:12C 15 11–31.
214. Schwartz JJ, Gazumyan A, Schwartz I. rRNA gene organization in the Lyme disease spirochete, *Borrelia burgdorferi*. J Bacteriol. 1992;174:3757–65.
215. Wilske B, Busch U, Eiffert H, Fingerle V, Pfister HW, Rossler D, Preac-Mursic V. Diversity of OspA and OspC among cerebrospinal fluid isolates of *Borrelia burgdorferi* sensu lato

from patients with neuroborreliosis in Germany. Med Microbiol Immunol. 1996;184:195–201.
216. Wilske B, Preac-Mursic V, Gobel UB, Graf B, Jauris S, Soutschek E, Schwab E, Zumstein G. An OspA serotyping system for *Borrelia burgdorferi* based on reactivity with monoclonal antibodies and *ospA* sequence analysis. J Clin Microbiol. 1993;31:340–50.
217. Strube C, Montenegro VM, Epe C, Eckelt E, Schnieder T. Establishment of a minor groove binder-probe based quantitative real time PCR to detect *Borrelia burgdorferi* sensu lato and differentiation of *Borrelia spielmanii* by ospA-specific conventional PCR. Parasit Vectors. 2010;3:69.
218. Postic D, Assous MV, Grimont PA, Baranton G. Diversity of *Borrelia burgdorferi* sensu lato evidenced by restriction fragment length polymorphism of rrf (5S)-rrl (23S) intergenic spacer amplicons. Int J Syst Bacteriol. 1994;44:743–52.
219. Fukunaga M, Koreki Y. A phylogenetic analysis of *Borrelia burgdorferi* sensu lato isolates associated with Lyme disease in Japan by flagellin gene sequence determination. Int J Syst Bacteriol. 1996;46:416–21.
220. Venczel R, Knoke L, Pavlovic M, Dzaferovic E, Vaculova T, Silaghi C, Overzier E, Konrad R, Kolencik S, Derdakova M, Sing A, Schaub GA, Margos G, Fingerle V. A novel duplex real-time PCR permits simultaneous detection and differentiation of *Borrelia miyamotoi* and *Borrelia burgdorferi* sensu lato. Infection. 2015.
221. Liveris D, Gazumyan A, Schwartz I. Molecular typing of *Borrelia burgdorferi* sensu lato by PCR-restriction fragment length polymorphism analysis. J Clin Microbiol. 1995;33:589–95.
222. Bunikis J, Garpmo U, Tsao J, Berglund J, Fish D, Barbour AG. Sequence typing reveals extensive strain diversity of the Lyme borreliosis agents *Borrelia burgdorferi* in North America and *Borrelia afzelii* in Europe. Microbiology. 2004;150:1741–55.
223. Qiu WG, Bruno JF, McCaig WD, Xu Y, Livey I, Schriefer ME, Luft BJ. Wide distribution of a high-virulence *Borrelia burgdorferi* clone in Europe and North America. Emerg Infect Dis. 2008;14:1097–104.
224. Margos G, Gatewood AG, Aanensen DM, Hanincova K, Terekhova D, Vollmer SA, Cornet M, Piesman J, Donaghy M, Bormane A, Hurn MA, Feil EJ, Fish D, Casjens S, Wormser GP, Schwartz I, Kurtenbach K. MLST of housekeeping genes captures geographic population structure and suggests a European origin of *Borrelia burgdorferi*. Proc Natl Acad Sci U S A. 2008;105:8730–5.
225. Margos G, Vollmer SA, Cornet M, Garnier M, Fingerle V, Wilske B, Bormane A, Vitorino L, Collares-Pereira M, Drancourt M, Kurtenbach K. A new *Borrelia* species defined by multilocus sequence analysis of housekeeping genes. Appl Environ Microbiol. 2009;75:5410–6.
226. Rudenko N, Golovchenko M, Grubhoffer L, Oliver JH Jr. *Borrelia carolinensis* sp.nov.– a new (14th) member of *Borrelia burgdorferi* sensu lato complex from the southeastern United States. J Clin Microbiol. 2009;47:134–41.
227. Crowder CD, Matthews HE, Schutzer S, Rounds MA, Luft BJ, Nolte O, Campbell SR, Phillipson CA, Li F, Sampath R, Ecker DJ, Eshoo MW. Genotypic variation and mixtures of Lyme *Borrelia* in *Ixodes* ticks from North America and Europe. PLoS One. 2010;5:e10650.
228. Enright MC, Spratt BG. Multilocus sequence typing. Trends Microbiol. 1999;7:482–7.
229. Urwin R, Maiden MC. Multi-locus sequence typing: a tool for global epidemiology. Trends Microbiol. 2003;11:479–87.
230. Margos G, Binder K, Dzaferovic E, Hizo-Teufel C, Sing A, Wildner M, Fingerle V, Jolley KA. PubMLST.org - the new home for the *Borrelia* MLSA database. Ticks Tick Borne Dis. 2015;6:869–71.
231. Vollmer SA, Bormane A, Dinnis RE, Seelig F, Dobson AD, Aanensen DM, James MC, Donaghy M, Randolph SE, Feil EJ, Kurtenbach K, Margos G. Host migration impacts on the phylogeography of Lyme borreliosis spirochaete species in Europe. Environ Microbiol. 2011;13:184–92.

232. Vollmer SA, Feil EJ, Chu CY, Raper SL, Cao WC, Kurtenbach K, Margos G. Spatial spread and demographic expansion of Lyme borreliosis spirochaetes in Eurasia. Infect Genet Evol. 2013;14C:147–55.
233. Mechai S, Margos G, Feil EJ, Barairo N, Lindsay LR, Michel P, Ogden NH. Evidence for host-genotype associations of *Borrelia burgdorferi* sensu stricto. PLoS One. 2016;11:e0149345.
234. Mechai S, Margos G, Feil EJ, Lindsay LR, Michel P, Kotchi SO, Ogden NH. Evidence for an effect of landscape connectivity on *Borrelia burgdorferi* sensu stricto dispersion in a zone of range expansion. Ticks Tick Borne Dis. 2018;9:1407–15.
235. Ogden NH, Margos G, Aanensen DM, Drebot MA, Feil EJ, Hanincová K, Schwartz I, Tyler S, Lindsay LR. Investigation of genotypes of *Borrelia burgdorferi* in *Ixodes scapularis* ticks collected in surveillance in Canada. Appl Environ Microbiol. 2011;77:3244–54.
236. Hanincova K, Mukherjee P, Ogden NH, Margos G, Wormser GP, Reed KD, Meece JK, Vandermause MF, Schwartz I. Multilocus sequence typing of *Borrelia burgdorferi* suggests existence of lineages with differential pathogenic properties in humans. PLoS One. 2013;8:e73066.
237. Okeyo M, Hepner S, Rollins RE, Hartberger C, Straubinger RK, Marosevic D, Bannister SA, Bormane A, Donaghy M, Sing A, Fingerle V, Margos G. Longitudinal study of prevalence and spatio-temporal distribution of *Borrelia burgdorferi* sensu lato in ticks from three defined habitats in Latvia, 1999-2010. Environ Microbiol. 2020;22(12):5033–47.
238. Castillo-Ramirez S, Fingerle V, Jungnick S, Straubinger RK, Krebs S, Blum H, Meinel DM, Hofmann H, Guertler P, Sing A, Margos G. Trans-Atlantic exchanges have shaped the population structure of the Lyme disease agent *Borrelia burgdorferi* sensu stricto. Sci Rep. 2016;6:22794.
239. Kingry LC, Batra D, Replogle A, Rowe LA, Pritt BS, Petersen JM. Whole genome sequence and comparative genomics of the novel Lyme Borreliosis causing pathogen, *Borrelia mayonii*. PLoS One. 2016;11:e0168994.
240. Margos G, Hepner S, Mang C, Marosevic D, Reynolds SE, Krebs S, Sing A, Derdakova M, Reiter MA, Fingerle V. Lost in plasmids: next generation sequencing and the complex genome of the tick-borne pathogen *Borrelia burgdorferi*. BMC Genomics. 2017;18:422.
241. Margos G, Hepner S, Mang C, Sing A, Liebl B, Fingerle V. Completed genome sequences of *Borrelia burgdorferi* sensu stricto B31(NRZ) and closely related patient isolates from Europe. Genome Announc. 2017;5(28):e00637–17.

Ökologie von Zecken und Öko-Epidemiologie von *Borrelia burgdorferi* sensu lato

2

Jeremy Gray und Olaf Kahl

2.1 Einführung

Die vier hauptsächlich für die Übertragung von *Borrelia burgdorferi* sensu lato (s.l.) verantwortlichen Zeckenarten und die überwiegende Mehrheit der daraus resultierenden Lyme-Borreliose-Fälle (LB) sind *Ixodes ricinus* und *Ixodes persulcatus* in der Alten Welt und *Ixodes scapularis* und *Ixodes pacificus* in der Neuen Welt (Abb. 2.1). Im Allgemeinen stimmt die geografische Verteilung von LB mit der Verbreitung der Hauptvektoren überein, mit Ausnahme der südlichen USA, wo die Krankheit trotz der Präsenz von *I. scapularis* selten ist [1, 2]. In Südeuropa und Nordafrika könnte die Entdeckung, dass *Ixodes inopinatus* eine separate Art ist, bedeuten, dass die Rolle von *I. ricinus* als Vektor in diesen Regionen neu bewertet werden muss und die von *I. inopinatus* untersucht werden muss. Mehrere andere Zeckenarten wurden als mögliche Vektoren gemeldet, aber im Allgemeinen fehlen die durch Übertragungsstudien bereitgestellten Beweise. Einige bekannte Vektoren von *Borrelia burgdorferi* s.l., wie *I. hexagonus,* die europäische Igel (*Erinaceus europaeus* und *E. roumanicus* – sind nachgewiesene Reservoirwirte mehrerer *Borrelia-burgdorferi*-Genospezies) parasitieren, kommen hauptsächlich in Erdhöhlen vor und beißen sehr selten Menschen, tragen aber wahrscheinlich zur Zirkulation dieser Pathogene in der Natur bei. Die Vektoren sowohl pathogener als auch nichtpathogener *Borrelia*-Genospezies werden von Ogden und anderen aufgelistet [3].

J. Gray (✉)
UCD School of Biology & Environmental Science,, University College Dublin, Belfield, Dublin, Irland
E-Mail: Jeremy.gray@ucd.ie

O. Kahl
tick-radar GmbH, Berlin, Deutschland

K.-P. Hunfeld und J. Gray (Hrsg.), *Lyme-Borreliose*,
https://doi.org/10.1007/978-3-031-49764-3_2

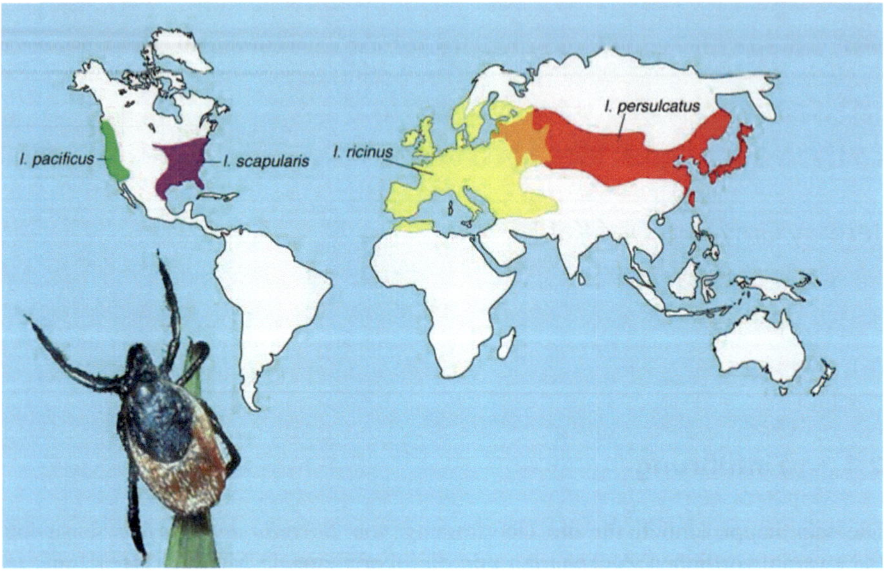

Abb. 2.1 Ungefähre geografische Verteilung von *Ixodes pacificus*, *I. persulcatus*, *I. ricinus* und *I. scapularis*. *Ixodes persulcatus* und *I. ricinus* sind über ein großes Gebiet verteilt, das Teile der Baltischen Staaten, Weißrussland und Russland umfasst. (© Bernard Kaye und Jeremy Gray)

Obwohl *I. scapularis, I. pacificus* und *I. persulcatus* in dieser Übersicht zur Ökologie von *Borrelia burgdorferi* s.l. berücksichtigt werden, liegt der Schwerpunkt auf dem europäischen Vektor, *I. ricinus.*

2.2 Lebenszyklus der Zecken

Der Lebenszyklus der *Ixodes*-spp.-Vektoren von *Borrelia burgdorferi* s.l. besteht aus vier unterschiedlichen Lebensstadien: Ei, Larve, Nymphe und adulte Zecken. Die beweglichen Stadien nehmen jeweils eine einzige große Blutmahlzeit auf einem individuellen Wirt, fallen ab und entwickeln sich dann zum nächsten Stadium, die adulten Weibchen legen dann Eier. Diese Fütterungsphasen machen weniger als 1 % ihres Lebenszyklus aus und für den verbleibenden Anteil sind die Zecken freilebend im Habitat, entweder in einem gesättigten Zustand nach der Fütterung auf einem Wirt oder als ungefütterte (flache) Zecken, die ihre Wirte aus der Vegetation heraus befallen können, wenn sie vorbeikommen. Alle Lebensstadien zeigen einen gewissen Grad an Wirtsspezifität, und obwohl eine sehr breite Palette von Säugetieren, Vögeln und Reptilien parasitiert werden kann. So sind Nymphen weniger erfolgreich bei kleinen Säugetieren als Larven, während sich adulte Zecken auf große Wirte beschränken, hauptsächlich Huftiere, und einige mittelgroße Arten, wie Igel, Füchse, Hasen und Hunde befallen.

2.3 Fütterungsprozess

Die äußeren Mundwerkzeuge von Ixodiden-Zecken bestehen aus zwei wesentlichen Komponenten: erstens einem Rüssel (Hypostom), der den Fütterungsschlauch umschließt, welcher Speichel in die Haut einführt und durch den während der Fütterung Blut und entzündliches Exsudat eingesogen wird. Zweitens ein Paar Kieferklauen (Cheliceren) mit einem Widerhaken an der Spitze und beweglichen Digiti, klingenähnlichen Strukturen, die zum Einschneiden der Haut verwendet werden (Abb. 2.2). Sobald die Zecke eine geeignete Fütterungsstelle an einem Wirt gefunden hat, macht sie mit den Cheliceren-Digiti einen Einschnitt und führt das Hypostom in die Wirtshaut ein. Da die Zecke mehrere Tage saugen muss, ist eine feste Anhaftung unerlässlich und wird durch rückwärts gerichtete Zähne am Hypostom, reflektierte Cheliceren am Ende des Hypostoms und eine zementähnliche Speichelsekretion gewährleistet. Die Verankerung wird weiter erleichtert durch die Ablagerung von Kollagen um das Hypostom (Abb. 2.2). Die Zecke durchsticht nicht ordentlich Blutgefäße (wie eine weibliche Mücke), sondern schafft einen Fütterungspool, indem sie vasoaktive Mediatoren und Immunmodulatoren absondert, die das Blut fließen lassen und die Versuche des Wirts, diesen Prozess zu verhindern, unterdrücken. Lokale Entzündungen können um den Zeckenbiss herum auftreten, und die Zeckenbissläsion kann viele Tage nach der Fütterung der Zecke unter der Epidermis bestehen bleiben. Während der relativ langen anfänglichen Fütterungsphase wachsen bei der Zecke sowohl Darm als auch Kutikula, um ein großes Volumen an Blut aufzunehmen, das in relativ kurzer Zeit kurz vor der Ablösung aufgenommen wird. Die Ablösung ist ein aktiver

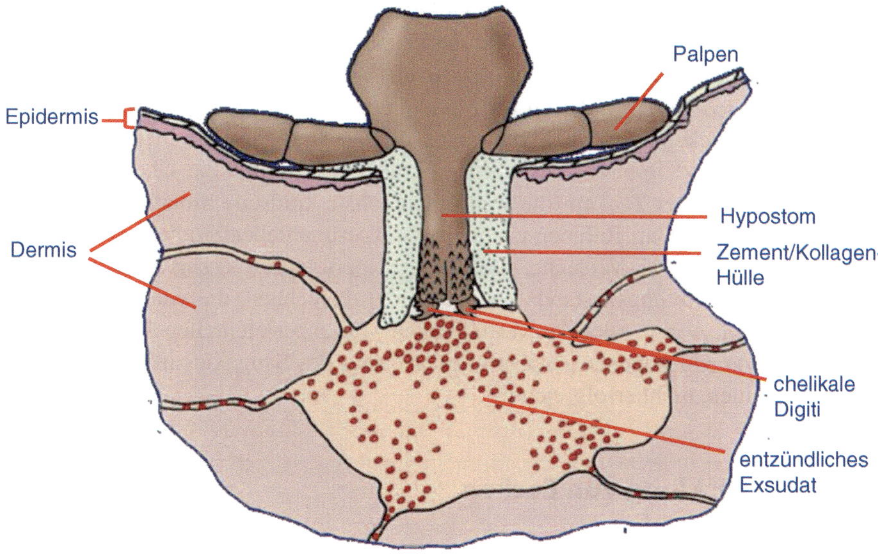

Abb. 2.2 Schematische Darstellung der in die Haut eines Wirbeltierwirts eingebetteten Mundwerkzeuge einer Zecke. (Nach Balashov, 1972 [60])

Prozess, und es gibt Hinweise darauf, dass natürliche Rhythmen eine Rolle spielen [4], über die beteiligten Faktoren ist jedoch wenig bekannt. Obwohl eine vollständig gesättigte Zecke ihre Mundwerkzeuge leicht aus der Wirtshaut zurückzieht, widersteht eine teilweise gefütterte Zecke ihrer Entfernung, hierfür ist eine erhebliche Kraft erforderlich, insbesondere bei adulten Weibchen. Viel wurde über korrekte und falsche Methoden zur Entfernung von Zecken geschrieben, um insbesondere auch das Risiko einer Pathogenübertragung zu minimieren, aber Kahl et al. [5] konnten im experimentellen Ansatz zeigen, dass Methoden zur Entfernung von *Borrelia-burgdorferi*-s.l.-infizierten *I.-ricinus*-Nymphen bei Mongolischen Rennmäusen *(Meriones unguiculatus)*, einschließlich eines intensivem Quetschens von saugende Zecken und der Verwendung von Nagellack zur Blockade der für die Atmung wichtigen Stigmata der Zecken, die Wahrscheinlichkeit einer Infektion des Wirts nicht beeinflusste. Daher haben sich Vermutungen, dass eine unvorsichtige und grobe Entfernung einer fütternden Zecke oder die Anwendung von reizenden Flüssigkeiten zu einer Regurgitation von infektiösen Spirochäten in die Zeckenbissläsion führen könnte, als unbegründet erwiesen. Als klare Schlussfolgerung aus dieser Studie ging hervor, dass es in jedem Fall wichtig ist, die saugende Zecke so schnell wie möglich zu entfernen, und dass es viel weniger wichtig ist, wie die Zecke entfernt wird. Obwohl die Entfernung von saugenden Zecken mit der Verwendung von geeigneten Pinzetten optimal erscheint, kann man auch erfolgreich sein, indem man lange Fingernägel verwendet oder die fütternde Zecke mehrmals um ihre Längsachse dreht. Letzterer Ansatz hat den Vorteil, dass die Zecke ihre Mundwerkzeuge *freiwillig* zurückzieht und dabei keine Schmerzen entstehen, was besonders relevant ist, wenn ein Kind gebissen wird. Eine schnelle Entfernung ist wichtig, weil das Risiko einer Infektion mit zunehmender Fütterungszeit von *Borrelia*-infizierten Zecken steigt. Die meisten Schätzungen der für die Übertragung erforderlichen Zeit basieren auf Experimenten mit Labornagern, und obwohl die Daten darauf hindeuten, dass bei *I. ricinus* Nymphen >50 % der Übertragungen bereits nach nur 17–29 h im Vergleich zu 47–49 h für *I. scapularis* und 72 h für *I. pacificus* auftreten können, sind Vergleiche zwischen den Zeckenarten schwierig wegen der Verwendung verschiedener experimenteller Wirte und Spirochätenstämme. Darüber hinaus tritt die Übertragung bei Verwendung einzelner Zecken (die wahrscheinlichste klinische Situation) viel langsamer auf als bei der im Rahmen der meisten experimenteller Studien verwendeten Vielzahl an Zecken [6]. Versuche, realistische Übertragungsverzögerungen auf der Grundlage des Fütterungszustands von Zecken zu berechnen, die von LB-Patienten entfernt wurden, waren trotz der Verfügbarkeit von experimentellen Daten, die die Messungen von angesogenen Zecken mit der Dauer des Saugaktes in Beziehung zu setzen versuchten, nicht erfolgreich [6].

2.4 Entwicklung von Zecken

Sobald eine saugende Zecke sich vollgesogen hat, löst sie sich vom Wirt und befindet sich dann in einer Schicht verrottender Vegetation über dem Boden, wo die relative Luftfeuchtigkeit normalerweise nicht unter 80–85 % liegt, um Austrocknung zu vermeiden [7]. Obwohl diese Zeckenarten nicht trinken, können sie aktiv atmosphärisches Wasser aufnehmen, wenn die relative Luftfeuchtigkeit 80–85 % übersteigt, indem sie eine hygroskopische Flüssigkeit aus den Speicheldrüsen auf die Mundteile absondern, die dann aufgenommen wird [8–10]. Diese Fähigkeit tritt bei ungefütterten Zecken während der Wirtssuche im Lebenszyklus immer wieder auf. Die Entwicklung zur nächsten Stufe nach der dauert viele Wochen, im Falle von Larven und Nymphen manchmal auch länger, wenn sie eine Blutmahlzeit erst spät im Jahr aufnehmen können oder wenn sie eine Entwicklungsverzögerung (Diapause) zeigen, die durch die Tageslänge gesteuert wird und ihnen die Überwinterung ermöglicht. Bei Weibchen neigt diese Diapause dazu, sich als verzögerte Eiablage *(I. scapularis)* oder als eine Eientwicklungs- *(I. ricinus)* Verzögerung zu manifestieren [11]. In Abwesenheit einer Diapause beginnt die Eiablage eine oder zwei Wochen nachdem das vollgesogene Weibchen von seinem Wirt abgefallen ist und ein geeignetes Mikroklima im Laub gefunden hat. Im Falle von *I. ricinus,* werden etwa 2000–3000 Eier kontinuierlich gelegt, wann immer die Mikroklima-Temperatur 4–5 °C übersteigt. Bei den anderen drei Arten sind einige Unterschiede erkennbar. Zum Beispiel überwintern im Gegensatz zu *I. ricinus* weder gesättigte Weibchen noch Eier von *I. persulcatus* [12, 13], Eiablage und Schlüpfen sind vor dem Winter abgeschlossen. *Ixodes-scapularis*-Weibchen können im gesättigten oder ungefütterten Zustand überwintern, wobei die Eiablage erst im Frühjahr beginnt [14]. *Ixodes pacificus* zeigt ein ähnliches Muster, aber in südlichen Regionen scheinen ungefütterte erwachsene Zecken den Winter nicht zu überleben [15].

Nach dem Schlüpfen oder Häuten und nach einer Verzögerung von variabler Länge beginnen die ungefütterten Zecken mit der Suche nach einem Wirt. Dies beinhaltet das Klettern zu einem Aussichtspunkt in der Vegetation oder auf die Oberfläche von Laub, wo sie in einem Hinterhalt warten und sich an einen Wirt klammern, wenn er vorbeigeht. Die Suche wird unterbrochen durch das häufige Aufsuchen des feuchten Mikroklimas am Fuße der Vegetation zur Wasseraufnahme. Wenn die Zecke keinen Wirt findet, stirbt sie, sobald die Energievorräte für diese Aktivität aufgebraucht sind. Die Länge der Zeit, die Zecken in dieser Suchphase verbringen können, variiert und hängt von der Art des Lebensraums sowie vom Wetter ab, übersteigt aber in den meisten Fällen nicht einige Wochen.

2.5 Saisonale Aktivität

Die Saisonalität der menschlichen Infektion mit *Borrelia burgdorferi* s.l., angezeigt durch das Auftreten von Erythema migrans, ist gut etabliert und wird durch zwei grundlegende Faktoren bestimmt: zum einen betreten Menschen Zeckenhabitate am häufigsten während der Sommer- und Herbstmonate, und zum anderen spielt diesaisonalen Aktivität der Zecken selbst eine Rolle. Bei *I. ricinus* findet die intensivste Wirtssuchen durch ungesogene Zecken im Frühjahr und Frühsommer statt, wenn die Lufttemperaturen auf etwa 7 °C steigen, und nimmt dann im Laufe des Sommers aufgrund einer beschleunigten Sterblichkeitsrate, die normalerweise durch die Art des Lebensraums bestimmt wird, allmählich ab [16]. In einigen Regionen kann im Herbst ein zweiter kleinerer Peak auftreten, der auf die Aktivität eines Teils der Zeckenpopulation zurückzuführen ist, der meist im vorherigen Winter als vollgesogene Zecken in einer Entwicklungsdiapause überwintert hat. Einige dieser im Herbst aktiven Zecken können auch im Winter aktiv sein, sofern die Temperaturen hoch genug sind [17]. Im äußersten Süden des *I.-ricinus*-Gebiets sind die Herbst- und Frühwinterpeaks, insbesondere bei adulten Zecken, stärker ausgeprägt und es kann während des gesamten Winters eine gewisse Suchaktivität auftreten [18, 19]. Obwohl saisonale Aktivitätsmuster teilweise durch taktische Reaktionen auf Umgebungsbedingungen erklärt werden können, ist der Hauptregulierungsfaktor die Diapause, eine physiologische Reaktion auf die Tageslänge, die zusätzlich zu den oben genannten Entwicklungsverzögerungen (Entwicklungsdiapause) auch das Wirtssuchen durch ungesogene Zecken (Verhaltensdiapause) hemmen kann [11]. Diese Mechanismen stellen sicher, dass Zecken, die spät im Jahr fressen, eine Entwicklungsdiapause eingehen und im gesättigten Zustand überwintern (Larven und Nymphen), während adulte Weibchen in der Diapause Eier produzieren. Zecken, die früher im Jahr gesogen und sich dann bis zum späten Herbst gehäutet haben, gehen oft in eine Verhaltensdiapause über, die verhindert, dass sie zu einer ungünstigen Jahreszeit aktiv werden. Viele Individuen werden jedoch lediglich aufgrund fallender Temperaturen ruhig und können auf steigende Temperaturen im Winter mit Aktivität reagieren [17–19]. Die anderen Hauptvektoren der LB, *I. pacificus, I. persulcatus* und *I. scapularis,* zeigen ähnliche Aktivitätsmuster, wenn auch mit einigen Unterschieden in Timing und Verhalten, abhängig von der Region und den klimatischen Verhältnissen. Zum Beispiel bleiben Larven und Nyphen von *I. persulcatus* in der Regel innerhalb des Laubstreus und sind nur schwer durch Flagging aufzusammeln, und es gibt praktisch keine herbstlichen Aktivitäten durch adulte Zecken dieser Art, die anscheinend eine starke Verhaltensdiapause durchlaufen. Im südlichen Teil des *I.-scapularis*-Gebiets der USA bleiben die unreifen Stadien auch im Laubstreu, nicht jedoch im Norden. Im direkten Gegensatz zu *I. persulcatus* suchen adulte *I. scapularis* Zecken ihre Wirte auch im Herbst und zeigen wenig oder keine Verhaltensdiapause, obwohl einige Individuen in der Population auch im Frühjahr und Frühsommer auftreten. Für eine detailliertere vergleichende Darstellung der saisonalen Aktivität von LB-Vektoren siehe auch Gray et al. [11].

2.6 Lebensräume von Zecken

Die Anforderung der nichtparasitären Phasen dieser Zeckenarten an ein feuchtes Mikroklima (>80 % RH) am Fuße der Vegetation und im Laub ist der Hauptfaktor, der die Eignung eines Lebensraums für die Besiedlung bestimmt. Aber auch die Anforderungen an die Wirte müssen erfüllt sein, und da die Wirtssuche adulter Zecken meist auf große Tiere, insbesondere Hirsche, beschränkt ist, bewohnen sie hauptsächlich Wälder und waldähnliche Lebensräume sowie deren Ränder [20]. Laub- und Mischwälder sind besonders günstig, da das Laub das ganze Jahr über eine hohe Luftfeuchtigkeit aufrechterhalten kann, aber all diese Zeckenarten können auch in manchen Nadelwäldern in beachtlicher Zahl gefunden werden, wenn es in allen Jahreszeiten ausreichend Niederschlag gibt. Die Infektion von Zecken mit pathogenen Genospezies von *Borrelia burgdorferi* s.l. in solchen Lebensräumen hängt von der Anwesenheit entsprechender Reservoirwirten ab, die eine Reihe von kleinen Säugetieren und Vögeln umfasst. Zecken können auch in Parks und Gartenbereichen vorkommen, in denen Wirte für die unreifen Stadien gefunden werden können, und obwohl die Verfügbarkeit von Wirten für adulte Zecken begrenzter sein kann, können die Zeckenzahlen durch brütende Vögel, Igel und Füchse deutlich erhöht werden. Im Falle von *I. scapularis* besteht das größte Risiko für LB wahrscheinlich in periurbanen Lebensräumen, in denen viele Hirsche in Wäldern nahe menschlichen Behausungen vorkommen können [21]. Hirsche allein sind in der Lage, die Fütterung von unreifen Zeckenstadien sowie adulte Zecken zu garantieren [22–27]. In Lebensräumen, in denen die überwiegende Mehrheit aller Zeckenstadien die Blutmahlzeit auf großen Nicht-Reservoir-Wirten, wie Hirschen, durchführt, ist der resultierende Anteil infizierter Zecken tendenziell gering. Diese Situation tritt insbesondere in typisch landwirtschaftlicher Umgebung auf, insbesondere in Großbritannien und Irland, wo Schafe und Rinder große Zeckenpopulationen in Gebieten mit rauem Weideland und hohem Niederschlag aufrechterhalten [20].

2.7 Einflussfaktoren auf die Zeckenabundanz

2.7.1 Wetter und Klima

Da alle hier betrachteten Zeckenarten anfällig für Austrocknung sind, können heiße, trockene Bedingungen für ihr Überleben sehr schädlich sein und in gewissem Maße ihre geografische Verteilung bestimmen. Sie können jedoch begrenzte Zeiträume solchen Wetters überleben, solange sie Zugang zu geschütztem feuchten Mikroklima haben. Auch sehr kalte Winter werden oft als schlecht für das Überleben dieser Zecken angesehen. Dies ist jedoch eine vereinfachte Darstellung, wenn man bedenkt, dass *I. ricinus* in Regionen wie Skandinavien vorkommt, wo die Wintertemperaturen viel niedriger sein können als in den meisten anderen Teilen Europas. Tatsächlich scheint das Hauptrisiko für überwinternde Zecken sehr kaltes Wetter ohne geschlossene Schneedecke über längere Zeiträume zu sein [28]. Die nördliche Verbreitung sowohl von *I. ricinus* als auch von *I. scapularis* scheint hauptsächlich durch Frühjahrs- und Sommertemperaturen begrenzt zu sein, die nicht lange hoch genug sind, um eine vollständige Entwicklung innerhalb einer Saison zu ermöglichen [29–31]. Temperaturbegrenzende Effekte auf die Suchaktivität und die Verfügbarkeit geeigneter Wirte sind auch hier wichtige relevante Faktoren.

Die Faktoren, die die Verbreitung von *I. ricinus* östlich des Verbreitungsgebiets begrenzen, sind unbekannt, aber wahrscheinlich ebenfalls im Wesentlichen temperaturbasiert. *Ixodes ricinus* wird nach Osten hin allmählich durch den eng verwandten *I. persulcatus* ersetzt, und es gibt ein ausgedehntes Gebiet, in dem die beiden Arten überlappend vorkommen (Abb. 2.1). Es scheint wahrscheinlich, dass *I. persulcatus* besser an ein kontinentales Klimaa angepasst ist, das heiße Sommer und lange kalte Winter beinhaltet, als *I. ricinus*. *D*ie se Vermutung erfordert jedoch weitere Forschung.

2.7.2 Wirte

In den meisten Verbreitungsräumen der LB sind Hirsche die wichtigsten Erhaltungswirte der Zecken und spielen hauptsächlich für die Blutmahlzeit der adulten Weibchen eine wichtige Rolle. Daher kann die Dichte der Hirsche einen tiefgreifenden Einfluss auf die lokale Zeckenpopulation haben [32–35]. Diese Beziehung ist jedoch komplex, und es wurde diskutiert, dass die bloße Anwesenheit von Hirschen in zeckenfreundlichen Lebensräumen, die zahlreiche Wirte vor allem für die Nymphen und Larven aufweisen, ausreichen kann, um eine hohe Zeckendichte zu erzeugen [36]. Es wird jedoch häufig festgestellt, dass Zecken relativ selten sind, wenn Hirsche in einem Lebensraum fehlen, es sei denn, es gibt alternative Wirte wie Füchse oder Igel, zum Beispiel in Stadtparks. Alternativ können Zecken auch von brütenden Vögeln aus umliegenden Gebieten importiert werden.

Während die allgemeine Wirtsdichte die Verbreitung von *I. ricinus* beeinflussen kann, können kurzfristige Änderungen einen tiefgreifenden Einfluss auf jährliche Schwankungen der Größe der wirtssuchenden Zeckenpopulationen haben. Zum Beispiel ist bekannt, dass das Masten, also die Produktion von Baumsamen wie Bucheckern und Eicheln, nach hohen Mastjahren zu großen Zunahmen der Nagetierpopulationen führt, die alle paar Jahre auftreten kann [37]. Eine Beziehung zwischen hohen Mastjahren und der Verbreitung von *Ixodes*-Nymphen 2 Jahre später wurde zuerst in den USA für *I. scapularis* untersucht [38]. Kürzlich wurde dies in der Schweiz für *I. ricinus* von Bregnard und anderen im Detail untersucht [39], die feststellten, dass die jährliche Verbreitung der Zeckenpopulation über einen 15-Jahres-Zeitraum stark mit hohen Mastjahren 2 und 3 Jahre zuvor assoziiert war. Hirsche profitieren wahrscheinlich auch von hohen Mastjahren, wobei die Auswirkungen auf die Zeckenverbreitung in diesem Fall wahrscheinlich länger anhalten, da alle aktiven Stadien von *I. ricinus* ihre Blutmahlzeit an Hirschen nehmen können. Derzeit gibt es dazu in Europa keine Daten.

2.8 Übertragung und Zirkulation von *Borrelia burgdorferi* sensu lato

2.8.1 Der Übertragungsprozess

Während der Fütterung wird die Blutmahlzeit durch die Extraktion von Wasser konzentriert, das dann von spezialisierten Speicheldrüsenzellen zurück in den Wirt abgesondert wird, ein wichtiger Weg, durch den von Zecken übertragene Krankheitserreger ihre Wirbeltierwirte infizieren können. Darüber hinaus hat die durch Bestandteile des Zeckenspeichels induzierte Immunmodulation, die eine erfolgreiche Blutmahlzeit ermöglicht, Auswirkungen auf die Etablierung der übertragenen Krankheitserreger, was sich auch an der erhöhte Effizienz von durch Zecken übertragenem Borrelien im Vergleich zur Übertragung durch Nadelinjektion [40] zeigt.

Wenn Borrelien mit dem Blut von einer blutsaugenden Zecke aufgenommen werden, gelangen sie in den Mitteldarm, ein geschützter Ort für Krankheitserreger aufgrund der intrazellulären statt luminalen enzymatischen Verdauung. Die Spirochäten bleiben durch die anschließende Zeckenentwicklung und Häutung im Mitteldarm an das Darmepithel gebunden. Findet die ungesogene Zecke jedoch einen Wirt und beginnt zu saugen, vermehren sich die Spirochäten enorm und wandern zu den Speicheldrüsen. Während dieser Wanderung treten entscheidende Veränderungen der äußeren Oberflächenproteine (Osp) auf, diese werden von OspA auf OspC hochreguliert, wobei es sich bei Letzterer um eine Form handelt, die für die Wanderung zu den Speicheldrüsen und die Invasion des Wirbeltierwirts benötigt wird [41, 42]. Die Zeit, die für diese Veränderungen und für die Wanderung zu den Speicheldrüsen benötigt wird, erklärt die Verzögerung bei der Übertragung der Spirochäten nach Beginn der Blutmahlzeit.

Mehrere andere Proteine, die ihren Ursprung im Vektor haben, erwiesen sich als regulierend für das Verhalten der Spirochäten innerhalb der Zecke. Die allgemeine Komplexität des Übertragungsprozesses lässt vermuten, dass es ausgesprochen unwahrscheinlich erscheint, dass andere Arthropoden außerhalb der Ixodes-Zeckenals Vektoren für *Borrelia burgdorferi* s.l. dienen können. Daher kann die Übertragung durch hämatophage Arthropoden wie Mücken und Bremsen höchstwahrscheinlich ausgeschlossen werden.

Borrelia burgdorferi s.l. wird in der Regel horizontal übertragen, ein Prozess, bei dem die Krankheitserreger von einem Wirbeltierwirt durch ein Zeckenstadium erworben werden, die Häutung überleben und dann durch das nächste an einen anderen Wirt übertragen werden (Abb. 2.3). Die meisten *Borrelia-burgdorferi*-s.l.-Infektionen werden von Larven erworben und von Nymphen übertragen; bei *I. ricinus, I. scapularis* und *I. pacificus* wird angenommen, dass hauptsächlich das Nymphenstadium für die Übertragung von Lyme-Borrelien auf den Menschen

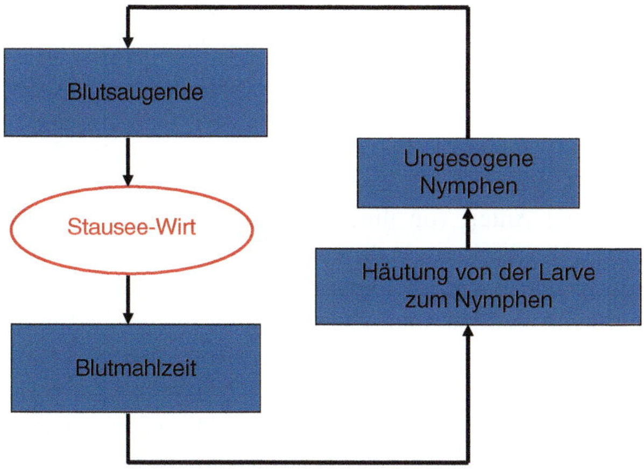

Abb. 2.3 Hauptübertragungsweg von *Borrelia burgdorferi* s.l. Nymphenzecken können Wirte infizieren, von denen blutsaugende Larven dann die Infektion erwerben. Da Reservoirwirte die Infektion über viele Monate hinweg behalten können, können Infektionen über zwei Jahreszeiten hinweg von Nymphen auf Larven übergehen

verantwortlich ist. Allerdings können auch adulte Weibchen, die als Nymphen infiziert wurden, die Infektion auf den Menschen übertragen, und bei *I. persulcatus* gilt das adulte Weibchen als das wichtigste Vektorstadium. Die transovarielle Übertragung von *Borrelia burgdorferi* s.l. ist selten [43, 44], Larven werden daher als unbedeutend in der Epidemiologie der menschlichen LB angesehen, obwohl sie eine Rolle bei der Aufrechterhaltung des zoonotischen Zyklus der Spirochäten in der Natur spielen könnten. Die nichtsystemische Übertragung (Co-Feeding-Übertragung), bei der Krankheitserreger zwischen Zecken, die eng beieinander auf dem Reservoirwirt saugen, übertragen werden, wurde für *Borrelia burgdorferi* s.l. nachgewiesen [45, 46], hat aber nur eine begrenzte epidemiologische Bedeutung, außer für eine mögliche Förderung der Stammvariabilität [47, 48].

Die Infektionsprävalenzen bei ungesogenen Zecken sind sehr variabel und liegen zwischen 0 % und 50 %, wobei viele Variablen, einschließlich Spirochätengenospezies, Zeckenarten, Art des Lebensraums (insbesondere in Bezug auf die Wirbeltierfauna), geografisches Gebiet und sogar die zur Detektion verwendete Methodik, eine Rolle spielen. Im Allgemeinen tritt eine höhere Infektionsprävalenz eher bei Erwachsenen als bei Nymphen auf, da Erwachsene die Möglichkeit haben, Infektionen über zwei Blutmahlzeiten zu erwerben. Larven sind sehr selten infiziert.

2.8.2 Reservoirwirte von Zecken und Spirochäten

Die Wirtsanforderungen der zoonotischen *Borrelia-burgdorferi*-Genospezies und ihrer Zeckenvektoren, die es ihnen ermöglichen, innerhalb eines Lebensraums zu bestehen, unterscheiden sich erheblich. Während mittelgroße bis große Säugetierwirte, normalerweise Hirsche, für die erfolgreiche Ernährung von erwachsenen weiblichen Zecken unerlässlich sind, sind solche Wirte normalerweise nicht reservoirkompetent für die Spirochäten, für die verschiedene Arten von kleinen Säugetieren und Vögeln als Reservoirs dienen [49]. Per Definition muss ein Reservoirwirt von *Borrelia burgdorferi* s.l. in der Lage sein, Infektionen zu perpetuieren, aber auch als Wirt für unreife Stadien der Vektoren dienen, damit die Spirochäten dann einen erheblichen Teil der Zeckenpopulation infizieren können. Obwohl die Vektoren in der Lage sind, eine breite Palette von Wirten zu parasitieren, stellt nur ein relativ kleiner Anteil von ihnen ein bedeutendes Reservoir von *Borrelia burgdorferi* s.l. dar. Die ökologische Situation wird durch die Tatsache komplizierter, dass die pathogenen Borrelien-Genospezies in ihren Vorlieben für Wirbeltierwirte teilweise unterschiedlich sind. Zum Beispiel nutzen in Europa die meisten Stämme von *B. garinii* bestimmte Vogelarten, insbesondere Singvögel, *B. afzelii* findet man hauptsächlich bei Nagetieren und *B. spielmanii* insbesondere bei zwei Arten von Siebenschläfern (*Eliomys quercinus* und *Muscardinus avellanarius*) [50]. Europäische Stämme von *Borrelia burgdorferi* sensu stricto (s.s.) scheinen nur bei kleinen Säugetieren vorzukommen, aber in Nordamerika können diese Genospezies sowohl Vögel als auch Nagetiere infizieren [3]. Die einzige andere anerkannte pathogene Genospezies in den USA, *B. mayonii,* scheint mit kleinen Säugetieren assoziiert zu sein [51]. Zusätzliche Komplexität tritt in Europa auf, da einige Arten von kleinen Säugetieren wie Waldmäuse *(Apodemus sylvaticus)* hervorragende Wirte von Larven *I. ricinus* sind, die Spirochäten sind jedoch für diese Wirte nicht so infektiös wie für Rötelmäuse *(Myodes glareolus)*, die andererseits eine effektivere Immunantwort gegen parasitierende Zeckenlarven aufbauen [52]. Die Zirkulation in der Natur der drei wichtigsten pathogenen Genospezies von *Borrelia burgdorferi* s.l. in Europa (*B. afzelii, Borrelia burgdorferi* s.s., *B. garinii*), einschließlich ihrer verschiedene Reservoirwirte, ist in Abb. 2.4 dargestellt.

Es ist klar, dass die genaue Zusammensetzung der Wirbeltierfauna innerhalb eines Lebensraums einen tiefgreifenden Einfluss auf die Häufigkeit von infizierten Zecken haben kann, insbesondere in Bezug auf die relativen Anteile von Nicht-Reservoirwirten wie Hirschen und den wichtigen Reservoirwirten wie Wühlmäusen, Waldmäusen und bodenfressenden Singvögeln. In den meisten Lebensräumen mit hoher Wirbeltiervielfalt ist die Häufigkeit von infizierten Zecken wahrscheinlich hoch, aber wo Hirsche in sehr hohen Dichten vorkommen, können die Infektionsraten der Zecken niedrig sein [32]. Diese letztere Situation zeigt sich

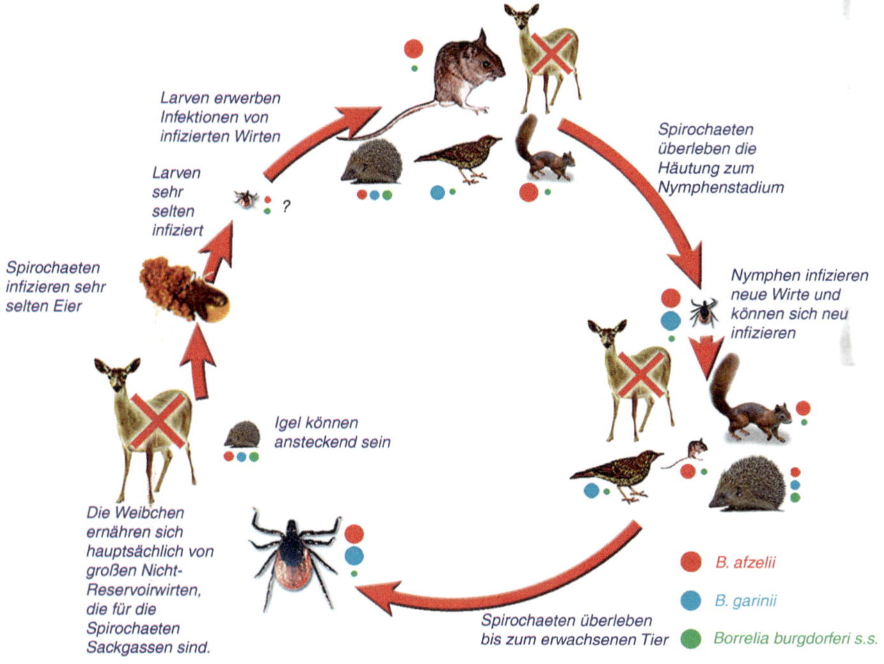

Abb. 2.4 Übertragungszyklus der drei hauptpathogenen Genospezies von *Borrelia burgdorferi* sensu lato in Europa. Die Größe der farbigen Kreise zeigt die relative Prävalenz der Genospezies in den Wirten und Zecken an, und die Größe der Wirte zeigt ihre relative Bedeutung im Zeckenlebenszyklus in einem typischen Waldlebensraum an. Es ist bekannt, dass Igel alle drei Genospezies übertragen, ihr Gesamtbeitrag zur Genospezieszirkulation ist jedoch unbekannt

häufig auf zeckenbefallenen landwirtschaftlichen Flächen, wo Schafe und Rinder, die eine sehr begrenzte Reservoirkompetenz haben, die Hauptwirte aller Stadien sind [53, 54].

2.9 Umweltmaßnahmen zur Vorbeugung von Lyme-Borreliose

Das allgemeine Ziel von Umweltmaßnahmen zur Vorbeugung und Kontrolle von LB sollte darin bestehen, die Kontaktquote zwischen Menschen und infizierten Zecken zu reduzieren. Dies kann auf verschiedene Weisen erreicht werden, vorzugsweise in Kombination. Dazu gehören die Reduzierung der Zeckenpopulation, die Reduzierung der Infektionsrate von Zecken und das Management von Lebensräumen, um die Exposition der Öffentlichkeit gegenüber Zecken zu reduzieren [55].

Da Hirsche als wichtigster Erhaltungswirt für Zeckenpopulationen in LB-Lebensräumen anerkannt sind, scheint es logisch, dass die Zeckenpopulation durch die Reduzierung der Hirschdichte verringert werden kann. Es gibt jedoch ethische und praktische Probleme bei einem solchen Ansatz. Darüber hinaus machen die Existenz alternativer Wirte wie Füchse und Igel und die Komplexität der dynamischen Beziehung zwischen Hirsch- und Zeckenpopulationen, die oben diskutiert wurde, es schwierig, das Ausmaß der Hirschkontrolle vorherzusagen, das erforderlich ist, um eine sinnvolle Zeckenkontrolle zu erreichen. Ein weiterer zu berücksichtigender Faktor ist, dass die Reduzierung der Hirschdichte theoretisch Zecken auf andere Wirte umleiten kann, und wenn diese reservoirkompetente Arten wie Nagetiere einschließen, kann die Zeckeninfektionsrate und sogar die Gesamtzahl der infizierten Zecken zunehmen, wodurch das Risiko steigt.

Wirtszentrierte Maßnahmen in den USA umfassen Selbstmedikationssysteme, die Akarizide für Hirsche und Nagetiere beinhalten, und diese wurden kommerziell in periurbanen Lebensräumen eingesetzt [55]. Solche Maßnahmen wurden in Europa nicht übernommen, wo Freizeitlebensräume eher als periurbane Lebensräume das Hauptrisiko für die Öffentlichkeit darstellen [56] und wo ethische und umweltbezogene Hindernisse auftreten.

Ähnlich verhält es sich mit der flächendeckenden Anwendung von Akariziden, insbesondere in häuslichen Situationen, wie sie in den USA recht häufig zum Einsatz kommen, während solche Dienstleistungen in Europa nicht verfügbar sind [55]. Weniger umweltschädliche Optionen beinhalten die Verbreitung von Sporen des entomologischen Pilzpathogens, *Metarhizium anisopliae,* sowie den Einsatz von parasitären Wespen *(Ixodiphagus hookeri)* und entomopathogenen Nematoden, aber bisher wurden solche Ansätze durch das Ausmaß und die Kosten begrenzt. Die Bekämpfung der Spirochäten innerhalb ihrer Nagetierwirte, mit Antibiotika oder Impfstoffen, hat die experimentellen Studienebene noch nicht überschritten [55].

Die Reduzierung des Zeckenlebensraums durch Störung des feuchten Mikrohabitats der nichtparasitären Zeckenphasen ist wirksam und wird seit Langem auf landwirtschaftlichen Flächen in Europa genutzt, aber solche Lebensräume sind für die LB-Übertragung selten von Bedeutung, aufgrund der relativen Knappheit von LB-Reservoirwirten. Ein solcher Ansatz hat jedoch eine gewisse Nützlichkeit in Gärten und periurbanen Lebensräumen [55]. Maßnahmen zur Reduzierung des Kontakts zwischen Zecken und der Öffentlichkeit beinhalten das Mähen der Ränder von Wegen, die Entfernung von Laub und die Errichtung von Barrieren. Diese letzte Maßnahme ist am besten geeignet für Wohnimmobilien, kleine Freizeitgebiete und Campingplätze und besteht in der Regel aus hirschfesten Zäunen, manchmal kombiniert mit Begrenzungen aus Materialien wie gelbem Zedernsägemehl, das kriechende Zecken abschreckt [57].

Es wurde keine einzige präventive Maßnahme gefunden, welche die Fälle von LB reduziert, obwohl mehrere vielversprechend erscheinen. Es wird anerkannt, dass eine Ausrottung der LB-Vektoren nicht möglich ist, jedoch könnte eine Unterdrückung der Anzahl infizierter Zecken und folglich der Fallinzidenz theoretisch durch Anwendung eines integralen Ansatzes erreicht werden. Eine akzeptable Dichte infizierter Zecken ist jedoch schwer zu bestimmen und hängt von den Risikowahrnehmungen der öffentlichen Gesundheitsbehörden und der menschlichen Bevölkerung ab, die einen bestimmten Lebensraum nutzen [58]. Die meisten anderen LB-Präventionsmaßnahmen hängen von der Aufklärung der Öffentlichkeit ab, insbesondere in Bezug auf den persönlichen Schutz. Wie jedoch von Beaujean et al. in Europa festgestellt [59], ist die Übernahme der öffentlich empfohlenen Maßnahmen in der Umsetzung durch die Allgemeinbevölkerung ungenügend, in den USA ist sie variabel und die Gesamtwirksamkeit unbestimmt [55]. Hier ist definitiv mehr Forschung zu den technischen Aspekten des integrierten Schädlingsmanagements in Bezug auf die Vektoren der LB und auch zur Förderung des Bewusstseins und des präventiven Verhaltens in der Allgemeinbevölkerung erforderlich, insbesondere angesichts der Tatsache, dass weiterhin ein allgemein akzeptierter Impfstoff fehlt.

Danksagungen Wir danken Bernard Kaye (UCD School of Agriculture, University College Dublin, Irland) für die Erstellung der Abb. 2.1 und 2.4.

Offenlegungen O. Kahl ist ein unbezahltes Mitglied des Lenkungsausschusses der ESGBOR, der ESCMID-Studiengruppe für Lyme-Borreliose.

Literatur

1. Piesman J. Ecology of *Borrelia burgdorferi* sensu lato in North America. In: Gray JS, Kahl O, Lane RS, Stanek G, hrsg. Lyme Borreliosis: biology, epidemiology and control. Wallingford/Oxon: CAB international; 2002. S. 347.
2. Arsnoe I, Tsao JI, Hickling GJ. Nymphal *Ixodes scapularis* questing behavior explains geographic variation in Lyme borreliosis risk in the eastern United States. Ticks Tick Borne Dis. 2019;10:553–63.
3. Ogden NH, Artsob H, Margos G, Tsao J. Non-rickettsial tick-borne bacteria and the diseases they cause. In: Sonenshine DE, Roe RM, hrsg. Biology of ticks, Bd. 2. 2nd Aufl. New York: Oxford University Press; 2014. S. 278–312.

4. Kheisin BN, Lawrenenko LE. Duration of bloodsucking and diurnal rhythm of nutrition and dropping of females of *Ixodes ricinus* L. Zool Zh. 1956;35:379–83. engl. translation by NAMRU-3
5. Kahl O, Janetzki-Mittmann C, Gray JS, Jonas R, Stein J, de Boer R. Risk of infection with *Borrelia burgdorferi* sensu lato for a host in relation to the duration of nymphal *Ixodes ricinus* feeding and the method of tick removal. Zentralbl Bakteriol. 1998;287:41–52.
6. Eisen L. Pathogen transmission in relation to duration of attachment by *Ixodes scapularis* ticks. Ticks Tick Borne Dis. 2018;9:535–42.
7. Kahl O. Investigations on the water balance of ticks (Acari, Ixodoidea) in the course of their postembryonic development with special reference to active water vapour uptake in the engorged phases. PhD Thesis. Germany: Free University of Berlin; 1989. S. 356, in German.
8. Lees AD. The water balance in *Ixodes ricinus* L. and certain other species of ticks. Parasitology. 1946;37:1–20.
9. Kahl O, Knülle W. Water vapour uptake from subsaturated atmospheres by engorged immature ixodid ticks. Exp Appl Acarol. 1988;4:73–83.
10. Gaede K, Knülle W. On the mechanism of water vapour sorption from unsaturated atmospheres by ticks. J Exp Biol. 1997;200:1491–8.
11. Gray JS, Kahl O, Lane RS, Levin ML, Tsao JI. Diapause in ticks of the medically important *Ixodes ricinus* species complex. Ticks Tick Borne Dis. 2016;7:992–1003.
12. Babenko LV, Rubina MA. Patterns of development of the taiga tick in the vicinity of Kremenchug station. In: Pospelova-Shtrom MV, Rashina MG, editors. Problems of epidemiology of tick-borne encephalitis and biological patterns in its natural focus. Moscow: Meditsina; 1968. p. 138–68. (in Russian).
13. Kachanko NI. Development of ixodid ticks in the northern limits of their geographic range in Amur Province. Parazitologiia. 1978;20:218–25. (in Russian)
14. Daniels TJ, Falco RC, Curran KL, Fish D. Timing of *Ixodes scapularis* (Acari: Ixodidae) oviposition and larval activity in southern New York. J Med Entomol. 1996;33:140–7.
15. Padgett KA. Lane RS life cycle of *Ixodes pacificus* (Acari: Ixodidae): timing of developmental processes under field and laboratory conditions. J Med Entomol. 2001;38:684–93.
16. Gray JS. The development and seasonal activity of the tick, *Ixodes ricinus*: a vector of Lyme borreliosis. Rev Med Vet Entomol. 1991;79:323–33.
17. Dautel H, Dippel C, Kämmer D, Werkhausen A, Kahl O. Winter activity of *Ixodes ricinus* in a Berlin forest. Int J Med Microbiol. 2008;298(Supplement 1):50–4.
18. Yousfi-Monod R, Aeschlimann A. Studies on ticks (Acarina, Ixodidae), parasites of cattle in West Algeria. I. Systematic survey and seasonal activity. Ann Parasitol Hum Comp. 1986;61:341–58. In French
19. Vahedi-Noori N, Rahbari S, Bokaei S. The seasonal activity of *Ixodes ricinus* tick in Amol, Mazandaran Province, Northern Iran. J Arthropod Borne Dis. 2012;6:129–35.
20. Gray JS. The ecology of Lyme borreliosis vectors. Exp Appl Acarol. 1998;22:249–58.
21. Dennis DT, Hayes EB. Epidemiology of Lyme borreliosis. In: "Lyme Borreliosis: biology, epidemiology and control J.S. Gray, O. Kahl, R.S. Lane, G. Stanek. CABI, Oxford 2002, S. 251–280.
22. Jaenson TG, Tälleklint L. Incompetence of roe deer as reservoirs of the Lyme borreliosis spirochete. J Med Entomol. 1992;29:813–7.
23. Tälleklint L, Jaenson TG. Infestation of mammals by *Ixodes ricinus* ticks (Acari: Ixodidae) in south-Central Sweden. Exp Appl Acarol. 1997;21:755–71.
24. Gilbert L, Jones LD, Hudson PJ, Gould EA, Reid HW. Role of small mammals in the persistence of Louping-ill virus: field survey and tick co-feeding studies. Med Vet Entomol. 2000;14:277–82.
25. Telford SR 3rd, Mather TN, Moore S. Incompetence of deer as reservoirs of the Lyme disease spirochete. Am J Trop Med Hyg. 1988;39:105–9.
26. LoGiudice K, Ostfeld RS, Schmidt KA, Keesing F. The ecology of infectious disease: effects of host diversity and community composition on Lyme disease risk. Proc Natl Acad Sci U S A. 2003;100:567–71.

27. Huang CI, Kay SC, Davis S, Tufts DM, Gaffett K, Tefft B, Diuk-Wasser MA. High burdens of *Ixodes scapularis* larval ticks on white-tailed deer may limit Lyme disease risk in a low biodiversity setting. Ticks Tick Borne Dis. 2019;10:258–8.
28. Dautel H, Kämmer D, Kahl O. How an extreme weather spell in winter can influence vector tick abundance and tick-borne disease incidence. In: Braks MAH, Van Wierer SE, Takken W, Sprong H, hrsg. Ecology and prevention of Lyme Borreliosis. Wageningen: Wageningen Academic Publishers; 2016. S. 335–50.
29. Jaenson TG, Lindgren E. The range of *Ixodes ricinus* and the risk of contracting Lyme borreliosis will increase northwards when the vegetation period becomes longer. Ticks Tick Borne Dis. 2011;2:44–9.
30. Clow KM, Leighton PA, Ogden NH, Lindsay LR, Michel P, Pearl DL, Jardine CM. Northward range expansion of *Ixodes scapularis* evident over a short timescale in Ontario. Canada PLoS One. 2017;12:e0189393.
31. Hvidsten D, Frafjord K, Gray JS, Henningsson AJ, Jenkins A, Kristiansen BE, Lager M, Rognerud B, Slåtsve AM, Stordal F, Stuen S, Wilhelmsson P. The distribution limit of the common tick, *Ixodes ricinus*, and some associated pathogens in North-Western Europe. Ticks Tick Borne Dis. 2020;11:101388.
32. Gray JS, Kahl O, Janetzki C, Stein J. Studies on the ecology of Lyme disease in a deer forest in county Galway. Ireland J Med Entomol. 1992;29:915–20.
33. Deblinger RD, Wilson ML, Rimmer DW, Spielman A. Reduced abundance of immature *Ixodes dammini* (Acari: Ixodidae) following incremental removal of deer. J Med Entomol. 1993;30:144–50.
34. Rand PW, Lubelczyk C, Holman MS, Lacombe EH, Smith RP Jr. Abundance of *Ixodes scapularis* (Acari: Ixodidae) after the complete removal of deer from an isolated offshore island, endemic for Lyme disease. J Med Entomol. 2004;41:779–84.
35. Gilbert L, Maffey GL, Ramsay SL, Hester AJ. The effect of deer management on the abundance of *Ixodes ricinus* in Scotland. Ecol Appl. 2012;22:658–67.
36. Hofmeester TR, Sprong H, Jansen PA, Prins HHT, van Wieren SE. Deer presence rather than abundance determines the population density of the sheep tick, *Ixodes ricinus*, in Dutch forests. Parasit Vectors. 2017;10:433.
37. Hansson L. Mast seeding and population dynamics of rodents: one factor is not enough. Oikos. 1998;82:591–4.
38. Jones CG, Ostfeld RS, Richard MP, Schauber EM, Wolff JO. Chain reactions linking acorns to gypsy moth outbreaks and Lyme disease risk. Science. 1998;279:1023–6.
39. Bregnard C, Rais O, Voordouw MJ. Climate and tree seed production predict the abundance of the European Lyme disease vector over a 15-year period. Parasit Vectors. 2020;13:408.
40. Gern L, Schaible UE, Simon MM. Mode of inoculation of the Lyme disease agent *Borrelia burgdorferi* influences infection and immune responses in inbred strains of mice. J Infect Dis. 1993;167:971–5.
41. Fingerle V, Goettner G, Gern L, Wilske B, Schulte-Spechtel U. Complementation of a *Borrelia afzelii* OspC mutant highlights the crucial role of OspC for dissemination of *Borrelia afzelii* in *Ixodes ricinus*. Int J Med Microbiol. 2007;297:97–107.
42. Radolf JD, Caimano MJ. The long strange trip of *Borrelia burgdorferi* outer-surface protein C. Mol Microbiol. 2008;69:1–4.
43. Richter D, Debski A, Hubalek Z, Matuschka FR. Absence of Lyme disease spirochetes in larval *Ixodes ricinus* ticks. Vector Borne Zoonotic Dis. 2012;12:21–7.
44. Rollend L, Fish D, Childs JE. Transovarial transmission of *Borrelia* spirochetes by *Ixodes scapularis*: a summary of the literature and recent observations. Ticks Tick Borne Dis. 2013;4:46–51.
45. Gern L, Rais O. Efficient transmission of *Borrelia burgdorferi* between cofeeding *Ixodes ricinus* ticks (Acari: Ixodidae). J Med Entomol. 1996;33:189–92.
46. Patrican LA. Acquisition of Lyme disease spirochetes by cofeeding *Ixodes scapularis* ticks. Am J Trop Med Hyg. 1997;57:589–93.

47. Pérez D, Kneubühler Y, Rais O, Jouda F, Gern L. *Borrelia afzelii* ospC genotype diversity in *Ixodes ricinus* questing ticks and ticks from rodents in two Lyme borreliosis endemic areas: contribution of co-feeding ticks. Ticks Tick Borne Dis. 2011;2:137–42.
48. States SL, Huang CI, Davis S, Tufts DM, Diuk-Wasser MA. Co-feeding transmission facilitates strain coexistence in *Borrelia burgdorferi*, the Lyme disease agent. Epidemics. 2017;19:33–42.
49. Kurtenbach K, De Michelis S, Etti S, Schäfer SM, Sewell HS, Brade V, Kraiczy P. Host association of *Borrelia burgdorferi* sensu lato - the key role of host complement. Trends Microbiol. 2002;10:74–9.
50. Richter D, Schlee DB, Matuschka FR. Reservoir competence of various rodents for the Lyme disease spirochete *Borrelia spielmanii*. Appl Environ Microbiol. 2011;77:3565–70.
51. Johnson TL, Graham CB, Hojgaard A, Breuner NE, Maes SE, Boegler KA, Replogle AJ, Kingry LC, Petersen JM, Eisen L, Eisen RJ. Isolation of the Lyme disease spirochete *Borrelia mayonii* from naturally infected rodents in Minnesota. J Med Entomol. 2017;54:1088–92.
52. Kurtenbach K, Kampen H, Dizij A, Arndt S, Seitz HM, Schaible UE, Simon MM. Infestation of rodents with larval *Ixodes ricinus* (Acari: Ixodidae) is an important factor in the transmission cycle of *Borrelia burgdorferi* s.l. in German woodlands. J Med Entomol. 1995;32:807–17.
53. Gray JS, Kahl O, Janetzki C, Stein J, Guy E. The spatial distribution of *Borrelia burgdorferi*-infected *Ixodes ricinus* in the Connemara region of county Galway. Ireland Exp Appl Acarol. 1995;19:163–72.
54. Matuschka FR, Heiler M, Eiffert H, Fischer P, Lotter H, Spielman A. Diversionary role of hoofed game in the transmission of Lyme disease spirochetes. Am J Trop Med Hyg. 1993;48:693–9.
55. Eisen L, Gray JS. Lyme borreliosis prevention strategies: United States versus Europe. In: Braks MAH, Van Wierer SE, Takken W, Sprong H, hrsg. Ecology and prevention of Lyme Borreliosis. Wageningen: Wageningen Academic Publishers; 2016. S. 429–50.
56. Gray JS, Kahl O, Robertson JN, Daniel M, Estrada-Peña A, Gettinby G, Jaenson TG, Jensen P, Jongejan F, Korenberg E, Kurtenbach K, Zeman P. Lyme borreliosis habitat assessment. Zentralbl Bakteriol. 1998;287:211–28.
57. Piesman J. Response of nymphal *Ixodes scapularis*, the primary tick vector of Lyme disease spirochetes in North America, to barriers derived from wood products or related home and garden items. J Vector Ecol. 2006;31:412–7.
58. Aenishaenslin C, Michel P, Ravel A, Gern L, Waaub JP, Milord F, Bélanger D. Acceptability of tick control interventions to prevent Lyme disease in Switzerland and Canada: a mixed-method study. BMC Public Health. 2016;16:12.
59. Beaujean DJ, Bults M, van Steenbergen JE, Voeten HA. Study on public perceptions and protective behaviors regarding Lyme disease among the general public in the Netherlands: implications for prevention programs. BMC Public Health. 2013;13:225.
60. Balashov YS. Blood sucking ticks (Ixodoidea), vectors of diseases of man, and animals. Misc Publ Entomol Soc Am. 1972;8:161–376.

Pathogenese und Immunabwehr

3

Catherine Brissette und Peter Kraiczy

3.1 Einführung

Wie andere zoonotische Krankheitserreger, die den Menschen infizieren, zirkulieren Lyme-Borreliose (LB)-Spirochäten, die zum *Borrelia burgdorferi* sensu lato (s.l.)-Komplex gehören, hauptsächlich zwischen Arthropoden und verschiedenen Wirbeltieren, während der Menschen als Endwirt gilt [1]. LB-Spirochäten sind in der Lage, mehrere Organsysteme dauerhaft zu infizieren, was zu einer Krankheitsprogression über Monate und Jahre führt, wenn die Infektion nicht adäquat mit Antibiotika behandelt wird. Im Gegensatz zu anderen Krankheitserregern produzieren *Borrelia* keine eigenen Toxine oder Proteasen, um in tiefere Gewebe und Organe zu gelangen. Daher ist die Pathobiologie der LB-Spirochäten komplex und beinhaltet ein Arsenal von Wirtprotein-interagierenden Faktoren und Virulenzdeterminanten, die es ermöglichen, sich perfekt an verschiedene Bedingungenn anzupassen, und trotz der hervorgerufenen entzündlichen Reaktionen im menschlichen Wirt zu überleben. Borrelien sind nicht in der Lage außerhalb ihres Wirtes bzw. Vektors zu überleben. Der Infektionsweg beinhaltet eine Reihe von Schlüsselschritten, die unten ausführlicher beschrieben werden, einschließlich (1) der Übertragung von Borrelien während des Saugaktes einer infizierten Zecke,

C. Brissette
Department of Biomedical Sciences, School of Medicine and Health Sciences, University of North Dakota, Grand Forks, ND, USA
E-Mail: catherine.brissette@und.edu

P. Kraiczy (✉)
Institute of Medical Microbiology and Infection Control, University Hospital Frankfurt, Goethe University Frankfurt, Frankfurt, Deutschland
E-Mail: Kraiczy@uni-frankfurt.de

K.-P. Hunfeld und J. Gray (Hrsg.), *Lyme-Borreliose*,
https://doi.org/10.1007/978-3-031-49764-3_3

(2) der Anpassung an den menschlichen Wirt, (3) der hämatogenen Ausbreitung von Spirochäten, (4) der Kolonisierung und (5) schließlich der Etablierung von organspezifischen Krankheitsmanifestationen [2]. Eine vereinfachte Darstellung des komplexen Szenarios einer *Borrelia*-induzierten Infektion im menschlichen Wirt wird in Abb. 3.1 gezeigt.

Die Infektion erfolgt immer durch die Übertragung von Spirochäten während des Saugaktes einer infizierten Zecke und geht mit einer dramatischen Veränderungen der bakteriellen Genexpression einher, welche die Borrelien darauf vorbereitet, sich sofort an die Wirtsumgebung anzupassen. LB-Spirochäten werden darüber hinaus durch Speichelproteine der Zecke geschützt. Diese Faktoren bestehen aus immunmodulatorischen, immunsuppressiven, vasodilatatorischen und Komplement-inhibierenden Proteinen, die beim Biss gleichzeitig in die Dermis injiziert werden, um die Erkennung der Zecke durch das menschliche Immunsystem während der Blutmahlzeit zu verhindern [3–5]. Ein gut untersuchtes Beispiel ist die Interaktion des Borrelien-spezifischen *Borrelia* OspC („outer surface protein C")-Proteins mit dem Zeckenprotein Salp15, das bekanntermaßen die Infektion der LB-Spirochäten im murinen Wirt erleichtert [6, 7]. Konfrontiert mit dem Immunsystem des Wirts, müssen LB-Spirochäten verschiedene Strategien entwickelt haben, um sich an die neuen Bedingungen anzupassen und die an-

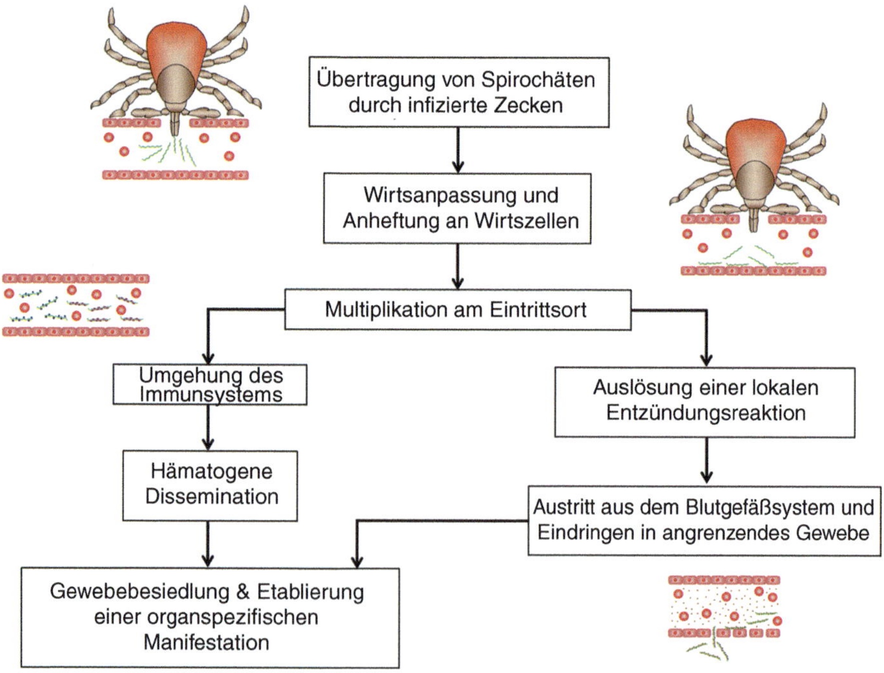

Abb. 3.1 Schematischer Überblick über die Infektionswege der *Borrelia-burgdorferi*-s.l.-Infektion im Säugetierwirt

geborene Immunität zu umgehen. In der Anfangsphase der Infektion findet eine Hochregulation von Genen statt, die für eine Reihe von oberflächenexponierten Determinanten kodieren, die alle eine zentrale Rolle bei der Anpassung an den Wirt und die Infiltration von Geweben spielen, einschließlich von Adhäsinen und Proteinen, die mit extrazellulären Matrixkomponenten interagieren (siehe Abschn. 3.2.1). Sobald sie sich an den Wirt angepasst haben, vermehren sich die Borrelien in der Dermis und induzieren starke entzündliche Reaktionen (siehe Abschn. 3.3.1.3 und 3.3.1.4) die zunächst zu einem kreisförmigen roten Ausschlag mit zentraler Aufhellung führen, der auch als das krankheitstypische Erythema migrans beschrieben wird. In dieser Phase der Infektion spielt die Beweglichkeit eine große Rolle bei der Dissemination von LB-Spirochäten auch in weiter entfernte Gewebe oder Organe [8]. Die Interaktion mit extrazellulären Matrixkomponenten und die Transmigration durch das Endothel entweder interzellulär oder intrazellulär [9, 10] ermöglicht es den sich ausbreitenden Spirochäten, den Blutkreislauf zu verlassen, tief in das Bindegewebe einzudringen und Kompartimente zu erreichen, die als immunprivilegierte Nischen bekannt sind. Dort sind Borrelien vor den zerstörerischen Eigenschaften des angeborenen Immunsystems des Wirts geschützt. Insbesondere das avaskuläre Bindegewebe scheint nicht sehr gut von Komplement, Phagozyten, Antikörpern oder Antibiotika erreicht zu werden.

Wie andere blutübertragene Krankheitserreger verwenden LB-Spirochäten ausgeklügelte Strategien, die angeborene und adaptive Immunität des menschlichen Wirts zu überwinden und so eine Elemination durch das Immunsystem zu vermeiden, z. B. durch Veränderung ihrer Oberflächen (antigene Variation) oder durch Blockade der Komplementaktivierung (CRASP-Proteine oder Produktion einer Schleimschicht) ([11–15]). Die wichtigsten Faktoren, die an der Immunevasion beteiligt sind, werden in Abschn. 3.2.3 ausführlicher beschrieben und in Tab. 3.1 zusammengefasst.

Es konnte gezeigt werden, dass LD-Spirochäten in der Lage sind, kollagenhaltige Gewebe zu kolonisieren und mindestens ein Jahr in mehreren Organen von infizierten Mäusen zu überleben. Dies lässt vermuten, dass ähnliche Persistenzmechanismen auch bei Patienten mit einer späten Manifestation wie der Acrodermatitis chronica atrophicans auftreten können, obwohl Patienten mit späten Manifestationen eine starke Antikörperreaktion gegen den Erreger aufweisen. Es wird angenommen, dass die Spirochäten sich in schützenden Nischen verstecken [16]. Die genauen Mechanismen der Persistenz bei einer Minderheit von Patienten sind weit davon entfernt, vollständig verstanden zu werden und erfordern weitere klinische Untersuchungen. Die genetische Disposition von Patienten mit späten oder chronischen Manifestationen könnte auch eine entscheidende Rolle bei der Etablierung und Entwicklung der Krankheit spielen, wie bei Patienten mit antibiotikarefraktärer Arthritis, welche die Allele HLA-DRB1*04 und HLA-DRB1*0101 tragen [17]. Wie Borrelien als obligat extrazellulärer Erreger im menschlichen Wirt persistieren, ist ein ungelöstes Rätsel. Das Stadium der Latenz könnte zum Teil dadurch erklärt werden, dass dieser Erreger durch vom Wirt erworbene Proteine geschützt ist oder seine Oberfläche verändert, um der Erkennung durch das Immunsystem des Wirts zu entgehen.

Tab. 3.1 Oberflächenproteine, die an der Pathogenese der *Borrelia-burgdorferi*-s.l.-Infektion des Menschen beteiligt sind

Beschreibung	Synonym	*Borrelia* Arten	Funktion[a]	Rolle in der Pathogenese
BBK32		Bb	Bindung an Fibronectin, GAG, C1r	Adhärenz Immunevasion (Inhibition des CP)
BAD16		Ba	Bindung an C1r	Inhibition des CP
BGD19		Bg	Bindung an C1r	Inhibition des CP (verminderte komplement-inhibitorische Kapazität)
DbpA/DbpB		Bb, Ba,	Bindung an Decorin, Dermatansulfat	Adhärenz
Bgp		Bb	Bindung an Glykosaminoglykane (GAGs)	Adhärenz
P66		Bb	Porin, Bindung an $\alpha_{IIb}\beta_3$ und $\alpha_V\beta_3$ Integrin	Adhärenz r Infektion (Mäuse)
RevA		Bb	Bindung an Fibronectin	Adhärenz
RevB		Bb	Bindung an Fibronectin	Adhärenz
ErpX		Bb	Bindung an Laminin	Adhärenz
BmpA		Bb	Bindung an Laminin	Adhärenz Mögliche Rolle bei Arthritis (Mäuse)
BB0406		Bb, Ba, Bg, Bba	Bindung an Laminin	Adhärenz Infektion (Mäuse)
BB0347		Bb	Bindung an Fibronectin	Adhärenz
OspC		Bb, Ba, Bg	Bindung von Plasminogen Bindung an Fibronectin Eingeschränkte Bindung an Dermatansulfat	Adhäsion Anpassung an den Wirt und Gewebetropismus, Immunevasion (Inhibition des CP und LP) Inter- und intraspezifische Variation
VlsE		Bb	Antigenische Variation	Immunevasion Infektion
CspA	CRASP-1, BbCRASP-1, BBA68, ZS7. A68, FHBP	Bb, Ba, Bs, Bm	Bindung von FH, FHL-1, C7, C8, C9, TCC, Plasminogen, Kollagen, Fibronectin	Immunevasion (Inhibition von AP und TP) Adhäsion Wirtsspezifität

(Fortsetzung)

Tab. 3.1 (Fortsetzung)

Beschreibung	Synonym	*Borrelia* Arten	Funktion[a]	Rolle in der Pathogenese
CspZ	CRASP-2 BbCRASP-2 BBH06	Bb	Bindung von FH, FHL-1, Plasminogen, Laminin, Kollagen, Fibronectin	Immunevasion (inhibition von AP) Adhäsion Wirtsspezifität
ErpA	CRASP-3, BbCRASP-3, BBN38	Bb	Bindung von FH, FHR-1, FHR-2, FHR-5, Plasminogen	Immunevasion (Inhibition AP)[b]
ErpC	CRASP-4, BbCRASP-4	Bb	Bindung von FH, FHR-1, FHR-2, Plasminogen	Immunevasion (Inhibition AP)[b] Adhäsion[b]
ErpP	CRASP-5, BbCRASP-5, ErpI, ErpN, BBP38, BBL39, OspE	Bb	Bindung von FH, FHR-1, FHR-2, FHR-5, Plasminogen	Immunevasion (Inhibitiong AP)[b]
Erp-Ortholog	Erp63	Bs	Bindung von FH, FHR-1, Plasminogen	Immunevasion (Inhibition AP)[b]
BGA66		Bba	Bindung von C7, C8, C9, TCC	Immunevasion (Inhibition von TP)
BGA71		Bba	Bindung von C7, C8, C9, TCC	Immunevasion (Inhibition von TP)
pncA		Bb		Infektiosität

Abkürzungen: *CRASP* Komplement-Regulator-aqirierendes-Oberflächenprotein, *Erp* OspE/F-ähnliches Protein, *Dbp* Decorin-bindendes Protein, *Bmp Borrelia* Membranprotein, *Bb B. burgdorferi*, *Bba B. bavariensis*, *Ba B. afzelii*, *Bs B. spielmanii*, *Bg B. garinii*, *Bm B. mayonii*, *FH* Faktor H, *FHL* Faktor H-ähnliches Protein, *FHR* FH-verwandtes Protein, *TCC* terminaler Komplementkomplex, *GAG* Glykosaminoglykan, *AP* alternativer Weg, *CP* klassischer Weg, *LP* Lektinweg, *TP* terminaler Weg, *pncA* Plasmid-kodierte Nikotinamidase

[a] Die in der Tabelle erwähnten Proteine sind menschlicher Herkunft (Proteine tierischer Herkunft wurden aufgrund der Vereinfachung nicht erwähnt)

[b] Die angegebene Funktion des jeweiligen Proteins und die Relevanz für die Pathogenese ist unklar

Das Ziel dieses Kapitels ist es, ein Verständnis für die molekularen Mechanismen und die Determinanten, Faktoren und Moleküle zu vermitteln, die an den zentralen Schritten einer Spirochäteninfektion beteiligt sind, sowie die Dynamik der vom Wirt hervorgerufenen Reaktionen während einer Infektion mit *B. burgdorferi* s.l. zu veranschaulichen. Es wäre überambitioniert, alle Erkenntnisse zu beschreiben, die in den letzten Jahrzehnten intensiver Forschung zusammengetragen wurden und zu einem besseren Verständnis der grundlegenden Aspekte der Pathobiologie LB geführt haben. Dennoch wird dieses Kapitel den Schwerpunkt auf die am meisten untersuchten Faktoren legen, die an den wichtigsten Schritten der Infektion beteiligt sind, wie z.B. der Wirtsanpassung, der Gewebebesiedlung, der Ausbreitung, Immunevasion, der Persistenz und der Wirtsreaktion. Die angegebenen Referenzen sollen dem Leser Zugang zur Originalliteratur und den aktuellen Übersichtsartikeln ermöglichen.

3.2 Pathogenese

3.2.1 An der Wirtsanpassung und Gewebebesiedlung von *B. burgdorferi* s.l. beteiligte Faktoren

LB-Spirochäten rufen eine starke, humorale Immunantwort hervor, die für eine Kontrolle der Infektion entscheidend ist [18, 19]. Allerdings sind Borrelien in der Lage, der humoralen Reaktion des Wirts zu entkommen, hauptsächlich durch Variation von oberflächenexponierten Proteinen. LB-Spirochäten nutzen diverse Strategien, z. B. antigene Variation, Immevasion, Sequestration, Eindringen in immunprivilegierte Nischen, Motilität, Chemotaxis sowie die Modulation von äußeren Oberflächenproteinen, die durch eine umweltinduzierte Genexpression zu verschiedenen Zeitpunkten im Infektionsgeschehen beeinflusst werden, um so das feindliche Immunsystem zu überlisten. Diese Eigenschaften bilden zusammen eine effiziente Strategie, die von den LB-Spirochäten genutzt wird, um sich an den menschlichen Wirt anzupassen und trotz einer starken Antikörperantwort und zellulären Reaktionen über einen längeren Zeitraum erfolgreich im menschlichen Wirt zu überleben. Aufgrund des limitierten Textumfanges werden nur die prominentesten Mechanismen und die an diesen Prozessen beteiligten Faktoren im Folgenden detaillierter beschrieben (Tab. 3.1).

Kurz nach der Übertragung auf den menschlichen Wirt heften sich Borrelien entweder an die extrazelluläre Matrix verschiedener Wirtsgewebe an oder verbreiten sich hämatogen zu entfernten Geweben und Organen [9, 10]. Die Fähigkeit der Spirochäten, an verschiedene Gewebe zu adherieren und diese zu kolonisieren, ist ein Schlüsselschritt für die Etablierung einer anfänglichen oder später chronischen Infektion.

Um den Blutkreislauf zu verlassen, produzieren Spirochäten ein ganzes Arsenal von oberflächenexponierten Proteinen, mit adhäsiven Funktionen [11, 20, 21] oder mit der Fähigkeit Zellrezeptoren zu binden, nachdem spezifische Signale für die Internalisierung induziert wurden [22]. Zahlreiche Faktoren, die an der Gewebsadhäsion und an der Bindung an extrazelluläre Matrixkomponenten wie Kollagen, Fibronectin, Laminin, Decorin, Integrine und Glykosaminoglykane beteiligt sind, wurden hauptsächlich für die Spezies *B. burgdorferi* beschrieben, einschließlich der gut charakterisierten Oberflächenproteine wie z.B. BBK32, DbpA, DbpB, OspC, p66, RevA, RevB, Bgp, CspA, CspZ, BB0347, ErpX und BB0406 [2, 11, 23] (Tab. 3.1). Mehrere Adhäsine besitzen multifunktionale Eigenschaften, um z.B. die angeborene Immunabwehr zu umgehen und daher redundante Rollen in der Pathobiologie der Lyme-Borreliose zu spielen. Die Eigenschaft von *B. burgdorferi*, bestimmte Gewebe zu kolonisieren, spiegelt sich in einer Vielzahl von Adhäsinen wider, die unterschiedliche Bindungseigenschaften aufweisen. So binden z. B. BBK32, DbpA und DbpB selektiv an verschiedene von unterschiedlichen Zelltypen produzierte Glykosaminoglykane (GAGs) [22, 24], was zur Annahme eines gewebespezifischen Tropismus von *B. burgdorferi* führte. Darüber hinaus könnte die variable Expression mehrerer GAG-bindender Adhäsine auch für eine spezies- und stammspezifische Anhaftung an verschiedene Säugetierzellen verantwortlich sein [25]. Die Eigenschaften der oben genannten Proteine werden in den folgenden Unterabschnitten detaillierter beschrieben.

3.2.1.1 Das GAG-bindende und Komplement-inhibierende Oberflächenprotein BBK32

BBK32, ein 47 kDa äußeres Oberflächenprotein, das auf dem linearem Plasmid 36 (lp36) kodiert ist, bindet die Glykosaminoglykane Heparinsulfat und Dermatansulfat sowie Fibronectin [26–28]. BBK32 hat Sequenzähnlichkeiten mit Fibronectin-bindenden Adhäsinen von grampositiven Pathogenen wie *Staphylococcus aureus* und Streptokokken [29, 30]. BBK32-Deletionsmutanten weisen eine nur geringfügige Infektiosität in der Maus [31–33] auf, was verdeutlicht, dass dieses Adhäsin in frühen Stadien der Infektion wichtig ist und zur Kolonisierung beiträgt [28]. BBK32 spielt eine wichtige Rolle bei der Adhäsion von Borrelien an die Blutgefäße [34] und besitzt Komplement-inhibitorische Aktivität [35, 36]. Dieses multifunktionale Protein beendet spezifisch die Aktivierung des klassischen Weges durch Interaktion mit der Komponente C1r des initiierten C1q-Komplexes des Komplementsystems [35]. Ein ähnliches Komplement-inhibitorisches Potenzial auf dem klassischen Weg wurde auch für die BBK32-orthologen Proteine BAD16 von *B. afzelii* und BGD19 von *B. garinii* aufgezeigt, wobei letzteres eine reduzierte inhibitorische Aktivität im Vergleich zu BBK32 von *B. burgdorferi* und BAD16 besitzt [36]. Im Einklang mit seiner Hauptfunktion als Adhäsin wird die Expression von BBK32 während der Blutmahlzeit induziert und im Säugetierwirt kontinuierlich produziert [37, 38].

3.2.1.2 Decorin-bindende Pproteine DbpA und DbpB

Decorin ist ein kleines Leucin-reiches Proteoglykan, das sich mit Kollagen verbindet; es besitzt ein Kollagen-bindendes Kernprotein und eine einzelne GAG-Kette, die entweder aus Dermatansulfat oder Chondroitin-6-Sulfat [39–41] besteht. *B. burgdorferi* hat zwei Decorin-bindende Proteine, die Decorin und andere GAG-enthaltende Proteoglykane [24, 42–44]. Die Gene, die die Decorin-bindenden Proteine A und B *(dbpA/B)* binden, sind in einem bicistronischen Operon auf dem linearen Plasmid lp54 lokalisiert. Beide Proteine sind an der Spirochätenoberfläche exponiert und unterscheiden sich in ihrer Spezifität, Decorin zu binden. Im Vergleich zu DbpB (18-kDa) bindet DbpA (20-kDa) mit höherer Affinität an Decorin, was darauf hindeutet, dass DbpA hauptsächlich die Adhäsion von Spirochäten an die ECM vermittelt, während beide Adhäsine für eine optimale Bindung von Decorin erforderlich sind [42, 43]. Borrelienmutanten, die über keine Decorin-bindenden Proteinen verfügen, sind weiterhin infektiös; jedoch sind *dbpA/B*-defiziente Bakterien sowohl in ihrer Eigenschaft verschiedene Gewebe zu kolonisieren als auch eine anhaltenden Infektion hervorzurufen beeinträchtigt [45–48]. Decorin-defiziente Mäuse sind resistent gegen eine Infektion mit *B. burgdorferi* und weisen eine signifikant niedrigere Erregerlast in den Gelenken nach Infektion sowie eine weniger weniger schwere Arthritis als die in Wildtyp-Mäusen induzierte Infektion auf [49]. Diese Daten unterstreichen die Bedeutung der Interaktion mit Decorin für die Etablierung von disseminierten Infektionen durch *B. burgdorferi.* Trotz der starken allelischen Variation von DbpA und DbpB innerhalb der pathogenen Genospezies zeigen alle orthologen Proteine GAG-Bindungsaktivität [44, 50]. Darüber hinaus sind Borrelienstämme, die unterschiedliche GAG-Bindungsspezifitäten aufweisen, in der Lage, an verschiedene Zelltypen zu binden, was darauf hindeutet, dass *Borrelia* diverse GAG-bindende Adhäsine für die Kolonisierung bestimmter Zellen/Organe (Gewebstropismus) produziert [24, 51]. Durch vergleichende Sequenzanalyse wurden fünf Hauptgruppen von DbpA-Proteinen klassifiziert, von denen DbpA-orthologe Gene, welche die Gruppen I bis IV umfassen, als diskriminierende Antigene für die Serodiagnostik der Lyme-Borreliose verwendet wurden und vielversprechende Antigene für die Impfstoffentwicklung darstellten [52].

3.2.1.3 Glykosaminoglykan-Bindungsprotein (Bgp)

Zusätzlich zu DbpA, DbpB und BBK32 war Bgp, welches eine 5′-Methylthioadenosin/S-Adenosylhomocystein- Nukleosidase darstellt, das erste in der Literatur beschriebene Adhäsin von *B. burgdorferi* [53, 54]. Dieses sezernierte Protein zeigt Bindungsspezifitäten zu GAG auf, aber in Abwesenheit anderer Adhäsine scheint Bgp die Adhäsion von Spirochäten an eukaryotische Zellen nicht zu fördern [55], was seine adhäsive Funktion *in vivo* sehr fraglich macht.

3.2.1.4 Porenbildendes und Integrin-bindendes Protein P66

Das 66-kDa P66 oder Oms66 Protein ist einzigartig in der Gattung *Borrelia* und wurde zunächst als Ligand für β_3-Integrine ($\alpha_{IIb}\beta_3$-Integrin) identifiziert [56, 57]. *in-vivo*-Studien zeigten, dass die durch P66 vermittelte Integrinbindung wichtig für die vaskuläre Transmigration und eine effiziente Dissemination von Spirochäten in infizierten Mäusen ist [58, 59]. Darüber hinaus dient das P66-Protein auch als Adhäsin für Endothelzellen [60]. Strukturelle und funktionelle Analysen ergaben, dass P66 ein Membran-spannendes Protein ist, das als Porin von *B. burgdorferi* fungiert [61]. Obwohl P66 von *B. burgdorferi* eine robuste Immunantwort beim Menschen hervorruft, wiesen Seren von Patienten mit früh disseminierter und persistierender Lyme-Borreliose keine orthologen Proteine von *B. afzelii* und *B. garinii* auf [62]. Dies deutet darauf hin, dass P66 kein geeignetes serologisches Antigen für einen *in-vitro*-Test für die Lyme-Borreliose oder gar für einen Impfstoff der zweiten Generation darstellt.

3.2.1.5 Fibronectin-bindende Proteine RevA und RevB

RevA ist ein Oberflächenprotein, dessen Gen auf den zirkulären Plasmiden der cp32-Familie vieler, aber nicht aller, LB-Spirochäten kodiert ist. Das RevB-kodierende Gen ist auf dem zirkulären Plasmid cp9 kodiert und ist zu 28 % identisch mit RevA. Dieses Plasmid fehlt bei vielen infektiösen LB-Spirochäten, und die biologische Bedeutung dieses Proteins ist weiterhin unklar. Sowohl für RevA als auch RevB wurde gezeigt, dass sie *in vitro* Fibronectin binden [63]. Genexpressions-Analysen lassen zudem vermuten, dass RevA eine spezielle Rolle für die Pathogenes von *B. burgdorferi* spielt [63–66]. Patienten mit verschiedenen Manifestationen der Lyme-Borreliose, einschließlich Patienten mit Erythema migrans, bilden Antikörper gegen dieses Protein [67]. Außerdem zeigten Studien an Mäusen, dass *revA* Mutanten nicht in der Lage waren Herzmuskelgewebe zu kolonisieren, was darauf hindeutet, dass dieses Protein eine Rolle im Gewebetropismus spielen könnte [68]. In Abwesenheit von RevA lassen sich zudem schwerwiegende Gelenkentzündungen beobachten [68].

3.2.1.6 Laminin-bindende Proteine ErpX, BmpA und BB0406

Laminin ist eine Glykoproteinkomponente der ECM, die eine Gerüstfunktion erfüllt [69]. Das äußere Oberflächenprotein ErpX bindet Laminin [70] durch eine unstrukturierte hydrophile Domäne. Die biologische Bedeutung dieses Proteins ist weitgehend unbekannt, aber neuerdings wurde vermutet, dass ErpX zusammen mit anderen Erp-Proteinen, z. B. ErpL und ErpY, ein Target für einen Impfstoff der zweiten Generation sein könnte. Dieser neue Ansatz konnte durch einen proteomischen Ansatz des Interaktoms von menschlichen und *Borrelia*-Proteinen nachgewiesen werden [71].

BmpA (*Borrelia*-Membranprotein A), ursprünglich als P39-Antigen beschrieben [72], sowie die drei paralogen Proteine BmpB, BmpC und BmpD zeigen eine eingeschränkte Bindungseigenschaft zu Laminin, binden aber nicht an Typ-I- oder Typ-IV-Kollagene sowie Fibronectin [73]. Das *bmpA*-Gen befindet sich auf dem Hauptchromosom von *B. burgdorferi* und bildet zusammen mit den drei paralogen Genen *bmpB, bmpC* und *bmpD* einen Gencluster. Obwohl BmpA und BmpB kotranskribiert werden, scheint das BmpA-kodierende Gen in höheren Mengen exprimiert zu werden als BmpB [7]. Darüber hinaus sind Borrelien, denen das BmpA- oder BmpB-kodierende Gen fehlt, nicht mehr in der Lage, im murinen Gelenkgewebe zu persistieren, was darauf hindeutet, dass diese Proteine eine wichtige Rolle bei der Aufrechterhaltung der Infektion spielen [74]. Seren von LB-Patienten weisen häufig eine robuste Immunantwort gegen dieses spezielle Antigen im frühen Verlauf der Infektion auf. Daher wurde BmpA zusammen mit OspC und dem FlaB-Protein als Marker für einen zweistufigen IgM-Test zum Nachweis einer akut-verlaufenden oder frühen Lyme-Borreliose verwendet [75, 76].

2020 wurde ein weiteres Laminin-bindendes Protein, BB0406, identifiziert, das in der Lage ist, bei der Kolonisierung und beim Überleben der Spirochäten im Säugetierwirt durch die Interaktion mit extrazellulären Matrixkomponenten unterstützend zu wirken [77]. Das chromosomal kodierte *bb0406*-Gen wird zusammen mit den *bb0404*- und *bb0405*-Genen kotranskribiert, die zur gleichen paralogen Genfamilie gehören. BB0405 und BB0406 führen zu schwerwiegende Gelenkentzündungen und finden sich als paraloge Proteine auch in anderen humanpathogenen Borrelienarten wie z.B. *B. garinii, B. bavariensis* und *B. afzelii* und sind während der Säugetierinfektion immunogen [78]. Antikörper, die spezifisch gegen

BB0405 und BB0406 gerichtet sind und während der murinen Infektion gebildet werden, besitzen eine hohe bakterizide Aktivität von >95 % [78].

3.2.2 An der Dissemination und Persistenz von *B. burgdorferi* beteiligte Faktoren

3.2.2.1 OspC, ein an der frühen Dissemination beteiligtes, multifunktionales Protein

OspC erfüllt verschiedene, biologische Funktionen, die vor allem bei der Transmission von Ixodes-Zecken auf den Wirt und bei der Etablierung einer Infektion unerlässlich sind. Das Timing der OspC-Expression ist unglaublich wichtig für den gesamten Lebenszyklus und das Überleben in verschiedenen Wirten: Das *ospC*-Gen wird in den frühen Stadien der Infektion hochreguliert und nach Etablierung der Infektion herunterreguliert [79, 80]. Die nach Transmission der Borrelien einsetzende Herabregulation des ospC-Gens ist entscheidend, damit die Bakterien im Wirt, trotz der gegen OspC gebildeten, bakteriziden Antikörper, überleben können. Im Gegensatz dazu führt der Verlust de OspC-Gens oder eine Überexpression von *ospC* zu einer schnellen Eliminierung der Spirochäten im infizierten, murinen Wirt [81–83]. Anders als bei VlsE ist jedes OspC-Gen als Einzelkopie im Gesamtgenom vorhanden; daher wird jede genetische Variation auf Populationsebene betrachtet. Das heißt, abgesehen von zufälligen Mutationen oder einem horizontalen Gentransfer, kann eine einzelne Spirochäte nicht verschiedene OspC-Typen *in situ* produzieren.

Erst kürzlich wurde gezeigt, dass inter- und intraspezifische Variationen des OspC-Proteins zu stammspezifischen Unterschieden in der Bindung an verschiedene extrazelluläre Matrixkomponenten beitragen, insbesondere Fibronectin und Dermatansulfat [84]. Sequenzvariationen in OspC führen dazu, dass *B. burgdorferi,* verschiedene Organe infiziert, einschließlich der Haut, dem Herz, der Blase und der Gelenke. Im Gegensatz dazu ist das OspC von *B. garinii* nicht in der Lage Dermatansulfat zu binden, was dazu passt, dass *B. garinii* nicht in Gelenken von infizierten Mäusen nachgewiesen werden konnte. Diese Studien führten zu der Erkenntnis, dass OspC eine zentale Rolle für die Adhärenz, den Gewebetropismus und für eine höheren Invasivitä spielt. Außerdem fungiert OspC als Immunevasion-Molekül. Es schützt *B. burgdorferi* in der initialen Phase der Infektion vor einer Antikörper-vermittelten Abtötung, indem es Salp15, ein Zeckenspeichelprotein [7], bindet. Auch verhindert es die Phagozytose durch Makrophagen [85] und interagiert mit der Komplementkomponente C4b [86]. Die Bindung an C4b und die Hemmung des klassischen und Lektinwegs scheint für das kurzfristige Überleben von *B. burgdorferi* im Blutkreislauf wichtig zu sein [86]. Schließlich bindet OspC auch Plasminogen, das zu der aktiven Protease Plasmin aktiviert werden kann und so die Ausbreitung des Bakteriums erleichtert [87]. Die multifunktionale Natur von OspC ist bei *B. burgdorferi* nicht ungewöhnlich; mit einem begrenzten Genom hat das Bakterium eine Vielzahl von Oberflächenproteinen, die mit mehr als einem Bindungspartner interagieren oder gleichzeitig verschiedene

Funktionen innehaben. Die synergistische Wirkung der multi-interagierenden Eigenschaften von OspC führt schließlich zur Immunevasion. Es sollte erwähnt werden, dass verschiedene OspC-Typen mit der Fähigkeit eines Stammes korrelieren, eine Infektion in verschiedenen Säugetieren zu etablieren [88, 89], und so gleichzeitig verschiedene Funktionen innehaben. Darüber hinaus dienen OspC-Proteine als wichtige serologische Marker für die Diagnostik Erkennung von klinischen Manifestationen der Lyme-Borreliose.

3.2.2.2 Vom Wirt abgeleitete Faktoren, die an der Verbreitung von *B. burgdorferi* beteiligt sind

Die Invasion tieferer Gewebe hängt von der Fähigkeit des Pathogens ab, Proteasen zur Degradation der extrazellulären Matrix zu sezernieren, der wichtigsten strukturellen Komponente des Bindegewebes. Dieses faserige Netzwerk besteht aus verschiedenen Molekülen, einschließlich Kollagen, Decorin, Laminin und Fibronectin. Im Gegensatz zu anderen invasiven Pathogenen wie z.B. *Staphylococcus aureus* oder *Streptococcus pyogenes,* fehlen *B. burgdorferi* vollständig proteolytische Proteine, die in der Lage sind, Komponenten der extrazellulären Matrix abzubauen. Um die offensichtlichen Limitationen des Erregers, physikalische Barrieren zu überwinden, nutzt *B. burgdorferi* wirtsspezifische Proteasen, indem eine Reihe von Plasmin(ogen)-bindende Proteinen produziert [2, 11] oder die Expression verschiedener Matrix-Metalloproteinasen (MMPs) induziert werden [90–95]. Die Rekrutierung von Plasminogen aus dem Wirtsblut und die anschließende Aktivierung von oberflächengebundenem Plasmin ermöglicht es *B. burgdorferi,* die endotheliale Matrix des Gefäßsystems zu durchdringen und Komponenten der extrazellulären Matrix zu degradieren, um der adaptiven Immunität des Wirts zu entkommen und in einer schützenden Umgebung zu verweilen [16, 96]. Plasmin ist eine unspezifische Serinprotease, die ein breites Spektrum an enzymatischer Aktivität aufweist und Laminin [12], Fibronectin, Vitronectin, Heparansulfat-Proteoglykane sowie Elastin abbaut und in der Lage ist, die Komplementkomponenten C3 und C5 zu inaktivieren [98]. Plasmin spielt ebenfalls eine wichtige Rolle bei der Aktivierung verschiedener MMPs, einschließlich MMP-1, -3, -9 und -13, die als inaktive Proenzyme von Makrophagen synthetisiert werden [97]. *In vivo*-Studien mit Plasminogen-defizienten Mäusen zeigten, dass Plasmin die Migration von Spirochäten aus dem Zecken-Mitteldarm zu den Speicheldrüsen begünstigt und für eine höhere Spirochätemie in Mäusen verantwortlich ist [99]. Sicherlich beeinflusste Plasmin nicht die Verbreitung von *B. burgdorferi* zu weiter entfernt gelegenen Organen, was darauf hindeutet, dass andere matrixabbauende Proteasen wie MMPs eine Rolle innerhalb des gesamten Infektionsprozesses spielen könnten. Auch andere Zelltypen, einschließlich Keratinozyten, Fibroblasten, Astrozyten, Chondrozyten und PBMCs reagieren *in vitro* mit einer Ausschüttung von Zytokinen und Chemokinen, auf eine Infektion mit *B. burgdorferi* wenn bestimmte MMPs induziert wurden [91, 93, 94, 100–102]. *In vivo*-Studien mit MMP-9 defizienten Mäuse ergaben, dass diese spezielle Protease nicht bei der Disseminiation der Spirochäten beteiligt war [103], was darauf hindeutet, dass andere MMPs mit ähnlichr Substratspezifität den Mangel der jeweiligen Protease kompensieren könnten. Bei Patienten mit Lyme-Arthritis konnten erhöhte Spiegel von MMP-1, -3, -9 und -13 in der Synovialflüssigkeit nachgewiesen werden. Es wird daher vermutet, dass die Aktivierung von MMPs für die irreparablen Schäden am Knorpel nach einer Infektion mit *B. burgdorferi* insbesondere bei Patienten mit einem eher chronischen Verlauf der Lyme-Borreliose verantwortlich ist. Natürlich lassen sich die in *in-vivo*-Studien gewonnenen Erkenntnisse nicht 1:1 auf die Situation beim Menschen übertragen, zeigen jedoch wichtige therapeutische Ansätze auf.

Neben OspC konnte eine Reihe von Proteinen wurde bei *B. burgdorferi* nachgewiesen, die als Liganden für Plasminogeen fungieren [104]. Unter diesen Molekülen wurden die oberflächenexponierten Proteine OspA [105], OspC [106], das 70-kDa Plasminogen-bindende Protein BPBP [107], ErpA, ErpC und ErpP [108, 109]; Erp63 [110]; CspA [109]; CspZ [109]; BBA70 [111] sowie die „moonlighting" zytoplasmatische Protein Enolase [112] als Liganden für diese Serinprotease identifiziert. Die multifunktionalen Eigenschaften dieser Proteine (Tab. 3.1) ermöglichen es Borrelien, sich sofort an den menschlichen Wirt anzupassen, spezifisches Gewebe zu kolonisieren und zu disseminieren, um entfernte Organe zu infizieren. Sie spielen somit eine entscheidende Rolle in der Pathogenese der Lyme-Borreliose.

3.2.3 Immunevasionsfaktoren von *B. burgdorferi*

3.2.3.1 Antigene Variation und das VlsE-System von von B. burgdorferi s.l.

Antigene Variation beschreibt einen molekularen Mechanismus, durch den ein Infektionserreger seine Zusammensetzung der äußeren Oberfläche ändern kann, um eine Immunantwort des Wirts zu umgehen. Für *B. burgdorferi* s.l. ist die antigene Variation des äußeren Oberflächenproteins VlsE essentiell, um die Infektion im Wirt aufrechtzuerhalten [113–119]. Durch das Vls-System sind LB-Spirochäten in der Lage, ein aktives VlsE-Protein durch ein „stilles, inaktives" Oberflächenantigen *in situ* auszutauschen. Dieses System besteht aus etwa 16 *vls*-Kassetten, deren genaue Anzahl je nach Stamm variiert, und einem Expressionslocus, *vlsE*. Alle identifizierten *vls*-Kassetten befinden sich auf demselben Plasmid (lp28–1) in unmittelbarer Nähe, aber in entgegengesetzter Richtung zum aktiven *vlsE*. Zufällige Rekombinationsereignisse mehrerer *vls*-Kassetten, anstatt des gezielten Austausches einzelner definierter *vls*-Kassetten, führt zu zahlreichen neuen *vls*-Sequenzen in den *vlsE*-Expressionsloci individueller Bakterienzellen. Somit führen Rekombinationsereignisse zu Tausenden von einzigartigen exprimierten VlsE-Varianten.

VlsE ist ein 36 KDa Protein und ist durch eine ausgeprägte Immunogenität charakterisiert. Tatsächlich sind diagnostische Tests, die nur das „C6"-Peptid, ein 23 Aminosäuren langes Segment von VlsE, verwenden, weit verbreitet. Wie hilft die große Variabilität von Vls Borrelien dabei, die Immunantwort des Wirts zu umgehen [120–123]? Trotz der gegen das C6-Peptid und anderer, gegen konservierte bzw.

invariable Regionen von VlsE gerichteter Antikörper. Allerdings besitzen diese Antikörper kein bakterizides Potential und führen daher auch zu keiner Abtötung der Borrelien. [120]. Die konservativen, invariablen Regionen von VlsE sind für diese Antikörper unzugänglich, während die variablen Regionen zugänglich bleiben [124, 125]. Daher ermöglicht die antigene Variation des VlsE-Oberflächenproteins dem Bakterium, immer einen Schritt vor der Antikörperantwort des Wirts zu bleiben.

3.2.3.2 Komplementevasion und Komplementregulator-erwerbende Oberflächenproteine (CRASP)

Es ist allgemein bekannt, dass verschiedene Borrelienspezies erheblich in ihrer Anfälligkeit gegenüber menschlichem Serum variieren, was zu einer Einteilung in drei Hauptkategorien auf der Grundlage ihres phänotypischen Erscheinungsbildes nach Serumbehandlung in serumresistente, intermediär serumresistente und serumsensitive Stämme führte. Unter den LB-Spirochäten konten *B. burgdorferi, B. afzelii, B. spielmanii, B. bavariensis, B. mayonii* und *B. japonica* als resistent klassifizier werden, *B. bissettiae* repräsentiert einen intermediär serumresistenten Phänotyp, und *B. garinii, B. valaisiana* sowie *B. lusitaniae* bilden die Gruppe der komplement empfindlichen Spirochäten. Mit Ausnahme von *B. garinii,* einer in Europa beheimateten Borrelienspezies, stimmen die Muster ihrer Serumempfindlichkeit bzw. -resistenz gegenüber Humanserum mit ihrer Pathogenität überein. Wie *B. garinii* als serumempfindliches Bakterium die Wirkung von Komplement überwindet und welche Faktoren zum Überleben im menschlichen Wirt beitragen, ist immer noch ungelöst.

Um die erste Linie der Immunabwehr, insbesondere das menschliche Komplementsystem, zu überwinden, besitzen Borrelien eine Reihe von verschiedenen Oberflächenmolekülen, die gemeinsam als Complement Regulator-Acquiring Surface Protein(s) oder CRASP bezeichnet werden. Diese Proteine binden Komplementregulatoren oder interagieren mit bestimmten Komplementkomponenten, um das Komplementsystem auf verschiedenen Aktivierungsebenen zu beeinflussen oder zu inhibieren (Tab. 3.1) [2, 12–15, 126]. Die Inaktivierung des menschlichen Komplementsystems umfasst hauptsächlich die Rekrutierung von Komplementregulatoren des alternativen Weges wie z.B. Faktor H und das Faktor-ähnliche Protein 1 (FHL-1) [12, 127–129], den Komplementregulator des klassischen Weges, C4b-bindendes Protein [130], sowie die Bindung von Komplementregulatoren der Faktor H-related Proteine FHR-1, FHR-2 und FHR-5 [131, 132], der Komponenten C1r[35], C4b [86] oder des terminalen Weges einschließlich C7, C8 und C9 [133–135]. Während das C4BP-interagierende Protein p43 und ein CD59-ähnliches Molekül, das bisher nicht identifiziert werden konnte, wurden alle anderen mit Komplement interagierenden Proteine, in *in vitro* -Studien funktionell charakterisiert, einschließlich CspA, CspZ, ErpA, ErpC, ErpP, BGA66, BGA71, BBK32 und OspC [35, 36, 86, 131, 133–144] (Tab. 3.1).

Die physiologische Bedeutung von CspA, CspZ, BGA66, BGA71, BBK32, OspC für die Komplementevasion wurde durch Maus- und Vogelinfektionsmodelle und durch die Verwendung genetisch modifizierter Borrelienstämme, die das jeweilige Komplement-interagierende Protein auf der Zelloberfläche produzieren, nachgewiesen [35, 36, 86, 126, 133–135, 137, 141, 142, 145–148]. Die Rolle der Faktor H/FHR-bindenden Proteine für die Komplementevasion ist umstritten. In wieweit diese Moleküle an der Immunabwehr und Pathogenese von Borrelien beteiligt sind, müssen weitere *in vivo*-Studien bestätigen [132, 140].

Obwohl die meisten dieser bisher untersuchten Proteine in *B. burgdorferi* nachgewiesen wurden, konnten auch orthologe Proteine von *B. afzelii, B. spielmanii, B. bavariensis* und *B. mayonii* charakterisiert werden (Tab. 3.1). Daher kann vermutet werden, dass diese humanpathogenen Arten ähnliche oder sogar identische Strategien verfolgen, um dem angeborenen Immunsystem zu entgehen [134, 135, 149–152]. Neuere Studien zeigten eine selektive Funktion von CspA-orthologen Genen in Bezug auf die Wirtsspezifität, da CspA verschiedener Borrelienspezies spezifisch mit Faktor H von verschiedenen Wirten interagieren kann und es den LB-Borrelien ermöglicht, während der Blutmahlzeit im Mitteldarm der saugenden Zecke zu überleben [126, 146]. Daher korreliert die Wirtsspezifität bestimmter Borrelienspezies direkt mit den Faktor-H-Bindungsfähigkeiten von CspA-Varianten und untermauert das Konzept einer Komplement-abhängigen, selektiven Transmission von Spirochäten auf verschiedene Säugetierwirte, die durch ein spezifisches Oberflächenmolekül begründet wird.

3.3 Immunabwehr und Wirtsreaktion

3.3.1 Adaptive Immunität gegenüber *B. burgdorferi* s.l.

3.3.1.1 Rolle der B-Zellen und Antikörperantworten bei Lyme-Borreliose

Borrelia burgdorferi induziert eine starke Antikörperantwort im murinen Wirt, dennoch weisen SCID-Mäuse sowie B-Zell-defiziente Mäuse hohe Spirochätenlasten auf [19]. Diese Daten legen nahe, dass das adaptive Immunsystem eine entscheidende Rolle bei der Kontrolle der Ausbreitung von *B. burgdorferi* s.l. im infizierten Wirt einnimmt. Allerdings haben Borrelien Strategien entwickelt, um die adaptive Immunantwort zu unterlaufen, wodurch die bakterizide Wirkung drastisch herabgesetzt wird.

Obwohl Borrelien eine starke Antikörperproduktion induzieren, ist die Qualität dieser Antikörper in Bezug auf ihre Spezifität gegenüber Borrelienantigene aufgrund der eingeschränkt produzierten Isotypen und der schwachen Bindungsavidität unzureichend. Daher sind die gebildeten Antikörper trotz hoher Konzentration ineffektiv bei der Beseitigung des Pathogens. Hinzu kommt die variable, von äußeren Einflüssen beeinflusste Expression von Zielantigenen, die es Borrelien ermöglichen, sich der adaptiven Immunantwort des Wirts zu entziehen [96, 116, 153, 154].

Normalerweise erfolgt während einer Infektion ein Klassenwechsel vom anfänglichen IgM-Antikörper-Isotyp hin zur IgG-Subklasse. Obwohl bei einer Borrelien-Infektion ein Klassenwechsel stattfindet, wird eine kontinuierliche Produktion von geringaffinem IgM beobachtet [155–157]. Während der Reifung der

Antikörperantwort, erhöht sich die anfängliche Bindungsavidität der Antikörper. Bei einer Infektion mit *B. burgdorferi* erhöht sich diese Bindungsavidität zunächst wie erwartet, fällt dann aber ab [158], was zu einer Population von Antikörpern führt, die weniger effizient *B. burgdorferi* Antigene erkennen.

Aktivierte B-Zellen in Lymphknoten proliferieren schnell und bilden extrafollikuläre Herde und werden zu Plasmablasten. Keimzentren, bestehend aus B-Zellen, CD4+ T-Zellen und follikulären dendritischen Zellen. Diese Zellen sind notwendig für die Affinitätsreifung von Antikörpern und das immunologische Gedächtnis. Bei einer Borrelieninfektion kollabieren jedoch die Keimzentren, zusammen mit einem Verlust von T- und B-Zell-Zonen in sekundären lymphoiden Geweben [156–159]. Das Endergebnis ist, dass keine langanhaltenden Gedächtnisantworten induziert werden, was bedeutet, dass man sich immer wieder mit dem LB-Spirochäten infizieren kann. Dieser Mangel an langanhaltender Immunität hat auch besondere Auswirkungen auf die Impfstoffentwicklung.

3.3.1.2 Rolle der T-Zellen bei Lyme-Borreliose

Angeborene T-Zell-Subsets wie γδ-T-Zellen und NKT-Zellen reagieren auf Lipoproteine oder Lipidantigene, während γδ-T-Zellen die Reifung von dendritischen Zellen induzieren [160–162]. Die Aktivierung von γδ-T-Zellen ist indirekter Natur und hängt von Toll-like-Rezeptoren (TLR) ab [162]. Das Fehlen von NKT-Zellen führt zu einer höheren Spirochätenlast [163]. Beide Subsets tragen zur lokalen Abwehr bei, wobei die Reaktionsfähigkeit auf Borrelienantigene weitgehend auf Vδ1-γδ-T-Zellen beschränkt zu sein scheint, zumindest bei Zellen, die aus Synovialflüssigkeit gewonnen wurden [164]. Die Rolle von αβ-T-Zellen ist weniger eindeutig. Die Tatsache, dass SCID und $rag^{-/-}$ Mäuse eine persistierende Arthritis und Karditis entwickeln, zeigt, dass die adaptive Immunität für die Krankheitsauflösung von entscheidender Bedeutung ist. Experimente legen nahe, dass B-Zellen und pathogenspezifische Antikörper für die Kontrolle von *B. burgdorferi* und die Krankheitsremission notwendig sind [165]. Verschiedene Subsets von αβ-T-Zellen (z. B. CD4+ vs. CD8+) werden zum Ort der Infektion rekrutiert, aktiviert und beeinflussen den Krankheitsverlauf. Allerdings hat das Gleichgewicht von lokalen Th1/Th2-Antworten keinen Einfluss auf die Schwere der Arthritis [166–169]. Daher wird vermutet, dass Th17- und Treg-Zellen eine Rolle spielen und das Gleichgewicht zwischen verschiedene Zelltypen die Schwere oder Remission der Krankheit beeinflusst [170–174] ebenso wie eine Expression bestimmter HLA(humanes Leukozytenantigen)-Moleküle (MHC-Klasse II), die Antigene den T-Zellen präsentieren. Einige dieser HLA-Allele werden mit einer Prädisposition für schwerere Lyme-Arthritis und andere Krankheitsmanifestationen in Verbindung gebracht. HLA-DRB1*04 (DR4) wird mit refraktärer Lyme-Arthritis assoziiert [175–177], während eine kürzliche Studie an lettischen Patienten einen Zusammenhang zwischen dem DRB1*07-Allel und der Lyme-Neuroborreliose fand [178]. Patienten mit dem HLA-DRB1*11(DR11)-Allel neigten zu einer zeitlich schnelleren Remission der arthritischen Symptomatik. Studien mit transgenen Mäusen zeigten, dass das DR11-Allel mit höheren Titern von Anti-*Borrelia*-Antikörpern und einer geringeren Spirochätenlast assoziiert ist, während

Mäuse mit einem DR4-Allel eine entzündlichere Th1-Antwort aufweisen [179]. Diese Daten zeigen die Bedeutung der adaptiven Immunität, insbesondere der B-Zell-Antwort, für die Krankheitsremission und die Infektionskontrolle.

3.3.1.3 Induktion von Zytokinen und anderen Mediatoren

Während des Infektionsprozesses lösten Spirochäten eine starke Wirtsreaktion aus, die mit einer massiven Freisetzung von Zytokinen und proinflammatorischen Mediatoren wie TNF-α, IFN-γ, IL-1β, IL-6, IL-12, IL-17, IL-22 und GM-CSF sowie Chemotaktika CXCL1, CXCL2, CXCL5 und CXCL10 *in vitro* und *in vivo* einhergeht [180–185]. Die Induktion dieser proinflammatorischen Zytokine wird hauptsächlich der Erkennung von von Spirochäten stammenden Lipoproteinen durch die Mustererkennungsrezeptoren (PRRs) auf Monozyten oder Makrophagen zugeschrieben, insbesondere dem Toll-like Rezeptor 2 (TLR2) und dem Nukleotid-bindenden Oligomerisierungsdomäne 2 (NOD2) [185–188]. Paradoxerweise induzieren jedoch verschiedene Zelltypen oder Gewebe einschließlich Synovia, Haut, Lymphknotenzellen, Splenozyten, Gliazellen, Makrophagen, Lymphozyten und dendritische Zellen das antiinflammatorische Zytokin IL-10 als Reaktion auf die Stimulation durch lebende, hitzeinaktivierte Borrelien oder Zelllysate von Spirochäten [184, 189, 190]. Eine Proteomanalyse ergab, dass die durch Borrelien induzierte Stimulation von IL-10 gleichzeitig proinflammatorische Reaktionen von TNF-α, IFN-γ, IL-1β, IL-6, IL-12, IL-18, CCL2, CCL4 und G-CSF moduliert, um die Entzündungsreaktionen zu kontrollieren [191, 192]. Es wird angenommen, dass Spirochäten den von ihnen selbst induzierten Entzündungsprozess durch die Stimulation der IL-10-Produktion kontrollieren und dadurch die Infektionslast und den Krankheitsverlauf beeinträchtigen [193]. Die *in vitro* aufgrund einer, durch LB-Borrelien induzierten Entzündungsreaktion spiegelt wahrscheinlich das Geschehen wider, was bei Hautläsionen von Patienten mit Erythema migrans, Synovialflüssigkeit von Patienten mit Lyme-Arthritis oder Entzündungen im ZNS von Patienten mit Neuroborreliose beobachtet werden kann. Anscheinend sind IL-6 und IFN-γ die dominanten Zytokine, die von bestimmten Zelltypen als Reaktion auf eine Borrelien-Infektion freigesetzt werden.

3.3.1.4 Erkennung von Borrelien durch menschliche Wirtszellen

Das Erkennen von Spirochäten durch das angeborene Immunsystem des Wirts spielt eine entscheidende Rolle in der initialen Phase der Infektion, um die Bakterien aus dem Blutkreislauf und infizierten Geweben zu eliminieren [18, 194, 195]. Borrelien werden dabei von verschiedenen Zelltypen des angeborenen Immunsystems erkannt, einschließlich Monozyten, Makrophagen, dendritischen Zellen, polymorphkernigen Zellen (PMNs), natürlichen Killerzellen (NK-Zellen) und NK-T-Zellen. Das geschieht hauptsächlich über Toll-like-Rezeptoren (TLR), die durch spezifische pathogenassoziierte molekulare Muster (PAMPS) aktiviert werden und während der Phagozytose freigesetzt werden [196, 197]. Das Zusammenspiel zwischen mikrobiellen PAMPS und TLRs geht einher mit der Induktion spezifischer entzündlicher Signalwege, die zur Freisetzung verschiedener Zytokine führen (siehe Abschn. 3.3.1.4) (Abb. 3.2). Unter den TLRs werden heterodimere

Komplexe, die durch TLR1 und TLR2 gebildet werden, durch Lipoproteine aktiviert, während TLR7 und TLR8 eine zentrale Rolle bei der Erkennung von ssRNA und dsDNA spielen und TLR5 als Rezeptor für Flagellin fungiert. Bemerkenswert ist, dass die durch Lipoproteine vermittelte Stimulation von TLR2 eine Herunterregulierung von TLR5 bewirkt, was darauf hinweist, dass verschiedene bakterielle Stimuli die Expression verschiedener TLRs beeinflussen [198].

Die hämatogene Ausbreitung der Borrelien über den Kreislauf beinhaltet auch die Aktivierung bestimmter Adhäsionsmoleküle wie z.B. E-Selektin, VCAM-1, ICAM-1 und VLA-4 durch Endothelzellen und die Hochregulation von IL-8, die für die Transmigration von Makrophagen, Monozyten, Neutrophilen und T-Zellen zur Bekämpfung der hämatogen eindringenden Spirochäten notwendig ist, wie durch *in-vitro*-Assays mit humanen HUVEC als Modellsystem gezeigt wurde [199, 200]. Im Vergleich zu Th2-Zellen werden Th1-Zellen, die IFN-γ freisetzen, bevorzugt induziert, aber die gleichzeitige Produktion von IL-10 könnte, wie oben erwähnt, den initialen Entzündungsprozess beeinflussen. Trotz der verfügbaren Daten ist es nicht vollständig klar, wie stark wirtsadaptierte Spirochäten das Endothel *in vivo* aktivieren, aber es wird angenommen, dass TLRs eine zentrale Rolle bei der Entzündungsantwort bzw. der Signalgebung spielt. Sollten bei der Erkennung eindringender Borrelien zusätzliche TLR-unabhängige Wege eine Rolle bei der Eradiktation spielen, dann scheinen diese Mechanismen nur eine geringe Wirkung zu erzielen, wenn sie alleine aktiviert werden.

Primäre menschliche Mikroglia, die mit *B. burgdorferi* behandelt wurden, zeigten eine erhöhte Expression von Mustererkennungsrezeptoren und Genen, die bekanntermaßen an der Umgestaltung des Zytoskeletts und der Phagozytose beteiligt sind, einschließlich MARCO, SCARB1, PLA2, PLD2, CD14 und TLR3. Diese

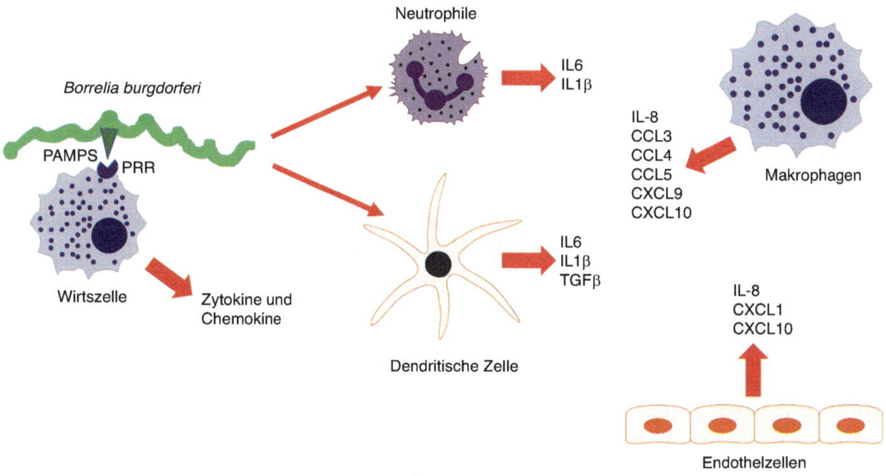

Abb. 3.2 Angeborene Immunantworten auf Infektionen mit *Borrelia-burgdorferi*-s.l.. *IL* Interleukin, *PAMP* Pathogen-assoziierte molekulare Muster, *PRR* Mustererkennungsrezeptoren, *TGF* Transforming Growth Factor, *TLR* Toll-like-Rezeptor

Daten deuten auch darauf hin, dass *B. burgdorferi* mit der Zelloberfläche von primären menschlichen Mikroglia interagiert und möglicherweise nach dieser ersten Interaktion internalisiert wird. Darüber hinaus induzieren Zelllysate von *B. burgdorferi* eine deutlich größere entzündliche Reaktion als lebende Bakterien [181].

Es ist erwähnenswert, dass die Mehrheit der durchgeführten Studien an Mäusen durchgeführt wurden, die eine Defizienz in bestimmten Genen aufwiesen und an der Pathogenerkennung beteiligt sind (TLR2, CD14, MyD88, CD1), sowie an B-Zell-defizienten Mäusen, z. B. SCID-Mäusen. Obwohl diese Studien viele Informationen über die Immunantworten und die beteiligten Signalwege lieferten, lassen sich viele klinische Aspekte der Lyme-Borreliose nicht erklären. Zum Beispiel entwickeln Mäuse nie Hautmanifestationen wie das Erythema migrans oder eine Acrodermatitis chronica atrophicans. Mäuse entwickeln auch keine periphere oder zentrale neurologische Systembeteiligung, die mit einer Meningoradikuloneuritis (Garin-Bujadoux-Bannwarth-Syndrom), Hirnnervenlähmungen oder progressiver Neuroborreliose einhergeht. Auch die Pathologie der Lyme-Arthritis unterscheidet sich zwischen Menschen und Mäusen, wobei späte Manifestationen bei Menschen häufiger sind als bei Mäusen. Bei Menschen kann die Lyme-Arthritis in zwei Formen unterschieden werden: eine akute und eine protrahierte Form, die einer rheumatoiden Arthritis ähnelt [201]. Eine Infektion des Herzens, die zur Karditis führen kann, wird häufiger bei Mäusen beobachtet, während bei Menschen internistische Manifestationen einschließlich der Endokarditis oder einer Hepatitis sehr selten auftreten; eine Infektion des Auges (Chorioretinitis, Uveitis) wurde nie im murinen Wirt beobachtet. Im Gegensatz dazu kolonisieren disseminierte Spirochäten häufig die Milz, die Nieren und die Ohren innerhalb kurzer Zeit bei infizierten Mäusen. Trotz der offensichtlichen Nachteile hat das Mausmodell der Lyme-Borreliose wichtige Informationen über die Komplexität der Wirtsreaktionen und die Vielzahl der beteiligten Faktoren, Aktivatoren, Liganden, Rezeptoren und Signalwege bei einer Spirochäteninfektion geliefert.

3.3.1.5 Andauernde Infektion von *Borrelia* und Post-Lyme-Krankheitssyndrom

Eine persistierende Infektion impliziert einen aktiven Prozess der Infektion, Reinfektion und anschließenden Invasion, in denen Spirochäten trotz der angeborenen und adaptiven Immunantwort auf unkontrollierte Weise überleben können. Tatsächlich haben Borrelien ausgeklügelte Strategien entwickelt, um die angeborene und erworbene Immunität erfolgreich zu überwinden (wie in Abschn. 3.2.3 diskutiert), während Wirtszellen gleichzeitig vielfältige Mechanismen aktivieren, um Erreger zu kontrollieren und zu eliminieren. *In vitro* sowie Infektionsstudien haben gezeigt, dass eine Spirochäteninfektion gut durch die angeborenen und erworbenen Abwehrmechanismen des Wirts kontrolliert werden kann. Weder Phagozytose noch Komplement noch spezifische Antikörper allein sind in der Lage, Borrelien vollständig aus dem Kreislauf zu eliminieren und die Erregerlast im Gewebe auf ein nicht nachweisbares Niveau zu reduzieren. Im Mausmodell hat sich gezeigt, dass eine gezielte Antikörperantwort Spirochäten nicht aus dem Kreislauf eliminieren konnte und die Kolonisierung nicht verhinderte, höchstwahrscheinlich aufgrund von intrinsischen Mechanismen, die Borrelien entwickelt haben, z. B. antigen Varianten und variable Expression von Antigenen, sowie durch aktive Mechanismen, die die Immunantwort des Wirts negativ beeinflussen oder sogar unterdrücken oder durch Immunoexklusion, die die Unterdrückung der Rekrutierung von Entzündungszellen und Erkennung des Pathogens verhindert [202]. Im Gegensatz zu den in Infektionsstudien bei antibiotikabehandelten Mäusen berichteten Ergebnissen, lassen langfristig ausgelegte klinische Nachbeobachtungsstudien keine Hinweise für lebensfähige LB-Borrelien nach Antibiotikabehandlung erkennen [203–207].

3.3.1.6 Kandidaten für die Entwicklung eines Impfstoffs gegen die Lyme-Borreliose

Seit der erste lizenzierte OspA-basierte Impfstoff gegen Lyme-Borreliose, LYMERrix, im Februar 2002 in den USA offiziell vom Hersteller SmithKline Becham vom Markt genommen wurde, wurde bisher kein weiterer Impfstoff zugelassen, obwohl es überzeugende Gründe für die Entwicklung einer sichereren und effizienteren Vakzine gibt. Aufgrund der phylogenetischen Vielfalt der 6 Genospezies *(B. burgdorferi, B. afzelii, B. garinii, B. bavariensis, B. spielmanii* und *B. mayonii)* und der Heterogenität der vielversprechendsten Kandidaten (z. B. OspA, OspC, DbpA, OspE, BBK32), stellt die Entwicklung eines Impfstoffs der zweiten Generation eine große Herausforderung dar. Derzeitige Untersuchungen konzentrierten sich entweder auf die Kombination von rekombinanten Proteinen (eine Zweifachkombination aus OspA und DbpA oder eine Dreifachkombination aus OspC, BBK32 und DbpA), um die schützende Wirkung eines einzelnen Proteins zu verstärken [208–210], oder auf einen chimären OspA- und OspC-basierten Impfstoff [211, 212]. Präklinische Studien zeigten einen breiten Schutz dieser Impfstoffe der zweiten Generation, aber bisher wurde keine Phase-III-Multizenterstudie berichtet. Die größte Herausforderung ist es, eine Vakzine auf den globalen Markt zu bringen, die nicht wie bei LYMErix, dem Impfstoff der ersten Generation, gleiche oder ähnliche Nebenwirkungen und Lücken aufweist. Es kann jedoch davon ausgegangen werden, dass in wenigen Jahren ein wirkungsvoller Impfstoff zur Verfügung stehen wird [213].

Literatur

1. Radolf JD, Caimano MJ, Stevenson B, Hu LT. Of ticks, mice and men: understanding the dual-host lifestyle of Lyme disease spirochaetes. Nat Rev Microbiol. 2012;10(2):87–99. https://doi.org/10.1038/nrmicro2714.
2. Coburn J, Garcia B, Hu LT, Jewett MW, Kraiczy P, Norris SJ, et al. Lyme disease pathogenesis. Curr Issues Mol Biol. 2021;42:473–518. https://doi.org/10.21775/cimb.042.473.
3. de Taeye SW, Kreuk L, van Dam AP, Hovius JW, Schuijt TJ. Complement evasion by *Borrelia burgdorferi*: it takes three to tango. Trends Parasitol. 2013;29(3):119–28. https://doi.org/10.1016/j.pt.2012.12.001.

4. Mason LM, Veerman CC, Geijtenbeek TB, Hovius JW. Menage a trois: *Borrelia*, dendritic cells, and tick saliva interactions. Trends Parasitol. 2014;30(2):95–103. https://doi.org/10.1016/j.pt.2013.12.003.
5. de la Fuente J, Antunes S, Bonnet S, Cabezas-Cruz A, Domingos AG, Estrada-Pena A, et al. Tick-pathogen interactions and vector competence: identification of molecular drivers for tick-borne diseases. Front Cell Infect Microbiol. 2017;7:114. https://doi.org/10.3389/fcimb.2017.00114.
6. Hovius JW, Levi M, Fikrig E. Salivating for knowledge: potential pharmacological agents in tick saliva. PLoS Med. 2008;5(2):e43.
7. Ramamoorthi N, Narasimhan S, Pal U, Bao F, Yang XF, Fish D, et al. The Lyme disease agent exploits a tick protein to infect the mammalian host. Nature. 2005;436(7050):573–7.
8. Charon NW, Goldstein SF. Genetics of motility and chemotaxis of a fascinating group of bacteria: the spirochetes. Annu Rev Genet. 2002;36:47–73.
9. Moriarty TJ, Norman MU, Colarusso P, Bankhead T, Kubes P, Chaconas G. Real-time high resolution 3D imaging of the Lyme disease spirochete adhering to and escaping from the vasculature of a living host. PLoS Pathog. 2008;4(6):e1000090.
10. Norman MU, Moriarty TJ, Dresser AR, Millen B, Kubes P, Chaconas G. Molecular mechanisms involved in vascular interactions of the Lyme disease pathogen in a living host. PLoS Pathog. 2008;4(10):e1000169.
11. Brissette CA, Gaultney RA. That's my story, and I'm sticking to it--an update on *B. burgdorferi* adhesins. Front Cell Infect Microbiol. 2014;4:41. https://doi.org/10.3389/fcimb.2014.00041.
12. Kraiczy P. Hide and seek: how Lyme disease spirochetes overcome complement attack. Front Immunol. 2016;7:385. https://doi.org/10.3389/fimmu.2016.00385.
13. Skare JT, Garcia BL. Complement evasion by Lyme disease spirochetes. Trends Microbiol. 2020;28(11):889–99. https://doi.org/10.1016/j.tim.2020.05.004.
14. Anderson C, Brissette CA. The brilliance of *Borrelia*: mechanisms of host immune evasion by Lyme disease-causing spirochetes. Pathogens. 2021;10(3) https://doi.org/10.3390/pathogens10030281.
15. Dulipati V, Meri S, Panelius J. Complement evasion strategies of *Borrelia burgdorferi* sensu lato. FEBS Lett. 2020;594(16):2645–56. https://doi.org/10.1002/1873-3468.13894.
16. Cabello FC, Godfrey HP, Newman SA. Hidden in plain sight: *Borrelia burgdorferi* and the extracellular matrix. Trends Microbiol. 2007;15(8):350–4. https://doi.org/10.1016/j.tim.2007.06.003.
17. Steere AC, Klitz W, Drouin EE, Falk BA, Kwok WW, Nepom GT, et al. Antibiotic-refractory Lyme arthritis is associated with HLA-DR molecules that bind a *Borrelia burgdorferi* peptide. J Exp Med. 2006;203(4):961–71. https://doi.org/10.1084/jem.20052471.
18. Barthold SW, Sidman CL, Smith AL. Lyme borreliosis in genetically resistant and susceptible mice with severe combined immunodeficiency. Am J Trop Med Hyg. 1992;47:605–13.
19. McKisic MD, Barthold SW. T-cell-independent responses to *Borrelia burgdorferi* are critical for protective immunity and resolution of Lyme disease. Infect Immun. 2000;68(9):5190–7.
20. Caine JA, Coburn J. Multifunctional and redundant roles of *Borrelia burgdorferi* outer surface proteins in tissue adhesion, colonization, and complement evasion. Front Immunol. 2016;7:442. https://doi.org/10.3389/fimmu.2016.00442.
21. Norris SJ, Coburn J, Leong JM, Hu LT, Höök M. Pathobiology of Lyme disease *Borrelia*. In: Samuels DS, Radolf JD, hrsg. *Borrelia*: molecular biology, host interaction and pathogenesis. Norfolk: Caister Academic Press; 2010. S. 299–331.
22. Coburn J, Fischer JR, Leong JM. Solving a sticky problem: new genetic approaches to host cell adhesion by the Lyme disease spirochete. Mol Microbiol. 2005;57(5):1182–95. https://doi.org/10.1111/j.1365-2958.2005.04759.x.
23. Coburn J, Leong J, Chaconas G. Illuminating the roles of the *Borrelia burgdorferi* adhesins. Trends Microbiol. 2013;21(8):372–9. https://doi.org/10.1016/j.tim.2013.06.005.

24. Parveen N, Robbins D, Leong JM. Strain variation in glycosaminoglycan recognition influences cell-type-specific binding by Lyme disease spirochetes. Infect Immun. 1999;67(4):1743–9.
25. Leong JM, Robbins D, Rosenfeld L, Lahiri B, Parveen N. Structural requirements for glycosaminoglycan recognition by the Lyme disease spirochete, *Borrelia burgdorferi*. Infect Immun. 1998;66(12):6045–8.
26. Probert WS, Johnson BJ. Identification of a 47 kDa fibronectin-binding protein expressed by *Borrelia burgdorferi* isolate B31. Mol Microbiol. 1998;30(5):1003–15.
27. Probert WS, Kim JH, Hook M, Johnson BJ. Mapping the ligand-binding region of *Borrelia burgdorferi* fibronectin-binding protein BBK32. Infect Immun. 2001;69(6):4129–33. https://doi.org/10.1128/IAI.69.6.4129-4133.2001.
28. Lin YP, Chen Q, Ritchie JA, Dufour NP, Fischer JR, Coburn J, et al. Glycosaminoglycan binding by *Borrelia burgdorferi* adhesin BBK32 specifically and uniquely promotes joint colonization. Cell Microbiol. 2015;17(6):860–75. https://doi.org/10.1111/cmi.12407.
29. Raibaud S, Schwarz-Linek U, Kim JH, Jenkins HT, Baines ER, Gurusiddappa S, et al. *Borrelia burgdorferi* binds fibronectin through a tandem beta-zipper, a common mechanism of fibronectin binding in staphylococci, streptococci, and spirochetes. J Biol Chem. 2005;280(19):18803–9. https://doi.org/10.1074/jbc.M501731200.
30. Kim JH, Singvall J, Schwarz-Linek U, Johnson BJ, Potts JR, Hook M. BBK32, a fibronectin binding MSCRAMM from *Borrelia burgdorferi*, contains a disordered region that undergoes a conformational change on ligand binding. J Biol Chem. 2004;279(40):41706–14. https://doi.org/10.1074/jbc.M401691200.
31. Li X, Liu X, Beck DS, Kantor FS, Fikrig E. *Borrelia burgdorferi* lacking BBK32, a fibronectin-binding protein, retains full pathogenicity. Infect Immun. 2006;74(6):3305–13. https://doi.org/10.1128/IAI.02035-05.
32. Seshu J, Esteve-Gassent MD, Labandeira-Rey M, Kim JH, Trzeciakowski JP, Hook M, et al. Inactivation of the fibronectin-binding adhesin gene bbk32 significantly attenuates the infectivity potential of *Borrelia burgdorferi*. Mol Microbiol. 2006;59(5):1591–601. https://doi.org/10.1111/j.1365-2958.2005.05042.x.
33. Hyde JA, Weening EH, Chang M, Trzeciakowski JP, Hook M, Cirillo JD, et al. Bioluminescent imaging of *Borrelia burgdorferi* in vivo demonstrates that the fibronectin-binding protein BBK32 is required for optimal infectivity. Mol Microbiol. 2011;82(1):99–113. https://doi.org/10.1111/j.1365-2958.2011.07801.x.
34. Moriarty TJ, Shi M, Lin YP, Ebady R, Zhou H, Odisho T, et al. Vascular binding of a pathogen under shear force through mechanistically distinct sequential interactions with host macromolecules. Mol Microbiol. 2012;86(5):1116–31. https://doi.org/10.1111/mmi.12045.
35. Garcia BL, Zhi H, Wager B, Hook M, Skare JT. *Borrelia burgdorferi* BBK32 inhibits the classical pathway by blocking activation of the C1 complement complex. PLoS Pathog. 2016;12(1):e1005404. https://doi.org/10.1371/journal.ppat.1005404.
36. Xie J, Zhi H, Garrigues RJ, Keightley A, Garcia BL, Skare JT. Structural determination of the complement inhibitory domain of *Borrelia burgdorferi* BBK32 provides insight into classical pathway complement evasion by Lyme disease spirochetes. PLoS Pathog. 2019;15(3):e1007659. https://doi.org/10.1371/journal.ppat.1007659.
37. Fikrig E, Feng W, Barthold SW, Telford SR 3rd, Flavell RA. Arthropod- and host-specific *Borrelia burgdorferi* bbk32 expression and the inhibition of spirochete transmission. J Immunol. 2000;164(10):5344–51.
38. Suk K, Das S, Sun W, Jwang B, Barthold SW, Flavell RA, et al. *Borrelia burgdorferi* genes selectively expressed in the infected host. Proc Natl Acad Sci U S A. 1995;92(10):4269–73.
39. Danielson KG, Baribault H, Holmes DF, Graham H, Kadler KE, Iozzo RV. Targeted disruption of decorin leads to abnormal collagen fibril morphology and skin fragility. J Cell Biol. 1997;136(3):729–43.
40. Keene DR, San Antonio JD, Mayne R, McQuillan DJ, Sarris G, Santoro SA, et al. Decorin binds near the C terminus of type I collagen. J Biol Chem. 2000;275(29):21801–4. https://doi.org/10.1074/jbc.C000278200.

41. Zhang G, Ezura Y, Chervoneva I, Robinson PS, Beason DP, Carine ET, et al. Decorin regulates assembly of collagen fibrils and acquisition of biomechanical properties during tendon development. J Cell Biochem. 2006;98(6):1436–49. https://doi.org/10.1002/jcb.20776.
42. Guo BP, Norris SJ, Rosenberg LC, Hook M. Adherence of *Borrelia burgdorferi* to the proteoglycan decorin. Infect Immun. 1995;63(9):3467–72.
43. Guo BP, Brown EL, Dorward DW, Rosenberg LC, Hook M. Decorin-binding adhesins from *Borrelia burgdorferi*. Mol Microbiol. 1998;30(4):711–23.
44. Leong JM, Wang H, Magoun L, Field JA, Morrissey PE, Robbins D, et al. Different classes of proteoglycans contribute to the attachment of *Borrelia burgdorferi* to cultured endothelial and brain cells. Infect Immun. 1998;66(3):994–9.
45. Shi Y, Xu Q, Seemanapalli SV, McShan K, Liang FT. The dbpBA locus of *Borrelia burgdorferi* is not essential for infection of mice. Infect Immun. 2006;74(11):6509–12. https://doi.org/10.1128/IAI.00740-06.
46. Shi Y, Xu Q, Seemanaplli SV, McShan K, Liang FT. Common and unique contributions of decorin-binding proteins a and B to the overall virulence of *Borrelia burgdorferi*. PLoS One. 2008;3(10):e3340. https://doi.org/10.1371/journal.pone.0003340.
47. Shi Y, Xu Q, McShan K, Liang FT. Both decorin-binding proteins a and B are critical for the overall virulence of *Borrelia burgdorferi*. Infect Immun. 2008;76(3):1239–46. https://doi.org/10.1128/IAI.00897-07.
48. Weening EH, Parveen N, Trzeciakowski JP, Leong JM, Hook M, Skare JT. *Borrelia burgdorferi* lacking DbpBA exhibits an early survival defect during experimental infection. Infect Immun. 2008;76(12):5694–705. https://doi.org/10.1128/IAI.00690-08.
49. Blaho VA, Zhang Y, Hughes-Hanks JM, Brown CR. 5-lipoxygenase-deficient mice infected with *Borrelia burgdorferi* develop persistent arthritis. J Immunol. 2011;186(5):3076–84. https://doi.org/10.4049/jimmunol.1003473.
50. Benoit VM, Fischer JR, Lin YP, Parveen N, Leong JM. Allelic variation of the Lyme disease spirochete adhesin DbpA influences spirochetal binding to decorin, dermatan sulfate, and mammalian cells. Infect Immun. 2011;79(9):3501–9. https://doi.org/10.1128/IAI.00163-11.
51. Lin T, Troy EB, Hu LT, Gao L, Norris SJ. Transposon mutagenesis as an approach to improved understanding of *Borrelia* pathogenesis and biology. Front Cell Infect Microbiol. 2014;4:63. https://doi.org/10.3389/fcimb.2014.00063.
52. Schulte-Spechtel U, Fingerle V, Goettner G, Rogge S, Wilske B. Molecular analysis of decorin-binding protein A (DbpA) reveals five major groups among European *Borrelia burgdorferi* sensu lato strains with impact for the development of serological assays and indicates lateral gene transfer of the *dbpA* gene. Int J Med Microbiol. 2006;296(Suppl 40):250–66. https://doi.org/10.1016/j.ijmm.2006.01.006.
53. Leong JM, Morrissey PE, Ortega-Barria E, Pereira ME, Coburn J. Hemagglutination and proteoglycan binding by the Lyme disease spirochete, *Borrelia burgdorferi*. Infect Immun. 1995;63(3):874–83.
54. Parveen N, Leong JM. Identification of a candidate glycosaminoglycan-binding adhesin of the Lyme disease spirochete *Borrelia burgdorferi*. Mol Microbiol. 2000;35(5):1220–34.
55. Parveen N, Cornell KA, Bono JL, Chamberland C, Rosa P, Leong JM. Bgp, a secreted glycosaminoglycan-binding protein of *Borrelia burgdorferi* strain N40, displays nucleosidase activity and is not essential for infection of immunodeficient mice. Infect Immun. 2006;74(5):3016–20. https://doi.org/10.1128/IAI.74.5.3016-3020.2006.
56. Coburn J, Leong JM, Erban JK. Integrin alpha IIb beta 3 mediates binding of the Lyme disease agent *Borrelia burgdorferi* to human platelets. Proc Natl Acad Sci U S A. 1993;90(15):7059–63.
57. Coburn J, Cugini C. Targeted mutation of the outer membrane protein P66 disrupts attachment of the Lyme disease agent, *Borrelia burgdorferi*, to integrin alphavbeta3. Proc Natl Acad Sci U S A. 2003;100(12):7301–6. https://doi.org/10.1073/pnas.1131117100.
58. Ristow LC, Bonde M, Lin YP, Sato H, Curtis M, Wesley E, et al. Integrin binding by *Borrelia burgdorferi* P66 facilitates dissemination but is not required for infectivity. Cell Microbiol. 2015;17(7):1021–36. https://doi.org/10.1111/cmi.12418.

59. Kumar D, Ristow LC, Shi M, Mukherjee P, Caine JA, Lee WY, et al. Intravital imaging of vascular transmigration by the Lyme spirochete: requirement for the integrin binding residues of the *B. burgdorferi* P66 protein. PLoS Pathog. 2015;11(12):e1005333. https://doi.org/10.1371/journal.ppat.1005333.
60. Antonara S, Chafel RM, LaFrance M, Coburn J. *Borrelia burgdorferi* adhesins identified using in vivo phage display. Mol Microbiol. 2007;66(1):262–76. https://doi.org/10.1111/j.1365-2958.2007.05924.x.
61. Skare JT, Mirzabekov TA, Shang ES, Blanco DR, Erdjument-Bromage H, Bunikis J, et al. The Oms66 (p66) protein is a *Borrelia burgdorferi* porin. Infect Immun. 1997;65(9):3654–61.
62. Bunikis J, Noppa L, Ostberg Y, Barbour AG, Bergstrom S. Surface exposure and species specificity of an immunoreactive domain of a 66-kilodalton outer membrane protein (P66) of the *Borrelia* spp. that cause Lyme disease. Infect Immun. 1996;64(12):5111–6.
63. Brissette CA, Bykowski T, Cooley AE, Bowman A, Stevenson B. *Borrelia burgdorferi* RevA antigen binds host fibronectin. Infect Immun. 2009;77(7):2802–12. https://doi.org/10.1128/IAI.00227-09.
64. Carroll JA, El-Hage N, Miller JC, Babb K, Stevenson B. *Borrelia burgdorferi* RevA antigen is a surface-exposed outer membrane protein whose expression is regulated in response to environmental temperature and pH. Infect Immun. 2001;69:5286–93.
65. Gilmore RD Jr, Mbow ML. A monoclonal antibody generated by antigen inoculation via tick bite is reactive to the *Borrelia burgdorferi* rev protein, a member of the 2.9 gene family locus. Infect Immun. 1998;66:980–6.
66. Mbow ML, Gilmore RD, Jr., , Stevenson B, Golde WT, Piesman J, Johnson BJB. *Borrelia burgdorferi*-specific monoclonal antibodies derived from mice primed with Lyme disease spirochete-infected *Ixodes scapularis* ticks. Hybrid Hybridomics 2002;21:179–182.
67. Brissette CA, Rossmann E, Bowman A, Cooley AE, Riley SP, Hunfeld KP, et al. The borrelial fibronectin-binding protein RevA is an early antigen of human Lyme disease. Clin Vaccine Immunol. 2010;17(2):274–80. https://doi.org/10.1128/CVI.00437-09.
68. Byram R, Gaultney RA, Floden AM, Hellekson C, Stone BL, Bowman A, et al. *Borrelia burgdorferi* RevA significantly affects pathogenicity and host response in the mouse model of Lyme disease. Infect Immun. 2015;83(9):3675–83. https://doi.org/10.1128/IAI.00530-15.
69. Colognato H, Yurchenco PD. Form and function: the laminin family of heterotrimers. Dev Dyn. 2000;218(2):213–34. https://doi.org/10.1002/(SICI)1097-0177(200006)218:2<213::AID-DVDY1>3.0.CO;2-R.
70. Brissette CA, Verma A, Bowman A, Cooley AE, Stevenson B. The *Borrelia burgdorferi* outer-surface protein ErpX binds mammalian laminin. Microbiology. 2009;155(Pt 3):863–72. https://doi.org/10.1099/mic.0.024604-0.
71. Bencurova E, Gupta SK, Oskoueian E, Bhide M, Dandekar T. Omics and bioinformatics applied to vaccine development against *Borrelia*. Mol Omics. 2018;14(5):330–40. https://doi.org/10.1039/c8mo00130h.
72. Simpson WJ, Schrumpf ME, Schwan TG. Reactivity of human Lyme borreliosis sera with a 39-kilodalton antigen specific to *Borrelia burgdorferi*. J Clin Microbiol. 1990;28(6):1329–37.
73. Verma A, Brissette CA, Bowman A, Stevenson B. *Borrelia burgdorferi* BmpA is a laminin-binding protein. Infect Immun. 2009;77(11):4940–6. https://doi.org/10.1128/IAI.01420-08.
74. Pal U, Wang P, Bao F, Yang X, Samanta S, Schoen R, et al. *Borrelia burgdorferi* basic membrane proteins a and B participate in the genesis of Lyme arthritis. J Exp Med. 2008;205(1):133–41. https://doi.org/10.1084/jem.20070962.
75. Aguero-Rosenfeld ME, Nowakowski J, McKenna DF, Carbonaro CA, Wormser GP. Serodiagnosis in early Lyme disease. J Clin Microbiol. 1993;31(12):3090–5.
76. Wormser GP. Clinical practice. Early Lyme disease. N Engl J Med. 2006;354(26):2794–801. https://doi.org/10.1056/NEJMcp061181.

77. Bista S, Singh P, Bernard Q, Yang X, Hart T, Lin YP, et al. A novel laminin-binding protein mediates microbial-endothelial cell interactions and facilitates dissemination of Lyme disease pathogens. J Infect Dis. 2020;221(9):1438–47. https://doi.org/10.1093/infdis/jiz626.
78. Shrestha B, Kenedy MR, Akins DR. Outer membrane proteins BB0405 and BB0406 are immunogenic, but only BB0405 is required for *Borrelia burgdorferi* infection. Infect Immun. 2017;85(2) https://doi.org/10.1128/IAI.00803-16.
79. Stewart PE, Wang X, Bueschel DM, Clifton DR, Grimm D, Tilly K, et al. Delineating the requirement for the *Borrelia burgdorferi* virulence factor OspC in the mammalian host. Infect Immun. 2006;74(6):3547–53.
80. Mbow ML, Gilmore RD Jr, Titus RG. An OspC-specific monoclonal antibody passively protects mice from tick-transmitted infection by *Borrelia burgdorferi* B31. Infect Immun. 1999;67(10):5470–2.
81. Tilly K, Bestor A, Jewett MW, Rosa P. Rapid clearance of Lyme disease spirochetes lacking OspC from skin. Infect Immun. 2007;75(3):1517–9. https://doi.org/10.1128/IAI.01725-06.
82. Embers ME, Alvarez X, Ooms T, Philipp MT. The failure of immune response evasion by linear plasmid 28-1-deficient *Borrelia burgdorferi* is attributable to persistent expression of an outer surface protein. Infect Immun. 2008;76(9):3984–91. https://doi.org/10.1128/IAI.00387-08.
83. Liang FT, Nelson FK, Fikrig E. Molecular adaptation of *Borrelia burgdorferi* in the murine host. J Exp Med. 2002;196(2):275–80.
84. Lin YP, Tan X, Caine JA, Castellanos M, Chaconas G, Coburn J, et al. Strain-specific joint invasion and colonization by Lyme disease spirochetes is promoted by outer surface protein C. PLoS Pathog. 2020;16(5):e1008516. https://doi.org/10.1371/journal.ppat.1008516.
85. Carrasco SE, Troxell B, Yang Y, Brandt SL, Li H, Sandusky GE, et al. Outer surface protein OspC is an antiphagocytic factor that protects *Borrelia burgdorferi* from phagocytosis by macrophages. Infect Immun. 2015;83(12):4848–60. https://doi.org/10.1128/IAI.01215-15.
86. Caine JA, Lin YP, Kessler JR, Sato H, Leong JM, Coburn J. *Borrelia burgdorferi* outer surface protein C (OspC) binds complement component C4b and confers bloodstream survival. Cell Microbiol. 2017; https://doi.org/10.1111/cmi.12786.
87. Onder O, Humphrey PT, McOmber B, Korobova F, Francella N, Greenbaum DC, et al. OspC is potent plasminogen receptor on surface of *Borrelia burgdorferi*. J Biol Chem. 2012;287(20):16860–8. https://doi.org/10.1074/jbc.M111.290775.
88. Vuong HB, Canham CD, Fonseca DM, Brisson D, Morin PJ, Smouse PE, et al. Occurrence and transmission efficiencies of *Borrelia burgdorferi ospC* types in avian and mammalian wildlife. Infect Genet Evol. 2014;27:594–600. https://doi.org/10.1016/j.meegid.2013.12.011.
89. Barbour AG, Travinsky B. Evolution and distribution of the ospC gene, a transferable serotype determinant of *Borrelia burgdorferi*. MBio. 2010;1(4) https://doi.org/10.1128/mBio.00153-10.
90. Coleman JL, Gebbia JA, Benach JL. *Borrelia burgdorferi* and other bacterial products induce expression and release of the urokinase receptor (CD87). J Immunol. 2001;166(1):473–80.
91. Gebbia JA, Coleman JL, Benach JL. *Borrelia spirochetes* upregulate release and activation of matrix metalloproteinase gelatinase B (MMP-9) and collagenase 1 (MMP-1) in human cells. Infect Immun. 2001;69(1):456–62. https://doi.org/10.1128/IAI.69.1.456-462.2001.
92. Klempner MS, Noring R, Epstein MP, McCloud B, Hu R, Limentani SA, et al. Binding of human plasminogen and urokinase-type plasminogen activator to the Lyme disease spirochete, *Borrelia burgdorferi*. J Infect Dis. 1995;171(5):1258–65.
93. Behera AK, Hildebrand E, Scagliotti J, Steere AC, Hu LT. Induction of host matrix metalloproteinases by *Borrelia burgdorferi* differs in human and murine Lyme arthritis. Infect Immun. 2005;73(1):126–34. https://doi.org/10.1128/IAI.73.1.126-134.2005.
94. Zhao Z, Chang H, Trevino RP, Whren K, Bhawan J, Klempner MS. Selective up-regulation of matrix metalloproteinase-9 expression in human erythema migrans skin lesions of acute Lyme disease. J Infect Dis. 2003;188(8):1098–104. https://doi.org/10.1086/379039.

95. Grab DJ, Perides G, Dumler JS, Kim KJ, Park J, Kim YV, et al. *Borrelia burgdorferi*, host-derived proteases, and the blood-brain barrier. Infect Immun. 2005;73(2):1014–22. https://doi.org/10.1128/IAI.73.2.1014-1022.2005.
96. Liang FT, Brown EL, Wang T, Iozzo RV, Fikrig E. Protective niche for *Borrelia burgdorferi* to evade humoral immunity. Am J Pathol. 2004;165(3):977–85. https://doi.org/10.1016/S0002-9440(10)63359-7.
97. Lijnen HR. Plasmin and matrix metalloproteinases in vascular remodeling. Thromb Haemost. 2001;86(1):324–33.
98. Barthel D, Schindler S, Zipfel PF. Plasminogen is a complement inhibitor. J Biol Chem. 2012;287(22):18831–42. https://doi.org/10.1074/jbc.M111.323287.
99. Coleman JL, Gebbia JA, Piesman J, Degen JL, Bugge TH, Benach JL. Plasminogen is required for efficient dissemination of *Borrelia burgdorferi* in ticks and for enhancement of spirochetemia in mice. Cell. 1997;89(7):1111–9.
100. Perides G, Tanner-Brown LM, Eskildsen MA, Klempner MS. *Borrelia burgdorferi* induces matrix metalloproteinases by neural cultures. J Neurosci Res. 1999;58(6):779–90.
101. Hu LT, Eskildsen MA, Masgala C, Steere AC, Arner EC, Pratta MA, et al. Host metalloproteinases in Lyme arthritis. Arthritis Rheum. 2001;44(6):1401–10. https://doi.org/10.1002/1529-0131(200106)44:6<1401::AID-ART234>3.0.CO;2-S.
102. Lin B, Kidder JM, Noring R, Steere AC, Klempner MS, Hu LT. Differences in synovial fluid levels of matrix metalloproteinases suggest separate mechanisms of pathogenesis in Lyme arthritis before and after antibiotic treatment. J Infect Dis. 2001;184(2):174–80. https://doi.org/10.1086/322000.
103. Heilpern AJ, Wertheim W, He J, Perides G, Bronson RT, Hu LT. Matrix metalloproteinase 9 plays a key role in Lyme arthritis but not in dissemination of *Borrelia burgdorferi*. Infect Immun. 2009;77(7):2643–9. https://doi.org/10.1128/IAI.00214-09.
104. Coleman JL, Sellati TJ, Testa JE, Kew RR, Furie MB, Benach JL. *Borrelia burgdorferi* binds plasminogen, resulting in enhanced penetration of endothelial monolayers. Infect Immun. 1995;63(7):2478–84.
105. Fuchs H, Wallich R, Simon MM, Kramer MD. The outer surface protein a of the spirochete *Borrelia burgdorferi* is a plasmin(ogen) receptor. Proc Natl Acad Sci U S A. 1994;91(26):12594–8.
106. Lagal V, Portnoi D, Faure G, Postic D, Baranton G. *Borrelia burgdorferi* sensu stricto invasiveness is correlated with OspC-plasminogen affinity. Microbes Infect. 2006;8(3):645–52.
107. Hu LT, Pratt SD, Perides G, Katz L, Rogers RA, Klempner MS. Isolation, cloning, and expression of a 70-kilodalton plasminogen binding protein of *Borrelia burgdorferi*. Infect Immun. 1997;65(12):4989–95.
108. Brissette CA, Haupt K, Barthel D, Cooley AE, Bowman A, Skerka C, et al. *Borrelia burgdorferi* infection-associated surface proteins ErpP, ErpA, and ErpC bind human plasminogen. Infect Immun. 2009;77(1):300–6. https://doi.org/10.1128/IAI.01133-08.
109. Hallström T, Haupt K, Kraiczy P, Hortschansky P, Wallich R, Skerka C, et al. Complement regulator-acquiring surface protein 1 of *Borrelia burgdorferi* binds to human bone morphogenic protein 2, several extracellular matrix proteins, and plasminogen. J Infect Dis. 2010;202(3):490–8.
110. Seling A, Siegel C, Fingerle V, Jutras BL, Brissette CA, Skerka C, et al. Functional characterization of *Borrelia spielmanii* outer surface proteins that interact with distinct members of the human factor H protein family and with plasminogen. Infect Immun. 2010;78(1):39–48.
111. Koenigs A, Hammerschmidt C, Jutras BL, Pogoryelov D, Barthel D, Skerka C, et al. BBA70 of *Borrelia burgdorferi* is a novel plasminogen-binding protein. J Biol Chem. 2013;288(35):25229–43. https://doi.org/10.1074/jbc.M112.413872.
112. Floden AM, Watt JA, Brissette CA. *Borrelia burgdorferi* enolase is a surface-exposed plasminogen binding protein. PLoS One. 2011;6(11):e27502. https://doi.org/10.1371/journal.pone.0027502.

113. Hudson CR, Frye JG, Quinn FD, Gherardini FC. Increased expression of *Borrelia burgdorferi vlsE* in response to human endothelial cell membranes. Mol Microbiol. 2001;41:229–39.
114. Lawrenz MB, Hardham JM, Owens RT, Nowakowski J, Steere AC, Wormser GP, et al. Human antibody responses to VlsE antigenic variation protein of *Borrelia burgdorferi*. J Clin Microbiol. 1999;37:3997–4004.
115. Anguita J, Thomas V, Samanta S, Persinski R, Hernanz C, Barthold SW, et al. *Borrelia burgdorferi*-induced inflammation facilitates spirochete adaptation and variable major protein-like sequence locus recombination. J Immunol. 2001;167(6):3383–90.
116. Coutte L, Botkin DJ, Gao L, Norris SJ. Detailed analysis of sequence changes occurring during vlsE antigenic variation in the mouse model of *Borrelia burgdorferi* infection. PLoS Pathog. 2009;5(2):e1000293. https://doi.org/10.1371/journal.ppat.1000293.
117. Jacek E, Tang KS, Komorowski L, Ajamian M, Probst C, Stevenson B, et al. Epitope-specific evolution of human B cell responses to *Borrelia burgdorferi* VlsE protein from early to late stages of Lyme disease. J Immunol. 2016;196(3):1036–43. https://doi.org/10.4049/jimmunol.1501861.
118. Liang FT, Jacobs MB, Bowers LC, Philipp MT. An immune evasion mechanism for spirochetal persistence in Lyme borreliosis. J Exp Med. 2002;195(4):415–22.
119. Norris SJ. Vls antigenic variation systems of Lyme disease *Borrelia*: eluding host immunity through both random, segmental gene conversion and framework heterogeneity. Microbiol Spectr. 2014;2(6) https://doi.org/10.1128/microbiolspec.MDNA3-0038-2014.
120. Liang FT, Alvarez AL, Gu Y, Nowling JM, Ramamoorthy R, Philipp MT. An immunodominant conserved region within the variable domain of VlsE, the variable surface antigen of *Borrelia burgdorferi*. J Immunol. 1999;163:5566–73.
121. Liang FT, Aberer E, Cinco M, Gern L, Hu CM, Lobet YN, et al. Antigenic conservation of an immunodominant invariable region of the VlsE lipoprotein among European pathogenic genospecies of *Borrelia burgdorferi* SL. J Infect Dis. 2000;182:1455–62.
122. Bacon RM, Biggerstaff BJ, Schriefer ME, Gilmore RD Jr, Philipp MT, Steere AC, et al. Serodiagnosis of Lyme disease by kinetic enzyme-linked immunosorbent assay using recombinant VlsE1 or peptide antigens of *Borrelia burgdorferi* compared with 2-tiered testing using whole-cell lysates. J Infect Dis. 2003;187(8):1187–99. https://doi.org/10.1086/374395.
123. Schulte-Spechtel U, Lehnert G, Liegl G, Fingerle V, Heimerl C, Johnson BJ, et al. Significant improvement of the recombinant *Borrelia*-specific immunoglobulin G immunoblot test by addition of VlsE and a DbpA homologue derived from *Borrelia garinii* for diagnosis of early neuroborreliosis. J Clin Microbiol. 2003;41(3):1299–303.
124. Eicken C, Sharma V, Klabunde T, Lawrenz MB, Hardham JM, Norris SJ, et al. Crystal structure of Lyme disease variable surface antigen VlsE of *Borrelia burgdorferi*. J Biol Chem. 2002;277:21691–6.
125. McDowell JV, Sung S-Y, Hu LT, Marconi RT. Evidence that the variable regions of the central domain of VlsE are antigenic during infection with Lyme disease spirochetes. Infect Immun. 2002;70:4196–203.
126. Lin YP, Frye AM, Nowak TA, Kraiczy P. New insights into CRASP-mediated complement evasion in the Lyme disease enzootic cycle. Front Cell Infect Microbiol. 2020;10:1. https://doi.org/10.3389/fcimb.2020.00001.
127. Alitalo A, Meri T, Ramo L, Jokiranta TS, Heikkila T, Seppala IJT, et al. Complement evasion by *Borrelia burgdorferi*: serum-resistant strains promote C3b inactivation. Infect Immun. 2001;69(6):3685–91. https://doi.org/10.1128/iai.69.6.3685-3691.2001.
128. Kraiczy P, Skerka C, Brade V, Zipfel PF. Further characterization of complement regulator-acquiring surface proteins of *Borrelia burgdorferi*. Infect Immun. 2001;69(12):7800–9. https://doi.org/10.1128/iai.69.12.7800-7809.2001.
129. Kraiczy P, Skerka C, Kirschfink M, Brade V, Zipfel PF. Immune evasion of *Borrelia burgdorferi* by acquisition of human complement regulators FHL-1/reconectin and factor H. Eur J Immunol. 2001;31(6):1674–84.

130. Pietikainen J, Meri T, Blom AM, Meri S. Binding of the complement inhibitor C4b-binding protein to Lyme disease *Borreliae*. Mol Immunol. 2010;47(6):1299–305.
131. Haupt K, Kraiczy P, Wallich R, Brade V, Skerka C, Zipfel P. Binding of human factor H-related protein 1 to serum-resistant *Borrelia burgdorferi* is mediated by borrelial complement regulator-acquiring surface proteins. J Infect Dis. 2007;196(1):124–33. https://doi.org/10.1086/518509.
132. Siegel C, Hallström T, Skerka C, Eberhardt H, Uzonyi B, Beckhaus T, et al. Complement factor H-related proteins CFHR2 and CFHR5 represent novel ligands for the infection-associated CRASP proteins of *Borrelia burgdorferi*. PLoS One. 2010;5(10):e13519.
133. Hallström T, Siegel C, Morgelin M, Kraiczy P, Skerka C, Zipfel PF. CspA from *Borrelia burgdorferi* inhibits the terminal complement pathway. MBio. 2013;4(4) https://doi.org/10.1128/mBio.00481-13.
134. Hammerschmidt C, Klevenhaus Y, Koenigs A, Hallstrom T, Fingerle V, Skerka C, et al. BGA66 and BGA71 facilitate complement resistance of *Borrelia bavariensis* by inhibiting assembly of the membrane attack complex. Mol Microbiol. 2016;99(2):407–24. https://doi.org/10.1111/mmi.13239.
135. Hammerschmidt C, Koenigs A, Siegel C, Hallstrom T, Skerka C, Wallich R, et al. Versatile roles of CspA orthologs in complement inactivation of serum-resistant Lyme disease spirochetes. Infect Immun. 2014;82(1):380–92. https://doi.org/10.1128/IAI.01094-13.
136. Alitalo A, Meri T, Lankinen H, Seppala I, Lahdenne P, Hefty PS, et al. Complement inhibitor factor H binding to Lyme disease spirochetes is mediated by inducible expression of multiple plasmid-encoded outer surface protein E paralogs. J Immunol. 2002;169(7):3847–53.
137. Hartmann K, Corvey C, Skerka C, Kirschfink M, Karas M, Brade V, et al. Functional characterization of BbCRASP-2, a distinct outer membrane protein of *Borrelia burgdorferi* that binds host complement regulators factor H and FHL-1. Mol Microbiol. 2006;61(5):1220–36. https://doi.org/10.1111/j.1365-2958.2006.05318.x.
138. Hellwage J, Meri T, Heikkila T, Alitalo A, Panelius J, Lahdenne P, et al. The complement regulator factor H binds to the surface protein OspE of *Borrelia burgdorferi*. J Biol Chem. 2001;276(11):8427–35. https://doi.org/10.1074/jbc.M007994200.
139. Hovis KM, Tran E, Sundy CM, Buckles E, McDowell JV, Marconi RT. Selective binding of *Borrelia burgdorferi* OspE paralogs to factor H and serum proteins from diverse animals: possible expansion of the role of OspE in Lyme disease pathogenesis. Infect Immun. 2006;74(3):1967–72. https://doi.org/10.1128/iai.74.3.1967-1972.2006.
140. Kenedy MR, Akins DR. The OspE-related proteins inhibit complement deposition and enhance serum resistance of *Borrelia burgdorferi*, the Lyme disease spirochete. Infect Immun. 2011;79(4):1451–7.
141. Kenedy MR, Vuppala SR, Siegel C, Kraiczy P, Akins DR. CspA-mediated binding of human factor H inhibits complement deposition and confers serum resistance in *Borrelia burgdorferi*. Infect Immun. 2009;77(7):2773–82. https://doi.org/10.1128/IAI.00318-09.
142. Siegel C, Schreiber J, Haupt K, Skerka C, Brade V, Simon MM, et al. Deciphering the ligand-binding sites in the *Borrelia burgdorferi* complement regulator-acquiring surface protein 2 required for interactions with the human immune regulators factor H and factor H-like protein 1. J Biol Chem. 2008;283(50):34855–63. https://doi.org/10.1074/jbc.M805844200.
143. Stevenson B, El-Hage N, Hines MA, Miller JC, Babb K. Differential binding of host complement inhibitor factor H by *Borrelia burgdorferi* Erp surface proteins: a possible mechanism underlying the expansive host range of Lyme disease spirochetes. Infect Immun. 2002;70(2):491–7. https://doi.org/10.1128/iai.70.2.491-497.2002.
144. Pausa M, Pellis V, Cinco M, Giulianini PG, Presani G, Perticarari S, et al. Serum-resistant strains of *Borrelia burgdorferi* evade complement-mediated killing by expressing a CD59-like complement inhibitory molecule. J Immunol. 2003;170(6):3214–22.

145. Brooks CS, Vuppala SR, Jett AM, Alitalo A, Meri S, Akins DR. Complement regulator-acquiring surface protein 1 imparts resistance to human serum in *Borrelia burgdorferi*. J Immunol. 2005;175(5):3299–308.
146. Hart T, Nguyen NTT, Nowak NA, Zhang F, Linhardt RJ, Diuk-Wasser M, et al. Polymorphic factor H-binding activity of CspA protects Lyme borreliae from the host complement in feeding ticks to facilitate tick-to-host transmission. PLoS Pathog. 2018;14(5):e1007106. https://doi.org/10.1371/journal.ppat.1007106.
147. Bykowski T, Woodman ME, Cooley AE, Brissette CA, Brade V, Wallich R, et al. Coordinated expression of *Borrelia burgdorferi* complement regulator-acquiring surface proteins during the Lyme disease spirochete's mammal-tick infection cycle. Infect Immun. 2007;75(9):4227–36. https://doi.org/10.1128/iai.00604-07.
148. von Lackum K, Miller JC, Bykowski T, Riley SP, Woodman ME, Brade V, et al. *Borrelia burgdorferi* regulates expression of complement regulator-acquiring surface protein 1 during the mammal-tick infection cycle. Infect Immun. 2005;73(11):7398–405. https://doi.org/10.1128/iai.73.11.7398-7405.2005.
149. Bhide MR, Escudero R, Camafeita E, Gil H, Jado I, Anda P. Complement factor H binding by different Lyme disease and relapsing fever *Borrelia* in animals and human. BMC Res Notes. 2009;2:134. https://doi.org/10.1186/1756-0500-2-134.
150. Herzberger P, Siegel C, Skerka C, Fingerle V, Schulte-Spechtel U, van Dam A, et al. Human pathogenic *Borrelia spielmanii* sp. nov. resists complement-mediated killing by direct binding of immune regulators factor H and factor H-like protein 1. Infect Immun. 2007;75(10):4817–25. https://doi.org/10.1128/iai.00532-07.
151. McDowell JV, Wolfgang J, Tran E, Metts MS, Hamilton D, Marconi RT. Comprehensive analysis of the factor H binding capabilities of *Borrelia* species associated with Lyme disease: delineation of two distinct classes of factor H binding proteins. Infect Immun. 2003;71(6):3597–602. https://doi.org/10.1128/iai.71.6.3597-3602.2003.
152. Walter L, Sürth V, Röttgerding F, Zipfel PF, Fritz-Wolf K, Kraiczy P. Elucidating the immune evasion mechanisms of *Borrelia mayonii*, the causative agent of Lyme disease. Front Immunol. 2019;10:2722. https://doi.org/10.3389/fimmu.2019.02722.
153. Liang FT, Yan J, Mbow ML, Sviat SL, Gilmore RD, Mamula M, et al. *Borrelia burgdorferi* changes its surface antigenic expression in response to host immune responses. Infect Immun. 2004;72(10):5759–67. https://doi.org/10.1128/IAI.72.10.5759-5767.2004.
154. Miller J, Stevenson B. Increased expression of *Borrelia burgdorferi* factor H-binding surface proteins during transmission from ticks to mice. Int J Med Microbiol. 2004;293(37):120–5.
155. Elsner RA, Hastey CJ, Olsen KJ, Baumgarth N. Suppression of long-lived humoral immunity following *Borrelia burgdorferi* infection. PLoS Pathog. 2015;11(7):e1004976. https://doi.org/10.1371/journal.ppat.1004976.
156. Hastey CJ, Elsner RA, Barthold SW, Baumgarth N. Delays and diversions mark the development of B cell responses to *Borrelia burgdorferi* infection. J Immunol. 2012;188(11):5612–22. https://doi.org/10.4049/jimmunol.1103735.
157. Tunev SS, Hastey CJ, Hodzic E, Feng S, Barthold SW, Baumgarth N. Lymphoadenopathy during Lyme borreliosis is caused by spirochete migration-induced specific B cell activation. PLoS Pathog. 2011;7(5):e1002066. https://doi.org/10.1371/journal.ppat.1002066.
158. Elsner RA, Hastey CJ, Baumgarth N. CD4+ T cells promote antibody production but not sustained affinity maturation during *Borrelia burgdorferi* infection. Infect Immun. 2015;83(1):48–56. https://doi.org/10.1128/IAI.02471-14.
159. Hastey CJ, Ochoa J, Olsen KJ, Barthold SW, Baumgarth N. MyD88- and TRIF-independent induction of type I interferon drives naive B cell accumulation but not loss of lymph node architecture in Lyme disease. Infect Immun. 2014;82(4):1548–58. https://doi.org/10.1128/IAI.00969-13.
160. Divan A, Budd RC, Tobin RP, Newell-Rogers MK. Gammadelta T cells and dendritic cells in refractory Lyme arthritis. J Leukoc Biol. 2015;97(4):653–63. https://doi.org/10.1189/jlb.2RU0714-343RR.

161. Verma A, Hellwage J, Artiushin S, Zipfel PF, Kraiczy P, Timoney JF, et al. LfhA, a novel factor H-binding protein of *Leptospira interrogans*. Infect Immun. 2006;74(5):2659–66. https://doi.org/10.1128/IAI.74.5.2659-2666.2006.
162. Collins C, Shi C, Russell JQ, Fortner KA, Budd RC. Activation of gamma delta T cells by *Borrelia burgdorferi* is indirect via a TLR- and caspase-dependent pathway. J Immunol. 2008;181(4):2392–8.
163. Kumar H, Belperron A, Barthold SW, Bockenstedt LK. Cutting edge: CD1d deficiency impairs murine host defense against the spirochete, *Borrelia burgdorferi*. J Immunol. 2000;165(9):4797–801.
164. Glatzel A, Entschladen F, Zollner TM, Kraiczy P, Brade V, Kaufmann R, et al. The responsiveness of human V delta 1 gamma delta T cells to *Borrelia burgdorferi* is largely restricted to synovial-fluid cells from patients with Lyme arthritis. J Infect Dis. 2002;186(7):1043–6.
165. Barthold SW, Feng S, Bockenstedt LK, Fikrig E, Feen K. Protective and arthritis-resolving activity in sera of mice infected with *Borrelia burgdorferi*. Clin Infect Dis. 1997;25(Suppl 1):S9–17.
166. Brown JP, Zachary JF, Teuscher C, Weis JJ, Wooten RM. Dual role of interleukin-10 in murine Lyme disease: regulation of arthritis severity and host defense. Infect Immun. 1999;67:5142–50.
167. Brown EL, Guo BP, O'Neal P, Hook M. Adherence of *Borrelia burgdorferi*. Identification of critical lysine residues in DbpA required for decorin binding. J Biol Chem. 1999;274(37):26272–8.
168. Glickstein L, Edelstein M, Dong JZ. Gamma interferon is not required for arthritis resistance in the murine Lyme disease model. Infect Immun. 2001;69(6):3737–43. https://doi.org/10.1128/IAI.69.6.3737-3743.2001.
169. Potter MR, Noben-Trauth N, Weis JH, Teuscher C, Weis JJ. Interleukin-4 (IL-4) and IL-13 signaling pathways do not regulate *Borrelia burgdorferi*-induced arthritis in mice: IgG1 is not required for host control of tissue spirochetes. Infect Immun. 2000;68(10):5603–9.
170. Nardelli DT, Warner TF, Callister SM, Schell RF. Anti-CD25 antibody treatment of mice vaccinated and challenged with *Borrelia* spp. does not exacerbate arthritis but inhibits borreliacidal antibody production. Clin Vaccine Immunol. 2006;13(8):884–91. https://doi.org/10.1128/CVI.00137-06.
171. Nardelli DT, Kevin Luk KH, Kotloski NJ, Warner TF, Torrealba JR, Callister SM, et al. Role of IL-17, transforming growth factor-beta, and IL-6 in the development of arthritis and production of anti-outer surface protein A borreliacidal antibodies in *Borrelia*-vaccinated and -challenged mice. FEMS Immunol Med Microbiol. 2008;53(2):265–74. https://doi.org/10.1111/j.1574-695X.2008.00431.x.
172. Nardelli DT, Cloute JP, Luk KH, Torrealba J, Warner TF, Callister SM, et al. CD4(+) CD25(+) T cells prevent arthritis associated with *Borrelia* vaccination and infection. Clin Diagn Lab Immunol. 2005;12(6):786–92. https://doi.org/10.1128/CDLI.12.6.786-792.2005.
173. Nardelli DT, Burchill MA, England DM, Torrealba J, Callister SM, Schell RF. Association of CD4+ CD25+ T cells with prevention of severe destructive arthritis in *Borrelia burgdorferi*-vaccinated and challenged gamma interferon-deficient mice treated with anti-interleukin-17 antibody. Clin Diagn Lab Immunol. 2004;11(6):1075–84. https://doi.org/10.1128/CDLI.11.6.1075-1084.2004.
174. Iliopoulou BP, Alroy J, Huber BT. CD28 deficiency exacerbates joint inflammation upon *Borrelia burgdorferi* infection, resulting in the development of chronic Lyme arthritis. J Immunol. 2007;179(12):8076–82.
175. Steere AC, Dwyer E, Winchester R. Association of chronic Lyme arthritis with HLA-DR4 and HLA-DR2 alleles. N Engl J Med. 1990;323(4):219–23. https://doi.org/10.1056/NEJM199007263230402.
176. Steere AC, Falk B, Drouin EE, Baxter-Lowe LA, Hammer J, Nepom GT. Binding of outer surface protein a and human lymphocyte function-associated antigen 1 peptides to HLA-DR molecules associated with antibiotic treatment-resistant Lyme arthritis. Arthritis Rheum. 2003;48(2):534–40. https://doi.org/10.1002/art.10772.

177. Kalish RA, Leong JM, Steere AC. Association of treatment-resistant chronic Lyme arthritis with HLA-DR4 and antibody reactivity to OspA and OspB of *Borrelia burgdorferi*. Infect Immun. 1993;61(7):2774–9.
178. Kovalchuka L, Cvetkova S, Trofimova J, Eglite J, Gintere S, Lucenko I, et al. Immunogenetic markers definition in Latvian patients with Lyme borreliosis and Lyme neuroborreliosis. Int J Environ Res Public Health. 2016;13(12) https://doi.org/10.3390/ijerph13121194.
179. Iliopoulou BP, Guerau-de-Arellano M, Huber BT. HLA-DR alleles determine responsiveness to *Borrelia burgdorferi* antigens in a mouse model of self-perpetuating arthritis. Arthritis Rheum. 2009;60(12):3831–40. https://doi.org/10.1002/art.25005.
180. Bachmann M, Horn K, Rudloff I, Goren I, Holdener M, Christen U, et al. Early production of IL-22 but not IL-17 by peripheral blood mononuclear cells exposed to live *Borrelia burgdorferi*: the role of monocytes and interleukin-1. PLoS Pathog. 2010;6(10):e1001144. https://doi.org/10.1371/journal.ppat.1001144.
181. Greenmyer JR, Gaultney RA, Brissette CA, Watt JA. Primary human microglia are phagocytically active and respond to *Borrelia burgdorferi* with upregulation of chemokines and cytokines. Front Microbiol. 2018;9:811. https://doi.org/10.3389/fmicb.2018.00811.
182. Mullegger RR, Means TK, Shin JJ, Lee M, Jones KL, Glickstein LJ, et al. Chemokine signatures in the skin disorders of Lyme borreliosis in Europe: predominance of CXCL9 and CXCL10 in erythema migrans and acrodermatitis and CXCL13 in lymphocytoma. Infect Immun. 2007;75(9):4621–8. https://doi.org/10.1128/IAI.00263-07.
183. Salazar JC, Pope CD, Moore MW, Pope J, Kiely TG, Radolf JD. Lipoprotein-dependent and -independent immune responses to spirochetal infection. Clin Diagn Lab Immunol. 2005;12(8):949–58. https://doi.org/10.1128/CDLI.12.8.949-958.2005.
184. Oosting M, Kerstholt M, Ter Horst R, Li Y, Deelen P, Smeekens S, et al. Functional and genomic architecture of *Borrelia burgdorferi*-induced cytokine responses in humans. Cell Host Microbe. 2016;20(6):822–33. https://doi.org/10.1016/j.chom.2016.10.006.
185. Oosting M, Buffen K, van der Meer JW, Netea MG, Joosten LA. Innate immunity networks during infection with *Borrelia burgdorferi*. Crit Rev Microbiol. 2016;42(2):233–44. https://doi.org/10.3109/1040841X.2014.929563.
186. Behera AK, Hildebrand E, Uematsu S, Akira S, Coburn J, Hu LT. Identification of a TLR-independent pathway for *Borrelia burgdorferi*-induced expression of matrix metalloproteinases and inflammatory mediators through binding to integrin alpha 3 beta 1. J Immunol. 2006;177(1):657–64.
187. Hirschfeld M, Kirschning CJ, Schwandner R, Wesche H, Weis JH, Wooten RM, et al. Cutting edge: inflammatory signaling by *Borrelia burgdorferi* lipoproteins is mediated by toll-like receptor 2. J Immunol. 1999;163(5):2382–6.
188. Oosting M, Berende A, Sturm P, Ter Hofstede HJ, de Jong DJ, Kanneganti TD, et al. Recognition of *Borrelia burgdorferi* by NOD2 is central for the induction of an inflammatory reaction. J Infect Dis. 2010;201(12):1849–58. https://doi.org/10.1086/652871.
189. Guerau-de-Arellano M, Alroy J, Huber BT. Beta2 integrins control the severity of murine Lyme carditis. Infect Immun. 2005;73(6):3242–50. https://doi.org/10.1128/IAI.73.6.3242-3250.2005.
190. Pohl-Koppe A, Balashov KE, Steere AC, Logigian EL, Hafler DA. Identification of a T cell subset capable of both IFN-gamma and IL-10 secretion in patients with chronic *Borrelia burgdorferi* infection. J Immunol. 1998;160(4):1804–10.
191. Murthy PK, Dennis VA, Lasater BL, Philipp MT. Interleukin-10 modulates proinflammatory cytokines in the human monocytic cell line THP-1 stimulated with *Borrelia burgdorferi* lipoproteins. Infect Immun. 2000;68(12):6663–9.
192. Gautam A, Dixit S, Philipp MT, Singh SR, Morici LA, Kaushal D, et al. Interleukin-10 alters effector functions of multiple genes induced by *Borrelia burgdorferi* in macrophages to regulate Lyme disease inflammation. Infect Immun. 2011;79(12):4876–92. https://doi.org/10.1128/IAI.05451-11.
193. Dame TM, Orenzoff BL, Palmer LE, Furie MB. IFN-gamma alters the response of *Borrelia burgdorferi*-activated endothelium to favor chronic inflammation. J Immunol. 2007;178(2):1172–9.

194. Sellati TJ, Bouis DA, Kitchens RL, Darveau RP, Pugin J, Ulevitch RJ, et al. *Treponema pallidum* and *Borrelia burgdorferi* lipoproteins and synthetic lipopeptides activate monocytic cells via a CD14-dependent pathway distinct from that used by lipopolysaccharide. J Immunol. 1998;160(11):5455–64.
195. Wooten RM, Morrison TB, Weis JH, Wright SD, Thieringer R, Weis JJ. The role of CD14 in signaling mediated by outer membrane lipoproteins of *Borrelia burgdorferi*. J Immunol. 1998;160(11):5485–92.
196. Cervantes JL, Hawley KL, Benjamin SJ, Weinerman B, Luu SM, Salazar JC. Phagosomal TLR signaling upon *Borrelia burgdorferi* infection. Front Cell Infect Microbiol. 2014;4:55. https://doi.org/10.3389/fcimb.2014.00055.
197. Salazar JC, Pope CD, Sellati TJ, Feder HM Jr, Kiely TG, Dardick KR, et al. Coevolution of markers of innate and adaptive immunity in skin and peripheral blood of patients with erythema migrans. J Immunol. 2003;171(5):2660–70.
198. Cabral ES, Gelderblom H, Hornung RL, Munson PJ, Martin R, Marques AR. *Borrelia burgdorferi* lipoprotein-mediated TLR2 stimulation causes the down-regulation of TLR5 in human monocytes. J Infect Dis. 2006;193(6):849–59. https://doi.org/10.1086/500467.
199. Burns MJ, Sellati TJ, Teng EI, Furie MB. Production of interleukin-8 (IL-8) by cultured endothelial cells in response to *Borrelia burgdorferi* occurs independently of secreted IL-1 and tumor necrosis factor alpha and is required for subsequent transendothelial migration of neutrophils. Infect Immun. 1997;65(4):1217–22.
200. Sellati TJ, Burns MJ, Ficazzola MA, Furie MB. *Borrelia burgdorferi* upregulates expression of adhesion molecules on endothelial cells and promotes transendothelial migration of neutrophils *in vitro*. Infect Immun. 1995;63(11):4439–47.
201. Steere AC, Angelis SM. Therapy for Lyme arthritis: strategies for the treatment of antibiotic-refractory arthritis. Arthritis Rheum. 2006;54(10):3079–86. https://doi.org/10.1002/art.22131.
202. Embers ME, Ramamoorthy R, Philipp MT. Survival strategies of *Borrelia burgdorferi*, the etiologic agent of Lyme disease. Microbes Infect. 2004;6(3):312–8.
203. Berger BW, Johnson RC, Kodner C, Coleman L. Failure of *Borrelia burgdorferi* to survive in the skin of patients with antibiotic-treated Lyme disease. J Am Acad Dermatol. 1992;27(1):34–7.
204. Dandache P, Nadelman RB. Erythema migrans. Infect Dis Clin N Am. 2008;22(2):235–60., vi. https://doi.org/10.1016/j.idc.2007.12.012.
205. Nadelman RB, Nowakowski J, Forseter G, Bittker S, Cooper D, Goldberg N, et al. Failure to isolate *Borrelia burgdorferi* after antimicrobial therapy in culture-documented Lyme borreliosis associated with erythema migrans: report of a prospective study. Am J Med. 1993;94(6):583–8.
206. Nowakowski J, Nadelman RB, Sell R, McKenna D, Cavaliere LF, Holmgren D, et al. Long-term follow-up of patients with culture-confirmed Lyme disease. Am J Med. 2003;115(2):91–6.
207. Wormser GP. Hematogenous dissemination in early Lyme disease. Wien Klin Wochenschr. 2006;118(21–22):634–7. https://doi.org/10.1007/s00508-006-0688-9.
208. Brown EL, Kim JH, Reisenbichler ES, Hook M. Multicomponent Lyme vaccine: three is not a crowd. Vaccine. 2005;23(28):3687–96. https://doi.org/10.1016/j.vaccine.2005.02.006.
209. Feng S, Hodzic E, Stevenson B, Barthold SW. Humoral immunity to *Borrelia burgdorferi* N40 decorin binding proteins during infection of laboratory mice. Infect Immun. 1998;66(6):2827–35.
210. Hanson MS, Cassatt DR, Guo BP, Patel NK, McCarthy MP, Dorward DW, et al. Active and passive immunity against *Borrelia burgdorferi* decorin binding protein a (DbpA) protects against infection. Infect Immun. 1998;66(5):2143–53.
211. Comstedt P, Schuler W, Meinke A, Lundberg U. The novel Lyme borreliosis vaccine VLA15 shows broad protection against *Borrelia* species expressing six different OspA serotypes. PLoS One. 2017;12(9):e0184357. https://doi.org/10.1371/journal.pone.0184357.

212. Earnhart CG, Marconi RT. An octavalent Lyme disease vaccine induces antibodies that recognize all incorporated OspC type specific sequences. Hum Vaccin. 2007;3(6):281 9. https://doi.org/10.4161/Hv.4661.
213. Bezay N, Hochreiter R, Kadlecek V, Wressnigg N, Larcher-Senn J, Klingler A, et al. Safety and immunogenicity of a novel multivalent OspA-based vaccine candidate against Lyme borreliosis: a randomised, phase 1 study in healthy adults. *Lancet Infect Dis. 2023;23*(10):1186–96. https://doi.org/10.1016/S1473-3099(23)00210-4.

Geschichte, Epidemiologie, klinische Manifestationen und Behandlung der Lyme-Borreliose

4

Gerold Stanek und Franc Strle

4.1 Einführung

Die Lyme-Borreliose wird durch bestimmte Genospezies des *Borrelia-burgdorferi*-sensu-lato(s.l.)-Komplexes verursacht. Die Krankheit zeigt sich mit vielfältigen klinischen Manifestationen. Eine Voraussetzung für eine korrekte Diagnose ist, dass Ärzte das bestmögliche Wissen über die klinischen Merkmale der Lyme-Borreliose haben sollten, das durch spezielle klinische Anleitung und persönliche Erfahrung erworben werden kann. Das evidenzbasierte Wissen über die Lyme-Borreliose ist über Falldefinitionen, Leitlinien, Übersichtsarbeiten und Seminarartikeln in begutachteten Publikationen verfügbar [1–7]. Bei der Konsultation des Internets über das Spektrum der klinischen Symptome und Ansätze zur Diagnose der Lyme-Borreliose ist jedoch große Vorsicht geboten. Es gibt Hunderte von Seiten, die viele Fehlinformationen enthalten [8].

Die verursachenden *Borrelia*-Arten der Lyme-Borreliose treten als natürliche zoonotische Herde bei Wirbeltier-Reservoirwirten und bei bestimmten *Ixodes*-Zeckenarten auf, die die Krankheitserreger auf andere Wirbeltiere, einschließlich des Menschen, übertragen können. Das saisonale Auftreten der wichtigsten Hautmanifestation der Infektion, des Erythema migrans, ist daher mit der saisonalen Aktivität der Zecken eng korreliert. Die disseminierten oder auch die späten Krankheitsmanifestationen zeigt wenig Saisonalität und können das ganze Jahr über

G. Stanek verstorben

G. Stanek
Wien, Österreich

F. Strle (✉)
Department of Infectious Diseases, University Medical Centre Ljubljana, Ljubljana, Slowenien
E-Mail: franc.strle@kclj.si

K.-P. Hunfeld und J. Gray (Hrsg.), *Lyme-Borreliose*,
https://doi.org/10.1007/978-3-031-49764-3_4

auftreten. Eine zuverlässige klinische Diagnose der Lyme-Borreliose ohne Laborbestätigung ist nur bei typischem Erythema migrans möglich, während andere klinisch verdächtige Manifestationen der Lyme-Borreliose eine Laborbestätigung benötigen. Der Schwerpunkt in diesem Kapitel liegt auf der europäischen Lyme-Borreliose. Es bietet Informationen über die verschiedenen klinischen Präsentationen der Lyme-Borreliose in Bezug auf Diagnose und Behandlung und soll einen Einblick in die Geschichte und Epidemiologie der Krankheit geben.

4.2 Geschichte der Lyme-Borreliose

Die Geschichte dieser Krankheit beginnt Ende des 19. Jahrhunderts, als Alfred Buchwald aus Breslau (heute Wroclaw) über einen Patienten mit einer „diffusen idiopathischen Hautatrophie" berichtete [9]. Es war die erste Beschreibung einer chronischen Hautkrankheit, die später als „Acrodermatitis chronica atrophicans" bezeichnet wurde [10]. In der europäischen dermatologischen-Literatur wurde eine Beziehung zwischen Gelenk- und Knochenanomalien und Acrodermatitis chronica atrophicans beschrieben, wie in dem Begriff „Acrodermatitis atrophicans arthropathica" deutlich wird [11]. Im Jahr 1909 berichtete Arvid Afzelius der Schwedischen Dermatologischen Akademie über seine Beobachtungen einer sich ausbreitenden Hautrötung, die er „Erythema migrans" nannte [12]. Im Jahr 1913 berichtete der Wiener Dermatologe Benjamin Lipschütz, dass er in einem Fall einen Hautausschlag beobachtet hatte, der sich über einen Zeitraum von 7 Monaten ausbreitete [13]. Der Hautausschlag entwickelte sich von einer Stelle um einen Zeckenbiss am Oberschenkel und breitete sich im Laufe der Zeit über das Gesäß und den Rücken bis zur Schulter aus; dann heilte er spontan. Lipschütz nannte diesen Ausschlag „Erythema chronicum migrans". Lipschütz erkannte den Zusammenhang mit dem Zeckenbiss und schlug später die Untersuchung von Zeckenspeichel vor, von dem er annahm, dass er die Ursache der beobachteten Hauterkrankung enthält [14].

Im Jahr 1922 beschrieben Garin und Bujadoux aus Lille eine Lähmung, die nach einem Zeckenbiss auftrat [15], die später Schaltenbrand 1967 klar klinisch von anderen durch Arthropoden übertragenen Krankheiten des Nervensystems abgrenzte [16] und die dann als Radikulo-Myelo-Meningitis nach Zeckenbiss bezeichnet wurde, die Ursache war jedoch noch unbekannt. Aufgrund der erfolgreichen Behandlung mit Antibiotika (Penicillin) [17] war es jedoch sehr unwahrscheinlich, dass ein Virus diese Erkrankung verursachen könnte. Seit den 1950er-Jahren haben Dermatologen in Europa Penicillin erfolgreich zur Behandlung von Acrodermatitis chronica atrophicans und Erythema chronicum migrans eingesetzt. Hollström berichtete über die erfolgreiche Behandlung von Erythema migrans in 16 Fällen, darunter auch einem mit Meningitis, und fand Penicillin überlegen gegenüber anderen Medikamenten [17]. In seinem Artikel erwähnte er Carl Lennhoff vom dermatologischen Krankenhaus der Universität Magdeburg, Deutschland, und später dann vom Karolinska-Institut in Stockholm, Schweden, der Strukturen in einer Hautbiopsie von Erythema migrans nachwies, die spirochäten ähnlichen Elementen ähnelten und auf die Möglichkeit hinwiesen, dass diese Krankheit durch zeckenassoziierte Spirochäten verursacht werden könnte [18]. Der Dermatologe Klaus Weber aus München ging systematisch alle möglichen viralen Ursachen sowie die Rolle von Rickettsien und auch den Erreger der Tularämie durch, musste aber alle als kausale Agenten ausschließen [19]. Er diskutierte auch Borrelien, die er jedoch aufgrund der damals vorherrschenden Meinung unter Akarologen ausschloss, dass nur Lederzecken und nicht Schildzecken, wie *Ixodes ricinus,* Träger von Borrelien sind. Die offensichtliche Wirksamkeit von Antibiotika gegen die Beschwerden deutet jedoch klar auf eine bakterielle Ursache hin! Aber welcher bakterielle Erreger war verantwortlich?

Eine wichtige Beobachtung wurde 1975 in den USA gemacht. Zwei Mütter, Polly Murray und Judith Mensch, meldeten dem Gesundheitsamt des Bundesstaates Connecticut, dass viele Kinder in den benachbarten Dörfern Lyme, Old Lyme und East Haddam Gelenkprobleme hatten. Ärzte der Gesundheitsbehörde und Allen Steere, damals Rheumatologe an der Yale University in New Haven, Connecticut, organisierten ein Überwachungsprogramm mit den Müttern und den örtlichen Schulärzten. Sie untersuchten alle Kinder mit entzündlichen Gelenkerkrankungen aus der Region und taten alles Mögliche, um die Ursache der Gelenkerkrankungen zu ermitteln. In einem ersten Bericht stellten sie 39 Kinder vor, die an einer Gelenkerkrankung litten, die der sogenannten juvenilen rheumatoiden Arthritis sehr ähnlich war. Die Auswertung der Patientendaten ergab jedoch eindeutige Unterschiede gegenüber den Bewohnern der oben genannten Dörfer. Insgesamt litten nur 4,3 von 1000 Bewohnern an Arthritis. Betrachtet man hingegen nur die Kinder, so litten 12,2 von 1000 von ihnen an Arthritis. Dieser Anteil war etwa 100-mal höher als die bekannte Inzidenz der juvenilen rheumatoiden Arthritis. Arthritisfälle wurden auch häufiger bei der kleinen Bevölkerung gefunden, die auf der linken Seite des Connecticut River in einem bewaldeten Gebiet lebte. Die meisten Patienten erinnerten sich auch daran, dass ihre Krankheit im Sommer oder Frühherbst begann. Die geografische und saisonale Häufung entsprach dem Bild einer durch Arthropoden übertragenen Krankheit. Darüber hinaus erinnerten sich etwa ein Viertel der Patienten an eine gerötete Papel auf der Haut, die sie einem Insektenstich zuschrieben und die etwa 4 Wochen vor Beginn der Gelenkentzündung auf der Haut erschienen war. Einige dieser Patienten berichteten auch, dass sich um die Papel eine Hautrötung entwickelte, die als Erythema chronicum migrans diagnostiziert wurde, das in Europa seit Langem als Folge eines Zeckenbisses bekannt war [20–22]. Darüber hinaus war die Schildzeckenart *Ixodes scapularis* (damals *I. dammini* genannt) in der Gegend von Lyme weit verbreitet. *I. scapularis* ist eng verwandt mit der Schildzecke *I. ricinus,* die in Europa weit verbreitet ist und mit Erythema chronicum migrans in Verbindung gebracht wurde. Die Rolle von *I. scapularis* als Vektor eines unbekannten ätiologischen Agens war daher fast zweifelsfrei erwiesen [23].

Die Assoziation von durch Zecken übertragenem Erythema chronicum migrans mit nachfolgender Gelenkentzündung wurde als Lyme-Arthritis bezeichnet. Die laufenden Studien zeigten andere begleitende Zustände oder Krankheiten nach Erythema chronicum migrans, die das Nervensystem [24] und das Herz [25] betreffen. Aufgrund des breiteren Spektrums an Krankheiten wurde dann der Begriff Lyme-Krankheit eingeführt.

Die Forscher von Yale, die zunächst ein Virus als Ursache der Lyme-Krankheit in Betracht zogen, griffen dennoch auf die europäische Erfahrung der günstigen Wirkung einer Antibiotikabehandlung zurück und behandelten Fälle von Erythema chronicum migrans in den Sommern 1977 und 1979 mit Penicillin. Sie verglichen die Ergebnisse mit unbehandelten Fällen von 1976 und 1978 und stellten fest, dass bei Verabreichung von Penicillin zu Beginn der Krankheit das Erythema chronicum migrans schnell verschwand und eine nachfolgende Gelenkentzündung verhinderte oder zumindest deren Schweregrad reduzierte. Dies war ein weiterer unterstützender Beweis für einen Penicillin-empfindlichen ursächlichen Erreger [25, 26].

Ein erster Bericht über die Entdeckung des Erregers der Lyme-Krankheit wurde kürzlich von Alan Barbour und Jorge Benach veröffentlicht [27]. Dieser Text beleuchtet den Kontext der Entdeckung und betont, dass „die Entdeckung des Erregers der Lyme-Krankheit Verbindungen hat, die in verschiedenen Orten in den USA ihren Ursprung haben", und sie schließen, dass die „Entdeckung tatsächlich das Produkt mehrerer zusammenkommender Erkenntnisse ist und mehr Menschen zuzuschreiben ist, als zunächst angenommen". Für die Welt der Wissenschaft begann es mit dem Science-Artikel „Lyme-Krankheit – eine durch Zecken übertragene Spirochätose?" [28], gefolgt von Berichten über die Isolierung von kultivierbaren Spirochäten aus *Ixodes*-Zecken [29, 30] und schließlich durch den Nachweis der ätiologischen Rolle dieser Spirochäten bei der Lyme-Krankheit durch ihre Isolierung aus Blut, Haut und anderen Proben von Patienten in den frühen 1980er-Jahren [31, 32]. Das „Erste Internationale Symposium über die Lyme-Krankheit" fand an der Yale University School of Medicine in New Haven, Connecticut, vom 16. bis 18. November 1983 statt. Das Programm dieser Konferenz umfasste die Themen „klinische Merkmale, Vektor und kausaler Erreger, kausaler Erreger und Wirtsreaktion, Tierversuche und epidemiologische Studien" und listete 36 Redner auf, 5 davon aus Europa. Die die Lyme-Krankheit verursachende Spirochäte wurde als neue Art in der Gattung *Borrelia* beschrieben [33], und eine Diskussion über die Benennung dieser neuen *Borrelia*-Art führte zum Namen *Borrelia burgdorferi* [34] nach ihrem Entdecker Willy Burgdorfer. Dank der Aktivitäten von Ärzten und Wissenschaftlern in den USA wurde festgestellt, dass bestimmte Haut- und Nervensystemstörungen, die in Europa seit Jahrzehnten bekannt sind, eine nosologische Einheit bilden, die nun unter dem Begriff Lyme-Borreliose zusammengefasst wird. die Lyme-Borreliose oder Lyme-Krankheit tritt in Regionen der Nordhalbkugel mit gemäßigtem Klima auf, wo die Erreger ausschließlich von Schildzecken der Gattung *Ixodes* übertragen werden. Obwohl die Krankheit vor ihrer Entdeckung in Lyme schon bekannt war, fanden die Begriffe Lyme-Krankheit und Lyme-Borreliose weite Verbreitung und sind bis heute als akzeptierte Bezeichnungen für diese Erkrankung geblieben.

Es war die Entwicklung des Barbour-Stoenner-Kelly-Mediums, welche die Kultivierung von *B. burgdorferi* aus Zecken, Tieren und Menschen ermöglichte. Zur Charakterisierung von *B. burgdorferi* erzeugten Barbour und Schrumpf monoklonale Antikörper gegen die äußeren Oberflächenproteine OspA und OspB sowie gegen Flagellinproteine [35]. Es wurden erhebliche Unterschiede in der Reaktivität mit

Isolaten aus Europa festgestellt. Ein OspA-Typisierungssystem wurde von Bettina Wilske und Kollegen in München entwickelt und die daraus resultierenden Erkenntnisse, zusammen mit molekularbiologischen Studien von Guy Baranton und Kollegen in Paris, lieferten Hinweise auf neue *Borrelia*-Genospezies wie *B. afzelii* und *B. garinii* [36–39]. Die Anzahl der Genospezies des *B.-burgdorferi*-s.l.-Komplexes hat nun auf mehr als 20 zugenommen; nur eine kleine Anzahl von ihnen hat klinische Bedeutung [40–43]. Die vorherrschenden Erreger der Lyme-Borreliose in Europa sind die Genospezies *B. afzelii, B. garinii, B. bavariensis* (früher *B. garinii* OspA Typ 4) und *B. burgdorferi* sensu stricto (im Folgenden *B. burgdorferi*). *B. spielmanii, B. bissetiae, B. valaisiana* und *B. lusitaniae* wurden nur in Einzelfällen als Pathogene identifiziert. Die pathogenen Genospezies in den USA sind weniger vielfältig, mit nur *B. burgdorferi* und *B. mayonii* (siehe auch Marques/Wormser Kapitel „Besondere Aspekte der Lyme Borreliose in den USA").

Die Entdeckung des kausalen Erregers der Lyme-Borreliose löste eine Flut von Aktivitäten im Bereich der Borrelien- und Zeckenforschung aus. Der Bedarf an Wissensaustausch führte zu einer Reihe von 2-jährigen oder 3-jährigen internationalen Konferenzen über Lyme-Borreliose und andere durch Zecken übertragene Krankheiten (ICLB), die 1984 in New Haven, USA, begannen und dann zwischen den Vereinigten Staaten und Europa wechselten. Bislang wurden 15 solcher Konferenzen abgehalten. Darüber hinaus werden viele Studien zur Lyme-Borreliose regelmäßig auf anderen internationalen Konferenzen über durch Zecken übertragene Pathogene vorgestellt, wie dem Internationalen Symposium über Zecken und durch Zecken übertragene Krankheiten (ISTTBD), Zecken und durch Zecken übertragene Pathogene (TTP) und dem Internationalen Symposium über durch Zecken übertragene Pathogene und Krankheiten (ITPD).

Eine Aktivität mit historischer Bedeutung war die Konzertierte Aktion der Europäischen Union zur Risikobewertung bei Lyme-Borreliose (EUCALB), ein 3-jähriges EU-finanziertes Projekt mit mehr als 30 Wissenschaftlern und Ärzten aus 14 Ländern, das im Dezember 1993 begann und praktische Kriterien zur Risikobewertung für Lyme-Borreliose liefern sollte [44–54]. Nach einer Reihe von Treffen wurden Falldefinitionen vereinbart und veröffentlicht [55], und diese wurden 2011 aktualisiert [4]. Weitere Veröffentlichungen betrafen die Immunoblot-Serologie [56], den Nachweis von Borrelieninfektionen bei Zecken und die Habitatbewertung für das Risiko einer Lyme-Borreliose. Letztere Studie kam zu dem Schluss, dass ein hohes Infektionsrisiko mit dem Aufenthalt in unterholzreichen Mischwäldern und Parks verbunden war, und Fallzahlen aus Ländern mit hoher und niedriger Inzidenz deuteten darauf hin, dass die meisten Infektionen in vegetationsreichen Erholungsgebieten erworben werden. Im Jahr 2012 gründeten ehemalige EUCALB-Teilnehmer die ESCMID-Studiengruppe für Lyme-Borreliose (ESGBOR), die weiterhin aktiv ist und publiziert [57, 58].

Ein weiteres relevantes europäisches Projekt, NorthTick, wird von der Europäischen Union durch den Europäischen Fonds für regionale Entwicklung und das Programm für die Nordseeregion 2014–2020 kofinanziert. Es befasst sich allgemein mit durch Zecken übertragenen Krankheiten in der Region und zielt darauf ab, einen multidisziplinären und transnationalen Ansatz in Bezug auf Risikobewertung, präventive Maßnahmen, diagnostische Strategien und Patientenmanagement zu bieten. Elf Geförderte Institutionen aus 7 verschiedenen Ländern (Dänemark, Schweden, Norwegen, Deutschland, Belgien, Großbritannien und die Niederlande) sind beteiligt.

4.3 Epidemiologie

Der Hauptvektor für die Erreger der Lyme-Borreliose in Europa ist *Ixodes ricinus*, der in den nordöstlichen Teilen Europas mit *Ixodes persulcatus* überlappt, dem Hauptvektor weiter östlich. Mäuse, Wühlmäuse und andere kleine Säugetiere sowie bestimmte Vogelarten sind die wichtigsten Wirte für die Erreger der Lyme-Borreliose. Die Fütterungsaktivität der *I.-ricinus*-Nymphen ist im späten Frühjahr bis zum frühen Sommer am höchsten; jedoch können, abhängig von den Wetterbedingungen und der Beschaffenheit des Habitats, das ganze Jahr über, sogar im Winter, auf Nahrungssuche befindliche Zecken gefunden werden. Wie bereits erwähnt, sind Erholungsgebiete die vorherrschenden Risikobereiche für Zeckenbisse. Daher sind Menschen am häufigsten zwischen April und Oktober während der Hochphase der Zeckenaktivität Zeckenbissen ausgesetzt, wenn sie am häufigsten im Freien und in direktem Kontakt mit Vegetation und Zeckenhabitaten sind. Zeckenbisse bei Kindern treten häufiger am Kopf auf, während sie bei Erwachsenen an den unteren Gliedmaßen und im Bauch- und Gesäßbereich auftreten [59, 60].

Eine Metaanalyse von Studien aus 23 europäischen Ländern über den Zeitraum 2010–2016 ermittelte die Prävalenz von *Borrelia*-Stämmen in 115.028 wirtssuchenden *I.-ricinus*-Zecken. Diese Analyse ergab signifikant höhere Infektionsraten bei erwachsenen Zecken im Vergleich zu Nymphen-Zecken (17,8 % vs. 14,2 %) und bei weiblichen im Vergleich zu männlichen Zecken (18,4 % vs. 15,7 %). Die Daten zeigten auch signifikante Unterschiede zwischen verschiedenen europäischen Regionen, mit den höchsten Infektionsraten in Mitteleuropa (19,3 % der Zecken) und den niedrigsten auf den Britischen Inseln (3,6 %). Die am häufigsten in Zecken gefundenen Genospezies waren *B. afzelii, B. garinii* und *B. valaisiana.* Es wurden keine statistisch signifikanten Unterschiede zwischen den durch konventionelle PCR, Nested-PCR und Echtzeit-PCR ermittelten Prävalenzraten gefunden [61]. Mit der PCR-Reverse-Line-Blot(RLB)-Methode wurden Pathogene in insgesamt 554 *I.-ricinus*-Zecken aus allen Provinzen Österreichs gescreent, *B. burgdorferi* s.l. wurde in 25,6 % der Zecken gefunden. Auch hier war *B. afzelii* die am häufigsten nachgewiesene Art, gefolgt von *B. burgdorferi* und *B. valaisiana* [62].

Drei Genospezies, *B. afzelii, B. garinii* und *B. burgdorferi,* sind die wichtigsten humanpathogenen Erreger der Lyme-Borreliose in Europa. Dies wird durch die Analyse von mehr als 1000 Isolaten bestätigt, die in prospektiven Studien von slowenischen Patienten mit Lyme-Borreliose gewonnen wurden. Von den 780 *Borrelia*-Stämmen, die aus der Haut von Patienten mit solitärem Erythema migrans isoliert wurden, waren 89,5 % *B. afzelii*, 9,4 % *B. garinii* und nur 1,1 % *B. burgdorferi* [63–66]. Eine ähnliche Dominanz von *B. afzelii* wurde für Isolate aus der Haut und dem Blut von Patienten mit multiplem Erythema migrans und Borrelien-Lymphozytom gezeigt. Es wurden jedoch auch Isolate von *B. garinii*, *B. burgdorferi* und *B. bisettii* bei Patienten mit diesen Manifestationen gefunden, was darauf hindeutet, dass mehrere dieser Arten ein Erythema migrans oder ein Borrelien-Lymphozytom verursachen können. Isolate aus Hautläsionen der Acrodermatitis chronica atrophicans waren zu 92,8 % *B. afzelii,* zu je 3,6 % *B. garinii* und *B. burgdorferi* zugehörig [67]. Im Gegensatz dazu waren über 75 % der Isolate aus dem Liquor cerebrospinalis (CSF) von Patienten mit Lyme-Neuroborreliose *B. garinii* zugehörig [65, 68–70]. Von Interesse ist, dass die Häufigkeitsverteilung der Borrelien-Isolate von Patienten nicht mit der in Zecken gefundenen übereinstimmt.

Die Lyme-Borreliose ist die häufigste durch Zecken übertragene Infektion beim Menschen in den gemäßigten Klimazonen der Nordhalbkugel. Die tatsächliche Inzidenz dieser Krankheit in Europa ist jedoch sehr variabel. Dies ist gut dokumentiert in der Anzahl der gemeldeten Fälle aus Ländern mit einer Geschichte einer Meldepflicht im Gesundheitswesen. Die Gesamtinzidenz in Slowenien lag beispielsweise in einem 10-Jahres-Zeitraum (2009–2018) zwischen 183 und 365 Fällen pro 100.000 Einwohner, im Durchschnitt 257 (Strle persönliche Mitteilung, 2021). Die im gleichen Zeitraum in Bulgarien ermittelte Inzidenz lag zwischen 4,1 und 11,9 Fällen pro 100.000 Einwohner, im Durchschnitt 6,9. Abb. 4.1 zeigt die Variation der Gesamtinzidenz von Jahr zu Jahr und auch den Unterschied in der Krankheitslast zwischen den beiden Ländern. Es wurde jedoch auch eine hohe Variation der Inzidenz in verschiedenen Regionen Bulgariens beobachtet, die von 0,30 bis 30,9 pro 100.000 Einwohner variierte [71].

Eine populationsbasierte retrospektive Kohortenstudie zielte darauf ab, die jährliche Inzidenz der Lyme-Borreliose in den Jahren 2001–2012 in Großbritannien zu schätzen. Die Ergebnisse deuten auf eine stetige Zunahme der Inzidenz von 1,6

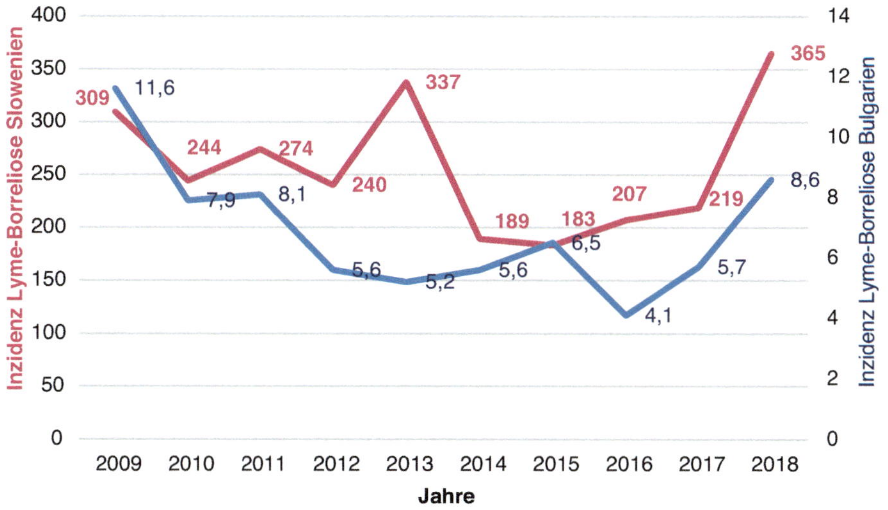

Abb. 4.1 Gesamtinzidenz der Lyme-Borreliose (n Fälle pro 100.000 Einwohner) pro Jahr in Bulgarien und Slowenien. Durchschnittliche Bevölkerung: BG 7,28 und SI 2,05 Mio. Menschen

auf 12,1 hin, wobei die Inzidenzraten in verschiedenen Teilen einer Region stark variieren [72]. Eine erneute Datenbanksuche bestätigte die große Varianz in den Inzidenzraten der Lyme-Borreliose in westlichen Ländern Europas, zwischen den Ländern und in Regionen innerhalb der Länder mit einer berechneten durchschnittlichen Inzidenz von 56,3 Fällen pro 100.000 Einwohner pro Jahr [73]. Die Inzidenz der Lyme-Borreliose in sechs östlichen Bundesländern Deutschlands variierte zwischen 35 Fällen im Jahr 2009 und 20 Fällen pro 100.000 Einwohner im Jahr 2012 [74]. Eine weitere Studie aus Deutschland verwendete Fälle, die in den Jahren 2013–2017 gemeldet wurden, und berechnete eine Inzidenz, die von 41 pro 100.000 im Jahr 2013 auf 26 im Jahr 2015 sank, mit einer durchschnittlichen jährlichen Inzidenz auf Bezirksebene zwischen 0,5 und 138 Fällen pro 100.000 [75]. In Frankreich lag die durchschnittliche Inzidenz der Lyme-Borreliose für die Jahre 2004–2009 bei 42, mit Werten zwischen 0 und 184 pro 100.000 Einwohner [76]. Eine weitere Studie aus Frankreich ergab eine durchschnittliche jährliche Inzidenz der Lyme-Borreliose von 53 Fällen pro 100.000 Einwohner, mit Werten zwischen 41 im Jahr 2011 und 84 im Jahr 2016. Die Inzidenz von Patienten, die wegen Lyme-Borreliose ins Krankenhaus eingeliefert wurden, lag zwischen 1,1 Fällen pro 100.000 im Jahr 2005 und 1,5 im Jahr 2016 [77]. In den Niederlanden wurde 2014 ein Rückgang der Zeckenbisskonsultationen und eine Stabilisierung der Fälle von früher Lyme-Borreliose, Erythema migrans, beobachtet. Die Inzidenz von Erythema migrans blieb bei 140 pro 100.000 [78]. Die durchschnittliche jährliche Inzidenz der Lyme-Borreliose im Veneto-Gebiet, Italien, für den Zeitraum 2015–2019 betrug 0,999 Fälle pro 100.000 Einwohner mit einem Höchststand von 2 pro 100.000 im Jahr 2018 [79]. Obwohl die Gesamtinzidenz stark variieren kann, ermöglichen die Inzidenzen der Bezirke insbesondere die Identifizierung von Gebieten mit einem höheren Risiko für eine durch Zecken übertragene Borrelien-Infektion.

Ein überraschend konstanter Befund ist das Risiko, eine Borrelien-Infektion (Diagnose Lyme-Borreliose und/oder Serokonversion) nach einem Zeckenbiss zu erwerben. Eine prospektive Studie, die in den Jahren 2008–2009 in Schweden und auf den Åland-Inseln durchgeführt wurde, zeigte, dass das Risiko einer Borrelien-Infektion nach einem Zeckenbiss 5 % beträgt [80]. Derselbe Wert von 5 % wurde in einer prospektiven Studie zum gleichen Thema in Österreich in den Jahren 2015–2018 ermittelt [81].

Mehr als 75 % aller Fälle von Lyme-Borreliose werden zwischen Juni und Oktober diagnostiziert, wobei das Erythema migrans die am häufigsten diagnostizierte klinische Manifestation ist und etwa 90 % aller Fälle in Mitteleuropa ausmacht, mit Werten zwischen 95,4 % [74] und 95 %, 89 % und 77 % [59, 75, 82]. Eine andere Hauterkrankung, die Acrodermatitis chronica atrophicans, tritt in etwa 3 % der Fälle von Lyme-Borreliose auf. Die dritte Hauterkrankung, das Borrelien-Lymphozytom, tritt in 2 % der Fälle auf [82], aber häufiger bei Kindern als bei Erwachsenen. Die Lyme-Neuroborreliose ist die häufigste extrakutane Manifestation der Lyme-Borreliose in Europa; ihr Anteil liegt zwischen 16,7 % und 2,7 %, wie in Studien aus Südschweden in den 1990er-Jahren und aus Deutschland in den Jahren 2013–2017 berichtet wurde [59, 75]. Lyme-Arthritis scheint in Europa eine weniger häufige Manifestation zu sein als in den USA. Ihre Häufigkeit in europäischen Studien liegt zwischen 2 % und 7 % [59, 74]. Eine Beteiligung des Herzens scheint sehr selten zu sein. Eine bimodale Altersverteilung der Lyme-Borreliose wird aus mehreren europäischen Ländern berichtet, mit Inzidenzspitzen bei Kindern im Alter von 5–9 Jahren und bei Erwachsenen im Alter von 50 bis 74 Jahren [59, 75, 83]. Weibliche Patienten sind häufiger betroffen als männliche [59, 84]. Die häufigsten Gründe für eine Krankenhauseinweisung sind die Lyme-Neuroborreliose und – obwohl viel seltener – die Lyme-Arthritis [75]. Das Erythema migrans tritt kurz nach dem Zeckenbiss auf und ist somit mit der saisonalen Zeckenaktivität verbunden, im Gegensatz zu anderen Manifestationen, die zu jeder Jahreszeit auftreten können [2, 59].

4.4 Klinische Manifestationen der Lyme-Borreliose

Das klinische Hauptmerkmal der Lyme-Borreliose in Europa ist die Hautinfektion, das Erythema migrans. Das Erythema migrans manifestiert sich bei etwa 90 % der klinisch erkrankten Patienten mit Lyme-Borreliose; bei den verbleibenden 10 % präsentiert sich die Krankheit mit disseminierten oder späteren Manifestationen der Erkrankung, wie der Lyme-Neuroborreliose oder der Arthritis [2, 7].

4.4.1 Hautmanifestationen

Erythema migrans, Borrelien-Lymphozytom und Acrodermatitis chronica atrophicans sind charakteristische Manifestationen der Lyme-Borreliose. Andere Hautmanifestationen wie Sclerodermia circumscripta, Lichen sclerosus et atrophicus und kutanes B-Zell-Lymphom wurden ebenfalls mit Lyme-Borreliose in Verbindung gebracht, diese Verbindungen sind jedoch fragwürdig.

4.4.1.1 Erythema migrans

Erythema migrans wird definiert als eine erythematöse Hautläsion, die sich Tage bis Wochen an der Stelle eines Bisses entwickelt, an dem eine Borrelien-infizierte Zecke Borrelien während ihrer Blutmahlzeit in die Haut übertragen hat. Die Läsion beginnt typischerweise als rote Makula oder Papel und erweitert sich über Tage bis Wochen, mit oder ohne zentrale Aufhellung. Für eine zuverlässige Diagnose muss eine einzelne primäre Läsion einen Durchmesser von $\geq$5 cm erreichen. Eine Läsion von <5 cm qualifiziert sich nur dann für die Diagnose Erythema migrans, wenn sie an der Stelle eines Zeckenbisses auftritt, wenn ihr Beginn eine Verzögerung von mindestens 2 Tagen hat und wenn die Läsion sich dynamisch vergrößert. Das multiple Erythema migrans wird definiert als das Vorhandensein von zwei oder mehr Hautläsionen, von denen eine die Größenkriterien für ein solitäres Erythema migrans erfüllen muss [2, 4].

Ein unbehandeltes Erythema migrans kann über Wochen bis zu mehreren Monaten bestehen bleiben und sich ausdehnen, sein Durchmesser reicht von wenigen

Zentimetern bis zu mehr als einem Meter. Erythema migrans befindet sich am häufigsten an den unteren Extremitäten bei erwachsenen Patienten, bei Kindern ist der obere Teil des Körpers häufiger betroffen [2–6, 59, 60]. Lokale Symptome wie leichter Juckreiz, Brennen oder Schmerzen an der Stelle des Erythema migrans können bei etwa der Hälfte der europäischen Patienten auftreten. Systemische Symptome wie Müdigkeit und Unwohlsein, Kopfschmerzen, Myalgie und Arthralgie können nur von etwa einem Drittel der europäischen Patienten erlebt werden. Diese Symptome sind in der Regel intermittierend und variieren oft in Intensität und Ort. Fieber wird nur ausnahmsweise bei erwachsenen europäischen Patienten festgestellt, während es in den USA häufiger bei Patienten mit Erythema migrans auftritt. Bei multiplem Erythema migrans ähneln die sekundären Läsionen in ihrer Morphologie der ursprünglichen solitären Läsion, sie sind in der Regel kleiner und nur ausnahmsweise mit lokalem Juckreiz oder Schmerzen verbunden. In Europa wird das multiples Erythema migrans häufiger bei Kindern und Immunsupprimierten als bei Erwachsenen gesehen. Differenzialdiagnosen umfassen Überempfindlichkeitsreaktionen auf Zecken- oder Insektenstiche, Pilzinfektionen, Erysipel, Urtikaria, Kontaktdermatitis, Follikulitis, Zellulitis, Granuloma annulare und fixe Arzneimittelreaktion [2, 5, 69, 85–95].

4.4.1.2 Borrelien-Lymphozytom

Das Borrelien-Lymphozytom präsentiert sich als eine einzelne Schwellung von bis zu einigen Zentimetern Durchmesser und besteht aus einer dichten lymphozytären Infiltration der Dermis und des subkutanen Gewebes aufgrund der Borrelien-Infektion. B-Lymphozyten dominieren in dieser polyklonalen Infiltration, und Keimzentren können gesehen werden. Die Dominanz der B-Zellen steht im Gegensatz zu den Befunden bei Erythema migrans und Hautläsionen der Acrodermatitis chronica atrophicans, bei denen T-Zellen vorherrschen. Hohe Spiegel des B-Zell-aktiven Chemokins CXCL13 werden in dieser Hautmanifestation im Gegensatz zu Erythema migrans und Acrodermatitis chronica atrophicans gefunden. Borrelien-Lymphozytome treten häufiger bei Kindern als bei Erwachsenen auf und sind am häufigsten am Ohrläppchen lokalisiert. Bei Erwachsenen befinden sie sich meist in der Region der Areola mammae, selten auf der Nase, dem Arm, der Schulter oder dem Hodensack. Borrelien-Lymphozytome, wie Erythema migrans, lösen sich auch schließlich ohne Behandlung auf. Die Isolationsrate von Borrelien beträgt etwa ein Drittel, wobei *B. afzelii* am häufigsten identifiziert wird. Die Differenzialdiagnose erfordert eine histologische Untersuchung, insbesondere bei Patienten mit Brustlymphozytom oder Lymphozytom an anderen (atypischen) Stellen, insbesondere wenn ein Zusammenhang mit einer Borrelien-Infektion nicht hergestellt werden kann und B-Zell-Lymphom und Pseudolymphom in Betracht gezogen werden müssen [96–99].

4.4.1.3 Acrodermatitis chronica atrophicans

Die Acrodermatitis chronica atrophicans ist eine chronische Hautmanifestation der Lyme-Borreliose. Sie wird fast ausschließlich in Europa beobachtet. Im Gegensatz zu Erythema migrans und Borrelien-Lymphozytom heilt die Acrodermatitis chronica atrophicans nicht spontan. Die Läsion befindet sich meistens an akralen Körperstellen, in der Regel an der Streckseite der Hände oder Füße. Anfangs ist sie meist einseitig, kann aber später mehr oder weniger symmetrisch werden. Acrodermatitis chronica atrophicans wird häufiger bei Frauen als bei Männern diagnostiziert und tritt nur sehr selten bei Kindern auf. Die Patienten sind in der Regel über 40 Jahre alt. Am häufigsten wird sie durch *B. afzelii* verursacht. Eine Vorgeschichte von Zeckenbissen ist aufgrund der langen Inkubationszeit und der langen Dauer der Hautläsionen vor Diagnose nicht hilfreich. Klinisch ist die betroffene Region anfangs meist ödematös; Erythem und Schwellung können in ihrer Intensität variieren. Nach den ersten Monaten bis Jahren verschwindet das Ödem langsam und die Atrophie wird immer ausgeprägter. Die Haut wird zunehmend anfällig, dünn und faltig, mit deutlich sichtbaren darunterliegenden Gefäßen. Bei Kälteeinwirkung wird die Haut auffällig bläulich. Bandartige fibröse Indurationen können in den betroffenen Regionen auftreten, meist in ulnaren oder tibialen Regionen, auch können sie nodulär in Erscheinung treten, vorzugsweise präpatellar oder neben dem Olekranon lokalisiert. In einigen Fällen sind sklerotische Läsionen klinisch und histologisch nicht von lokalisiertem Sklerodermie (Morphea) oder Lichen sclerosus et atrophicus zu unterscheiden. Bei typischer entzündlicher Acrodermatitis chronica atrophicans kann jeder 10. Patient auch eine dem Lichen sclerosus et atrophicus ähnliche Läsion haben [63, 67, 84, 99–103].

Patienten mit langanhaltender unbehandelter Acrodermatitis chronica atrophicans können unter einer Art von leichter oder mäßiger Neuropathie leiden [104]. Sensible und motorische Mononeuropathie oder Polyneuropathie oder fleckige Dysästhesie können an der Stelle der kutanen Läsionen auftreten. Patienten mit Acrodermatitis chronica atrophicans klagen ggf. auch über Hyperästhesie, Dysästhesie, Muskelkrämpfe, Muskelschwäche und/oder Schweregefühle, hauptsächlich in den betroffenen Gliedmaßen [105]. In langanhaltenden Fällen können Subluxation und/oder Luxation der kleinen Gelenke der Hände oder Füße auftreten. Periostale Verdickungen der Knochen ähnlich der Dactylitis syphilitica in der Spätphase der Syphilis können auch bei einem kleinen Anteil der Patienten auftreten. Vorangegangene oder begleitende Entzündungen können auftreten, wie Bursitis des Knies oder des Ellbogens, Epikondylitis, retro- oder subkalkaneale Bursitis und Achillessehnenentzündung.

Eine korrekte Diagnose basiert auf klinischen, serologischen und histologischen Kriterien. IgG-Antikörper gegen *B. burgdorferi* s.l. sind eine Voraussetzung; IgG-negative Patienten mit Acrodermatitis chronica atrophicans gibt es nahezu nicht. Eine weitere Bestätigung der Diagnose wird durch die histologische Untersuchung der betroffenen Haut erreicht. Die Diagnose kann weiter durch die Isolierung von *B. burgdorferi* s.l. aus der Haut der Läsion unterstützt werden, was bei etwa einem Drittel der Patienten erfolgreich ist [67]. Differenzialdiagnosen oder häufiger falsche Interpretationen von Acrodermatitis chronica atrophicans Hautläsionen an den unteren Extremitäten sind vaskuläre Insuffizienz wie chronische venöse Insuffizienz, oberflächliche Thrombophlebitis, hypostatisches Ekzem, arterielle obliterative Erkrankung, Akrozyanose, Livedo reticularis, Lymphödem, „alte Haut" oder Erfrierungen. Fibrose Knötchen können als rheumatoide Knötchen und Gicht oder sogar als Erythema nodosum fehlinterpretiert werden.

4.4.2 Lyme-Neuroborreliose

Lyme-Neuroborreliose tritt in den ersten Wochen oder Monaten nach Beginn der Infektion auf. Bei erwachsenen Patienten ist die Meningoradikuloneuritis die häufigste klinische Manifestation der Lyme-Neuroborreliose in Europa. Ihr Beginn ist schleichend mit zunehmenden Schmerzen, später begleitet von Lähmungen und anderen neurologischen Anzeichen und Symptomen, die, wenn sie unbehandelt bleiben, viele Wochen anhalten können [106, 107]. Radikuläre Schmerzen, das ausgeprägteste klinische Symptom der Meningoradikuloneuritis, sind in der Regel stark und in der Nacht am intensivsten. Sie sprechen zumeist schlecht oder gar nicht auf übliche Analgetika an! Bei Kindern sind isolierte Meningitis und periphere Gesichtslähmung häufiger als bei Erwachsenen [108–110]. Eine Beteiligung der Motornerven kann zu Lähmungen führen [107, 111, 112]. Europäische Patienten mit unbehandelter Meningopolyneuritis entwickeln in bis zu 10 % der Fälle Anzeichen und Symptome einer disseminierten Enzephalomyelitis, die in einigen Aspekten denen der multiplen Sklerose ähneln können [111]. Demenzähnliche Syndrome, die gemäß den europäischen Leitlinien als eindeutige Lyme-Neuroborreliose diagnostiziert wurden, sind seltene Manifestationen dieser Krankheit. Es ist wichtig, sich dieser Manifestation der Lyme-Neuroborreliose bewusst zu sein, da eine Antibiotikabehandlung dauerhafte Folgeschäden verhindern kann [113]. Patienten mit Borrelien-Meningitis leiden in der Regel unter leichten Kopfschmerzen mit intermittierenden Verbesserungen und Verschlechterungen. Bei erwachsenen Patienten sind Fieber, Übelkeit und Erbrechen sowie Meningealsymptome in der Regel abwesend [111, 112]. Allerdings zeigen die Befunde im Liquor eine lymphozytäre Pleozytose geringen Grades bis hin zu mehreren hundert Millionen Zellen/l. Die Protein-Konzentrationen sind normal oder leicht erhöht; die Glukose-Konzentrationen sind in der Regel normal oder leicht vermindert [111]. Jeder Hirnnerv kann bei der Lyme-Neuroborreliose betroffen sein, am häufigsten sind jedoch die Gesichtsnerven betroffen, was zu einer ein- oder beidseitigen peripheren Gesichtslähmung führt [111]. Dies ist auf eine Infektion mit *B. burgdorferi* s.l. bei etwa 20 % der erwachsenen Patienten und 25 % der Kinder in Endemiegebieten zurückzuführen [107, 109, 112, 114]. Eine lymphozytäre Pleozytose wird oft bei Patienten mit borrelienbedingter peripherer Gesichtslähmung gesehen, obwohl Anzeichen oder Symptome einer Meningitis fehlen [114]. Die borrelienbedingte periphere Gesichtslähmung spricht sehr gut auf eine Antibiotikabehandlung an, aber die Prognose ist auch bei unbehandelten Patienten gut [112, 115]. In Schweden wurden jedoch bei etwa jedem zweiten Kind, das vor 3–5 Jahren eine borrelienbedingte periphere Gesichtslähmung hatte, leichte Folgeschäden festgestellt [116]. Eine andere schwedische Studie berichtete von etwa 20 % der Kinder mit akuter Gesichtslähmung, die trotz Antibiotikabehandlung dauerhafte leichte bis mäßige Funktionsstörungen des Gesichtsnervs ohne andere neurologische Symptome oder Gesundheitsprobleme hatten [117].

Die intrathekale Synthese von Antikörpern muss in frühen Infektionsstadien noch nicht nachweisbar sein und eine Pleozytose des Liquors kann kurz nach Beginn der neurologischen Symptome noch fehlen, insbesondere bei Kindern mit isolierter Gesichtsnervenlähmung [108]. Die Beteiligung der meisten anderen

Hirnnerven wurde beschrieben, insbesondere des Nervus oculomotorius, des N. abducens und des N. vestibulocochlearis. Die beste Unterstützung für eine klinische Diagnose der Lyme-Neuroborreliose ist ein vorausgehendes oder begleitendes Erythema migrans, das bei 34–64 % der Patienten mit Meningoradikuloneuritis der Fall ist [65]. Bei europäischen Patienten wurde eine enge räumliche Beziehung zwischen der Hautregion des Zeckenbisses, dem nachfolgenden Erythema migrans und der radikulären Läsion gefunden [118]. Daneben kommt auch Pseudotumor cerebri als eine seltene und ungewöhnliche Manifestation der Lyme-Neuroborreliose, die hauptsächlich bei Kindern auftritt [119, 120].

Die Lyme-Neuroborreliose in Europa wird am häufigsten durch *B. garinii* verursacht, seltener durch *B. afzelii* und *B. burgdorferi,* und nur ausnahmsweise durch andere Genospezies [65, 68–70, 121–124]. Patienten mit einer durch Kultur des Liquors nachgewiesenen Lyme-Neuroborreliose durch *B. garinii* haben einen anderen klinischen Verlauf als Patienten mit einer Lyme-Neuroborreliose durch *B. afzelii.* Schmerzhafte Meningoradikuloneuritis, das Bannwarth-Syndrom, die typische frühe Lyme-Neuroborreliose in Europa, wird durch *B. garinii* verursacht, während die klinischen Merkmale einer Beteiligung des zentralen Nervensystems (ZNS) bei *B. afzelii* viel weniger spezifisch und schwieriger zu diagnostizieren sind, da diese Patienten selten radikuläre Schmerzen berichten oder Meningealsymptome zeigen [65]. Die europäischen Kriterien für die Lyme-Neuroborreliose werden bei einer großen Mehrheit der Fälle von Lyme-Neuroborreliose durch *B. afzelii* nicht erfüllt, und es bleibt die Bedeutung dieser Genospezies bei der Lyme-Neuroborreliose final zu klären. Bei der peripheren Neuropathie, die die Acrodermatitis chronica atrophicans begleitet, ist der auffälligste Befund die axonale Degeneration [104]. Sie tritt bei mehr als der Hälfte der Patienten mit langanhaltender Acrodermatitis chronica atrophicans auf. Ob es überhaupt eine borrelienassoziierte periphere Neuritis ohne Acrodermatitis chronica atrophicans gibt, ist zweifelhaft.

Die Diagnose einer frühen Lyme-Neuroborreliose sollte auf klinischen Merkmalen, dem Vorhandensein von lymphozytärer Pleozytose und dem Nachweis der intrathekalen Produktion von IgG-Antikörpern gegen *B. burgdorferi* s.l. basieren, um eine Borrelien-Infektion des ZNS zu beweisen [3, 36, 65, 69, 70, 125–128]. Die Isolierung von Borrelien aus der Infektionsstelle wäre die zuverlässigste Methode zur Diagnose der Lyme-Neuroborreliose, aber leider ist die Isolierung aus dem Liquor oder der Nachweis von Borrelien-DNA in Liquor-Proben durch eine geringe Sensitivität begrenzt. Obwohl der Nachweis von intrathekal synthetisierten IgG-Antikörpern gegen *B. burgdorferi* s.l. für die Diagnose der Lyme-Neuroborreliose etabliert wurde, sollten Ärzte sich bewusst sein, dass intrathekale Antikörper kurz nach dem Beginn der Lyme-Neuroborreliose möglicherweise noch nicht nachweisbar sind. Wenn es starke klinische Beweise gibt, zusammen mit einer Liquor-Pleozytose und/oder einem vorangegangenem Erythema migrans, sollte der Arzt trotz des Fehlens eines Nachweises der intrathekalen Antikörperproduktion bei der klinischen Diagnose bleiben [69, 70]. Die Differenzialdiagnose umfasst eine Liste für jede Hauptmanifestation der Lyme-Neuroborreliose, wie Meningitis, Radikuloneuritis, Beteiligung der Hirnnerven und andere. Auch ist an seltene Fälle von ZNS-Infektionen durch die zu den Rückfallfieberborrelien gehörenden B. miyamotoi zu denken (siehe Kap. 9: Andere von Ixodes übertragene Krankheiten).

4.4.3 Lyme-Karditis

Eine Borrelien-Infektion des Herzens zeigt sich in der Regel mit einem akuten Beginn von unterschiedlich starken intermittierenden atrioventrikulären (A-V) Herzblockaden, oft zusammen mit anderen Manifestationen der Lyme-Borreliose wie Erythema migrans, Lyme-Neuroborreliose oder Arthritis. In den meisten Fällen handelt es sich um ein mildes und selbstlimitierendes Ereignis und die Prognose ist in der Regel günstig. Die Diagnose der Lyme-Karditis ist am zuverlässigsten, wenn sie zusammen mit typischen Manifestation(en) der Lyme-Borreliose wie Erythema migrans oder Lyme-Neuroborreliose auftritt und durch das Fehlen oder Ausschluss anderer Erklärungen für kardiale Anomalien [2, 25, 129–132].

4.4.4 Lyme-Arthritis

Arthritis aufgrund einer Infektion mit *B. burgdorferi* s.l. ist meist monoartikulär oder oligoartikulär und betrifft typischerweise das Knie. Die Isolationsrate von Borrelien aus Gelenkflüssigkeit und Synovia ist sehr gering; daher basieren die Daten zum infizierenden Agens hauptsächlich auf dem molekularen Nachweis von Borrelien-DNA in Synovialflüssigkeit oder Synovialgewebe. Die in Fällen von Lyme-Arthritis in Europa identifizierten Genospezies sind *B. burgdorferi, B. afzelii* und *B. garinii* mit einer ausgeprägten Dominanz von *B. burgdorferi* in einigen Serien [133–137]. *Borrelia bavariensis* wurde in der Synovialflüssigkeit des Knie- und Sprunggelenks eines 11-jährigen Jungen nachgewiesen, der über 5 Jahre hinweg an intermittierender Arthritis litt [138]. Akute Arthritis resultiert aus der *Borrelia*-induzierten Infiltration von mononukleären Zellen in das Synovialgewebe und der Akkumulation von Neutrophilen, Immunkomplexen, Komplement und Zytokinen in der Synovialflüssigkeit [139].

Für die klinische Diagnose sollte berücksichtigt werden, dass Lyme-Arthritis in der Regel aus intermittierenden Entzündungsattacken eines oder mehrerer großer Gelenke besteht und ihr häufig intermittierende wandernde Gelenkschmerzen vorausgehen. Die Gelenkbeteiligung ist in der Regel asymmetrisch, der Beginn der Arthritis ist akut und mit Erguss, und die Haut über dem betroffenen Gelenk ist warm, aber von normaler Farbe. Das Knie ist bei weitem das am häufigsten betroffene Gelenk, gefolgt von Sprunggelenk, Handgelenk, Finger, Zeh und Ellbogen; Schwellungen der Ferse wurden bei 9 % und Daktylitis bei bis zu 23 % festgestellt. Bei den Patienten, bei denen nur das Knie betroffen war, wurden bei 50 % Baker-Zysten gefunden. Einige Patienten mit ausgeprägten Knieergüssen haben jedoch nur leichte Schmerzen. Die Gelenkentzündung dauert in der Regel einige Tage bis Wochen, manchmal mehrere Monate. Der Verlauf der Lyme-Arthritis ist in der Regel rezidivierend und kann über mehrere Jahre andauern. Zu Beginn sind die Arthritisattacken häufiger und kurz, später können sie länger andauern, und etwa 10 % der Patienten entwickeln eine chronische Arthritis mit einer Dauer von einem Jahr oder länger. Müdigkeit, Unwohlsein, leichtes Fieber oder Nachtschweiß können Lyme-Arthritis bei einem kleinen Anteil der Patienten begleiten [140–143].

Die Diagnose der Lyme-Arthritis basiert auf der Anamnese, oder dem Vorhandensein anderer Manifestationen der Lyme-Borreliose wie Erythema migrans, Lyme-Neuroborreliose oder Acrodermatitis chronica atrophicans, klinischen Merkmalen, Laborbefunden, Ausschluss anderer Ursachen für Arthritis und Nachweis von Serum-IgG-Antikörpern gegen *B. burgdorferi* s.l. Routinemäßige Laborparameter wie C-reaktives Protein (CRP), Rheumafaktoren und antinukleäre Antikörper liegen bei Lyme-Arthritis oft im Normalbereich. Eine ausgeprägte Erhöhung der Laborparameter für Entzündungen bei einem Patienten mit Arthritis spricht stark gegen eine Diagnose von Lyme-Arthritis. Kryoglobuline und zirkulierende Immunkomplexe können vorhanden sein. Die Synovialflüssigkeit zeigt erhöhte Leukozytenzahlen mit einer Dominanz von polymorphkernigen Leukozyten. Kryoglobuline und Antigen-Antikörper-Komplexe sind häufig in der Synovialflüssigkeit vorhanden. Spezifische radiographische Befunde für Lyme-Arthritis wurden nicht berichtet. Serum-IgG-Antikörper gegen *B. burgdorferi* s.l. sind fast immer in hohen Titern bei Patienten mit Lyme-Arthritis vorhanden. Eine negative IgG-Serologie schließt die Diagnose einer Lyme-Arthritis aus, aber der Nachweis von IgG-Antikörpern allein ist nicht diagnostisch für eine Lyme-Borreliose. Daher sollte der Nachweis von Borrelien-DNA in Synovialgewebe oder Synovialflüssigkeit werden, da die Sensitivität der PCR aus Gelenkmaterial und vor allem aus Synovialgewebe hoch ist [20, 21, 140–147].

Die Differenzialdiagnose der Lyme-Arthritis umfasst entzündliche rheumatische Erkrankungen, bakterielle (septische) Arthritis, virale Arthritis und kristallinduzierte Arthritis. Weitere Differenzialdiagnosen sind Psoriasis-Arthritis, frühe rheumatoide Arthritis und systemischer Lupus erythematodes bei Patienten, die Borrelien-Antikörper im Serum haben. CAVE: Eine Fibromyalgie bei seropositiven Personen wird oft fälschlicherweise als Lyme-Borreliose diagnostiziert [1, 6, 148, 149].

4.4.5 Beteiligung des Auges

Eine Beteiligung des Auges im Verlauf der Lyme-Borreliose scheint sehr selten aufzutreten und ist mit Erythema migrans, Lyme-Neuroborreliose oder Lyme-Arthritis assoziiert, obwohl es die einzige Manifestation der Krankheit sein kann. Die Diagnose einer Borrelien-assoziierten Augenbeteiligung sollte auf der Krankengeschichte, einer vollständigen körperlichen (nicht nur ophthalmologischen) Untersuchung und dem Nachweis einer Borrelien-Infektion basieren. Hier sind zahlreiche Differenzialdiagnosen möglich [150–154].

4.4.6 Lyme-Borreliose während der Schwangerschaft

Informationen zu diesem Thema sind begrenzt. Es gibt keinen wesentlichen Unterschied zwischen schwangeren und nichtschwangeren Frauen, weder in der Präsentation der Lyme-Borreliose noch im Behandlungsergebnis in der entsprechenden erwachsenen Bevölkerung, mit Ausnahme davon, dass in der zweiten Hälfte der Schwangerschaft der Anteil der Patientinnen mit Erythema migrans, die Allgemeinsymptome haben, geringer ist als in den ersten Monaten der Schwangerschaft und bei nichtschwangeren Frauen vergleichbaren Alters. Es scheint, dass das Ergebnis der Schwangerschaften ähnlich ist wie das Ergebnis bei schwangeren Frauen ohne Lyme-Borreliose. Mit Ausnahme einiger Einzelberichte, welche die aktuellen diagnostischen Kriterien nicht erfüllen, wurde keine kausale Beziehung zu einer Borrelien-Infektion für ungünstige Schwangerschaftsausgänge festgestellt [155–159].

4.4.7 Lyme-Borreliose bei immungeschwächten Patienten

Auch zu diesem Thema sind die Informationen begrenzt. Die Ergebnisse von 4 Studien zeigten jedoch, dass alle Patienten ein mildes und unkompliziertes Erythema migrans sowie ein günstiges Behandlungsergebnis nach Behandlung mit den gleichen Antibiotika-Regimen wie bei immunkompetenten Patienten hatten [160–163].

4.4.8 Chronische Lyme-Borreliose und „chronic Lyme"

Eine Chronische Lyme-Borreliose existiert in Europa. Allerdings sollte die Bezeichnung für Patienten mit objektiven Manifestationen der späten disseminierten Lyme-Borreliose reserviert sein. Diese Patienten präsentieren sich typischerweise mit Acrodermatitis chronica atrophicans, chronischer Arthritis und sehr selten mit chronischer Lyme-Neuroborreliose. Der Begriff chronische Lyme-Borreliose sollte nicht leichtfertig oder fälschlicherweise für Symptome unbekannter Ursache verwendet werden, und auch nicht für gut definierte Krankheiten, die nicht mit einer Borrelien-Infektion zusammenhängen, aber Antikörper gegen *B. burgdorferi* s.l. aufweisen, ebenso nicht für Symptome unbekannter Ursache mit Antikörpern gegen *B. burgdorferi* s.l., aber ohne zuverlässige Vorgeschichte von Lyme-Borreliose, und ebenfalls nicht für Post-Lyme-Borreliose-Symptome oder -Syndrome [1, 164, 165].

4.4.9 Laborunterstützung bei der Diagnose der Lyme-Borreliose

Tab. 4.1 fasst die wesentlichen und unterstützenden Laborbefunde in Bezug auf die verschiedenen anfänglichen klinischen Diagnosen der Lyme-Borreliose zusammen (siehe auch Kapitel „Labordiagnose der Lyme Borreliose").

Tab. 4.1 Unterstützende Laboruntersuchungen für die Diagnose der Lyme-Borreliose. (Mod. nach Stanek et al. [4] und Stanek und Strle [7])

Anfängliche klinische Diagnose	Wesentlicher Laborbeweis	Unterstützender Laborbeweis
Erythema migrans	Keine, wenn typisch	Kultur aus Hautbiopsie, Nachweis von Borrelien-DNA, signifikante Veränderung der spezifischen Serumantikörper[a]
Borrelien-Lymphozytom	Spezifische IgG-Antikörper	Histologie, Kultur aus Hautbiopsie, Nachweis von Borrelien-DNA
Acrodermatitis chronica atrophicans	Hoher Gehalt an spezifischen Serum-IgG-Antikörpern	Histologie, Kultur aus Hautbiopsie, Nachweis von Borrelien-DNA
Frühe Lyme-Neuroborreliose	Lymphozytäre Pleozytose im CSF; Intrathekal produzierte spezifische Antikörper[b]	Intrathekales Gesamt-IgM und IgG, Spezifische oligoklonale Banden im CSF, Signifikante Veränderung der spezifischen Serumantikörper[a], Kultur aus CSF, Nachweis von Borrelien-DNA
Späte Lyme-Neuroborreliose	Lymphozytäre Pleozytose im CSF; intrathekal produzierte spezifische Antikörper[b]; spezifisches Serum-IgG	Spezifische oligoklonale Banden im CSF
Lyme-Arthritis	Hoher Gehalt an spezifischen Serum Antikörpern	Nachweis von Borrelien-DNA in Synovialflüssigkeit und/oder Gewebe (Kultur aus Synovialflüssigkeit und/oder Gewebe)
Lyme-Karditis	Signifikante Veränderung der spezifischen IgG-Antikörper[a]	Kultur aus endomyokardialer Biopsie, Nachweis von Borrelien-DNA

[a] Spezifische Antikörperlevel im Serum können aufgrund des Fortschreitens der Infektion oder der Behandlung ansteigen oder aufgrund der Unterbindung des Infektionsprozesses abnehmen. Proben, die im Abstand von mindestens 3 Monaten gesammelt wurden, können erforderlich sein, um einen Rückgang der IgG-Werte zu erkennen

[b] Intrathekal produzierte spezifische Antikörper werden durch gleichzeitige Untersuchung von Proben aus Liquor cerebrospinalis (CSF) und Serum bestimmt

4.4.10 Behandlung

Es sollte betont werden, dass frühe Manifestationen der Lyme-Borreliose, sowohl lokalisiert als auch disseminiert, schließlich spontan ohne Antibiotikabehandlung abheilen. Der Hauptgrund für die Behandlung solcher Patienten besteht darin, die Dauer der Manifestation zu verkürzen und die Entwicklung einer disseminierten Krankheit wie Lyme-Neuroborreliose und Lyme-Arthritis zu verhindern. Doxycyclin, Amoxicillin, Phenoxymethylpenicillin und Cefuroximaxetil sind hochwirksam und sind die bevorzugten antimikrobiellen Wirkstoffe zur Behandlung von frühen lokalisierten Manifestationen. Makrolide wie Azithromycin scheinen klinisch etwas weniger wirksam zu sein als andere orale Antibiotika und werden daher als Zweitlinienbehandlungen eingesetzt [1, 5, 88, 90]. Roxithromycin sollte aufgrund häufig beobachteter Rückfälle nach der Verabreichung dieses Medikaments nicht gegeben werden. Chinolone werden nicht verwendet, weil *B. burgdorferi* s.l. in *in-vitro*-Studien eine Resistenz gegen diese Chemotherapeutika zeigte [166]. Früh disseminierte Krankheiten wie Lyme-Neuroborreliose werden normalerweise mit intravenösem Ceftriaxon oder Penicillin behandelt. Neuere Studienergebnisse deuten jedoch darauf hin, dass die orale Behandlung von Lyme-Neuroborreliose mit Doxycyclin genauso wirksam ist wie intravenöses Ceftriaxon zur Behandlung von europäischen Erwachsenen mit Lyme-Neuroborreliose [167, 168]. Die kürzeste Dauer einer wirksamen Behandlung wurde für keines der oben genannten antimikrobiellen Mittel jemals bewertet. Heute wird empfohlen, dass Antibiotika bei Fällen von früher lokalisierter und früher disseminierter Krankheit für maximal 2 Wochen verabreicht werden sollten [1, 6, 93]. Für chronische Manifestationen wird ein 4-wöchiger Kurs empfohlen. Es wurde gezeigt, dass ein 10-tägiges Regime von oralem Doxycyclin nicht schlechter war als ein 2-wöchiges Regime für Erythema migrans [92, 169]. Es gibt jedoch keine direkten Informationen über die kürzere Behandlung für immungeschwächte Patienten, noch für Antibiotika außer Doxycyclin. Die Lyme-Arthritis spricht typischerweise auf eine Antibiotikabehandlung gut an. Patienten, deren Arthritis sich nach einem ersten Kurs der oralen Behandlung verbessert, aber noch nicht ganz verschwindet, können mit einem zweiten Kurs oraler Antibiotika erneut behandelt werden, wobei die parenterale Antibiotikabehandlung für diejenigen reserviert ist, die keine wesentliche klinische Reaktion zeigen. Nach der Auflösung der Arthritis des Knies kann eine Physiotherapie erforderlich sein, wenn sich eine Atrophie des Quadrizeps entwickelt hat [6]. Die empfohlene Antibiotikabehandlung für Patienten mit Lyme-Borreliose ist in Tab. 4.2 dargestellt. Doxycyclin sollte nicht für schwangere und stillende Frauen verschrieben werden und hat auch einige Einschränkungen für Kinder unter 8 Jahren.

4.5 Schlussfolgerung

Die Lyme-Borreliose ist eine häufige durch Zecken übertragene Krankheit in Europa. Die Identifizierung der verursachenden Spirochäten, *Borrelia burgdorferi* sensu lato, in den 1980er-Jahren ermöglichte spezifische Diagnosen von typischen, assoziierten Erkrankungen in mehreren klinischen Disziplinen und eine kausale Antibiotikatherapie. Gleichzeitig führten Missverständnisse und Spekulationen über Zusammenhänge zwischen Borrelien-Infektionen und einer Vielzahl unspezifischer Symptome und Erkrankungen zu Über- und Fehldiagnosen sowie Überbehandlungen bei einer fehlerhaft vermuteten Lyme-Borreliose. Bei Verdacht auf eine chronische Lyme-Borreliose müssen immer auch andere mögliche Ursachen des klinischen Syndroms sorgfältig ausgeschlossen werden. Besondere Vorsicht ist geboten, wenn das Internet zur umfassenden Information über diesen Krankheitskomplex konsultiert wird.

Tab. 4.2 Empfohlene Antibiotikabehandlung für Patienten mit Lyme-Borreliose. (Mod. nach Stanek und Strle (2018) [7])

Klinische Manifestation	Antibiotikum	Verabreichungsart	Dosierung		Dauer (Tage)	Gegenanzeigen
			Erwachsene	Kinder[a]		
Erythema migrans, Borreliales Lymphozytom	Doxycyclin oder	Oral	100 mg bid	4,4 mg/kg: 2 (maximal, 100 mg pro Dosis)	10–14	Kinder[b], Schwangerschaft, Stillzeit, Allergie
	Amoxicillin oder	Oral	500–1000 mg tid	25–50 mg/kg: 3 (maximal, 500 mg pro Dosis)	14	Allergie
	Cefuroxim oder	Oral	500 mg bid	28–40 mg/kg: 2 (Maximum, 500 mg pro Dosis)	14	Allergie
	Phenoxymethylpenicillin	Oral	$0{,}5–1{,}0 \times 10^6$ IE tid	$0{,}1–0{,}15 \times 10^6$ IE/kg: 3 (Maximum, 1×10^6 IE pro Dosis)	14	Allergie
	Azithromycin[c] oder	Oral	500 mg bid	20 mg/kg: 2	1. Tag	Allergie
			500 mg od	10 mg/kg	4 Tage	
			oder 500 mg od	10 mg/kg (Maximum, 500 mg pro Tag)	6 Tage	
	Erythromycin[c]	Oral	500 mg qid	28 mg/kg: 4 (Maximum, 500 mg pro Dosis)	14	Allergie
	Ceftriaxon[4] oder	i.v.	2 g od	50–100 mg/kg (Maximum, 2 g pro Dosis)	14	Allergie
	Penicillin G[d]	i.v.	5×10^6 IE qid	$0{,}25–0{,}5 \times 10^6$ IE/kg: 4 (Maximum, 5 × 106 IE pro Dosis)	14	Allergie

(Fortsetzung)

Tab. 4.2 (Fortsetzung)

Klinische Manifestation		Antibiotikum	Verabreichungsart	Dosierung		Dauer (Tage)	Gegenanzeigen
				Erwachsene	Kinder[a]		
Lyme-Neuroborreliose, Herzbeteiligung		Ceftriaxon oder	i.v.	2 g od	50–100 mg/kg (Maximum, 2 g pro Dosis)	14–28[e]	Allergie
		Penicillin G	i.v.	5×10^6 IE qid	0,25–0,5 $\times 10^6$ IE/kg: 4 (Maximum, 5 × 106 IE pro Dosis)	14–28[e]	Allergie
		Doxycyclin	Oral	100 mg bid oder 200 mg od[f]	4,4 mg/kg: 2 (Maximum, 100 mg pro Dosis)	14–28[e]	Kinder[b], Schwangerschaft, Stillzeit, Allergie
Lyme-Arthritis	Erstbehandlung	Doxycyclin oder	Oral	100 mg bid	4,4 mg/kg: 2 (Maximum, 100 mg pro Dosis)	28	Kinder[b], Schwangerschaft, Stillzeit, Allergie
		Amoxicillin oder	Oral	500–1000 mg tid	25–50 mg/kg: 3 (Maximum, 500 mg pro Dosis)	28	Allergie
		Cefuroxim	Oral	500 mg bid	28–40 mg/kg: 2 (Maximum, 500 mg pro Dosis)	28	Allergie
	Wiederbehandlung[g]	Doxycyclin oder	Oral	100 mg bid	4,4 mg/kg: 2 (Maximum, 100 mg pro Dosis)	28	Kinder[b], Schwangerschaft, Stillzeit, Allergie
		Amoxicillin oder	Oral	500–1000 mg tid	25–50 mg/kg: 3 (Maximum, 500 mg pro Dosis)	28	Allergie
		Cefuroxim oder	Oral	500 mg bid	28–40 mg/kg: 2 (Maximum, 500 mg pro Dosis)	28	Allergie
		Ceftriaxon[h]	i.v.	2 g od	50–100 mg/kg (Maximum, 2 g pro Dosis)	14–28	Allergie

(Fortsetzung)

Tab. 4.2 (Fortsetzung)

Klinische Manifestation	Antibiotikum	Verabreichungsart	Dosierung		Dauer (Tage)	Gegenanzeigen
			Erwachsene	Kinder[a]		
Acrodermatitis chronica atrophicans	Doxycyclin oder	Oral	100 mg bid	4,4 mg/kg: 2 (Maximum, 100 mg pro Dosis)	21 (14–28)	Kinder[b], Schwangerschaft, Stillzeit, Allergie
	Amoxicillin oder	Oral	500–1000 mg tid	25–50 mg/kg: 3 (Maximum, 500 mg pro Dosis)	21 (14–28)	Allergie
	Ceftriaxon[i]	i.v.	2 g od	50–100 mg/kg (Maximum, 2 g pro Dosis)	21 (14–28)	Allergie

od einmal täglich, *bid* zweimal täglich, *tid* dreimal täglich, *qid* viermal täglich, *i.v.* intravenös, *IU* internationale Einheiten

[a] Für Kinder wird die Gesamttagesdosis angegeben, aufgeteilt auf die Anzahl der Dosen pro Tag

[b] Relative Kontraindikation für Alter < 8 Jahre

[c] Azithromycin und Erythromycin werden bei Patienten verwendet, die allergisch gegen Penicillin und Tetracycline sind

[d] Ceftriaxon und Penicillin G werden sehr selten zur Behandlung von Erythema migrans und borrelialem Lymphozytom verwendet (möglicherweise bei Patienten mit schwerer Immunschwäche und bei schwangeren Frauen)

[e] Frühe Lyme-Neuroborreliose wird in der Regel für 2 Wochen behandelt, Herz-Beteiligung für 2–3 Wochen, späte Lyme-Neuroborreliose für 4 Wochen

[f] Für die Behandlung der frühen Lyme-Neuroborreliose liegen mehr Informationen für 200 mg einmal täglich als für 100 mg zweimal täglich vor

[g] Im Falle einer wiederkehrenden Lyme-Arthritis oder einer teilweisen Reaktion auf die Erstbehandlung

[h] Ceftriaxon wird am häufigsten verwendet, wenn es nur eine minimale Reaktion auf vorherige orale Antibiotika gab

[i] Günstigere und patientenfreundlichere orale Behandlung mit Doxycyclin oder Amoxicillin wird im Allgemeinen der i.v. Therapie mit Ceftriaxon vorgezogen

Die Lyme-Borreliose hat nach einer angemessenen Antibiotikatherapie eine ausgezeichnete Prognose.

Klinische Bilder von Hautinfektionen mit *Borrelia burgdorferi* sensu lato

(a) *Ixodes ricinus* weibliche Zecke fast vollständig vollgesogen – ein seltener Fund auf menschlicher Haut (©G. Stanek).
(b) Acrodermatitis chronica atrophicans auf der Rückseite beider Hände (©Hasel Druck & Verlag, 1090 Wien, Österreich).
(c) Borrelien-Lymphozytom am Ohrläppchen (©Hasel Druck & Verlag, 1090 Wien, Österreich).
(d) Erythema migrans am linken Unterschenkel (©G. Stanek).
(e) Erythema migrans breitet sich von der Kopfhaut aus, wo der Zeckenbiss stattfand
(©Hasel Druck & Verlag, 1090 Wien, Österreich).
(f) Erythema migrans auf der Rückseite des Knies (©G. Stanek).
(g) Erythema migrans auf dem rechten oberen Teil der Schulter (©Hasel Druck & Verlag, 1090 Wien, Österreich).
(h) Erythema migrans, intensiv gefärbt, auf der rechten Seite der Brust (©M. Markowicz).
(i) Erythema migrans breitet sich um den Oberarm aus (©G. Stanek).

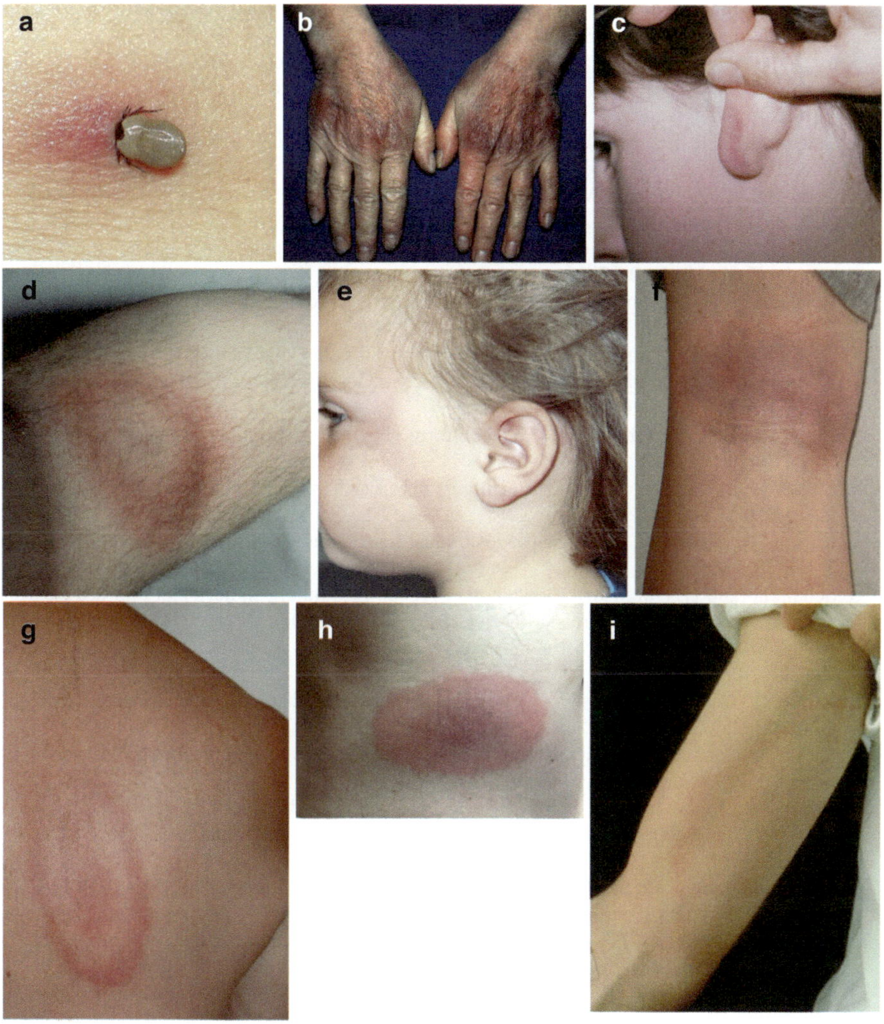

Literatur

1. Wormser GP, Dattwyler RJ, Shapiro ED, et al. The clinical assessment, treatment, and prevention of Lyme disease, human granulocytic anaplasmosis, and babesiosis: clinical practice guidelines by the Infectious Diseases Society of America. Clin Infect Dis. 2006;43:1089–134.
2. Strle F, Stanek G. Clinical manifestations and diagnosis of Lyme borreliosis. Curr Probl Dermatol. 2009;37:51–110.
3. Mygland A, Ljøstad U, Fingerle V, et al. European Federation of Neurological Societies. EFNS guidelines on the diagnosis and management of European Lyme neuroborreliosis. Eur J Neurol. 2010;17:8–16.

4. Stanek G, Fingerle V, Hunfeld KP, et al. Lyme borreliosis: clinical case definitions for diagnosis and management in Europe. Clin Microbiol Infect. 2011;17:69–79
5. Stanek G, Wormser GP, Gray J, et al. Lyme borreliosis. Lancet. 2012;379:461–73.
6. Steere AC, Strle F, Wormser GP, et al. Lyme borreliosis. Nat Rev Dis Primers. 2016;2:16090.
7. Stanek G, Strle F. Lyme borreliosis – from tick bite to diagnosis and treatment. FEMS Microbiol Rev. 2018;42:233–58.
8. Sood SK. Effective retrieval of Lyme disease information on the web. Clin Infect Dis. 2002;35:451–64.
9. Buchwald A. Ein Fall von diffuser idiopathischer Haut-Atrophie. Vierteljahresschrift f Dermatol u Syph. 1883;10:553–6.
10. Herxheimer K, Hartmann K. Uber Acrodermatitis chronica atrophicans. Arch Dermatol Syph. 1902;61:57–76.
11. Gans O, Landes E. Akrodermatitis atrophicans arthropathica. Hautarzt. 1952;3:151–5.
12. Afzelius A. Verhandlungen der Dermatologischen Gesellschaft zu Stockholm, 28 Oct 1909. Arch Dermatol Syph. 1909;101:404.
13. Lipschütz B. Über eine seltene Erythemform (Erythema chronicum migrans). Arch Dermatol Syph. 1913;118:349–56.
14. Lipschütz B. Weiterer Beitrag zur Kenntnis der „Erythema chronicum migrans“. Arch Dermatol Syph. 1923;143:365–74.
15. Garin C, Bujadoux R. Paralysie par les tiques. Journal de Medicine de Lyon. 1922;71:765–7.
16. Schaltenbrand G. Durch Arthropoden übertragene Erkrankungen der Haut und des Nervensystems. Verh Dtsch Ges Kreislaufforsch. 1967;72:975–1006.
17. Hollström E. Penicillin treatment of erythema migrans Afzelius. Acta Derm Venereol (Stockh). 1957;31:235–43.
18. Lennhoff C. Spirochaetes in aetiologically obscure diseases. Acta Derm Venereol. 1948;28:295–324.
19. Weber K. Erythema-chronicum-migrans-Meningitis – eine bakterielle Infektionskrankheit? Munch Med Wochenschr. 1974;116:1993–8.
20. Steere AC, Malawista SE, Snydman DR, et al. Lyme arthritis: an epidemic of oligoarticular arthritis in children and adults in three Connecticut communities. Arthritis Rheum. 1977;20:7–17.
21. Steere AC, Malawista SE, Hardin JA. Erythema chronicum migrans and Lyme arthritis. The enlarging clinical spectrum. Ann Intern Med. 1977;86:685–98.
22. Steere AC, Broderick TF, Malawista SE. Erythema chronicum migrans and Lyme arthritis: epidemiologic evidence for a tick vector. Am J Epidemiol. 1978;108:312–21.
23. Steere AC, Malawista SE. Cases of Lyme disease in the United States: locations correlated with distribution of Ixodes dammini. Ann Intern Med. 1979;91:730–3.
24. Reik L, Steere AC, Bartenhagen NH, et al. Neurologic abnormalities of Lyme disease. Medicine (Baltimore). 1979;58:281–94.
25. Steere AC, Batsford WP, Weinberg M, et al. Lyme carditis: cardiac abnormalities of Lyme disease. Ann Intern Med. 1980;93:8–16.
26. Steere AC, Malawista SE, Newman JH, et al. Antibiotic therapy in Lyme disease. Ann Intern Med. 1980;93:1–8.
27. Barbour AG, Benach JL. Discovery of the Lyme disease agent. mBio. 2019;10:e02166–19. https://doi.org/10.1128/mBio.02166-19.
28. Burgdorfer W, Barbour AG, Hayes SF, et al. Lyme disease—a tickborne spirochetosis? Science. 1982;216:1317–9.
29. Barbour AG, Burgdorfer W, Hayes SF, et al. Isolation of a cultivable spirochete from *Ixodes ricinus* ticks of Switzerland. Curr Microbiol. 1983;8:123–1236.
30. Barbour AG. Isolation and cultivation of Lyme disease spirochetes. Yale J Biol Med. 1984;57:521–5.

31. Benach JL, Bosler EM, Hanrahan JP, et al. Spirochetes isolated from the blood of two patients with Lyme disease. New Engl J Med. 1983;308:740–2.
32. Steere AC, Grodzicki RL, Kornblatt AN, et al. The spirochetal etiology of Lyme disease. N Engl J Med. 1983;308:733–40.
33. Johnson RC, Hyde FW, Rumple CM. Taxonomy of the Lyme disease spirochetes. Yale J Biol Med. 1984;57:529–37.
34. Johnson RC, Schmid GP, Hyde FW, et al. *Borrelia burgdorferi* sp. nov.: etiologic agent of Lyme disease. Int J Syst Bacteriol. 1984;34:496–7.
35. Barbour AG, Schrumpf ME. Polymorphisms of major surface proteins of *Borrelia burgdorferi*. Zentralbl Bakteriol Mikrobiol Hyg. 1986;A263:83–91. https://doi.org/10.1016/s0176-6724(86)80107-9.
36. Wilske B, Schierz G, Preac-Mursic V, et al. Intrathecal production of specific antibodies against *Borrelia burgdorferi* in patients with lymphocytic meningoradiculitis (Bannwarth's syndrome). J Infect Dis. 1986;153:304–14.
37. Picken RN, Cheng Y, Strle F, et al. Patient isolates of *Borrelia burgdorferi* sensu lato with genotypic and phenotypic similarities to strain 25015. J Infect Dis. 1996;174:1112–5.
38. Baranton G, Marti Ras N, Postic D. Molecular epidemiology of the aetiological agents of Lyme borreliosis. Wien Klin Wochenschr. 1998;110:850–5.
39. Baranton G, Postic D, Saint Girons I, et al. Delineation of *Borrelia burgdorferi* sensu stricto, *Borrelia garinii* sp. nov., and group VS461 associated with Lyme borreliosis. Int J Syst Bacteriol. 1992;42:378–83.
40. Stanek G, Reiter M. The expanding Lyme borrelia complex— clinical significance of genomic species? Clin Microbiol Infect. 2011;17:487–93.
41. Maraspin V, Ruzic-Sabljic E, Strle F. Lyme borreliosis and *Borrelia spielmanii*. Emerg Infect Dis. 2006;12:1177.
42. Fingerle V, Schulte-Spechtel UC, Ruzic-Sabljic E, et al. Epidemiological aspects and molecular characterization of *Borrelia burgdorferi* s.l. from southern Germany with special respect to the new species *Borrelia spielmanii* sp. nov. Int J Med Microbiol. 2008;298:279–90.
43. Stupica D, Lusa L, Maraspin V, et al. Correlation of culture positivity, PCR positivity, and burden of *Borrelia burgdorferi* sensu lato in skin samples of erythema migrans patients with clinical findings. PLoS One. 2015;10(9):e0136600. https://doi.org/10.1371/journal.pone.0136600.
44. Gray JS, Kahl O, Robertson JN, et al. Lyme borreliosis habitat assessment. Zentralbl Bakteriol. 1998a;287:211–28.
45. Gray JS, Granström M, Cimmino M, et al. Lyme borreliosis awareness. Zentralbl Bakteriol. 1998;287:253–65.
46. Gray JS, Stanek G. Risk assessment in Lyme borreliosis. Zentralbl Bakteriol. 1998;287:175–6.
47. Gern L, Estrada-Peña A, Frandsen F, et al. European reservoir hosts of *Borrelia burgdorferi* sensu lato. Zentralbl Bakteriol. 1998;287:196–204.
48. Estrada-Peña A, Daniel M, Frandsen F, Gern L, et al. *Ixodes ricinus* strains in Europe. Zentralbl Bakteriol. 1998;287:185–9.
49. Smith M, Gettinby G, Granström M, et al. The European Union concerted action world wide web site for Lyme borreliosis. Zentralbl Bakteriol. 1998;287:266–9.
50. Cimmino M, Granström M, Gray JS, et al. European Lyme borreliosis clinical spectrum. Zentralbl Bakteriol. 1998;287:248–52.
51. O'Connell S, Granström M, Gray JS, et al. Epidemiology of European Lyme borreliosis. Zentralbl Bakteriol. 1998;287:229–40.
52. Kahl O, Gern L, Gray JS, et al. Detection of *Borrelia burgdorferi* sensu lato in ticks: immunofluorescence assay versus polymerase chain reaction. Zentralbl Bakteriol. 1998;287:205–10.
53. Saint Girons I, Gern L, Gray JS, et al. Identification of *Borrelia burgdorferi* sensu lato species in Europe. Zentralbl Bakteriol. 1998;287:190–5.

54. Gray J. Risk assessment in Lyme borreliosis. Wien Klin Wochenschr. 1999;111:990–3.
55. Stanek G, O'Connell S, Cimmino M, et al. European Union concerted action on risk assessment in Lyme borreliosis: clinical case definitions for Lyme borreliosis. Wien Klin Wochenschr. 1996;108:741–7.
56. Robertson J, Guy E, Andrews N, et al. A European multicenter study of immunoblotting in serodiagnosis of Lyme borreliosis. J Clin Microbiol. 2000;38:2097–102.
57. Dessau RB, van Dam AP, Fingerle V, et al. To test or not to test? Laboratory support for the diagnosis of Lyme borreliosis: a position paper of ESGBOR, the ESCMID study group for Lyme borreliosis. Clin Microbiol Infect Date. 2018;24:118–24.
58. Hillerdal H, Henningsson AJ. Serodiagnosis of Lyme borreliosis-is IgM in serum more harmful than helpful? Eur J Clin Microbiol Infect Dis. 2021;40(6):1161–8. https://doi.org/10.1007/s10096-020-04093-2.
59. Berglund J, Eitrem R, Ornstein K, et al. An epidemiologic study of Lyme disease in southern Sweden. New Engl J Med. 1995;333:1319–27.
60. Robertson JN, Gray JS, Stewart P. Tick bite and Lyme borreliosis risk at a recreational site in England. Eur J Epidemiol. 2000b;16:647–52.
61. Strnad M, Hönig V, Růžek D, et al. Europe-wide meta-analysis of *Borrelia burgdorferi* sensu lato prevalence in questing *Ixodes ricinus* ticks. Appl Environ Microbiol. 2017;83:e00609–17. https://doi.org/10.1128/AEM.00609-17.
62. Schötta AM, Wijnveld M, Stockinger H, et al. Approaches for reverse line blot-based detection of microbial pathogens in *Ixodes ricinus* ticks collected in Austria and impact of the chosen method. Appl Environ Microbiol. 2017;83:e00489–17. https://doi.org/10.1128/AEM.00489-17.
63. Ruzic-Sabljic E, Strle F, Cimperman J, et al. Characterisation of *Borrelia burgdorferi* sensu lato strains isolated from patients with skin manifestations of Lyme borreliosis residing in Slovenia. J Med Microbiol. 2000;49:47–53.
64. Ruzic-Sabljic E, Maraspin V, Lotric-Furlan S, et al. Characterization of *Borrelia burgdorferi* sensu lato strains isolated from human material in Slovenia. Wien Klin Wochenschr. 2002;114:544–50.
65. Strle F, Ruzic-Sabljic E, Cimperman J, et al. Comparison of findings for patients with *Borrelia garinii* and *Borrelia afzelii* isolated from cerebrospinal fluid. Clin Infect Dis. 2006;43:704–10.
66. O'Rourke M, Traweger A, Lusa L, et al. Quantitative detection of *Borrelia burgdorferi* sensu lato in erythema migrans skin lesions using internally controlled duplex real time PCR. PLoS One. 2013;16(8):e63968. https://doi.org/10.1371/journal.pone.0063968.
67. Ogrinc K, Maraspin V, Lusa L, et al. Acrodermatitis chronica atrophicans: clinical and microbiological characteristics of a cohort of 693 Slovenian patients. J Intern Med. 2021;290(2):335–48. https://doi.org/10.1111/joim.13266.
68. Ruzic-Sabljic E, Lotric-Furlan S, Maraspin V, et al. Analysis of *Borrelia burgdorferi* sensu lato isolated from cerebrospinal fluid. APMIS. 2001;109:707–13.
69. Ogrinc K, Lotric-Furlan S, Maraspin-Carman V, et al. Suspected early Lyme neuroborreliosis in patients with erythema migrans. Clin Infect Dis. 2013;57:501–9.
70. Ogrinc K, Lusa L, Lotric-Furlan S, et al. Course and outcome of early European Lyme neuroborreliosis (Bannwarth's syndrome) – clinical and laboratory findings. Clin Infect Dis. 2016;63:346–53.
71. Ermenlieva N, Tsankova G, Todorova TT. Epidemiological study of Lyme disease in Bulgaria. Cent Eur J Public Health. 2019;27:235–8. https://doi.org/10.21101/cejph.a5007.
72. Cairns V, Wallenhorst C, Rietbrock S, et al. Incidence of Lyme disease in the UK: a population-based cohort study. BMJ Open. 2019;31(9):e025916. https://doi.org/10.1136/bmjopen-2018-025916.
73. Sykes RA, Makiello P. An estimate of Lyme borreliosis incidence in Western Europe. J Public Health (Oxf). 2017;39:74–81. https://doi.org/10.1093/pubmed/fdw017.

74. Wilking H, Stark K. Trends in surveillance data of human Lyme borreliosis from six federal states in eastern Germany, 2009-2012. Ticks Tick Borne Dis. 2014;5:219–24. https://doi.org/10.1016/j.ttbdis.2013.10.010.
75. Enkelmann J, Böhmer M, Fingerle V, et al. Incidence of notified Lyme borreliosis in Germany, 2013-2017. Sci Rep. 2018;8:14976. https://doi.org/10.1038/s41598-018-33136-0.
76. Vandenesch A, Turbelin C, Couturier E, et al. Incidence and hospitalisation rates of Lyme borreliosis, France, 2004 to 2012. Eur Secur. 2014;19:20883. https://doi.org/10.2807/1560-7917.es2014.19.34.20883.
77. Septfons A, Goronflot T, Jaulhac B, et al. Epidemiology of Lyme borreliosis through two surveillance systems: the national Sentinelles GP network and the national hospital discharge database, France, 2005 to 2016. Euro Surveill. 2019;24:1800134. https://doi.org/10.2807/1560-7917.ES.2019.24.11.1800134.
78. Hofhuis A, Bennema S, Harms M, et al. Decrease in tick bite consultations and stabilization of early Lyme borreliosis in the Netherlands in 2014 after 15 years of continuous increase. BMC Public Health. 2016;16:425. https://doi.org/10.1186/s12889-016-3105-y.
79. Beltrame A, Rodari P, Mauroner L, et al. Emergence of Lyme borreliosis in the province of Verona, northern Italy: five-years of sentinel surveillance. Ticks Tick Borne Dis. 2021;12:101628. https://doi.org/10.1016/j.ttbdis.2020.101628.
80. Wilhelmsson P, Fryland L, Lindblom P, et al. A prospective study on the incidence of *Borrelia burgdorferi* sensu lato infection after a tick bite in Sweden and on the Åland Islands, Finland (2008-2009). Ticks Tick Borne Dis. 2016;7:71–9. https://doi.org/10.1016/j.ttbdis.2015.08.009.
81. Markowicz M, Schötta AM, Höss D, et al. Infections with tick-borne pathogens after tick bite, Austria, 2015-2018. Emerg Infect Dis. 2021;27:1048–56. https://doi.org/10.3201/eid2704.203366. PMID: 33755546
82. Huppertz HI, Böhme M, Standaert SM, Karch H, Plotkin SA. Incidence of Lyme borreliosis in the Würzburg region of Germany. Eur J Clin Microbiol Infect Dis. 1999;18:697–703.
83. Sajanti E, Virtanen M, Helve O, et al. Lyme borreliosis in Finland, 1995–2014. Emerg Infect Dis. 2017;23:1282–8.
84. Strle F, Wormser GP, Mead P, et al. Gender disparity between cutaneous and non-cutaneous manifestations of Lyme borreliosis. PLoS One. 2013;8(5):e64110. https://doi.org/10.1371/journal.pone.0064110.
85. Strle F, Nadelman RB, Cimperman J, et al. Comparison of culture confirmed erythema migrans caused by *Borrelia burgdorferi* sensu stricto in New York state and Borrelia afzelii in Slovenia. Ann Intern Med. 1999;130:32–6.
86. Logar M, Ruzic-Sabljić E, Maraspin V, et al. Comparison of erythema migrans caused by *Borrelia afzelii* and *Borrelia garinii*. Infection. 2004;32:15–9.
87. Strle F, Maraspin V, Furlan-Lortic S, et al. Epidemiologic study of a cohort of adult patients with erythema migrans registered in Slovenia in 1993. Eur J Epidemiol. 1996;12:503–7.
88. Strle F, Maraspin V, Pleterski-Rigler D, et al. Treatment of borrelial lymphocytoma. Infection. 1996;24:80–4.
89. Strle F, Nelson JA, Ruzic-Sabljic E, et al. European Lyme borreliosis: 231 culture-confirmed cases involving patients with erythema migrans. Clin Infect Dis. 1996;23:61–5.
90. Strle F. Principles of the diagnosis and antibiotic treatment of Lyme borreliosis. Wien Klin Wochenschr. 1999;111:911–5.
91. Cerar D, Cerar T, Ruzic-Sabljic E, et al. Subjective symptoms after treatment of early Lyme disease. Am J Med. 2010;123:79–86.
92. Stupica D, Lusa L, Ruzic-Sabljic E, et al. Treatment of erythema migrans with doxycycline for 10 days versus 15 days. Clin Infect Dis. 2012;55:343–50.
93. Stupica D, Maraspin V, Bogovic P, et al. Comparison of clinical course and treatment outcome for patients with early disseminated or early localized Lyme borreliosis. JAMA Dermatol. 2018;154:1050–6. https://doi.org/10.1001/jamadermatol.2018.2306.

94. Boršič K, Blagus R, Cerar T, et al. Clinical course, serologic response, and long-term outcome in elderly patients with early Lyme borreliosis. J Clin Med. 2018;2:506. https://doi.org/10.3390/jcm7120506.
95. Maraspin V, Bogovič P, Rojko T, et al. Erythema migrans: course and outcome in patients treated with rituximab. Open forum. Infect Dis. 2019;6:ofz292. https://doi.org/10.1093/ofid/ofz292.
96. Asbrink E, Hovmark A. Cutaneous manifestations in *Ixodes*-borne *Borrelia* spirochetosis. Int J Dermatol. 1987;26:215–25.
97. Strle F, Pleterski-Rigler D, Stanek G, et al. Solitary borrelial lymphocytoma: report of 36 cases. Infection. 1992;20:201–6.
98. Maraspin V, Nahtigal Klevisar M, Ruzic-Sabljic E, et al. Borrelial lymphocytoma in adult patients. Clin Infect Dis. 2016;63:914–21.
99. Mullegger RR, Means TK, Shin JJ, et al. Chemokine signatures in the skin disorders of Lyme borreliosis in Europe: predominance of CXCL9 and CXCL10 in erythema migrans and acrodermatitis and CXCL13 in lymphocytoma. Infect Immun. 2007;75:4621–8.
100. Asbrink E, Hovmark A, Olsson I. Clinical manifestations of acrodermatitis chronica atrophicans in 50 Swedish patients. Zbl Bakt Mik Hyg A. 1986;263:253–61.
101. Mullegger RR. Dermatological manifestations of Lyme borreliosis. Eur J Dermatol. 2004;14:296–309.
102. Ogrinc K, Wormser GP, Visintainer P, et al. Pathogenetic implications of the age at time of diagnosis and skin location for acrodermatitis chronica atrophicans. Ticks Tick Borne Dis. 2017;8:266–9.
103. Maraspin V, Mrvič T, Ružić-Sabljić E, et al. Acrodermatitis chronica atrophicans in children: report on two cases and review of the literature. Ticks Tick Borne Dis. 2019;10:180–5.
104. Kristoferitsch W, Sluga E, Graf M, et al. Neuropathy associated with acrodermatitis chronica atrophicans: clinical and morphological features. Ann N Y Acad Sci. 1988;539:35–45.
105. Kristoferitsch W. Neuropathien bei Lyme-Borreliose. Springer-Verlag, Wien/New York; 1989.
106. Kristoferitsch W, Spiel G, Wessely P. Meningopolyneuritis (Garin-Bujadoux-Bannwarth): clinical aspects and laboratory findings. Nervenarzt. 1983;54:640–6.
107. Hansen K, Crone C, Kristoferitsch W. Lyme neuroborreliosis. In: Said G, Krarup C, editors. Handbook of clinical neurology, peripheral nerve disorders, chapter 32. Elsevier B.V. Amsterdam: The Netherlands; 2013. p. 559–74. https://doi.org/10.1016/B978-0-444-52902-2.00032-1. PMID: 23931802.
108. Millner M, Schimek MG, Spork D, et al. Lyme borreliosis in children: a controlled clinical study based on ELISA values. Eur J Pediatr. 1989;148:527–30.
109. Christen HJ. Lyme neuroborreliosis in children. Ann Med. 1996;28:235–40.
110. Eiffert H, Karsten A, Schlott T, et al. Acute peripheral facial palsy in Lyme disease—a distal neuritis at the infection site. Neuropediatrics. 2004;35:267–73.
111. Kristoferitsch W. Neurological manifestations of Lyme borreliosis: clinical definition and differential diagnosis. Scand J Infect Dis. 1991;77S:64–73.
112. Hansen K. Lyme neuroborreliosis: improvements of the laboratory diagnosis and a survey of epidemiological and clinical features in Denmark 1985–1990. Acta Neurol Scand. 1994;89(S 151):7–44.
113. Kristoferitsch W, Aboulenein-Djamshidian F, Jecel J, et al. Secondary dementia due to Lyme neuroborreliosis. Wien Klin Wochenschr. 2018;130:468–78. https://doi.org/10.1007/s00508-018-1361-9.
114. Lotric-Furlan S, Cimperman J, Maraspin V, et al. Lyme borreliosis and peripheral facial palsy. Wien Klin Wochenschr. 1999;111:970–5.
115. Pachner AR, Steere AC. The triad of neurologic manifestations of Lyme disease: meningitis, cranial neuritis, and radiculoneuritis. Neurology. 1985;111:47–53.
116. Bagger-Sjoback D, Remahl S, Ericsson M. Long-term outcome of facial palsy in neuroborreliosis. Otol Neurotol. 2005;26:790–5.

117. Skogman BH, Croner S, Odkvist L. Acute facial palsy in children – a 2-year follow-up study with focus on Lyme neuroborreliosis. Int J Pediatr Otorhi. 2003;67:597–602.
118. Pfister HW, Kristoferitsch W. Early neurological involvement (Bannwarth's syndrome). In: Weber K, Burgdorfer W, editors. Aspects of Lyme borreliosis. Berlin Heidelberg/New York: Springer-Verlag; 1993. p. 152–67.
119. Steenhoff AP, Smith MJ, Shah SS, et al. Neuroborreliosis with progression from pseudotumor cerebri to aseptic meningitis. Pediatr Infect Dis J. 2006;25:91–2.
120. Feder HM Jr. Lyme disease in children. Infect Dis Clin N Am. 2008;22:315–26.
121. Peter O, Bretz AG, Postic D, et al. Association of distinct species of *Borrelia burgdorferi* sensu lato with neuroborreliosis in Switzerland. Clin Microbiol Infect. 1997;3:423–31.
122. Strle F, Picken RN, Cheng Y, et al. Clinical findings for patients with Lyme borreliosis caused by *Borrelia burgdorferi* sensu lato with genotypic and phenotypic similarities to strain 25015. Clin Infect Dis. 1997;25:273–80.
123. Ornstein K, Berglund J, Bergstrom S, et al. Three major Lyme borrelia genospecies (*Borrelia burgdorferi* sensu stricto, *B. afzelii* and *B. garinii*) identified by PCR in cerebrospinal fluid from patients with neuroborreliosis in Sweden. Scand J Infect Dis. 2002;34:341–6.
124. Rojko T, Bogovič P, Lotrič-Furlan S, et al. *Borrelia burgdorferi* sensu lato infection in patients with peripheral facial palsy. Ticks Tick Borne Dis. 2019;10:398–406.
125. Brouqui P, Bacellar F, Baranton G, et al. Guidelines for the diagnosis of tick-borne bacterial diseases in Europe. Clin Microbiol Infect. 2004;10:1108–32.
126. Aguero-Rosenfeld ME, Wang G, Schwartz I, et al. Diagnosis of Lyme borreliosis. Clin Microbiol Rev. 2005;18:484–509.
127. Ljøstad U, Mygland A. CSF B-lymphocyte chemoattractant (CXCL13) in the early diagnosis of acute Lyme neuroborreliosis. J Neurol. 2008;255:732–7.
128. Cerar T, Ogrinc K, Cimperman J, et al. Validation of cultivation and PCR methods for diagnosis of Lyme neuroborreliosis. J Clin Microbiol. 2008;46:3375–9.
129. McAlister HF, Klementowicz PT, Andrews C, et al. Lyme carditis: an important course of reversible heart block. Ann Intern Med. 1989;110:339–45.
130. van der Linde MR. Lyme carditis: clinical characteristics of 105 cases. Scand J Infect Dis. 1991;77:81–4.
131. Sigal LH. Early disseminated Lyme disease: cardiac manifestations. Am J Med. 1995;98:25S–8S.
132. Midttun M, Lebech AM, Hansen K, et al. Lyme carditis: a clinical presentation and long-time follow-up. Scand J Infect Dis. 1997;29:153–7.
133. Eiffert H, Karsten A, Thomssen R, et al. Characterization of *Borrelia burgdorferi* strains in Lyme arthritis. Scand J Infect Dis. 1998;30:265–8.
134. Vasiliu V, Herzer P, Rossler D, et al. Heterogeneity of *Borrelia burgdorferi* sensu lato demonstrated by an OspA-type-specific PCR in synovial fluid from patients with Lyme arthritis. Med Microbiol Immun. 1998;187:97–102.
135. van der Heijden IM, Wilbrink B, Rijpkema SG, et al. Detection of *Borrelia burgdorferi* sensu stricto by reverse line blot in the joints of Dutch patients with Lyme arthritis. Arthritis Rheum. 1999;42:1473–80.
136. Jaulhac B, Heller R, Limbach FX, et al. Direct molecular typing of *Borrelia burgdorferi* sensu lato species in synovial samples from patients with Lyme arthritis. J Clin Microbiol. 2000;38:1895–900.
137. Marlovits S, Khanakah G, Striessnig G, et al. Emergence of Lyme arthritis after autologous chondrocyte transplantation. Arthritis Rheum. 2004;50:259–64.
138. Markowicz M, Ladstatter S, Schotta AM, et al. Oligoarthritis caused by *Borrelia bavariensis*, Austria, 2014. Emerg Infect Dis. 2015;21:1052–4.
139. Grillon A, Scherlinger M, Boyer PH, et al. Characteristics and clinical outcomes after treatment of a national cohort of PCR-positive Lyme arthritis. Semin Arthritis Rheum. 2019;48:1105–12. https://doi.org/10.1016/j.semarthrit.2018.09.007.

140. Steere AC, Schoen RT, Taylor E. The clinical evolution of Lyme arthritis. Ann Intern Med. 1987;107:725 31.
141. Herzer P. Joint manifestations of Lyme borreliosis in Europe. Scand J Infect Dis. 1991;77:55–63.
142. Herzer P. Joint manifestations. In: Weber K, Burgdorfer W, editors. Aspects of Lyme Borreliosis. Berlin Heidelberg/New York: Springer-Verlag; 1993. p. 168–84.
143. Rees DH, Axford JS. Lyme arthritis. Ann Rheum Dis. 1994;53:553–6.
144. Hardin JA, Steere AC, Malawista SE. Immune complexes and the evolution of Lyme arthritis: dissemination and localization of abnormal C1q binding activity. N Engl J Med. 1979;301:1358–63.
145. Steere AC, Hardin JA, Ruddy S, et al. Lyme arthritis: correlation of serum and cryoglobulin IgM with activity, and serum IgG with remission. Arthritis Rheum. 1979;22:471–83.
146. Lawson JP, Steere AC. Lyme arthritis: radiologic findings. Radiology. 1985;154:37–43.
147. Snydman DR, Schenkein DP, Berardi VP, et al. *Borrelia burgdorferi* in joint fluid in chronic Lyme arthritis. Ann Intern Med. 1986;104:798–800.
148. Steere AC. Lyme disease. N Engl J Med. 2001;345:115–25.
149. Puius YA, Kalish RA. Lyme arthritis: pathogenesis, clinical presentation, and management. Infect Dis Clin N Am. 2008;22:289–300.
150. Kornmehl EW, Lesser RL, Jaros P, et al. Bilateral keratitis in Lyme disease. Ophthalmology. 1989;96:1194–7.
151. Schonherr U, Strle F. Ocular manifestations. In: Weber K, Burgdorfer W, editors. Aspects of Lyme Borreliosis. Berlin Heidelberg/New York: Springer-Verlag; 1993. p. 248–58.
152. Strle F. Ocular manifestations of Lyme borreliosis. Acta Dermatovenerol. 1994;1-2:1–6.
153. Mikkila HO, Seppala IJ, Viljanen MK, et al. The expanding clinical spectrum of ocular Lyme borreliosis. Ophthalmology. 2000;107:581–7.
154. Mahne J, Kranjc BS, Strle F, et al. Panuveitis caused by *Borrelia burgdorferi* sensu lato infection. Pediatr Infect Dis J. 2015;34:102–4.
155. Maraspin V, Cimperman J, Lotric-Furlan S, et al. Treatment of erythema migrans in pregnancy. Clin Infect Dis. 1996;22:788–93.
156. Maraspin V, Cimperman J, Lotric-Furlan S, et al. Erythema migrans in pregnancy. Wien Klin Wochenschr. 1999a;111:933–40.
157. Maraspin V, Ruzič-Sabljić E, Pleterski-Rigler D, et al. Pregnant women with erythema migrans and isolation of borreliae from blood: course and outcome after treatment with ceftriaxone. Diagn Micr Infec Dis. 2011;71:446–8.
158. Maraspin V, Lusa L, Blejec T, et al. Course and outcome of erythema migrans in pregnant women. J Clin. 2020;9:2364. https://doi.org/10.3390/jcm9082364.
159. Maraspin V, Strle F. How do I manage tick bites and Lyme borreliosis in pregnant women? Curr Probl Dermatol. 2009;37:183–90.
160. Maraspin V, Lotric-Furlan S, Cimperman J, et al. Erythema migrans in the immunocompromised host. Wien Klin Wochenschr. 1999;111:923–32.
161. Maraspin V, Cimperman J, Lotric-Furlan S. Erythema migrans in solid-organ transplant recipients. Clin Infect Dis. 2006;42:1751–4.
162. Maraspin V, Ruzic-Sabljic E, Lusa L, et al. Course and outcome of early Lyme borreliosis in patients with hematological malignancies. Clin Infect Dis. 2015;61:427–31.
163. Furst B, Glatz M, Kerl H, et al. The impact of immunosuppression on erythema migrans: a retrospective study of clinical presentation, response to treatment and production of borrelia antibodies in 33 patients. Clin Exp Dermatol. 2006;31:509–14.
164. Feder HM Jr, Johnson BJ, O'Connell S, et al. A critical appraisal of 'chronic Lyme disease'. N Engl J Med. 2007;357:1422–30.
165. Marques A. Chronic Lyme disease: a review. Infect Dis Clin N Am. 2008;22:341–60.
166. Hunfeld KP, Brade V. Antimicrobial susceptibility of *Borrelia burgdorferi* sensu lato: what we know, what we don't know, and what we need to know. Wien Klin Wochenschr. 2006;118(21–22):659–68.

167. Borg R, Dotevall L, Hagberg L, et al. Intravenous ceftriaxone compared with oral doxycycline for the treatment of Lyme neuroborreliosis. Scand J Infect Dis. 2005;37:449–54.
168. Ljøstad U, Skogvoll E, Eikeland R, et al. Oral doxycycline versus intravenous ceftriaxone for European Lyme neuroborreliosis: a multicentre, non-inferiority, double-blind, randomised trial. Lancet Neurol. 2008;7:690–5.
169. Wormser GP, Ramanathan R, Nowakowski J, et al. Duration of antibiotic therapy for early Lyme disease. A randomized, double-blind, placebo-controlled trial. Ann Intern Med. 2003;138:697–704.

5 Besondere Aspekte der Lyme-Borreliose in den USA

Adriana R. Marques und Gary P. Wormser

5.1 Einführung

Die Lyme-Borreliose oder Lyme-Krankheit ist die häufigste durch Vektoren übertragene Krankheit in den USA, mit geschätzt 476.000 Fällen, die jährlich wegen einer Lyme-Krankheit behandelt werden [1, 2]. Die Lyme-Borreliose wurde erstmals 1977 in den USA erkannt, basierend auf der Untersuchung einer epidemischen Form von Oligoarthritis in den Städten Lyme, Old Lyme und East Haddam im Osten von Connecticut [3]. Die Epidemiologie deutete auf eine Übertragung durch Zecken hin, da die Fälle geografisch in stark bewaldeten Gebieten konzentriert waren, das Auftreten in den Sommermonaten seinen Höhepunkt erreichte und es an anderen häufigen Expositionen mangelte. Zudem war der Arthritis bei 25 % der Patienten eine charakteristische Hautläsion vorausgegangen, die der Beschreibung von Erythema migrans entsprach, das in Europa beschrieben und mit dem Biss von *Ixodes-ricinus*-Zecken in Verbindung gebracht wurde. Zusätzlich war kurz zuvor ein Cluster von Erythema-migrans-Fällen in Südost-Connecticut beschrieben [4], während ein früherer Fall in Wisconsin gemeldet worden war [5]. Der Erreger, *Borrelia burgdorferi,* wurde schließlich 1982 entdeckt [6] und 1984 als neue Art der Gattung *Borrelia* anerkannt [7]. Kurz darauf wurde festgestellt, dass europäische Stämme heterogener waren und sich von amerikanischen Stämmen von *B. burgdorferi* unterscheiden konnten [8, 9]. *B. burgdorferi* sensu lato wurde dann in 3 Haupttypen oder Genospezies (I, II und III) eingeteilt, wobei die

A. R. Marques (✉)
Laboratory of Clinical Immunology and Microbiology, National Institute of Allergy and Infectious Diseases, National Institutes of Health, Bethesda, MD, USA
E-Mail: amarques@niaid.nih.gov

G. P. Wormser
Division of Infectious Diseases, New York Medical College, Valhalla, NY, USA
E-Mail: gwormser@nymc.edu

K.-P. Hunfeld und J. Gray (Hrsg.), *Lyme-Borreliose,*
https://doi.org/10.1007/978-3-031-49764-3_5

Genospezies-I-Stämme *B. burgdorferi* sensu stricto (im Folgenden *B. burgdorferi*) genannt wurden, da sie den Typstamm für die Art enthielten [10, 11]. Genospezies II wurde *Borrelia garinii* sp. nov. genannt, während Genospezies III zunächst als Gruppe VS461 bezeichnet und später *Borrelia afzelii* sp. nov. genannt wurde [12, 13]. Es gab erst kürzlich einen Versuch zur Überarbeitung der Taxonomie der Spirochäten, die Lyme-Borreliose verursachen, von *Borrelia* hin zu *Borreliella,* um sie von jenen Spirochäten zu unterscheiden, welche Rückfallfieber verursachen und den Gattungsnamen *Borrelia* beibehalten sollten [14]. Diese Namensänderung wurde jedoch angefochten und ist umstritten [15–17]. *B. burgdorferi* verursacht den Großteil der menschlichen Infektionen in den USA, wobei *B. mayonii* einige Fälle von menschlichen Erkrankungen im oberen Mittleren Westen verursacht [18, 19]. Andere Lyme-Borrelien, welche die Hauptursachen der Krankheit in Europa darstellen (*B. afzelii* und *B. garinii*), kommen in den USA nicht vor (Tab. 5.1).

Tab. 5.1 Lyme-Borreliose – Vereinigte Staaten versus Europa

Variable	Vereinigte Staaten	Europa
Zeckenvektor	*Ixodes scapularis* *Ixodes pacificus*	*Ixodes ricinus* *Ixodes persulcatus*
Geschwindigkeit der Zeckenübertragung von Lyme-Borrelien	Selten vor 36 Stunden	*I. ricinus* kann *B. afzelii* innerhalb von 24 Stunden übertragen
Lyme-Borrelien	Hauptsächlich *B. burgdorferi;* aber *B. mayonii* kann im oberen Mittleren Westen der Vereinigten Staaten auftreten	Hauptsächlich *B. afzelii* und *B. garinii,* aber mehrere andere Arten verursachen auch menschliche Krankheiten, einschließlich *B. bavariensis, B. spielmanii, B. bissetii,* plus andere seltene
Klinische Manifestationen		
Asymptomatische Infektion	Ungefähr 10 % der Fälle	Scheint in Europa häufiger zu sein, obwohl die genaue Häufigkeit unbekannt ist, da die Daten aus Seroprävalenzstudien stammen.
Lyme-Arthritis	Häufiger in den Vereinigten Staaten	Tritt in Europa auf
Acrodermatitis chronica atrophicans	Tritt nicht in den Vereinigten Staaten auf	Tritt in Europa auf
Borrelia-Lymphozytom	Tritt nicht in den Vereinigten Staaten auf	Tritt in Europa auf
Mehrere EM-Hautläsionen	Häufiger in den Vereinigten Staaten	Tritt in Europa auf
Systemische Symptome in Verbindung mit EM	65 % der Fälle	37 % der Fälle

(Fortsetzung)

Tab. 5.1 (Fortsetzung)

Variable	Vereinigte Staaten	Europa
Lyme-Enzephalopathie	Umstritten in den Vereinigten Staaten	Wird nicht als auftretend anerkannt
Diffuse axonale periphere Neuropathie	Umstritten in den Vereinigten Staaten	Tritt auf, aber nur in Verbindung mit ACA
Lymphozytäre Meningitis und radikulärer Schmerz bei Lyme-Neuroborreliose	Weniger in den Vereinigten Staaten	Häufiger in Europa
EM-Imitate	STARI tritt nur in den Vereinigten Staaten auf	STARI tritt nicht in Europa auf
„Chronische Lyme-Krankheit"	Häufiger in den Vereinigten Staaten	Weniger häufig in Europa
Geschlecht	Keine weibliche Dominanz bei irgendeiner Manifestation	Weibliche Dominanz bei EM und ACA
Diagnose	Serologische Tests sind der Hauptlaborversuch	Serologische Tests sind der Hauptlaborversuch. Die Interpretation ist aufgrund der größeren Anzahl von Lyme-Borrelien-Arten, die menschliche Krankheiten verursachen, komplizierter
Koinfektionen	Anaplasmose und Babesiose sind die häufigsten, wobei die Prävalenz je nach geographischen Gebieten und Falldefinition variiert	Das Zecken-Enzephalitis-Virus ist in Endemiegebieten am häufigsten. Babesiose, Anaplasmose, Rickettsiose und *B. miyamotoi*-Infektionen können ebenfalls auftreten. Die Daten basieren auf Seroprävalenzstudien und Studien zur Prävalenz von Pathogenen in Zecken. Siehe Kap. 9
Behandlung		
Oral verabreichtes Penicillin	Wird normalerweise nicht verwendet	Oral verabreichtes Penicillin wird in einigen europäischen Ländern verwendet und ist die bevorzugte Behandlung für Patienten mit EM in Norwegen
Schwangere Frauen mit Lyme-Borreliose	Gleich wie bei nicht schwangeren Patienten, außer dass Doxycyclin normalerweise nicht verwendet wird	Oft IV Ceftriaxon in Europa
Postexpositionelle Antibiotika-Prophylaxe nach einem Zeckenbiss	Häufig verwendet in den Vereinigten Staaten	Nicht routinemäßig verwendet in Europa

EM Erythema migrans, *ACA* Acrodermatitis chronica atrophicans, *STARI* Southern tick-associated rash illness, *IV* intravenös

5.2 Das Risikogebiet für Lyme-Borreliose in den USA breitet sich aus

Zeckenübertragene Krankheiten, insbesondere die Lyme-Borreliose, stellen eine zunehmende Bedrohung in den USA dar. Wie die Centers for Disease Control and Prevention (CDC) der USA berichten, hat die Anzahl der Fälle von zeckenübertragenen Krankheiten allmählich zugenommen und sich im Zeitraum von 2004 bis 2016 verdoppelt. Die Lyme-Borreliose machte 82 % der Fälle von meldepflichtigen zeckenübertragenen Krankheiten aus [20]. Geografisch gesehen treten die meisten Fälle von Lyme-Borreliose in den mittleren Atlantik-, Nordost- und oberen Mittelwestregionen auf (Abb. 5.1), wo die Krankheit durch *Ixodes scapularis* (die Schwarzbeinige Zecke oder Hirschzecke) übertragen wird und möglicherweise über 20 % der Zecken mit *B. burgdorferi* infiziert sind [19]. Hochendemische Gebiete sind Maine, New Hampshire, Rhode Island, Pennsylvania, Vermont, Delaware, Connecticut, New Jersey, West Virginia, Wisconsin, Minnesota, Maryland, Massachusetts, New York und Virginia. Diese Erkrankungen in diesen 15 Bundesstaaten machten mehr als 93 % der in den USA gemeldeten Fälle im Jahr 2018 aus [21]. Die Krankheit tritt auch in Gebieten der Pazifikküste auf, wo sie durch *Ixodes pacificus,* die westliche schwarzbeinige Zecke, übertragen wird. Sowohl die geografischen Standorte als auch die Anzahl der Infektionen in etablierten Lyme-Borreliose-Risikogebieten in den mittleren Atlantik-, Nordost- und Mittelwestregionen haben stetig zugenommen [22–24], eine Veränderung, die wahrscheinlich mit Umweltfaktoren wie Klimaveränderung, zunehmender Fragmentierung der Wälder und der Wiederbelebung und Ausbreitung der Population der Weißwedelhirsche zusammenhängt, die den Hauptwirt für das Erwachsenenstadium von *I. scapularis*

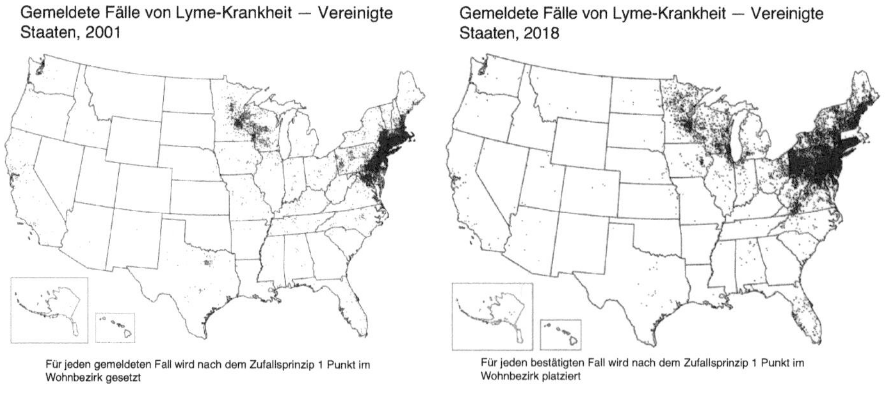

Abb. 5.1 Ausbreitung der Lyme-Borreliose – USA. Inhaltsquelle: Centers for Disease Control and Prevention (CDC), National Center for Emerging and Zoonotic Infectious Diseases (NCEZID), Division of Vector-Borne Diseases (DVBD)

darstellen [25, 26]. Diese Faktoren scheinen zu einer erhöhten Dichte und Verbreitung von *I.-scapularis*-Zecken beigetragen zu haben, was zu mehr menschlichen Begegnungen mit infizierten Zecken führt [27].

Interessanterweise sind, obwohl *I. scapularis* in den gesamten südlichen USA vorkommt, diese Zecken selten mit *B. burgdorferi* infiziert, und relativ wenige Fälle von Lyme-Borreliose werden aus dem Süden gemeldet oder dort erworben [19]. Unterschiede im Suchverhalten der unreifen Formen von *I. scapularis* sowie lokale ökologische und genetische Faktoren der Zecke, spielen vermutlich eine Rolle bei dem in diesen Breiten deutlich geringen Risiko für eine Borrelieninfektion. Im Süden ernähren sich *I.-scapularis*-Larven hauptsächlich von reservoirunfähigen Eidechsen anstatt von reservoirfähigen kleinen Säugetieren [28], infolgedessen sind Nymphen selten mit *B. burgdorferi* infiziert. Außerdem können Nymphen selten durch Standardmethoden zur Zeckensammlung mittels Flagging und Dragging gesammelt werden [29], bleiben unter dem Laub liegen und beißen daher selten Menschen. Diese Verhaltensweisen gelten als Schlüsselfaktoren für die geringe Inzidenz von Lyme-Borreliose im Süden [30, 31].

5.3 Unterschiede in Lyme-Borrelia-Arten zwischen den USA und Europa

In den USA werden nur die Borrelien-Arten *B. burgdorferi* und *B. mayonii* als Verursacher der Lyme-Borreliose anerkannt, während in Europa die Mehrheit der Fälle durch *B. afzelii* und *B. garinii* verursacht wird, mit einigen Fällen, die durch *B. burgdorferi, B. bavariensis, B. spielmanii und B. lusitaniae* verursacht werden [32] (Tab. 5.1). Unterschiede in den Arten von Lyme-Borrelien zwischen den USA und Europa weisen sowohl subtile als auch signifikante Differenzen in den klinischen Charakteristika dieser Infektion an den beiden geografischen Standorten auf.

Darüber hinaus werden, obwohl die überwiegende Mehrheit der Fälle von Lyme-Borreliose in den USA durch *B. burgdorferi* verursacht wird, verschiedene Stämme innerhalb dieser Art unterschieden, die die Pathogenität und Virulenz beim Menschen beeinflussen [27, 33, 34]. *B. burgdorferi* kann aufgrund von genetischen Variationen in den intergenischen Spacer-Regionen der rRNA-Gene (RST) oder im äußeren Oberflächenprotein (Osp) C-Gen oder aufgrund von Multilocus-Sequenztypisierung in Subtypen eingeteilt werden. *B.-burgdorferi*-RST1-Stämme, die für etwa 40 % der Fälle von Lyme-Borreliose im Nordosten der USA verantwortlich zu sein scheinen, verbreiten sich eher hämatogen und sind mit einem höheren Risiko für postinfektiöse Lyme-Arthritis verbunden [35, 36]. Ebenso wurden bestimmte Variationen im OspC-Antigen mit ehr disseminierten Infektionen beim Menschen in Verbindung gebracht [34, 37].

5.4 Unterschiede in klinischen Merkmalen zwischen den USA und Europa

5.4.1 Erythema migrans

Sobald *B. burgdorferi* durch die blutsaugenden *Ixodes*-Zecken in die menschliche Dermis übertragen wird, etabliert sich typischerweise eine lokalisierte Infektion an dieser Stelle und verursacht die charakteristische Hautläsion, das Erythema migrans (EM). EM ist die häufigste Manifestation der Lyme-Borreliose sowohl in den USA als auch in Europa und tritt bei etwa 80–90 % der Patienten auf [38, 39], aber es gibt einige Unterschiede in der klinischen Präsentation.

In den USA haben EM-Läsionen eine kürzere Inkubationszeit und Dauer der Krankheit, und die Läsionen breiten sich schneller aus. Patienten mit EM in den USA haben im Vergleich zu Patienten in Europa häufiger gleichzeitig systemische Symptome (65 % vs. 37 %), häufiger multiple Hautläsionen (21 % vs. 12 %) und häufiger eine regionale Lymphadenopathie (22 % vs. 13 %) [40]. Darüber hinaus manifestieren sich die EM-Hautläsionen bei Patienten in den USA seltener mit zentraler Aufhellung (19 % vs. 79 %), und Patienten in den USA erinnern sich seltener an einen vorangegangenen Zeckenbiss an der Stelle der EM-Hautläsion (26 % vs. 64 %).

In den USA wurden mehrere sehr kleine EM-Hautläsionen bei Patienten beobachtet, die mit *B. mayonii* infiziert waren. Ähnlich können Unterschiede in den infizierenden Arten von Lyme-Borrelien in Europa auch einige der klinischen Merkmale von Patienten mit EM in Europa beeinflussen (siehe Kap. 4 „Geschichte, Epidemiologie, klinische Manifestationen und Behandlung der Lyme-Borreliose").

5.4.2 EM versus STARI

Ein speziell in den USA zunehmend bedeutendes Problem ist die Unterscheidung zwischen EM und Southern Tick-Associated Rash Illness (STARI). Hierbei handelt es sich um eine Hautläsion, die dem EM sehr ähnlich sieht und bei STARI auftritt (Abb. 5.2). Weder die Ursache von STARI noch der natürliche Verlauf der Krankheit sind definiert. STARI folgt dem Biss der Lone-Star-Zecke, *Amblyomma americanum,* die kein kompetenter Vektor für Lyme-Borrelien ist [41]. *A. americanum* ist die am häufigsten beim Menschen beißende Zecke im östlichen und zentralen Süden der USA, aber ihr Verbreitungsgebiet hat sich nordwärts entlang der Ostküste ausgebreitet und überschneidet sich mit Gebieten, in denen *I.-scapularis*-Bisse häufig sind [42]. Das Potenzial für diagnostische Verwirrung besteht eindeutig in Gebieten, in denen beide Zeckenarten koexistieren, und dies könnte die Überwachung der Lyme-Borreliose, die Interpretation von Laboruntersuchungen für die frühe Lyme-Borreliose und die Nutzenbewertung zukünftiger Lyme-Borreliose-Impfstoffe beeinflussen. Experimentell konnten die beiden Krankheiten jedoch aufgrund unterschiedlicher Serummetabolitenprofile unterschieden werden [43].

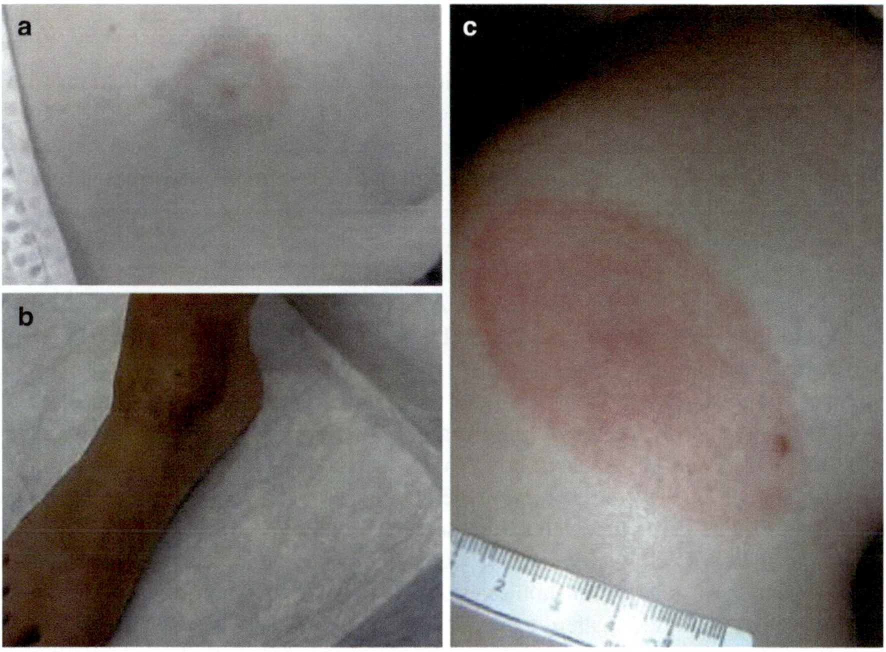

Abb. 5.2 Southern Tick-Associated Rash Illness (STARI) und Erythema migrans (EM). STARI (**a** und **b**) kann dem EM (**c**) sehr ähnlich sehen. STARI folgt dem Biss der Lone-Star-Zecke, *Amblyomma americanum*. Weder die Ursache von STARI noch der natürliche Verlauf der Krankheit sind definiert

5.4.3 „Sommergrippe"

Etwa 10–18 % der Patienten in den USA, bei denen Lyme-Borreliose diagnostiziert wurde, zeigen im Sommer eine unspezifische fieberhafte Erkrankung (*„Sommergrippe"*). Dies ist in einigen Fällen auf die Nichterkennung einer vorhandenen EM-Hautläsion zurückzuführen; alternativ kann die EM-Läsion erst nach Beginn der systemischen Symptome auftreten. Häufige Symptome sind Müdigkeit, Unwohlsein, Myalgien, Arthralgien, Kopfschmerzen und Nackenschmerzen. Atemwegssymptome und Durchfall wären nicht zu erwarten [39, 44, 45]. Darüber hinaus ist es möglich, dass einige der Sommergrippefälle, die der Lyme-Borreliose zugeschrieben wurden, fehldiagnostiziert wurden und tatsächlich auf andere durch Zecken übertragene Infektionen zurückzuführen sind, insbesondere solche, die durch *B. miyamotoi* [46–48] und *Anaplasma phagocytophilum* verursacht werden, da beide Infektionen zu falsch reaktiven serologischen Tests für Lyme-Borreliose führen können [49], ebenso wie andere Infektionserreger, die eine fieberhafte Erkrankung verursachen können, einschließlich Parvovirus B19 [50] und Epstein-Barr-Virus [51].

5.4.4 Lyme-Neuroborreliose

Patienten mit früher Lyme-Neuroborreliose präsentieren sich typischerweise mit einer Schädigung der Hirnnerven, insbesondere der Lähmung des N. fazialis sowie einer lymphozytären Meningitis und schmerzhaften Radikulitis. Eine Gesichtslähmung ist die häufigste Manifestation der frühen Lyme-Neuroborreliose in den USA. Im Vergleich zu Europa, wo die meisten Fälle von früher Lyme-Neuroborreliose durch *B. garinii* und *B. bavariensis* verursacht werden [32, 52–54], scheinen starke radikuläre Schmerzen bei Patienten in den USA seltener aufzutreten. Die Spiegel von intrathekal produzierten spezifischen Antikörpern gegen Lyme-Borrelien im Liquor sind bei Patienten in den USA sowohl früh als auch spät im Verlauf der Krankheit niedriger [55].

Späte Lyme-Neuroborreliose, d. h. eine progressive Enzephalitis, Myelitis oder Enzephalomyelitis aufgrund einer Lyme-Borrelien-Infektion, wie sie in Europa berichtet wurden, sind in den USA sehr selten [56]. Andererseits gibt es zwei neurologische Manifestationen, die in den USA Besonderheiten aufweisen und umstritten sind. Die erste ist die Lyme-Enzephalopathie, eine schlecht definierte Entität, die hauptsächlich in Studien beschrieben wurde, die vor vielen Jahren veröffentlicht wurden [57–59]. Hierbei handelt es sich um ein subtiles enzephalopathisches Syndrom, das Gedächtnis und Kognition beeinflusst, allerdings ohne Liquorpleozytose, intrathekale Produktion von Antikörpern gegen Borrelien oder molekulare oder kulturelle Hinweise auf eine *B.-burgdorferi*-Infektion im zentralen Nervensystem. Symptome sind Kopfschmerzen, Gedächtnis- und Konzentrationsstörungen, Angstzustände, Schlafstörungen, Parästhesien, Müdigkeit, Arthralgien und Myalgien. Der Unterschied könnte semantisch sein, da sich einige Berichte über späte Lyme-Borreliose in Europa mit der Lyme-Enzephalopathie in den USA zu überschneiden scheinen [60]. Ebenfalls verwirrend ist die Einordnung von Patienten mit posttherapeutischem Lyme-Borreliose-Syndrom (PTLDS), die abnormale neurokognitive Testergebnisse zeigen, in diese Kategorie [61, 62], da in den frühen Beschreibungen der Lyme-Enzephalopathie keine Kriterien verwendet wurden, um klar zwischen Enzephalopathie und PTLDS zu unterscheiden [63, 64]. Gedächtnisbeschwerden sind bei PTLDS häufig [64–67]. Zur Verwirrung trägt die Frage bei, was eine Anomalie in einem einzelnen Test oder einer Batterie von neuropsychologischen Tests darstellt und welche klinische Bedeutung sie hat [68].

Die zweite umstrittene Manifestation ist eine chronische, hauptsächlich axonale, distale sensorische Neuropathie. In Europa ist die distale axonale Neuropathie im Kontext der Lyme-Borreliose ausschließlich mit der Acrodermatitis chronica atrophicans (ACA) assoziiert, einer Manifestation der Lyme-Borreliose, die hauptsächlich mit einer *B.-afzelii*-Infektion assoziiert ist und daher in den USA nicht gesehen wird. Bei Patienten mit ACA ist die Neuropathie überwiegend sensorisch und in den betroffenen Hautbereichen stärker ausgeprägt [69–71]. In den USA wurde eine ähnliche Neuropathie, jedoch ohne Hinweise auf ACA, in frühen Berichten über kleine Fallserien bei erwachsenen Patienten beschrieben [72–76]. Die typischen Symptome sind Parästhesien, die intermittierend oder radikulär sein können. Neurologische Defizite sind überwiegend sensorisch und distal. Die

Verteilung ist typischerweise symmetrisch, kann aber auch asymmetrisch sein. Elektrophysiologische Untersuchungen zeigten, dass die Neuropathie hauptsächlich axonal ist, und die Pathogenese wird als Mononeuropathia multiplex angesehen, die konfluent sein kann [56]. Diese Patienten haben in der Regel normale Liquorbefunde. In jüngerer Zeit gab es eine Diskussion darüber, ob diese Entität als Manifestation einer *B.-burgdorferi*-Infektion angemessen validiert wurde [61].

5.4.5 Lyme-Arthritis

Lyme-Arthritis tritt bei etwa 60 % der Patienten mit unbehandeltem EM in den USA auf [3, 77, 78] und macht 28 % der bestätigten Fälle aus, die dem CDC mit Daten zu den Patienten gemeldet wurden [79]. Lyme-Arthritis scheint in Europa seltener zu sein [80–84], aber einige prospektive Studien fanden eine Inzidenz der Lyme-Arthritis von 6 % oder weniger bei Kindern und Erwachsenen in den USA [85, 86] – Raten, die denen in Europa ähnlich zu sein scheinen. Lyme-Arthritis ist eine wandernde, asymmetrische, oligoartikuläre Arthritis großer Gelenke, die sich in der Regel mit intermittierenden Episoden von Gelenkschwellungen und -schmerzen, insbesondere im Kniebereich, präsentiert. Die Gelenkentzündung kann Tage bis Wochen oder manchmal viele Monate andauern. Während die Arthritis bei der Mehrheit der Patienten nach einer Antibiotikatherapie abklingt, haben einige Patienten eine anhaltende Arthritis (postinfektiöse Lyme-Arthritis) [87–90], die in Europa seltener zu sein scheint [91]. Darüber hinaus kann die pädiatrische Lyme-Arthritis in den USA eine akute Präsentation haben, die mit den Symptomen einer septischer Arthritis überlappen kann [92–96]. Patienten können mit Fieber und Gelenkschmerzen sowie großen Gelenkergüssen, die zu einer eingeschränkten Bewegungsfähigkeit führen, vorstellig werden. Die periphere weiße Blutkörperchenzahl und die Entzündungsmarker, die Erythrozytensedimentationsrate und das C-reaktives Protein, können erhöht sein. Die weiße Zellzahl in der Synovialflüssigkeit kann 80.000 Zellen/mm^3 überschreiten, mit einem Prozentsatz von polymorph-kernigen Zellen von mehr als 75 %. Diese Befunde können zu erheblichen Problemen führen, wenn Kinder mit Lyme-Arthritis als akute septische Arthritis behandelt werden, einschließlich der Möglichkeit unnötiger chirurgischer Eingriffe, da die Ergebnisse der serologischen Tests für Lyme-Borreliose nicht sofort verfügbar sind. Diese akute Präsentation der pädiatrischen Lyme-Arthritis scheint in Europa nicht aufzutreten [97, 98].

5.4.6 Asymptomatische Infektionen

In den USA scheint *B. burgdorferi* mit weniger asymptomatischen Infektionen verbunden zu sein als in Europa. Nach Daten aus der Lymerix-Impfstudie kann eine asymptomatische Infektion bei etwa 10 % der infizierten Patienten in den USA auftreten [99]. Im Vergleich dazu haben Seroprävalenzstudien in Europa indirekte Hinweise auf einen viel höheren Anteil asymptomatischer Infektionen geliefert [100–105].

5.4.7 Andere klinische und/oder demografische Unterschiede: USA versus Europa

Unterschiede zwischen den häufigsten klinischen Präsentationen der Lyme-Borreliose in den USA im Vergleich zu Europa (Tab. 5.1) wurden seit den frühen Jahren der Erkennung der Krankheit und der Entdeckung von *B. burgdorferi* festgestellt. In den USA ist eine unbehandelte Infektion mit *B. burgdorferi* besonders mit Arthritis assoziiert [106, 107]. Borrelien-Lymphozytom und ACA treten dort nicht auf, vermutlich weil diese kutanen Manifestationen der Lyme-Borreliose hauptsächlich durch *B. afzelii,* eine in den USA nicht vorkommende Lyme-Borrelien-Art, verursacht werden [39]. Lyme-Borreliose in den USA ist mit einer männlichen Dominanz verbunden, wobei Männer 56 % der von 2008 bis 2018 gemeldeten Fälle ausmachen [108]. In den USA wurde keine der klinischen Manifestationen mit einer weiblichen Dominanz in Verbindung gebracht, während in Europa die Mehrheit der Fälle von EM und ACA bei Frauen auftritt [109–113], wobei viele Studien (jedoch nicht alle) eine männliche Dominanz bei Fällen von Neuroborreliose und Arthritis zeigen [82, 114–116].

5.5 Laboruntersuchungen für Lyme-Borreliose in den USA

Sowohl in den USA als auch in Europa basieren die meisten Laboruntersuchungen zur Diagnose der Lyme-Borreliose auf dem Nachweis der Antikörperreaktionen gegen Lyme-Borrelien im Serum. Da die Lyme-Borreliose in den USA hauptsächlich durch *B. burgdorferi* verursacht wird, waren die Kriterien für die Testinterpretation etwas einfacher zu standardisieren als in Europa. In den USA werden jährlich etwa 3,4 Mio. Lyme-Serologietests durchgeführt [117], die überwiegend in Populationen mit einer geringen Wahrscheinlichkeit für eine Lyme-Borreliose angeordnet werden. Daher ist eine hohe Spezifität eine wesentliche Anforderung an die Tests. Der zweistufige Ansatz wird seit 1995 von den CDC empfohlen [118]. Der erste Schritt verwendet einen empfindlichen Enzym-Immunoassay (EIA) oder selten einen indirekten Immunfluoreszenz-Assay. Wenn der Test negativ ist, bedarf es keiner weiteren Untersuchung. Wenn der Test grenzwertig oder positiv ist, wird die Probe mit separaten IgM- und IgG-Westernblots (WB) als zweitem Schritt erneut getestet. Der WB wird nach standardisierten Kriterien interpretiert, wobei mindestens 2 von 3 Signaturbanden für einen positiven IgM-WB und 5 von 10 Signaturbanden für einen positiven IgG-WB erforderlich sind. Die Ergebnisse des IgM-WB werden nur für Patienten mit einer Krankheitsdauer von weniger oder gleich 30 Tagen verwendet. Der IgM-WB ist auch für die Diagnose einer Lyme-Arthritis irrelevant, unabhängig von der Dauer der Symptome, da diese eine späte Manifestation der Lyme-Borreliose darstellt und in jedem Falle eine IgG-Seropositivität für die Diagnose zwingend erforderlich ist. Obwohl der aktuelle zweistufige Algorithmus relativ gut funktioniert, gibt es Verbesserungsbedarf. Probleme sind eine geringe Sensitivität während der frühen Infektion (aufgrund der Verzögerung in der Entwicklung eines reaktiven IgM-WB), eine subjektive Interpretation der Banden, die zu inter- und intralaboratoriums bedingten Schwankungen führen können, hohe Kosten, lange Bearbeitungszeit und Unklarheiten bei Gesundheitsdienstleistern und Patienten hinsichtlich der korrekten Interpretation der Ergebnisse. Die Verwendung eines Zwei-EIA-Ansatzes als alternative (oder modifizierte) zweistufige Teststrategie (Abb. 5.3) hat sich gezeigt, dass sie eine höhere Sensitivität für die frühe LB-Krankheit aufweist, während sie eine ähnliche Spezifität beibehält [119], wenn mindestens einer der EIA-Assays auf der Antikörperreaktion gegen VlsE (das variable Oberflächenantigen von *B. burgdorferi*) oder das C6-Peptid (abgeleitet von der invariablen Region 6 von VlsE) basiert. Diese Strategie kann in den USA oder in Europa zur Diagnose von Lyme-Borrelien-Infektionen verwendet werden, die in beiden Regionen erworben wurden. Es ist zu hoffen, dass dies zu neuen Entwicklungen in diesem Bereich führen wird, einschließlich eines möglichen Point-of-Care-Tests, der besonders nützlich für Patienten mit Manifestationen einer früh disseminierten Lyme-Borreliose, wie Gesichtslähmung oder Karditis, sowie für Kinder mit Lyme-Arthritis sein könnte.

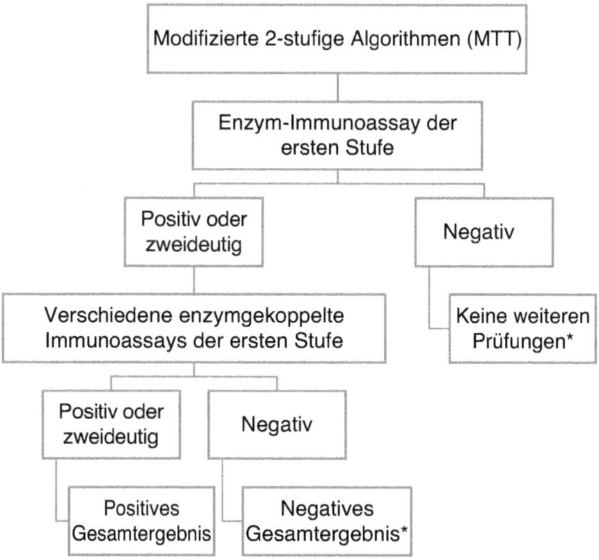

Abb. 5.3 Vorgeschlagene modifizierte zweistufige Algorithmen (MTT) für die Serodiagnose der Lyme-Borreliose. *Patienten mit Erythema migrans (EM) sollten auf der Grundlage der klinischen Diagnose behandelt werden. Bei Patienten mit Krankheiten, die auf eine frühe Lyme-Borreliose hindeuten, die nicht mit EM auftreten und eine Krankheitsdauer von weniger oder gleich 30 Tagen haben, kann der Patient empirisch auf Lyme-Borreliose behandelt und anschließend mit serologischen Tests auf Antikörper gegen Lyme-Borrelien in einer konvaleszenten Phase serologisch nachverfolgt werden.

5.5.1 Intrathekale Produktion von Antikörpern gegen *B. burgdorferi* – Tests in den USA

Da direkte Tests auf das Vorhandensein von *B. burgdorferi* im Liquor eine sehr geringe Sensitivität haben, basiert die Labordiagnose auf dem Nachweis der intrathekalen Produktion von Anti-Lyme-Borrelien-Antikörpern, die als intrathekaler Antikörperindex bezeichnet werden. Der Nachweis der intrathekalen Produktion von Anti-Lyme-Borrelien-Antikörpern wird zur Diagnose der Lyme-Neuroborreliose mit Beteiligung des zentralen Nervensystems sowohl in den USA als auch in Europa empfohlen [120–124]. Die überwiegende Mehrheit der Studien zum Wert des intrathekalen Antikörperindex für die Diagnose der Lyme-Neuroborreliose stammt jedoch aus Europa, wo *B. garinii* und *B. bavariensis* die am häufigsten mit neurologischen Erkrankungen assoziierten Genospezies sind. Studien haben unterschiedliche Falldefinitionen, verschiedene Assays und Interpretationskriterien verwendet, und es gibt kaum Vergleiche zwischen Assays oder ausführenden Labors. In den USA ist die Situation viel schlechter, mit keiner neuen Forschung über den Wert von Tests zur intrathekalen Antikörperproduktion zur Diagnose der Neuroborreliose seit den allerersten Studien [52, 55, 57, 125]. Wenngleich die verfügbaren Daten aus sehr wenigen Studien stammen, scheint ein positiver intrathekaler Antikörperindex in den USA weniger häufig zu sein [55, 126, 127]. Um das Problem noch zu verschärfen, variieren die in den USA angebotenen Tests offensichtlich erheblich hinsichtlich Methoden, Art der Assays und ihrer Interpretation [52, 128].

5.6 Einige Unterschiede in den Behandlungsempfehlungen zwischen den USA und Europa

Die Empfehlungen zur Behandlung der Lyme-Borreliose sind zwischen den USA und den europäischen Leitlinien sehr ähnlich [129]. Ein Unterschied besteht in der Verwendung von Phenoxymethylpenicillin (Penicillin V), das in einigen der Leitlinien in Europa empfohlen wird, aber in den USA normalerweise nicht verschrieben wird [130, 131]. Phenoxymethylpenicillin ist das am häufigsten verwendete Antibiotikum zur Behandlung von EM in Norwegen [132]. Ein weiterer Unterschied ist die Empfehlung von intravenösem Ceftriaxon zur Behandlung von EM sowie anderen Manifestationen der Lyme-Borreliose bei schwangeren Frauen durch einige Behörden [130, 133]. Die Empfehlungen der USA für die antibiotische Behandlung der verschiedenen Manifestationen der Lyme-Borreliose in der Schwangerschaft sind die gleichen wie für nichtschwangere Patientinnen, mit der Ausnahme, dass Doxycyclin in der Schwangerschaft normalerweise vermieden wird [131].

5.6.1 Postexpositions-Chemoprophylaxe USA versus Europa

Die Übertragung von *B. burgdorferi* und *B. mayonii* durch *I. scapularis* ist während der ersten 36 Stunden nach Zeckenbefall sehr selten, nimmt aber nach 48 Stunden Befall stetig zu, mit ähnlichen Ergebnissen bei *I. pacificus.* Während die Übertragung von *B. afzelii* durch *I. ricinus* innerhalb von 24 Stunden erfolgen kann, tritt die Mehrheit der Übertragungen nach 48–72 Stunden auf [134–136]. Eine Antibiotikaprophylaxe mit einer Einzeldosis Doxycyclin hat sich als wirksam erwiesen, um das Risiko einer Lyme-Borreliose nach einem *I.-scapularis*-Biss zu reduzieren [137, 138]. Eine kürzlich veröffentlichte europäische Studie zeigte, dass eine Einzeldosis von 200 mg Doxycyclin erfolgreich zur Vorbeugung der Lyme-Krankheit nach einem Zeckenbiss war [139], mit einer Wirksamkeit von 67 % nach modifizierter Intention-to-treat-Analyse und 77 % in der Per-Protokoll-Analyse. Wir haben diese Ergebnisse mit den Ergebnissen von Nadelman et al. verglichen [138], indem wir einen Z-Wert des Log-Odds-Verhältnisses aus den Studien verwendeten und einen zweiseitigen *p*-Wert aus der mit dem Z-Wert assoziierten Normalverteilung berechneten. Wir fanden keine Hinweise auf einen signifikanten Unterschied in der Wirksamkeit zwischen den Studien. Für beide Studien wurde geschätzt, dass etwa ein Fall von Lyme-Borreliose für etwa 50 behandelte Patienten verhindert würde [138, 139]. Daher wird in den USA empfohlen, die Antibiotikaprophylaxe auf *I.-scapularis*-Zeckenbisse in geografischen Gebieten zu beschränken, in denen die Infektionsraten von *B. burgdorferi* in den Zecken mindestens 20 % betragen, die Zecke mindestens 36 Stunden angehaftet hat und die Prophylaxe innerhalb von 72 Stunden nach Entfernung der Zecke gegeben werden kann [131]. Im Gegensatz dazu gibt es in Niedrigprävalenzgebieten und auch in Europa keine offiziellen Empfehlungen zur Chemoprophylaxe nach einem *I.-ricinus*-Zeckenbiss, und ein abwartendes Vorgehen ist hier die Standardpraxis [130].

5.7 Koinfektionen USA versus Europa

Ixodes-Zecken können mehrere Krankheitserreger tragen, und ein einziger Zeckenbiss kann zur Übertragung von mehr als einem infektiösen Agens führen. Infektiöse Agenten, die von *I. scapularis* auf Menschen übertragen werden, umfassen *B. burgdorferi, B. mayonii, B. miyamotoi, A. phagocytophilum, Babesia microti, Ehrlichia muris eauclairensis* und den Hirschzecken-Virus-Subtyp des Powassan-Virus [140, 141]. Die Häufigkeit von Koinfektionen hängt von der Prävalenz der infektiösen Agenten in Zecken ab, die in verschiedenen geografischen Gebieten variieren [142–145]. Die Mehrheit der erkannten Koinfektionen in den USA beinhaltet 2 der 3 häufigsten Krankheitserreger, *B. burgdorferi, A. phagocytophilum* und *B. microti.* Zehn Bundesstaaten (Massachusetts, New York, Maine, Wisconsin, Minnesota, Vermont, New Hampshire, Rhode Island, New Jersey und Connecticut) machen mehr als 93 % aller gemeldeten Fälle von Anaplasmose und Babesiose aus [146]. Alle diese Bundesstaaten melden auch eine hohe Inzidenz von Lyme-Borreliose. Hinsichtlich der Häufigkeit von Koinfektionen haben die meisten Studien Patienten anhand serologischer Nachweise für einer Exposition untersucht und gezeigt, dass ein kleiner Anteil der Patienten mit Lyme-Borreliose gleichzeitig mit *B. microti* oder *A. phagocytophilum* infiziert ist. Patienten mit gleichzeitiger Lyme-Borreliose und unbehandelter Babesiose waren in einer Studie wahrscheinlicher für 3 Monate oder länger symptomatisch [147], aber in einer anderen Studie war die akute Lyme-Borreliose bei Patienten mit serologischen Nachweisen einer Exposition gegenüber Babesiose nicht schwerwiegender [148]. Hinsichtlich der Anaplasmose scheinen koinfizierte Patienten mehr Symptome zu haben als Patienten mit alleiniger Lyme-Borreliose (dies hängt jedoch sehr stark von der Falldefinition der Koinfektion ab) [149], und Kinder mit erkannten gleichzeitigen Infektionen hatten höhere Hospitalisierungsraten [150].

Etwa 11 % der Patienten mit einer *B.-miyamotoi*-Infektion im Nordosten der USA hatten auch eine gleichzeitige Lyme-Borreliose [151]. Eine *B.-miyamotoi*-Infektion kann zu einem falsch reaktiven Ergebnis in Immunoassays führen, die als Erstlinientests für Lyme-Borreliose verwendet werden, einschließlich des C6-Peptid-EIA [47]. Fälle von Enzephalitis aufgrund des Hirschzecken-Virus sind relativ selten, aber die Anzahl der Fälle nimmt zu, möglicherweise aufgrund einer besseren Erkennung der Krankheit und/oder eines größeren Zugangs zu diagnostischen Tests sowie einer möglichen Zunahme der Anzahl der Fälle [152–154]. Die Infektionsrate von *I.-scapularis*-Zecken im Nordosten und oberen Mittleren Westen der USA mit dem Hirschzecken-Virus ist variabel, mit Berichten von bis zu 5 % in bestimmten Regionen [144, 155, 156]. Es gibt keine überzeugenden Beweise dafür, dass *Bartonella spp.* von *I.-scapularis*-Zecken auf Menschen übertragen wird oder dass eine Mitinfektion mit *B. burgdorferi* auftritt.

In Europa kann *I. ricinus* das Frühsommer-Zecken-Meningoenzephalitis-Virus, *A. phagocytophilum,* Arten der bakteriellen Gattung *Rickettsia, B. miyamotoi* und *Babesia*-Protozoen übertragen (siehe Kap. 9: „Andere von Ixodes übertragene Krankheiten"). Das Zecken-Enzephalitis-Virus ist als Ursache von Koinfektionen bei Patienten mit Lyme-Borreliose gut etabliert [157–160]. Mehr Daten zur Häufigkeit von Koinfektionen mit den anderen von *I. ricinus* übertragenen Krankheitserregern sind aber erforderlich [159, 161–166].

5.8 Chronische Lyme-Borreliose in den USA im Vergleich zu Europa

Ein großes kontroverses Thema in den USA, das auch in Europa immer mehr aufkommt, ist die Diagnose der „chronischen Lyme-Borreliose" (CLD). CLD ist ein sehr verwirrender Begriff, da er auf sehr unterschiedliche Patientengruppen angewendet wurde. Ursprünglich wurde er verwendet, um Patienten mit objektiven Manifestationen der späten Lyme-Borreliose zu beschreiben. Seitdem wurde er jedoch verwendet, um Patienten mit PTLDS zu beschreiben; in den meisten Fällen wird er jedoch auf Patienten angewendet, die an medizinisch unerklärlichen unspezifischen Symptomen leiden und die Diagnose CLD auf der Grundlage nicht bewiesener klinischer Kriterien erhalten haben, mit oder ohne Unterstützung von nichtvalidierten Labortests [167–174]. Fast jedes Symptom wurde der CLD zugeschrieben. Als Alternative wurde das chronische Lyme-Syndrom (ADCLS) vorgeschlagen, um diese Patienten zu beschreiben [175, 176]. Darüber hinaus hat sich die CLD zu einer Störung entwickelt, die vermutlich durch multiple Koinfektionen, metabolische, hormonelle und immunologische Ungleichgewichte, Toxinschäden, Schwermetalltoxizität und andere Dysfunktionen verursacht wird; alle diagnostiziert nach unbestätigten Kriterien. Die Diagnose basiert auf klinischem Urteil, herkömmliche Labortests sind diagnostisch nicht relevant, und die Krankheit erfordert unbewiesenermaßen angeblich eine langfristige Behandlung mit Antibiotika und Nahrungsergänzungsmitteln [177]. Die Behandlungen können auch eine ganze Reihe von weiteren unorthodoxen und zweifelhaften alternativen Therapien umfassen [177–181]. Diese Sicht auf die CLD wird von alternativen Behandlungsanbietern, Aktivisten und Unterstützungsgruppen in den USA befürwortet, wobei in den letzten Jahren ähnliche Gruppen in Europa aufgetaucht sind. Während dies viel Verwirrung gestiftet hat [182–184], wurde zu dieser heterogenen Patientenpopulation wenig geforscht, und die zugrunde liegenden Probleme und tatsächlichen Ursachen, die diese Patienten betreffen, sind unklar.

5.9 Schlussfolgerung

Zeckenübertragene Infektionen, insbesondere die Lyme-Borreliose, stellen in vielen Gebieten der USA ein bedeutendes Gesundheitsproblem dar, und das geografische Risikogebiet wird voraussichtlich weiter expandieren. Die Lyme-Borreliose zeigt eine Vielzahl von Manifestationen und Variationen innerhalb der Lyme-Borrelien, zusammen mit Unterschieden in der Wirtsreaktion und der Zeit bis zur Antibiotikabehandlung, was eine Rolle in der Vielfalt der Krankheitsmanifestationen und/oder ihrer Schwere spielt. In den USA ist die frühe Lyme-Borreliose, die mit EM einhergeht, mit einer stärker symptomatischen Krankheit verbunden als in Europa. Zukünftig wird es wichtig sein, die spezifischen Virulenzfaktoren zu bestimmen, die zu einem solchen schwereren Krankheitsverlauf beitragen. Es wurden Fortschritte bei neuen Ansätzen für die Labordiagnose der Lyme-Borreliose gemacht, einschließlich der Vereinfachung des aktuellen Algorithmus für serologische Tests, was potenziell die Tür für die Entwicklung von verlässlicheren Point-of-Care-Tests öffnet. Mehr Forschung in den USA zur Lyme-Neuroborreliose und ihrer Labordiagnose ist notwendig. Das kontroverse Thema der chronischen Lyme-Borreliose ist ein zunehmendes Problem. Kreative, gut konzipierte wissenschaftliche Ansätze zur Untersuchung dieser heterogenen Gruppe von Patienten sind erforderlich, um die Grundlage für effektivere Behandlungsstrategien für solche Patienten zu schaffen.

Finanzierung und Haftungsausschluss Die Finanzierung für diese Publikation wurde teilweise durch die Abteilung für Intramurale Forschung, National Institute of Allergy and Infectious Diseases, National Institutes of Health bereitgestellt. Der Inhalt dieser Publikation spiegelt nicht unbedingt die Ansichten oder Richtlinien des Department of Health and Human Services wider, noch impliziert die Erwähnung von Handelsnamen, kommerziellen Produkten oder Organisationen eine Billigung durch die Regierung der Vereinigten Staaten von Amerika.

Literatur

1. Schwartz AM, Kugeler KJ, Nelson CA, Marx GE, Hinckley AF. Use of commercial claims data for evaluating trends in Lyme disease diagnoses, United States, 2010-2018. Emerg Infect Dis. 2021;27(2):499–507. https://doi.org/10.3201/eid2702.202728.
2. Kugeler KJ, Schwartz AM, Delorey MJ, Mead PS, Hinckley AF. Estimating the frequency of Lyme disease diagnoses, United States, 2010-2018. Emerg Infect Dis. 2021;27(2):616–9. https://doi.org/10.3201/eid2702.202731.
3. Steere AC, Malawista SE, Snydman DR, Shope RE, Andiman WA, Ross MR, et al. Lyme arthritis: an epidemic of oligoarticular arthritis in children and adults in three Connecticut communities. Arthritis Rheum. 1977;20(1):7–17. https://doi.org/10.1002/art.1780200102.
4. Mast WE, Burrows WM Jr. Erythema chronicum migrans in the United States. JAMA. 1976;236(7):859–60.
5. Scrimenti RJ. Erythema chronicum migrans. Arch Dermatol. 1970;102(1):104–5.
6. Burgdorfer W, Barbour AG, Hayes SF, Benach JL, Grunwaldt E, Davis JP. Lyme disease-a tick-borne spirochetosis? Science. 1982;216(4552):1317–9. https://doi.org/10.1126/science.7043737.
7. Johnson RC, Schmid GP, Hyde FW, Steigerwalt AG, Brenner DJ. *Borrelia burgdorferi* sp nov.: – etiologic agent of Lyme-disease. Int J Syst Bacteriol. 1984;34(4):496–7. https://doi.org/10.1099/00207713-34-4-496.
8. Wilske B, Preac-Mursic V, Schierz G. Antigenic heterogeneity of European *Borrelia burgdorferi* strains isolated from patients and ticks. Lancet. 1985;1(8437):1099. https://doi.org/10.1016/s0140-6736(85)92396-7.
9. Barbour AG, Heiland RA, Howe TR. Heterogeneity of major proteins in Lyme disease borreliae: a molecular analysis of North American and European isolates. J Infect Dis. 1985;152(3):478–84. https://doi.org/10.1093/infdis/152.3.478.
10. Boerlin P, Peter O, Bretz AG, Postic D, Baranton G, Piffaretti JC. Population genetic analysis of *Borrelia burgdorferi* isolates by multilocus enzyme electrophoresis. Infect Immun. 1992;60(4):1677–83. https://doi.org/10.1128/iai.60.4.1677-1683.1992.
11. Baranton G, Postic D, Saint Girons I, Boerlin P, Piffaretti JC, Assous M, et al. Delineation of *Borrelia burgdorferi* sensu stricto, *Borrelia garinii* sp. nov., and group VS461 associated with Lyme borreliosis. Int J Syst Bacteriol. 1992;42(3):378–83. https://doi.org/10.1099/00207713-42-3-378.
12. Canica MM, Nato F, du Merle L, Mazie JC, Baranton G, Postic D. Monoclonal antibodies for identification of *Borrelia afzelii* sp. nov. associated with late cutaneous manifestations of Lyme borreliosis. Scand J Infect Dis. 1993;25(4):441–8. https://doi.org/10.3109/00365549309008525.
13. Belfaiza J, Postic D, Bellenger E, Baranton G, Girons IS. Genomic fingerprinting of *Borrelia burgdorferi* sensu lato by pulsed-field gel electrophoresis. J Clin Microbiol. 1993;31(11):2873–7. https://doi.org/10.1128/jcm.31.11.2873-2877.1993.
14. Barbour AG, Adeolu M, Gupta RS. Division of the genus *Borrelia* into two genera (corresponding to Lyme disease and relapsing fever groups) reflects their genetic and phenotypic distinctiveness and will lead to a better understanding of these two groups of microbes (Margos et al. 2016) there is inadequate evidence to support the division of the genus *Borrelia.* Int J Syst Evol Microbiol. 2017;67(6):2058–67. https://doi.org/10.1099/ijsem.0.001815.
15. Stevenson B, Fingerle V, Wormser GP, Margos G. Public health and patient safety concerns merit retention of Lyme borreliosis-associated spirochetes within the genus *Borrelia,* and rejection of the genus novum *Borreliella.* Ticks Tick Borne Dis. 2019;10(1):1–4. https://doi.org/10.1016/j.ttbdis.2018.08.010.

16. Margos G, Marosevic D, Cutler S, Derdakova M, Diuk-Wasser M, Emler S, et al. There is inadequate evidence to support the division of the genus *Borrelia*. Int J Syst Evol Microbiol. 2017;67(4):1081–4. https://doi.org/10.1099/ijsem.0.001717.
17. Margos G, Castillo-Ramirez S, Cutler S, Dessau RB, Eikeland R, Estrada-Pena A, et al. Rejection of the name *Borreliella* and all proposed species comb. nov. placed therein. Int J Syst Evol Microbiol. 2020;70(5):3577–81. https://doi.org/10.1099/ijsem.0.004149.
18. Pritt BS, Mead PS, Johnson DKH, Neitzel DF, Respicio-Kingry LB, Davis JP, et al. Identification of a novel pathogenic *Borrelia* species causing Lyme borreliosis with unusually high spirochaetaemia: a descriptive study. Lancet Infect Dis. 2016;16(5):556–64. https://doi.org/10.1016/S1473-3099(15)00464-8.
19. Mead PS. Epidemiology of Lyme disease. Infect Dis Clin N Am. 2015;29(2):187–210. https://doi.org/10.1016/j.idc.2015.02.010.
20. Rosenberg R, Lindsey NP, Fischer M, Gregory CJ, Hinckley AF, Mead PS, et al. Vital signs: trends in reported vectorborne disease cases – United States and territories, 2004-2016. MMWR Morb Mortal Wkly Rep. 2018;67(17):496–501. https://doi.org/10.15585/mmwr.mm6717e1.
21. CDC: Lyme Disease Maps: Most Recent Year. 2019. https://www.cdc.gov/lyme/datasurveillance/maps-recent.html. Zugegriffen: 05. Dez. 2021.
22. Kugeler KJ, Farley GM, Forrester JD, Mead PS. Geographic distribution and expansion of human Lyme disease. United States Emerg Infect Dis. 2015;21(8):1455–7. https://doi.org/10.3201/eid2108.141878.
23. Lantos PM, Nigrovic LE, Auwaerter PG, Fowler VG Jr, Ruffin F, Brinkerhoff RJ, et al. Geographic expansion of Lyme disease in the Southeastern United States, 2000–2014. Open Forum Infect Dis. 2015;2(4):ofv143. https://doi.org/10.1093/ofid/ofv143.
24. Lantos PM, Tsao J, Nigrovic LE, Auwaerter PG, Fowler VG, Ruffin F, et al. Geographic expansion of Lyme disease in Michigan, 2000–2014. Open Forum Infect Dis. 2017;4(1):ofw269. https://doi.org/10.1093/ofid/ofw269.
25. Wood CL, Lafferty KD. Biodiversity and disease: a synthesis of ecological perspectives on Lyme disease transmission. Trends Ecol Evol. 2013;28(4):239–47. https://doi.org/10.1016/j.tree.2012.10.011.
26. Dumic I, Severnini E. „Ticking bomb“: the impact of climate change on the incidence of Lyme disease. Can J Infect Dis Med Microbiol. 2018;2018:5719081. https://doi.org/10.1155/2018/5719081.
27. Pepin KM, Eisen RJ, Mead PS, Piesman J, Fish D, Hoen AG, et al. Geographic variation in the relationship between human Lyme disease incidence and density of infected host-seeking *Ixodes scapularis* nymphs in the Eastern United States. Am J Trop Med Hyg. 2012;86(6):1062–71. https://doi.org/10.4269/ajtmh.2012.11-0630.
28. Oliver JH Jr, Lin T, Gao L, Clark KL, Banks CW, Durden LA, et al. An enzootic transmission cycle of Lyme borreliosis spirochetes in the southeastern United States. Proc Natl Acad Sci U S A. 2003;100(20):11642–5. https://doi.org/10.1073/pnas.1434553100.
29. Diuk-Wasser MA, Gatewood AG, Cortinas MR, Yaremych-Hamer S, Tsao J, Kitron U, et al. Spatiotemporal patterns of host-seeking *Ixodes scapularis* nymphs (Acari: Ixodidae) in the United States. J Med Entomol. 2006;43(2):166–76. https://doi.org/10.1603/0022-2585(2006)043[0166:spohis]2.0.co;2.
30. Ogden NH, Pang G, Ginsberg HS, Hickling GJ, Burke RL, Beati L, et al. Evidence for geographic variation in life-cycle processes affecting phenology of the Lyme disease vector *Ixodes scapularis* (Acari: Ixodidae) in the United States. J Med Entomol. 2018;55(6):1386–401. https://doi.org/10.1093/jme/tjy104.
31. Arsnoe I, Tsao JI, Hickling GJ. Nymphal *Ixodes scapularis* questing behavior explains geographic variation in Lyme borreliosis risk in the eastern United States. Ticks Tick Borne Dis. 2019;10(3):553–63. https://doi.org/10.1016/j.ttbdis.2019.01.001.
32. Coipan EC, Jahfari S, Fonville M, Oei GA, Spanjaard L, Takumi K, et al. Imbalanced presence of *Borrelia burgdorferi* s.l. multilocus sequence types in clinical manifestations

of Lyme borreliosis. Infect Genet Evol. 2016;42:66–76. https://doi.org/10.1016/j.meegid.2016.04.019
33. Wormser GP, Brisson D, Liveris D, Hanincova K, Sandigursky S, Nowakowski J, et al. *Borrelia burgdorferi* genotype predicts the capacity for hematogenous dissemination during early Lyme disease. J Infect Dis. 2008;198(9):1358–64. https://doi.org/10.1086/592279.
34. Hanincova K, Mukherjee P, Ogden NH, Margos G, Wormser GP, Reed KD, et al. Multilocus sequence typing of *Borrelia burgdorferi* suggests existence of lineages with differential pathogenic properties in humans. PLoS One. 2013;8(9):e73066. https://doi.org/10.1371/journal.pone.0073066.
35. Strle K, Jones KL, Drouin EE, Li X, Steere AC. *Borrelia burgdorferi* RST1 (OspC type A) genotype is associated with greater inflammation and more severe Lyme disease. Am J Pathol. 2011;178(6):2726–39. https://doi.org/10.1016/j.ajpath.2011.02.018.
36. Jones KL, McHugh GA, Glickstein LJ, Steere AC. Analysis of *Borrelia burgdorferi* genotypes in patients with Lyme arthritis: high frequency of ribosomal RNA intergenic spacer type 1 strains in antibiotic-refractory arthritis. Arthritis Rheum. 2009;60(7):2174–82. https://doi.org/10.1002/art.24812.
37. Seinost G, Dykhuizen DE, Dattwyler RJ, Golde WT, Dunn JJ, Wang IN, et al. Four clones of *Borrelia burgdorferi* sensu stricto cause invasive infection in humans. Infect Immun. 1999;67(7):3518–24. https://doi.org/10.1128/IAI.67.7.3518-3524.1999.
38. Shapiro ED, Wormser GP. Controversies about Lyme disease-reply. JAMA. 2018;320(23):2482–3. https://doi.org/10.1001/jama.2018.17207.
39. Steere AC, Strle F, Wormser GP, Hu LT, Branda JA, Hovius JW, et al. Lyme borreliosis. Nat Rev Dis Primers. 2016;2:16090. https://doi.org/10.1038/nrdp.2016.90.
40. Tibbles CD, Edlow JA. Does this patient have erythema migrans? JAMA. 2007;297(23):2617–27. https://doi.org/10.1001/jama.297.23.2617.
41. Wormser GP, Masters E, Nowakowski J, McKenna D, Holmgren D, Ma K, et al. Prospective clinical evaluation of patients from Missouri and New York with erythema migrans-like skin lesions. Clin Infect Dis. 2005;41(7):958–65. https://doi.org/10.1086/432935.
42. Raghavan RK, Peterson AT, Cobos ME, Ganta R, Foley D. Current and future distribution of the lone star tick, *Amblyomma americanum* (L.) (Acari: Ixodidae) in North America. PLoS One. 2019;14(1):e0209082. https://doi.org/10.1371/journal.pone.0209082.
43. Molins CR, Ashton LV, Wormser GP, Andre BG, Hess AM, Delorey MJ, et al. Metabolic differentiation of early Lyme disease from southern tick-associated rash illness (STARI). Sci Transl Med. 2017;9(403) https://doi.org/10.1126/scitranslmed.aal2717.
44. Steere AC, Dhar A, Hernandez J, Fischer PA, Sikand VK, Schoen RT, et al. Systemic symptoms without erythema migrans as the presenting picture of early Lyme disease. Am J Med. 2003;114(1):58–62. https://doi.org/10.1016/s0002-9343(02)01440-7.
45. Feder HM, Gerber MA, Krause PJ, Ryan R, Shapiro ED. Early Lyme-disease – a flu-like illness without erythema migrans. Pediatrics. 1993;91(2):456–9.
46. Wormser GP, Shapiro ED, Fish D. Borrelia miyamotoi: an emerging tick-borne pathogen. Am J Med. 2019;132(2):136–7. https://doi.org/10.1016/j.amjmed.2018.08.012.
47. Molloy PJ, Weeks KE, Todd B, Wormser GP. Seroreactivity to the C6 peptide in *Borrelia miyamotoi* infections occurring in the northeastern United States. Clin Infect Dis. 2018;66(9):1407–10. https://doi.org/10.1093/cid/cix1023.
48. Telford SR 3rd, Goethert HK, Molloy PJ, Berardi VP, Chowdri HR, Gugliotta JL, et al. *Borrelia miyamotoi* disease: neither Lyme disease nor relapsing fever. Clin Lab Med. 2015;35(4):867–82. https://doi.org/10.1016/j.cll.2015.08.002.
49. Wormser GP, Horowitz HW, Dumler JS, Schwartz I, Aguero-Rosenfeld M. False-positive Lyme disease serology in human granulocytic ehrlichiosis. Lancet. 1996;347(9006):981–2. https://doi.org/10.1016/s0140-6736(96)91475-0.
50. Tuuminen T, Hedman K, Soderlund-Venermo M, Seppala I. Acute parvovirus B19 infection causes nonspecificity frequently in *Borrelia* and less often in *Salmonella* and *Campylobacter* serology, posing a problem in diagnosis of infectious arthropathy. Clin Vaccine Immunol. 2011;18(1):167–72. https://doi.org/10.1128/CVI.00367-10.

51. Pavletic AJ, Marques AR. Early disseminated Lyme disease causing false-positive serology for primary Epstein-Barr virus infection: report of 2 cases. Clin Infect Dis. 2017;65(2):336–7. https://doi.org/10.1093/cid/cix298.
52. Marques AR. Lyme neuroborreliosis. Continuum (Minneap Minn). 2015;21(6 Neuroinfectious Disease):1729–44. https://doi.org/10.1212/CON.0000000000000252.
53. Ogrinc K, Lusa L, Lotric-Furlan S, Bogovic P, Stupica D, Cerar T, et al. Course and outcome of early European Lyme neuroborreliosis (Bannwarth syndrome): clinical and laboratory findings. Clin Infect Dis. 2016;63(3):346–53. https://doi.org/10.1093/cid/ciw299.
54. Barstad B, Quarsten H, Tveitnes D, Noraas S, Ask IS, Saeed M, et al. Direct molecular detection and genotyping of *Borrelia burgdorferi* sensu lato in cerebrospinal fluid of children with Lyme neuroborreliosis. J Clin Microbiol. 2018;56(5) https://doi.org/10.1128/JCM.01868-17.
55. Steere AC, Berardi VP, Weeks KE, Logigian EL, Ackermann R. Evaluation of the intrathecal antibody response to *Borrelia burgdorferi* as a diagnostic test for Lyme neuroborreliosis. J Infect Dis. 1990;161(6):1203–9. https://doi.org/10.1093/infdis/161.6.1203.
56. Halperin JJ. Diagnosis and management of Lyme neuroborreliosis. Expert Rev Anti-Infect Ther. 2018;16(1):5–11. https://doi.org/10.1080/14787210.2018.1417836.
57. Logigian EL, Kaplan RF, Steere AC. Chronic neurologic manifestations of Lyme disease. N Engl J Med. 1990;323(21):1438–44. https://doi.org/10.1056/NEJM199011223232102.
58. Kaplan RF, Meadows ME, Vincent LC, Logigian EL, Steere AC. Memory impairment and depression in patients with Lyme encephalopathy: comparison with fibromyalgia and nonpsychotically depressed patients. Neurology. 1992;42(7):1263–7. https://doi.org/10.1212/wnl.42.7.1263.
59. Logigian EL, Kaplan RF, Steere AC. Successful treatment of Lyme encephalopathy with intravenous ceftriaxone. J Infect Dis. 1999;180(2):377–83. https://doi.org/10.1086/314860.
60. Ogrinc K, Logar M, Lotric-Furlan S, Cerar D, Ruzic-Sabljic E, Strle F. Doxycycline versus ceftriaxone for the treatment of patients with chronic Lyme borreliosis. Wien Klin Wochenschr. 2006;118(21–22):696–701. https://doi.org/10.1007/s00508-006-0698-7.
61. Wormser GP, Strle F, Shapiro ED, Dattwyler RJ, Auwaerter PG. A critical appraisal of the mild axonal peripheral neuropathy of late neurologic Lyme disease. Diagn Microbiol Infect Dis. 2017;87(2):163–7. https://doi.org/10.1016/j.diagmicrobio.2016.11.003.
62. Fallon BA, Keilp JG, Corbera KM, Petkova E, Britton CB, Dwyer E, et al. A randomized, placebo-controlled trial of repeated IV antibiotic therapy for Lyme encephalopathy. Neurology. 2008;70(13):992–1003. https://doi.org/10.1212/01.WNL.0000284604.61160.2d.
63. Klempner MS, Hu LT, Evans J, Schmid CH, Johnson GM, Trevino RP, et al. Two controlled trials of antibiotic treatment in patients with persistent symptoms and a history of Lyme disease. N Engl J Med. 2001;345(2):85–92. https://doi.org/10.1056/NEJM200107123450202.
64. Krupp LB, Hyman LG, Grimson R, Coyle PK, Melville P, Ahnn S, et al. Study and treatment of post Lyme disease (STOP-LD): a randomized double masked clinical trial. Neurology. 2003;60(12):1923–30. https://doi.org/10.1212/01.wnl.0000071227.23769.9e.
65. Kaplan RF, Trevino RP, Johnson GM, Levy L, Dornbush R, Hu LT, et al. Cognitive function in post-treatment Lyme disease: do additional antibiotics help? Neurology. 2003;60(12):1916–22. https://doi.org/10.1212/01.wnl.0000068030.26992.25.
66. Gaudino EA, Coyle PK, Krupp LB. Post-Lyme syndrome and chronic fatigue syndrome. Neuropsychiatric similarities and differences. Arch Neurol. 1997;54(11):1372–6. https://doi.org/10.1001/archneur.1997.00550230045015.
67. Shadick NA, Phillips CB, Logigian EL, Steere AC, Kaplan RF, Berardi VP, et al. The long-term clinical outcomes of Lyme disease. A population-based retrospective cohort study. Ann Intern Med. 1994;121(8):560–7. https://doi.org/10.7326/0003-4819-121-8-199410150-00002.
68. Binder LM, Iverson GL, Brooks BL. To err is human: „abnormal“ neuropsychological scores and variability are common in healthy adults. Arch Clin Neuropsychol. 2009;24(1):31–46. https://doi.org/10.1093/arclin/acn001.

69. Kindstrand E, Nilsson BY, Hovmark A, Pirskanen R, Asbrink E. Peripheral neuropathy in acrodermatitis chronica atrophicans – a late *Borrelia* manifestation. Acta Neurol Scand. 1997;95(6):338–45. https://doi.org/10.1111/j.1600-0404.1997.tb00222.x.
70. Kristoferitsch W, Sluga E, Graf M, Partsch H, Neumann R, Stanek G, et al. Neuropathy associated with acrodermatitis chronica atrophicans. Clinical and morphological features. Ann N Y Acad Sci. 1988;539:35–45. https://doi.org/10.1111/j.1749-6632.1988.tb31836.x.
71. Hopf HC. Peripheral neuropathy in acrodermatitis chronica atrophicans (Herxheimer). J Neurol Neurosurg Psychiatry. 1975;38(5):452–8. https://doi.org/10.1136/jnnp.38.5.452.
72. Logigian EL, Steere AC. Clinical and electrophysiologic findings in chronic neuropathy of Lyme disease. Neurology. 1992;42(2):303–11. https://doi.org/10.1212/wnl.42.2.303.
73. Halperin JJ, Little BW, Coyle PK, Dattwyler RJ. Lyme disease: cause of a treatable peripheral neuropathy. Neurology. 1987;37(11):1700–6. https://doi.org/10.1212/wnl.37.11.1700.
74. Halperin JJ, Pass HL, Anand AK, Luft BJ, Volkman DJ, Dattwyler RJ. Nervous system abnormalities in Lyme disease. Ann N Y Acad Sci. 1988;539:24–34. https://doi.org/10.1111/j.1749-6632.1988.tb31835.x.
75. Halperin J, Luft BJ, Volkman DJ, Dattwyler RJ. Lyme neuroborreliosis. Peripheral nervous system manifestations. Brain. 1990;113(Pt 4):1207–21. https://doi.org/10.1093/brain/113.4.1207.
76. Halperin JJ, Krupp LB, Golightly MG, Volkman DJ. Lyme borreliosis-associated encephalopathy. Neurology. 1990;40(9):1340–3. https://doi.org/10.1212/wnl.40.9.1340.
77. Steere AC, Schoen RT, Taylor E. The clinical evolution of Lyme arthritis. Ann Intern Med. 1987;107(5):725–31. https://doi.org/10.7326/0003-4819-107-5-725.
78. Szer IS, Taylor E, Steere AC. The long-term course of Lyme arthritis in children. N Engl J Med. 1991;325(3):159–63. https://doi.org/10.1056/NEJM199107183250304.
79. CDC: Lyme disease – Relative frequency of clinical features among confirmed cases-United States, 2008–2018. 2019. https://www.cdc.gov/lyme/stats/graphs.html. Zugegriffen: 05. Dez. 2021.
80. Enkelmann J, Bohmer M, Fingerle V, Siffczyk C, Werber D, Littmann M, et al. Incidence of notified Lyme borreliosis in Germany, 2013-2017. Sci Rep. 2018;8(1):14976. https://doi.org/10.1038/s41598-018-33136-0.
81. Vandenesch A, Turbelin C, Couturier E, Arena C, Jaulhac B, Ferquel E, et al. Incidence and hospitalisation rates of Lyme borreliosis, France, 2004 to 2012. Euro Surveill. 2014;19(34):20883. https://doi.org/10.2807/1560-7917.es2014.19.34.20883.
82. Strle F, Wormser GP, Mead P, Dhaduvai K, Longo MV, Adenikinju O, et al. Gender disparity between cutaneous and non-cutaneous manifestations of Lyme borreliosis. PLoS One. 2013;8(5):e64110. https://doi.org/10.1371/journal.pone.0064110.
83. Berglund J, Eitrem R, Ornstein K, Lindberg A, Ringer A, Elmrud H, et al. An epidemiologic study of Lyme disease in southern Sweden. N Engl J Med. 1995;333(20):1319–27. https://doi.org/10.1056/NEJM199511163332004.
84. Wilking H, Stark K. Trends in surveillance data of human Lyme borreliosis from six federal states in eastern Germany, 2009-2012. Ticks Tick Borne Dis. 2014;5(3):219–24. https://doi.org/10.1016/j.ttbdis.2013.10.010.
85. Gerber MA, Zemel LS, Shapiro ED. Lyme arthritis in children: clinical epidemiology and long-term outcomes. Pediatrics. 1998;102(4 Pt 1):905–8. https://doi.org/10.1542/peds.102.4.905.
86. Sigal LH, Zahradnik JM, Lavin P, Patella SJ, Bryant G, Haselby R, et al. A vaccine consisting of recombinant *Borrelia burgdorferi* outer-surface protein a to prevent Lyme disease. Recombinant outer-surface protein a Lyme disease vaccine study consortium. N Engl J Med. 1998;339(4):216–22. https://doi.org/10.1056/NEJM199807233390402.
87. Tory HO, Zurakowski D, Sundel RP. Outcomes of children treated for Lyme arthritis: results of a large pediatric cohort. J Rheumatol. 2010;37(5):1049–55. https://doi.org/10.3899/jrheum.090711.

88. Arvikar SL, Steere AC. Diagnosis and treatment of Lyme arthritis. Infect Dis Clin N Am. 2015;29(2):269–80. https://doi.org/10.1016/j.idc.2015.02.004.
89. Steere AC, Angelis SM. Therapy for Lyme arthritis: strategies for the treatment of antibiotic-refractory arthritis. Arthritis Rheum. 2006;54(10):3079–86. https://doi.org/10.1002/art.22131.
90. Brescia AC, Rose CD, Fawcett PT. Prolonged synovitis in pediatric Lyme arthritis cannot be predicted by clinical or laboratory parameters. Clin Rheumatol. 2009;28(5):591–3. https://doi.org/10.1007/s10067-009-1100-8.
91. Haugeberg G, Hansen IJ, Skarpaas T, Noraas S, Kjelland V. Lyme arthritis in Southern Norway – an endemic area for Lyme borreliosis. BMC Infect Dis. 2014;14:185. https://doi.org/10.1186/1471-2334-14-185.
92. Dart AH, Michelson KA, Aronson PL, Garro AC, Lee TJ, Glerum KM, et al. Hip synovial fluid cell counts in children from a Lyme disease endemic area. Pediatrics. 2018;141(5):e20173810. https://doi.org/10.1542/peds.2017-3810.
93. Cruz AI Jr, Anari JB, Ramirez JM, Sankar WN, Baldwin KD. Distinguishing pediatric Lyme arthritis of the hip from transient synovitis and acute bacterial septic arthritis: a systematic review and meta-analysis. Cureus. 2018;10(1):e2112. https://doi.org/10.7759/cureus.2112.
94. Deanehan JK, Nigrovic PA, Milewski MD, Tan Tanny SP, Kimia AA, Smith BG, et al. Synovial fluid findings in children with knee monoarthritis in Lyme disease endemic areas. Pediatr Emerg Care. 2014;30(1):16–9. https://doi.org/10.1097/PEC.0000000000000028.
95. Deanehan JK, Kimia AA, Tan Tanny SP, Milewski MD, Talusan PG, Smith BG, et al. Distinguishing Lyme from septic knee monoarthritis in Lyme disease-endemic areas. Pediatrics. 2013;131(3):e695–701. https://doi.org/10.1542/peds.2012-2531.
96. Bachman DT, Srivastava G. Emergency department presentations of Lyme disease in children. Pediatr Emerg Care. 1998;14(5):356–61.
97. Huppertz HI, Karch H, Suschke HJ, Doring E, Ganser G, Thon A, et al. Lyme arthritis in European children and adolescents. The pediatric rheumatology collaborative group. Arthritis Rheum. 1995;38(3):361–8. https://doi.org/10.1002/art.1780380310.
98. Moniuszko A, Popko J, Guszczyn T, Walinski T, Zukiewicz-Sobczak W, Pancewicz S. Lyme disease with effusion either in hip or knee in children from Podlaskie region treated in clinic in 2004-2010. Przegl Epidemiol. 2014;68(3):425–8, 535–7
99. Steere AC, Sikand VK, Schoen RT, Nowakowski J. Asymptomatic infection with *Borrelia burgdorferi*. Clin Infect Dis. 2003;37(4):528–32. https://doi.org/10.1086/376914.
100. Wilhelmsson P, Fryland L, Lindblom P, Sjowall J, Ahlm C, Berglund J, et al. A prospective study on the incidence of *Borrelia burgdorferi* sensu lato infection after a tick bite in Sweden and on the Aland Islands, Finland (2008-2009). Ticks Tick Borne Dis. 2016;7(1):71–9. https://doi.org/10.1016/j.ttbdis.2015.08.009.
101. Cetin E, Sotoudeh M, Auer H, Stanek G. Paradigm Burgenland: risk of *Borrelia burgdorferi* sensu lato infection indicated by variable seroprevalence rates in hunters. Wien Klin Wochenschr. 2006;118(21–22):677–81. https://doi.org/10.1007/s00508-006-0694-y.
102. Vos K, Van Dam AP, Kuiper H, Bruins H, Spanjaard L, Dankert J. Seroconversion for Lyme borreliosis among Dutch military. Scand J Infect Dis. 1994;26(4):427–34. https://doi.org/10.3109/00365549409008616.
103. Kuiper H, van Dam AP, Moll van Charante AW, Nauta NP, Dankert J. One year follow-up study to assess the prevalence and incidence of Lyme borreliosis among Dutch forestry workers. Eur J Clin Microbiol Infect Dis. 1993;12(6):413–8. https://doi.org/10.1007/BF01967434.
104. Carlsson H, Ekerfelt C, Henningsson AJ, Brudin L, Tjernberg I. Subclinical Lyme borreliosis is common in South-Eastern Sweden and may be distinguished from Lyme neuroborreliosis by sex, age and specific immune marker patterns. Ticks Tick Borne Dis. 2018;9(3):742–8. https://doi.org/10.1016/j.ttbdis.2018.02.011.

105. Rojko T, Ruzic-Sabljic E, Strle F, Lotric-Furlan S. Prevalence and incidence of Lyme borreliosis among Slovene forestry workers during the period of tick activity. Wien Klin Wochenschr. 2005;117(5–6):219–25. https://doi.org/10.1007/s00508-004-0306-7.
106. van Dam AP, Kuiper H, Vos K, Widjojokusumo A, de Jongh BM, Spanjaard L, et al. Different genospecies of *Borrelia burgdorferi* are associated with distinct clinical manifestations of Lyme borreliosis. Clin Infect Dis. 1993;17(4):708–17. https://doi.org/10.1093/clinids/17.4.708.
107. Stanek G, Wewalka G, Groh V, Neumann R, Kristoferitsch W. Differences between Lyme disease and European arthropod-borne *Borrelia* infections [letter]. Lancet. 1985;1(8425):401.
108. CDC: Lyme disease – Confirmed cases by age and sex – United States, 2008–2018. 2019. https://www.cdc.gov/lyme/stats/graphs.html. Zugegriffen: 05. Dez. 2021.
109. Sajanti E, Virtanen M, Helve O, Kuusi M, Lyytikainen O, Hytonen J, et al. Lyme borreliosis in Finland, 1995-2014. Emerg Infect Dis. 2017;23(8):1282–8. https://doi.org/10.3201/eid2308.161273.
110. Strle F, Videcnik J, Zorman P, Cimperman J, Lotric-Furlan S, Maraspin V. Clinical and epidemiological findings for patients with erythema migrans. Comparison of cohorts from the years 1993 and 2000. Wien Klin Wochenschr. 2002;114(13–14):493–7.
111. Mehnert WH, Krause G. Surveillance of Lyme borreliosis in Germany, 2002 and 2003. Euro Surveill. 2005;10(4):83–5.
112. Bennet L, Stjernberg L, Berglund J. Effect of gender on clinical and epidemiologic features of Lyme borreliosis. Vector Borne Zoonotic Dis. 2007;7(1):34–41. https://doi.org/10.1089/vbz.2006.0533.
113. Stupica D, Maraspin V, Bogovic P, Ogrinc K, Blagus R, Cerar T, et al. Comparison of clinical course and treatment outcome for patients with early disseminated or early localized Lyme borreliosis. JAMA Dermatol. 2018;154(9):1050–6. https://doi.org/10.1001/jamadermatol.2018.2306.
114. Sodermark L, Sigurdsson V, Nas W, Wall P, Trollfors B. Neuroborreliosis in Swedish children: a population-based study on incidence and clinical characteristics. Pediatr Infect Dis J. 2017;36(11):1052–6. https://doi.org/10.1097/INF.0000000000001653.
115. Knudtzen FC, Andersen NS, Jensen TG, Skarphedinsson S. Characteristics and clinical outcome of Lyme neuroborreliosis in a high endemic area, 1995-2014: a retrospective cohort study in Denmark. Clin Infect Dis. 2017;65(9):1489–95. https://doi.org/10.1093/cid/cix568.
116. Rojko T, Bogovic P, Lotric-Furlan S, Ogrinc K, Cerar-Kisek T, Glinsek Biskup U, et al. *Borrelia burgdorferi* sensu lato infection in patients with peripheral facial palsy. Ticks Tick Borne Dis. 2019;10(2):398–406. https://doi.org/10.1016/j.ttbdis.2018.11.019.
117. Hinckley AF, Connally NP, Meek JI, Johnson BJ, Kemperman MM, Feldman KA, et al. Lyme disease testing by large commercial laboratories in the United States. Clin Infect Dis. 2014;59(5):676–81. https://doi.org/10.1093/cid/ciu397.
118. Centers for Disease C, Prevention. Recommendations for test performance and interpretation from the Second National Conference on Serologic Diagnosis of Lyme Disease. MMWR Morb Mortal Wkly Rep. 1995;44(31):590–1.
119. Marques AR. Revisiting the Lyme disease serodiagnostic algorithm: the momentum gathers. J Clin Microbiol. 2018;56(8) https://doi.org/10.1128/JCM.00749-18.
120. Dessau RB, van Dam AP, Fingerle V, Gray J, Hovius JW, Hunfeld KP, et al. To test or not to test? Laboratory support for the diagnosis of Lyme borreliosis: a position paper of ESGBOR, the ESCMID study group for Lyme borreliosis. Clin Microbiol Infect. 2018;24(2):118–24. https://doi.org/10.1016/j.cmi.2017.08.025.
121. Koedel U, Pfister HW. Lyme neuroborreliosis. Curr Opin Infect Dis. 2017;30(1):101–7. https://doi.org/10.1097/QCO.0000000000000332.
122. Rauer S, Kastenbauer S, Fingerle V, Hunfeld KP, Huppertz HI, Dersch R. Lyme neuroborreliosis. Dtsch Arztebl Int. 2018;115(45):751–6. https://doi.org/10.3238/arztebl.2018.0751.

123. Mygland A, Ljostad U, Fingerle V, Rupprecht T, Schmutzhard E, Steiner I. EFNS guidelines on the diagnosis and management of European Lyme neuroborreliosis. Eur J Neurol. 2010;17(1):8–16, e1–4. https://doi.org/10.1111/j.1468-1331.2009.02862.x.
124. Halperin JJ, Shapiro ED, Logigian E, Belman AL, Dotevall L, Wormser GP, et al. Practice parameter: treatment of nervous system Lyme disease (an evidence-based review): report of the Quality Standards Subcommittee of the American Academy of Neurology. Neurology. 2007;69(1):91–102. https://doi.org/10.1212/01.wnl.0000265517.66976.28.
125. Coyle PK, Schutzer SE, Deng Z, Krupp LB, Belman AL, Benach JL, et al. Detection of *Borrelia burgdorferi*-specific antigen in antibody-negative cerebrospinal fluid in neurologic Lyme disease. Neurology. 1995;45(11):2010–5. https://doi.org/10.1212/wnl.45.11.2010.
126. Smouha EE, Coyle PK, Shukri S. Facial nerve palsy in Lyme disease: evaluation of clinical diagnostic criteria. Am J Otol. 1997;18(2):257–61.
127. Halperin JJ, Golightly M. Lyme borreliosis in Bell's palsy. Long Island neuroborreliosis collaborative study group. Neurology. 1992;42(7):1268–70. https://doi.org/10.1212/wnl.42.7.1268.
128. Theel ES, Aguero-Rosenfeld ME, Pritt B, Adem PV, Wormser GP. Limitations and confusing aspects of diagnostic testing for neurologic Lyme disease in the United States. J Clin Microbiol. 2019;57(1) https://doi.org/10.1128/JCM.01406-18.
129. Wormser GP, O'Connell S. Treatment of infection caused by *Borrelia burgdorferi* sensu lato. Expert Rev Anti-Infect Ther. 2011;9(2):245–60. https://doi.org/10.1586/eri.10.174.
130. Stanek G, Strle F. Lyme borreliosis-from tick bite to diagnosis and treatment. FEMS Microbiol Rev. 2018;42(3):233–58. https://doi.org/10.1093/femsre/fux047.
131. Lantos PM, Rumbaugh J, Bockenstedt LK, Falck-Ytter YT, Aguero-Rosenfeld ME, Auwaerter PG, et al. Clinical practice guidelines by the Infectious Diseases Society of America (IDSA), American Academy of Neurology (AAN), and American College of Rheumatology (ACR): 2020 guidelines for the prevention, diagnosis and treatment of Lyme disease. Clin Infect Dis. 2021;72(1):1–8. https://doi.org/10.1093/cid/ciab049.
132. Eliassen KE, Berild D, Reiso H, Grude N, Christophersen KS, Finckenhagen C, et al. Incidence and antibiotic treatment of erythema migrans in Norway 2005-2009. Ticks Tick Borne Dis. 2017;8(1):1–8. https://doi.org/10.1016/j.ttbdis.2016.06.006.
133. Maraspin V, Strle F. How do I manage tick bites and Lyme borreliosis in pregnant women? Curr Probl Dermatol. 2009;37:183–90. https://doi.org/10.1159/000213076.
134. Strle F, Maraspin V, Furlan-Lotric S, Cimperman J. Epidemiological study of a cohort of adult patients with erythema migrans registered in Slovenia in 1993. Eur J Epidemiol. 1996;12(5):503–7. https://doi.org/10.1007/BF00144004.
135. Stanek G, Kahl O. Chemoprophylaxis for Lyme borreliosis? Zentralbl Bakteriol. 1999;289(5–7):655–65. https://doi.org/10.1016/s0934-8840(99)80025-5.
136. Eisen L. Pathogen transmission in relation to duration of attachment by *Ixodes scapularis* ticks. Ticks Tick Borne Dis. 2018;9(3):535–42. https://doi.org/10.1016/j.ttbdis.2018.01.002.
137. Warshafsky S, Lee DH, Francois LK, Nowakowski J, Nadelman RB, Wormser GP. Efficacy of antibiotic prophylaxis for the prevention of Lyme disease: an updated systematic review and meta-analysis. J Antimicrob Chemother. 2010;65(6):1137–44. https://doi.org/10.1093/jac/dkq097.
138. Nadelman RB, Nowakowski J, Fish D, Falco RC, Freeman K, McKenna D, et al. Prophylaxis with single-dose doxycycline for the prevention of Lyme disease after an *Ixodes scapularis* tick bite. N Engl J Med. 2001;345(2):79–84. https://doi.org/10.1056/NEJM200107123450201.
139. Harms MG, Hofhuis A, Sprong H, Bennema SC, Ferreira JA, Fonville M, et al. A single dose of doxycycline after an *Ixodes ricinus* tick bite to prevent Lyme borreliosis: an open-label randomized controlled trial. J Infect. 2021;82(1):98–104. https://doi.org/10.1016/j.jinf.2020.06.032.
140. Nelder MP, Russell CB, Sheehan NJ, Sander B, Moore S, Li Y, et al. Human pathogens associated with the blacklegged tick *Ixodes scapularis:* a systematic review. Parasit Vectors. 2016;9:265. https://doi.org/10.1186/s13071-016-1529-y.

141. Diuk-Wasser MA, Vannier E, Krause PJ. Coinfection by *Ixodes* tick-borne pathogens: ecological, epidemiological, and clinical consequences. Trends Parasitol. 2016;32(1):30–42. https://doi.org/10.1016/j.pt.2015.09.008.
142. Johnson TL, Graham CB, Maes SE, Hojgaard A, Fleshman A, Boegler KA, et al. Prevalence and distribution of seven human pathogens in host-seeking *Ixodes scapularis* (Acari: Ixodidae) nymphs in Minnesota, USA. Ticks Tick Borne Dis. 2018;9(6):1499–507. https://doi.org/10.1016/j.ttbdis.2018.07.009.
143. Johnson TL, Graham CB, Boegler KA, Cherry CC, Maes SE, Pilgard MA, et al. Prevalence and diversity of tick-borne pathogens in nymphal *Ixodes scapularis* (Acari: Ixodidae) in eastern National Parks. J Med Entomol. 2017;54(3):742–51. https://doi.org/10.1093/jme/tjw213.
144. Tokarz R, Tagliafierro T, Cucura DM, Rochlin I, Sameroff S, Lipkin WI. Detection of *Anaplasma phagocytophilum, Babesia microti, Borrelia burgdorferi, Borrelia miyamotoi,* and Powassan virus in ticks by a multiplex real-time reverse transcription-PCR assay. mSphere. 2017;2(2):e00151–17. https://doi.org/10.1128/mSphere.00151-17.
145. Stromdahl E, Hamer S, Jenkins S, Sloan L, Williamson P, Foster E, et al. Comparison of phenology and pathogen prevalence, including infection with the *Ehrlichia muris-like* (EML) agent, of *Ixodes scapularis* removed from soldiers in the midwestern and the northeastern United States over a 15 year period (1997-2012). Parasit Vectors. 2014;7:553. https://doi.org/10.1186/s13071-014-0553-z.
146. CDC: National Notifiable Infectious Diseases and Conditions: United States- 2018; 2018. https://wonder.cdc.gov/nndss/static/2018/annual/2018-table1.html, https://wonder.cdc.gov/nndss/static/2018/annual/2018-table2c.html, https://wonder.cdc.gov/nndss/static/2018/annual/2018-table2e.html. Zugegriffen: 05. Dez. 2021.
147. Krause PJ, Telford SR 3rd, Spielman A, Sikand V, Ryan R, Christianson D, et al. Concurrent Lyme disease and babesiosis. Evidence for increased severity and duration of illness. JAMA. 1996;275(21):1657–60.
148. Wang TJ, Liang MH, Sangha O, Phillips CB, Lew RA, Wright EA, et al. Coexposure to *Borrelia burgdorferi* and *Babesia microti* does not worsen the long-term outcome of Lyme disease. Clin Infect Dis. 2000;31(5):1149–54. https://doi.org/10.1086/317465.
149. Horowitz HW, Aguero-Rosenfeld ME, Holmgren D, McKenna D, Schwartz I, Cox ME, et al. Lyme disease and human granulocytic anaplasmosis coinfection: impact of case definition on coinfection rates and illness severity. Clin Infect Dis. 2013;56(1):93–9. https://doi.org/10.1093/cid/cis852.
150. Schotthoefer AM, Hall MC, Vittala S, Bajwa R, Frost HM. Clinical presentation and outcomes of children with human granulocytic anaplasmosis. J Pediatric Infect Dis Soc. 2018;7(2):e9–e15. https://doi.org/10.1093/jpids/pix029.
151. Molloy PJ, Telford SR 3rd, Chowdri HR, Lepore TJ, Gugliotta JL, Weeks KE, et al. *Borrelia miyamotoi* disease in the northeastern United States: a case series. Ann Intern Med. 2015;163(2):91–8. https://doi.org/10.7326/M15-0333.
152. Piantadosi A, Rubin DB, McQuillen DP, Hsu L, Lederer PA, Ashbaugh CD, et al. Emerging cases of Powassan virus encephalitis in New England: clinical presentation, imaging, and review of the literature. Clin Infect Dis. 2016;62(6):707–13. https://doi.org/10.1093/cid/civ1005.
153. Krow-Lucal ER, Lindsey NP, Fischer M, Hills SL. Powassan virus disease in the United States, 2006–2016. Vector Borne Zoonotic Dis. 2018;18(6):286–90. https://doi.org/10.1089/vbz.2017.2239.
154. El Khoury MY, Camargo JF, White JL, Backenson BP, Dupuis AP 2nd, Escuyer KL, et al. Potential role of deer tick virus in Powassan encephalitis cases in Lyme disease-endemic areas of New York, USA. Emerg Infect Dis. 2013;19(12):1926–33. https://doi.org/10.3201/eid1912.130903.
155. Knox KK, Thomm AM, Harrington YA, Ketter E, Patitucci JM, Carrigan DR. Powassan/deer tick virus and *Borrelia burgdorferi* infection in Wisconsin tick populations. Vector Borne Zoonotic Dis. 2017;17(7):463–6. https://doi.org/10.1089/vbz.2016.2082.

156. Aliota MT, Dupuis AP 2nd, Wilczek MP, Peters RJ, Ostfeld RS, Kramer LD. The prevalence of zoonotic tick-borne pathogens in *Ixodes scapularis* collected in the Hudson Valley, New York State. Vector Borne Zoonotic Dis. 2014;14(4):245–50. https://doi.org/10.1089/vbz.2013.1475.
157. Veluscek M, Blagus R, Cerar Kisek T, Ruzic-Sabljic E, Avsic-Zupanc T, et al. Antibiotic use and long-term outcome in patients with tick-borne encephalitis and co-infection with *Borrelia burgdorferi* sensu lato in Central Europe. A retrospective cohort study. J Clin Med. 2019;8(10):1740. https://doi.org/10.3390/jcm8101740.
158. Moniuszko A, Dunaj J, Swiecicka I, Zambrowski G, Chmielewska-Badora J, Zukiewicz-Sobczak W, et al. Co-infections with *Borrelia* species, *Anaplasma phagocytophilum* and *Babesia* spp. in patients with tick-borne encephalitis. Eur J Clin Microbiol Infect Dis. 2014;33(10):1835–41. https://doi.org/10.1007/s10096-014-2134-7.
159. Lotric-Furlan S, Petrovec M, Avsic-Zupanc T, Nicholson WL, Sumner JW, Childs JE, et al. Prospective assessment of the etiology of acute febrile illness after a tick bite in Slovenia. Clin Infect Dis. 2001;33(4):503–10. https://doi.org/10.1086/322586.
160. Cimperman J, Maraspin V, Lotric-Furlan S, Ruzic-Sabljic E, Avsic-Zupanc T, Picken RN, et al. Concomitant infection with tick-borne encephalitis virus and *Borrelia burgdorferi* sensu lato in patients with acute meningitis or meningoencephalitis. Infection. 1998;26(3):160–4. https://doi.org/10.1007/BF02771842.
161. Koetsveld J, Tijsse-Klasen E, Herremans T, Hovius JW, Sprong H. Serological and molecular evidence for spotted fever group *rickettsia* and *Borrelia burgdorferi* sensu lato co-infections in the Netherlands. Ticks Tick Borne Dis. 2016;7(2):371–7. https://doi.org/10.1016/j.ttbdis.2015.12.010.
162. Honig V, Carolan HE, Vavruskova Z, Massire C, Mosel MR, Crowder CD, et al. Broad-range survey of vector-borne pathogens and tick host identification of *Ixodes ricinus* from Southern Czech Republic. FEMS Microbiol Ecol. 2017;93(11) https://doi.org/10.1093/femsec/fix129.
163. Blazejak K, Raulf MK, Janecek E, Jordan D, Fingerle V, Strube C. Shifts in *Borrelia burgdorferi* (s.l.) geno-species infections in *Ixodes ricinus* over a 10-year surveillance period in the city of Hanover (Germany) and *Borrelia miyamotoi*-specific reverse line blot detection. Parasit Vectors. 2018;11(1):304. https://doi.org/10.1186/s13071-018-2882-9.
164. Lotric-Furlan S, Rojko T, Jelovsek M, Petrovec M, Avsic-Zupanc T, Lusa L, et al. Comparison of clinical and laboratory characteristics of patients fulfilling criteria for proven and probable human granulocytic anaplasmosis. Microbes Infect. 2015;17(11–12):829–33. https://doi.org/10.1016/j.micinf.2015.09.017.
165. Jahfari S, Hofhuis A, Fonville M, van der Giessen J, van Pelt W, Sprong H. Molecular detection of tick-borne pathogens in humans with tick bites and erythema migrans, in the Netherlands. PLoS Negl Trop Dis. 2016;10(10):e0005042. https://doi.org/10.1371/journal.pntd.0005042.
166. Boyer PH, Koetsveld J, Zilliox L, Sprong H, Talagrand-Reboul E, Hansmann Y, et al. Assessment of *Borrelia miyamotoi* in febrile patients and ticks in Alsace, an endemic area for Lyme borreliosis in France. Parasit Vectors. 2020;13(1):199. https://doi.org/10.1186/s13071-020-04071-9.
167. Sigal LH. Summary of the first 100 patients seen at a Lyme disease referral center. Am J Med. 1990;88(6):577–81. https://doi.org/10.1016/0002-9343(90)90520-n.
168. Steere AC, Taylor E, McHugh GL, Logigian EL. The overdiagnosis of Lyme disease. JAMA. 1993;269(14):1812–6.
169. Rose CD, Fawcett PT, Gibney KM, Doughty RA. The overdiagnosis of Lyme disease in children residing in an endemic area. Clin Pediatr (Phila). 1994;33(11):663–8. https://doi.org/10.1177/000992289403301105.
170. Feder HM Jr, Hunt MS. Pitfalls in the diagnosis and treatment of Lyme disease in children. JAMA. 1995;274(1):66–8.

171. Reid MC, Schoen RT, Evans J, Rosenberg JC, Horwitz RI. The consequences of overdiagnosis and overtreatment of Lyme disease: an observational study. Ann Intern Med. 1998;128(5):354–62. https://doi.org/10.7326/0003-4819-128-5-199803010-00003.
172. Qureshi MZ, New D, Zulqarni NJ, Nachman S. Overdiagnosis and overtreatment of Lyme disease in children. Pediatr Infect Dis J. 2002;21(1):12–4. https://doi.org/10.1097/00006454-200201000-00003.
173. Aucott JN, Seifter A, Rebman AW. Probable late Lyme disease: a variant manifestation of untreated *Borrelia burgdorferi* infection. BMC Infect Dis. 2012;12:173. https://doi.org/10.1186/1471-2334-12-173.
174. Feder HM Jr, Johnson BJ, O'Connell S, Shapiro ED, Steere AC, Wormser GP, et al. A critical appraisal of „chronic Lyme disease". N Engl J Med. 2007;357(14):1422–30. https://doi.org/10.1056/NEJMra072023.
175. Patrick DM, Miller RR, Gardy JL, Parker SM, Morshed MG, Steiner TS, et al. Lyme disease diagnosed by alternative methods: a phenotype similar to that of chronic fatigue syndrome. Clin Infect Dis. 2015;61(7):1084–91. https://doi.org/10.1093/cid/civ470.
176. Bouquet J, Gardy JL, Brown S, Pfeil J, Miller RR, Morshed M, et al. RNA-seq analysis of gene expression, viral pathogen, and B-cell/T-cell receptor signatures in complex chronic disease. Clin Infect Dis. 2017;64(4):476–81. https://doi.org/10.1093/cid/ciw767.
177. Horowitz RI, Freeman PR. Precision medicine: the role of the MSIDS model in defining, diagnosing, and treating chronic Lyme disease/post treatment Lyme disease syndrome and other chronic illness: part 2. Healthcare (Basel). 2018;6(4) https://doi.org/10.3390/healthcare6040129.
178. Alexander W. Integrative healthcare symposium: cancer and chronic Lyme disease. P T. 2009;34(4):202–14.
179. Lantos PM, Shapiro ED, Auwaerter PG, Baker PJ, Halperin JJ, McSweegan E, et al. Unorthodox alternative therapies marketed to treat Lyme disease. Clin Infect Dis. 2015;60(12):1776–82. https://doi.org/10.1093/cid/civ186.
180. Lantos PM, Wormser GP. Chronic coinfections in patients diagnosed with chronic Lyme disease: a systematic review. Am J Med. 2014;127(11):1105–10. https://doi.org/10.1016/j.amjmed.2014.05.036.
181. Lantos PM, Auwaerter PG, Wormser GP. A systematic review of *Borrelia burgdorferi* morphologic variants does not support a role in chronic Lyme disease. Clin Infect Dis. 2014;58(5):663–71. https://doi.org/10.1093/cid/cit810.
182. Wormser GP. Should patients infected with *Borrelia burgdorferi* no longer be referred to as having Lyme disease? Am J Med. 2019;132(1):11–2. https://doi.org/10.1016/j.amjmed.2018.06.014.
183. Shapiro ED, Baker PJ, Wormser GP. False and misleading information about Lyme disease. Am J Med. 2017;130(7):771–2. https://doi.org/10.1016/j.amjmed.2017.01.030.
184. Auwaerter PG, Bakken JS, Dattwyler RJ, Dumler JS, Halperin JJ, McSweegan E, et al. Antiscience and ethical concerns associated with advocacy of Lyme disease. Lancet Infect Dis. 2011;11(9):713–9. https://doi.org/10.1016/S1473-3099(11)70034-2.

Labordiagnose der Lyme-Borreliose

6

Benedikt Lohr, Volker Fingerle und Klaus-Peter Hunfeld

6.1 Einführung

Die Lyme-Borreliose (LB) ist eine Infektionskrankheit, die durch Zecken übertragene Spirochäten des *Borrelia (B.) burgdorferi* sensu lato (s.l.) Komplexes verursacht wird. Sie ist die häufigste vektorübertragene Infektioskrankheit auf der Nordhalbkugel [1–4]. In den letzten Jahrzehnten gab es enorme wissenschaftliche Fortschritte im Verständnis der klinischen Symtome der LB und der Pathophysiologie der Infektion sowie kontinuierliche Verbesserungen in der Labortestung und der Etablierung anerkannter Behandlungsoptionen. Dennoch bleibt die LB, wie die Syphilis, ein Chamäleon [5] für unerfahrene Kliniker, was zu einer Reihe von Problemen führen kann. Daher müssen klinische Falldefinitionen in Kombination mit den geeigneten Labormethoden verwendet werden, insbesondere wenn es darum geht, den Erreger direkt und indirekt nachzuweisen und die Ergebnisse im klinischen Kontext korrekt zu interpretieren (Tab. 6.1) [6]. In diesem Kapitel wird der aktuelle Stand der Technik bei der Labordiagnose der LB präsentiert, einschließlich einer gründlichen Diskussion der aktuellen Fallstricke und Einschränkungen sowie zukünftiger Perspektiven in diesem herausfordernden Bereich der modernen Labormedizin.

B. Lohr · K.-P. Hunfeld (✉)
Institut für Laboratoriumsmedizin, Mikrobiologie und Krankenhaushygiene, Nordwest Krankenhaus, Akademisches Lehrkrankenhaus, Goethe-Universität, Frankfurt/Main, Hessen, Deutschland
E-Mail: K.hunfeld@em.uni-frankfurt.de

V. Fingerle
Bayerisches Landesamt für Gesundheit und Lebensmittelsicherheit (LGL), Oberschleißheim, Deutschland
E-Mail: Volker.fingerle@igl.bayern.de

K.-P. Hunfeld und J. Gray (Hrsg.), *Lyme-Borreliose*,
https://doi.org/10.1007/978-3-031-49764-3_6

Tab. 6.1 Klinische Falldefinitionen und Indikationen für medizinische Labortests, modifiziert nach Stanek et al. [11]

Symptom	Klinische Falldefinition	Notwendige medizinische Labornachweise[b]	Unterstützende medizinische Labor-/klinische Nachweise
Erythema migrans (frühe lokalisierte Infektion)	Sich ausdehnender roter oder bläulich-roter Fleck (>5 cm im Durchmesser),[a] mit oder ohne zentrale Aufhellung. Fortschreitender Randsaum typischerweise ausgeprägt, oft intensiv gefärbt, nicht deutlich erhaben[a]	Keine bei typischem Erythem [a]	Nachweis von *B. burgdorferi* durch Kultur und/oder PCR in Hautbiopsiematerial
Borrelia Lymphozytom (lokalisierte Infektion)	Schmerzloser bläulich-roter Knoten oder Plaque, meist an Ohrläppchen, Ohrmuschel, Brustwarze oder Hodensack. Häufiger bei Kindern (insbesondere am Ohr) als bei Erwachsenen	Serokonversion oder positive Serologie	Hautbiopsie bei unklaren Fällen; Histologie, Nachweis von *B. burgdorferi* durch Kultur und/oder PCR; kürzliches oder gleichzeitiges EM
Lyme-Neuroborreliose (früh disseminierte Infektion)	Bei Erwachsenen hauptsächlich Meningoradikulitis (Bannwarth-Syndrom), Meningitis; selten Enzephalitis oder Myelitis; sehr selten zerebrale Vaskulitis; bei Kindern hauptsächlich symptomarme Meningitis und Fazialisparese	Pleozytose und Nachweis der intrathekalen spezifischen Antikörpersynthese[c]	Nachweis von *B. burgdorferi* durch Kultur und/oder PCR im Liquor. Intrathekale Synthese von gesamtem IgM und/oder IgG und/oder IgA. Nachweis von borrelienspezifischen Serumantikörpern. Kürzliches oder gleichzeitiges EM
Lyme-Karditis (selten) (früh disseminierte Infektion)	Akuter Beginn von atrioventrikulären (I–III) Leitungsstörungen; Rhythmusstörungen, manchmal Myokarditis oder Pankarditis. Alternative Erklärungen müssen ausgeschlossen werden	Spezifische Serumantikörper	Nachweis von *B. burgdorferi* durch Kultur und/oder PCR in endomyokardialem Biopsiematerial. Kürzliches oder gleichzeitiges Erythema EM und/oder typische neurologische Störungen.

(Fortsetzung)

Tab. 6.1 (Fortsetzung)

Symptom	Klinische Falldefinition	Notwendige medizinische Labornachweise[b]	Unterstützende medizinische Labor-/klinische Nachweise
Okuläre Manifestation (selten) (früh disseminierte Infektion)	Konjunktivitis, Uveitis, Papillitis, Episkleritis, Keratitis	Spezifische Serumantikörper	Kürzliche oder gleichzeitige typische andere Manifestationen der Lyme-Borreliose. Nachweis von *B. burgdorferi* durch Kultur und/oder PCR aus okulärer Flüssigkeit/Biopsie
Lyme-Arthritis (späte Manifestation)	Wiederkehrende Anfälle oder anhaltende objektive Schwellung in einem oder wenigen großen Gelenken. Alternative Erklärungen müssen ausgeschlossen werden	Spezifische Serum-IgG-Antikörper, meist in hohen Konzentrationen	Synovialflüssigkeitsanalyse und Nachweis von *B. burgdorferi* durch PCR (und selten Kultur) aus Synovialflüssigkeit und/oder Biopsiematerial
Acrodermatitis chronica atrophicans (späte Manifestation)	Langanhaltende rote oder bläulich-rote Läsionen, meist auf den Streckflächen der Extremitäten. Anfängliche teigige Schwellung. Läsionen werden schließlich atrophisch. Mögliche Hautverhärtungen und fibroide Knötchen über Knochenvorsprüngen	Hoher Gehalt an spezifischen Serum-IgG-Antikörpern	Histologie. Nachweis von *B. burgdorferi* durch Kultur und/oder PCR aus Hautbiopsie

[a]Wenn <5 cm im Durchmesser, ist die Anamnese eines Zeckenbisses sowie eine Verzögerung von mindestens 2 Tagen (nach dem Zeckenbiss) bis zum Auftreten einer sich ausbreitender Rötung an der Stelle des Zeckenbisses erforderlich. Kann als einzelnes oder, seltener, als mehrfaches Erythem auftreten

[b]In der Regel müssen Anfangs- und Folgeproben parallel getestet werden, um Änderungen aufgrund von Inter-Assay-Variationen zu vermeiden

[c]In frühen Fällen können spezifisch intrathekal produzierte Antikörper noch fehlen

6.2 Direkte Erkennung von *B. burgdorferi* s.l.

Die direkte Erkennung von Pathogenen bleibt der Goldstandard für die Diagnose von Infektionskrankheiten [7–9], leidet jedoch unter klaren Einschränkungen, wenn es um die hauptsächlich paucibazillären Krankheitsmanifestationen der LB geht. Es gibt eine Vielzahl von Möglichkeiten, *B. burgdorferi* s.l. direkt zu diagnostizieren [2, 3, 10] oder Spirochätenkomponenten (wie DNA oder Proteine) in Zeckenvektoren, Reservoirwirten und Patienten zu detektieren [6].

Mikrobiologische Labore verwenden derzeit 5 verschiedene Methoden zur direkten Erkennung. 1. Kultur, 2. nukleinsäurebasierte Methoden, 3. mikroskopische Erkennungsmethoden, 4. direkte Erkennung von *B.-burgdorferi*-s.l.-spezifischen Proteinen (Antigentest) und 5. die Xenodiagnose. Von diesen erkennen nur die Kultur und die Xenodiagnose von *B. burgdorferi* s.l. lebensfähige Organismen und stellen den besten Weg dar, eine aktive Infektion zu bestätigen [2, 3]; jedoch wird derzeit keine dieser Methoden in größerem Umfang in routinemäßig arbeitenden diagnostischen Laboren eingesetzt, hauptsächlich weil sie kostspielig, zeitaufwendig und nicht gut standardisiert sind.

6.2.1 Direkte Erkennung von Borrelien in Zecken

Verschiedene Methoden mit teilweise unbekannter oder stark variabler Sensitivität, Spezifität und Zuverlässigkeit wurden verwendet, um das Vorhandensein von LB-Agenten in Zeckenvektoren zu erkennen [10, 11]. Solche Ansätze umfassen Kultur und mehrere PCR-Formate (meist Nested-PCR, die auf verschiedene genomische Loci abzielt), das Reverse-Line-Blotting basierend auf der Hybridisierung von amplifizierten Borrelien-Genen mit spezifischen Sonden, Multilocus-Sequenzanalyse von amplifizierten genetischen Fragmenten von Borrelien und die Mikroskopie von gefärbten Spirochäten im Zeckendarm oder den Speicheldrüsen [2, 3, 12–14]. Die zuletzt angewandten Techniken umfassen auch Next-Generation-Sequencing (NGS), die Multiplex- PCR kombiniert mit Elektrospray-Massenspektrometrie (PCR/ESI MS) und proteomische Ansätze [6]. Besorgniserregend ist allerdings die Anwendung sogn. Point-of-Care-Testkits (POCT), die auch im häuslichen Umfeld verwendet werden können, um Zecken auf das Vorhandensein von Borrelien zu testen [11].

Die Zuverlässigkeit solcher Tests zur direkten Erkennung von Borrelien in Zecken ist fraglich, da sowohl falsch-negative als auch falsch-positive Ergebnisse selbst unter Routinebedingungen in zertifizierten mikrobiologischen Laboren auftreten. Darüber hinaus wurden solche Tests nicht standardisiert oder durch externe Qualitätskontrollmaßnahmen kontrolliert [11, 15], und es gibt nur wenige fundierte klinische Anwendungsstudien. Am wichtigsten ist, dass der Nachweis eines Pathogens im Vektor nicht unbedingt eine erfolgreiche Übertragung auf den Wirt beim Saugakt impliziert. Deshalb ist der Einsatz solcher Tests für routinemäßige diagnostische Untersuchungen von geringem Wert und sollte auf Forschungslabore oder epidemiologische Studien beschränkt bleiben [6, 11].

6.2.2 Xenodiagnostische Ansätze

In einer aktuellen Studie wurden im Labor gezüchtete Larven von *I.-scapularis*-Zecken auf 36 Probanden platziert und durften sich vollsaugen [16]. Die Zecken wurden dann auf Borrelien getestet, indem eine hochsensitive diagnostische Methode verwendet wurde, welche die Polymerasekettenreaktion (PCR), Kultur und/oder isotherme Amplifikation gefolgt ESI MS kombinierte. Es wurden auch Versuche unternommen, immundefiziente Mäuse durch Zeckenbisse der Nymphenzecken der Folgegeneration oder durch Inokulation mit Zeckeninhalt zu infizieren. Grundsätzlich wurde die Xenodiagnose gut vertragen, wobei die häufigsten Nebenwirkungen ein leichtes Jucken an der Zeckenbissstelle waren. Es ist jedoch klar, dass weitere klinische Bewertungen erforderlich sind, um die Sensitivität der Xenodiagnose bei Patienten mit LB zu bestimmen, die Bedeutung eines positiven Ergebnisses zu bewerten und eine mögliche Borrelienpersistenz nach der Behandlung zu interpretieren [17–19]. Aus diesem Grund werden xenodiagnostische Methoden derzeit außerhalb des experimentellen Settings nicht empfohlen.

6.2.3 Direkte Mikroskopie und Borrelien-Antigennachweis aus klinischen Proben

Die direkte mikroskopische Erkennung von *B. burgdorferi* s.l. hat eine begrenzte klinische Nützlichkeit bei der Laborbestätigung der LB aufgrund der geringen Konzentration von Borrelien in klinischen Proben [2, 3, 20–22]. Dies gilt insbesondere für Methoden wie das modifizierte Mikroskopieprotokoll (LM-Methode), das in jüngster Zeit erhebliche öffentliche Aufmerksamkeit erhalten hat. Die LM-Methode behauptet, zeckenübertragene Krankheitserreger im Blut des Patienten nach einem Zeckenbiss direkt nachweisen zu können. In einer kürzlichen klinischen Bewertung der LM-Methode konnten Strukturen, die als Borrelien und Babesien interpretiert wurden, nicht durch PCR bestätigt werden, somit wurde die Zuverlässigkeit der Methode klar widerlegt [15]. Solche klinischen Diagnosestudien unterstreichen die Bedeutung einer ordnungsgemäßen Testvalidierung, bevor neue oder modifizierte Assays eingeführt werden [6, 15]. Antigennachweis-Assays (abgesehen von PCR) haben die gleichen Einschränkungen wie die mikroskopische Erkennung. Obwohl Antigenfängertests verwendet wurden, um *B.-burgdorferi*-s.l.-Antigene in der Zerebrospinalflüssigkeit (CSF) von Patienten mit Neuroborreliose [2, 23, 24] und in Urinproben von Patienten mit vermuteter LB [25–27] nachzuweisen, werden solche Assays aufgrund ihrer unzureichenden diagnostischen Validität unter routinemäßigen Laborbedingungen nicht als nützlich angesehen und viele Leitlinien raten daher klar von ihrer Verwendung ab [2, 3, 6, 28–30].

Kürzlich wurde vorgeschlagen, eine Nano-Trap-Technik in Kombination mit spezifischer Immunoassay-Technologie für die hochsensible Messung der Ausscheidung der OspA-Carboxyl-teminalen-Domäne bei früher LB zu verwenden [31]. Dieser interessante und neuartige Ansatz kann ohne weitere Bewertung und Validierung nicht als etablierte Diagnosemethode angesehen werden [32]. Zusammenfassend wird keines dieser Verfahren von den aktuellen nationalen und internationalen Leitlinien für die LB-Diagnostik empfohlen [3, 28–30, 33–36].

6.2.4 Kultur von *B. burgdorferi* s.l. direkt aus klinischen Proben

Die direkte Erkennung durch Kultur mit modifiziertem Kelly-Pettenkofer (MKP) und Barbour-Stoenner-Kelly-H(BSK-H)-Medium gilt als Goldstandard [6] und ist ein klarer Nachweis einer Infektion mit *B. burgdorferi* s.l. [2, 3, 11, 33]. In der Regel wird das beste Borrelienwachstum bei 33 °C unter mikroaerophilen Bedingungen nach 2–3 Wochen beobachtet, während bei 4 °C normalerweise kein Wachstum auftritt. Obwohl das BSK-H-Medium ein besseres anfängliches Wachstum der Borrelien unterstützt, ist MKP hinsichtlich der Isolationsrate, Morphologie und Beweglichkeit der kultivierten Spirochäten überlegen [37]. Die direkte Erkennung von Spirochäten in LB-Hautmanifestationen durch Kultur ist häufig erfolgreich. Die Sensitivität der Kultur in europäischen Studien liegt zwischen 40 % und 90 % für Erythema migrans (EM) und zwischen 20 % und 60 % für Acrodermatitis chronica atrophicans (ACA) [10, 28–30, 33]. In begrenztem Maße ist die Erkennung durch Kultur auch im Liquor (10–26 %), in sehr seltenen Fällen in der Synovialflüssigkeit, in Synovialbiopsien (anekdotisch, <1 %) und in der Blutkultur (BC) (9 % [Europa] bis >40 % [bei Verwendung größerer Blutmengen von EM-Patienten in den USA]) möglich [2, 3, 33]. Etwa 45 % der unbehandelten US-amerikanischen Patienten mit früher EM-assoziierter LB sind bekannt dafür, eine positive BC auf der Grundlage der mikroskopischen Erkennung von *B. burgdorferi* s.l. in BSK-H-Medium nach 2–12 Wochen Inkubation zu entwickeln [38]. Die Kombination von Kultur mit Echtzeit-PCR kann die Erkennung von *B. burgdorferi* s.l. in BC auf 70,8 % erhöhen und auch die Erkennungszeit auf nurmehr 7 Tage BC-Inkubation reduzieren, was zu positiven Ergebnissen für mehr als 90 % der Patienten mit EM und fast 100 % für Patienten mit multiplen EM führt [38]. Dieser Ansatz ist jedoch kostspielig und nicht praktikabel, da größere Blutmengen von Patienten mit EM entnommen werden müssen, die in der Regel unkompliziert allein klinisch diagnostiziert und behandelt werden können. Darüber hinaus ist die Positivitätsrate von BC bei späten Infektionen wie der Arthritis oder bei kutanen Krankheitsmanifestationen deutlich niedriger bzw. negativ [39]. *B. burgdorferi* s.l. wurde auch in anderen Gewebeproben nachgewiesen, zum Beispiel in Herz- und Irisbiopsien [40, 41]; jedoch bleibt die Borrelienkultivierung aus Patientenproben im Allgemeinen aufwendig, kostspielig und dauert in der Regel mehr als 2 Wochen, um das Wachstum der Spirochäten zu erkennen [2, 3, 28, 30, 33]. Darüber hinaus ist eine weitere molekulare Bestätigung positiver Kulturergebnisse und die Charakterisierung des Isolats auf der Genospeziesebene unerlässlich, um die Spezifität der Ergebnisse zu gewährleisten [28, 30]. Im Hinblick auf die Spezifität der komplexen und unfallanfälligen Kultivierung ist es wichtig zu beachten, dass auch Kontaminationen auftreten können. Die Autoren einer kürzlich durchgeführten Studie behaupteten, sie hätten *B. burgdorferi* s.l. bei 94 % von 72 Patienten aus dem Serum kultivieren können [42]; jedoch zeigte eine Kontrollstudie, dass fast alle diese Isolate einem der Kontrollstämme entsprachen [43] und insofern eine Kreuzkontamination nahelag. Aufgrund der Invasivität der Probenentnahme sollte die direkte Erkennung durch Kultur am besten klaren Indikationen nach Falldefinitionen, wie denen, die von Stanek et al. vorgeschlagen wurden, vorbehalten bleiben [44]. Die Verfahren sollten zudem ausschließlich von erfahrenen Referenzzentren und Laboren durchgeführt werden [6, 28, 30, 34–36].

6.2.5 Molekularbiologische Nachweismethoden

Für die direkte molekulare Erkennung von Borrelien bestimmen die klinische Präsentation und das Krankheitsstadium zusammen mit einer klaren diagnostischen Indikation die Art der zu verwendenden Probe, wie zum Beispiel Hautbiopsien für EM und ACA, CSF bei Verdacht auf Neuroborreliose und Synovialflüssigkeit oder Biopsien bei Lyme-Arthritis (LA), wie von Stanek et al. skizziert [44]. Die meisten europäischen und amerikanischen Leitlinien raten von der Verwendung von Blut- und Urinproben für molekulare Tests ab, da Spirochäten in solchen Materialien nur in geringer und meist mit nur vorübergehender Präsenz vorhanden sind. Dies führt zu einer stark variierenden Testleistung, zumindest unter routinemäßigen diagnostischen Laborbedingungen [10, 28–30, 34–36, 45]. Obwohl klinisch schwer zu erhalten, sollte die größtmögliche Menge an Probenmaterial (z. B. 2–3 mm Biopsien, >1 ml CSF oder Synovialflüssigkeit) aufgrund der extrem variablen Borrelienlast in den meisten klinischen Materialien (z. B. 10–11.000 Spirochäten in 2 mm EM-Hautbiopsien und 20–41.000 Spirochäten pro ml Synovialflüssigkeit, wie durch quantitative Echtzeit-PCR bestimmt) gesammelt werden [2, 3, 46, 47]. Diese Proben müssen so schnell wie möglich unter optimalen Bedingungen (4–8 °C in weniger als 2 h) direkt in das diagnostische Labor transportiert werden [10]. Die Erkennung spezifischer DNA funktioniert besser mit frischem oder frisch gefrorenem Material im Vergleich zu gelagerten oder fixierten Proben [45, 48]. Um die Probleme zu umgehen, die mit einem hohen Verhältnis von menschlicher zu bakterieller DNA in den meisten Proben verbunden sind, wurden modifizierte manuelle und automatisierte Extraktionsmethoden entwickelt, die auf spezifischer Lyse und Degradation des menschlichen Gewebematerials (Zellen und DNA), selektiver Bindung, Trennung und Entfernung von menschlicher DNA und CpG-Motiv-basierter Auswahl mit abschließender Anreicherung von bakterieller DNA basieren. Einige dieser Reagenzien sind kommerziell erhältlich, und die verschiedenen Extraktionsmethoden für PCR-Tests wurden ausführlich in einer Übersicht von Ružić-Sabljić und Cerar diskutiert [10].

Konventionelle, isotherme, qualitative und quantitative Echtzeit-PCR-Assays, die auf das einzigartige rRNA-Gen (16S rDNA, 23S rDNA, 5S–23S rDNA intergenischer Spacer) und eine Vielzahl anderer chromosomaler Ziele (*fla, hbb, rrf-rrl, polC, SrRNK, p66, recA, bmpA, rpoB, rpoC,* und *gyr*), sowie Plasmid-gebundene Ziele wie *dbpA, vlsE,* und äußere Oberflächenproteine *(ospA, ospB, ospC)* abzielen, wurden für die Diagnostik entwickelt und sind teilweise kommerziell erhältlich [2, 3, 6, 10, 49]. Ein wichtiger Nachteil für eine stärker standardisierte Anwendung solcher Assays ist die Tatsache, dass einige molekulare Ziele, insbesondere die Plasmid-kodierten Zielgene (z. B. *ospA, ospB, ospC*), eine hohe Inter- und Intra-Stammvariabilität aufweisen, die zu Amplifikationsausfällen (falsch-negative Ergebnisse) führen kann. Andere (z. B. Flagellin: *fla*) können aufgrund ihrer stärker konservierten genetischen Natur nicht zwischen den verschiedenen *Borrelia*-Genospezies unterscheiden. Eine Übersicht über korrekte Indikationen und nützliche Zielgene für die Erkennung von Borrelien in verschiedenen klinischen Proben wird in den Tab. 6.1 und 6.2 gegeben [2, 3, 10, 50, 51]. Assays, die auf Plasmid-kodierte Gene abzielen (z. B. *osps, vlsE* etc.), gelten als empfindlicher als solche, die auf chromosomale Ziele abzielen (z. B. 16S rRNA-, Flagellin [*fla*]-Gene) [6]. Solche analytischen Einschränkungen und technischen Variabilitäten haben dazu geführt, dass empfohlen wird, dass molekulare Tests mindestens zwei verschiedene DNA-Zielsequenzen verwenden sollten, um die diagnostische Zuverlässigkeit zu erhöhen [28, 30].

Tab. 6.2 Empfindlichkeit und Spezifität molekularer diagnostischer Nachweismethoden für LB. (Mod. nach Ružić-Sabljić und Cerar (2017) [10])

Klinische Probe	Anzahl der Studien	Anzahl der Patienten	Ziele (Gene)	Sensitivität Median (Range)	Spezifität
Hautbiopsie – EM	28	5–758	*p66, 23S rDNA, Flagellin, rrf-rrl, ospA, recA, 16S rDNA, OspC*	68 (30–89)	98–100
Europa	19	5–758		70 (30–80)	
USA	9	23–139		59 (33–81)	
Hautbiopsie – ACA	13	5–59	*p66, ospA, chromosomale DNA, 23S rDNA, rrf- rrl, Flagellin*	75 (20–100)	100
CSF	22	8–190	*chromosomale DNA, ospA, Flagellin, rrf-rrl, SrRNK, p66*	22.5 (5–100)	99–100
Europa	16	8–190		18 (9–100)	
USA	6	12–81		40,5 (5–93)	
Synovialflüssigkeit	12	4–124	*rrs-rrl, ospC, ospA, p66, Flagellin*	77,5 (23–100)	100
Europa	7	4–20		72 (23–100)	
USA	5	7–124		85 (60–100)	
Blut, Serum oder Plasma	11	7–557	*polC, ospA, 16S rDNA, rrf-rrl, rpoC*	18 (0–100)	95–100
Europa	5	10–557		16 (3,1–100)	
USA	6	7–76		29 (0–62)	

EM Erythema migrans, *ACA* Acrodermatitis chronica atrophicans, *CSF* Liquor cerebrospinalis

6.2.5.1 PCR gefolgt von Elektrospray-Ionisierung-Massenspektrometrie (ESI MS)

Ein relativ neuer molekularer Ansatz ist die multiplex PCR gefolgt von Elektrospray-Ionisierung-Massenspektrometrie (ESI MS). Kurz gesagt, dieser Ansatz nutzt einen konventionellen Echtzeit-PCR-Test, der breitgefächerte Primer verwendet, die auf konservierte Sequenzen der eubakterieller DNA abzielen. Die ggf. resultierenden Amplikone werden der ESI MS unterzogen, die mit ausreichender Genauigkeit die Masse der Amplikone misst, um die Nukleinsäure-Basenzusammensetzung zu bestimmen [52, 53]. Im Gegensatz zur hybridisierungsbasierten Erkennung erfordert ESI MS keine vorherige Kenntnis der Zielsequenz, sondern kann ohne Bias die Zusammensetzung der Amplikone auf der Grundlage der Masse in Bezug auf Datenbankdaten identifizieren. PCR gefolgt von ESI MS könnte für die schnelle Borrelien-Erkennung sehr nützlich sein, wird aber derzeit nicht für routinemäßige diagnostische Tests empfohlen, da sie eine umfangreichere klinische Bewertung benötigt, um zu demonstrieren, dass ihre Aussagekraft nicht durch die gleichen allgemeinen Nachteile bezüglich der Sensitivität bei Patienten mit Spätmanifestationen wie bei anderen bereits etablierten PCR-basierten Nachweismethoden eingeschränkt wird [6]. Darüber hinaus sind die Kosten für einen solch technisch anspruchsvollen diagnostischen Ansatz hoch.

6.2.5.2 Empfindlichkeit der molekularen Diagnostik

Im Allgemeinen korreliert die Empfindlichkeit molekularer Testmethoden (hauptsächlich PCR-basiert) bei der Erkennung von Borrelien unter routinemäßigen Laborbedingungen mit den bekannten Nachweisgrenzen für Kulturen [2, 3, 10, 28, 30, 50, 51]. Grundsätzlich ist der Nachweis von Borrelien aus einer Hautbiopsie von EM und ACA mit Hilfe von Nukleinsäure-Amplifikationstechniken (normalerweise PCR) sehr zuverlässig (75 %) und im Falle von frühen Manifestationen sogar noch empfindlicher (68 %) als der serologische Antikörpernachweis (40–60 %) [28, 30]. Es bleibt jedoch die Frage, ob molekulare Tests und die damit verbundenen Kosten für die meisten Hautmanifestationen notwendig sind, da der molekulare Test für ein typisches EM eindeutig nicht gerechtfertigt erscheint [44, 45, 52]. Die diagnostischen Empfindlichkeiten der molekularen Diagnostik für klinische Proben, die nicht Hautbiopsien sind, basierend auf einer aktuellen Metaanalyse [10] sind in Tab. 6.2 zusammengefasst. Diese betragen durchschnittlich 20 % für CSF, etwa 77 % für Synovialflüssigkeit und bestenfalls 18 % für Blut [10, 50, 54–58]. Patienten mit LA bleiben eine diagnostische Ausnahme (Tab. 6.1) und molekulare Tests können viel höhere Empfindlichkeiten (77,5 %; Tab. 6.2) als Kulturen (<1 %) bei dieser Form der Manifestation erreichen [10, 28, 50, 56]. Deshalb wird eine molekulare Untersuchung von Synovialflüssigkeit oder besser noch Synovialbiopsien bei der Diagnose von LA als sehr wichtig angesehen [10, 28–30], während molekulare Tests von Urinproben aufgrund ihrer unzureichenden analytischen Spezifität generell nicht empfohlen werden [59–61]. Positive Ergebnisse müssen in jedem Falle durch Amplikonsequenzierung und Identifizierung der Genospezies bestätigt werden [28, 30]. Nach der Behandlung kann

Borrelien-DNA noch Wochen oder sogar Monate in Proben aus zuvor betroffenen Hautbereichen nachgewiesen werden [62] ebenso bei behandelter LA [63, 64]. Da die PCR nicht zwischen Rest-DNA und lebensfähigen Organismen unterscheidet, sollten keine Schlussfolgerungen darüber gezogen werden, ob die Therapie fehlgeschlagen ist, insbesondere bei Patienten ohne typische Symptome [62, 63]. Tatsächlich ist der molekulare Nachweis von Pathogenen ohne das gleichzeitige Vorhandensein typischer Krankheitsmanifestationen klinisch nicht relevant [63, 65, 66].

6.2.5.3 Probleme bei der Standardisierung molekularer Tests

Ein bedeutender Nachteil molekularer Tests für LB ist das Fehlen standardisierter Methoden [10, 50, 67]. Dies betrifft die DNA-Isolation und Auswahl der klinischen Probe sowie Elutionsvolumina, analytische Bedingungen und die Auswahl der molekularen Ziele, wie zuvor erläutert. Studien zur externen Qualitätskontrolle für diese diagnostischen Techniken sind derzeit zu heterogen, um eine bestimmte Methode zu empfehlen [50, 51, 68]. Diese Annahme wird durch Belege aus dem halbjährlichen externen Qualitätssicherungsprogramm von INSTAND e. V. für den molekularen Nachweis von *B. burgdorferi* s.l. unterstützt, das mehrere große kommerzielle Hersteller und viele hausinterne Assays abdeckt. Zwischen 2013 und 2015 lagen die durchschnittlichen Bestehensraten für die 241 in diesem Programm eingeschriebenen Labore bei 86–97 % für positive Proben und 94–100 % für negative Proben [69], was die aktuelle Situation bei molekularen Tests für LB verdeutlicht.

Daher sollten direkte molekulare (meist PCR-basierte) Nachweismethoden nicht als primäre Screening-Tools verwendet werden, wenn eine LB vermutet wird. Es ist wichtig zu beachten, dass ein negatives PCR-Testergebnis eine LB nicht ausschließt. Positive Ergebnisse müssen hinsichtlich ihrer Spezifität bestätigt werden (z. B. Sondenhybridisierung und Sequenzierung des Amplikons). Die Genospezies müssen im Laborbericht identifiziert und aufgeführt werden. Die direkte molekulare Erkennung sollte auf definierte Haut- und Gelenkmanifestationen beschränkt bleiben und ausschließlich von spezialisierten Referenzlaboren durchgeführt werden [28–30, 33–36, 44, 51].

6.2.5.4 Genetische Typisierungsmethoden für Amplikone und Isolate

Die genetische Charakterisierung von Borrelia-Isolaten ist hauptsächlich relevant für epidemiologische, klinische und epidemiologische Studien [10, 14]. Diagnostische Labore verwenden die Methode jedoch auch, um positive Ergebnisse von molekularen und kulturbasierten Tests bei LB zu identifizieren [13]. Eine Vielzahl von molekularen Methoden wurde für diese Zwecke entwickelt, einschließlich der Analyse von großen Restriktionsfragmentmustern (LRFP) plus Plasmidprofilanalyse, PCR-basierten Typisierungstechniken, die auf einzelne Gene abzielen, PCR-basierte Restriktions-Fragment-Längen-Polymorphismus(RFLP)-Analyse von *rrs-rrlA* (16S–23S rDNA) und *rrfA-rrlB* (5S–23S rDNA) intergenischen Spacern, molekulare *ospC*-Analyse [13], Flagellin-Typisierung, Echtzeit-PCR-basierte Typisierung mit Schmelztemperatur(TM)-Analyse, Multilocus-Sequenztypisierung (von meist 8 Borrelien eigenen Hauskeeping Genen) [14] und Whole-Genome-Sequenzierung (WGS). Während Studien, die WGS und NGS aus Kultur- und Feldproben zur Diagnose von LB verwenden, selten sind und die Implementierung solcher Techniken im routinemäßigen diagnostischen Labor noch evaluiert wird [10, 70–75], haben die PCR-basierte RFLP-Analyse, die -RFLP-Analyse in Kombination mit einer Pulsfeldgelelektrophorese (PFGE) und die PCR-basierte Flagellin-Typisierung erfolgreich ihren Weg in wissenschaftliche und diagnostische Labore gefunden [10]. Im Gegensatz dazu können RT-PCR und Schmelztemperaturanalyse automatisiert werden und sind viel einfacher zu verwenden, so dass sie von vielen Laboren für diagnostische und wissenschaftliche Zwecke genutzt werden. Solche Assays bleiben jedoch problematisch, wenn sie direkt aus klinischen Proben verwendet werden [10]. Die PCR-basierte 5S–23S rDNA RFLP-Analyse mit den Enzymen *Mse*I und *Dra*I [76] ist eine gängige Methode zur Bestätigung und Charakterisierung von Borrelia-Isolaten aus PCR und Kultur aufgrund ihrer relativen Benutzerfreundlichkeit, hohen Diskriminierungskraft und ausgezeichneten Reproduzierbarkeit [6].

6.3 Indirekte Erkennung des Pathogens (serologische Tests)

Aufgrund ihrer Benutzerfreundlichkeit und ihres erheblichen diagnostischen Wertes ist die indirekte Pathogenerkennung durch serologische Tests in allen Fällen angezeigt, in denen eine LB klinisch vermutet wird (außer bei typischem EM), um bei der Diagnose der Krankheit unterstützende Laboruntersuchungen zu bieten [28, 30, 34–36, 44, 77]. Falldefinitionen für Europa, die auch für die meisten anderen Teile der Nordhalbkugel gelten sollten, enthalten Beschreibungen der verschiedenen klinischen Manifestationen von LB (Tab. 6.1). Sie bieten Anleitung für die klinische Diagnose und Ratschläge zur korrekten Indikation für diagnostische Tests bei Verdacht auf LB [44]. Trotz dieser Definitionen wird der Labortest auf *B.-burgdorferi*-s.l.-spezifische Antikörper weiterhin häufig in vielen klinischen Situationen verwendet, in denen Tests nach aktuellen Leitlinien nicht empfohlen werden [28, 30, 34, 35, 77–80]. Zum Beispiel hatten in den Niederlanden nur 9 % der getesteten Patienten klinische Symptome, die in den Leitlinien beschrieben sind [80]. In Dänemark stammten nur 43 % der Proben aus Allgemeinarzt Praxen von Patienten mit Verdacht auf EM [79]. Unnötige Tests können eine korrekte Diagnose und Behandlung verzögern und die Gesundheitskosten erhöhen. Die jährlichen Kosten für Labortests auf LB im ambulanten Sektor in Deutschland allein wurden auf 51 Mio. Euro geschätzt, ein erheblicher Teil davon resultiert offensichtlich aus übermäßigen sinnlosen Testungen [78].

6.3.1 Epidemiologische Überlegungen für eine angemessene Serodiagnostik

Es sollte beachtet werden, dass je unspezifischer die Symptome sind, desto schwächer ist die A-priori-Wahrscheinlichkeit von LB und desto geringer ist der prädiktive Wert serologischer Methoden [2, 3, 33, 44, 77, 81]. Bestätigte Indikationen für serologische Tests bei vermuteter LB sind in Tab. 6.1 zusammengefasst. Die Wahrscheinlichkeit, dass ein Patient mit einem positiven serologischen Test tatsächlich LB hat (positiver prädiktiver Wert) und die Wahrscheinlichkeit, dass ein Patient mit einem negativen Test die Krankheit nicht hat (negativer prädiktiver Wert), hängt von den Leistungsmerkmalen eines gegebenen Assays (Sensitivität und Spezifität) und der Prävalenz der Krankheit in einer gegebenen Bevölkerung und geografischen Region ab [44, 77, 82, 83]. Die Vorab-Wahrscheinlichkeit, dass ein Patient LB hat oder nicht, bestimmt den prädiktiven Wert eines gegebenen Testergebnisses. Daher muss die klinische Signifikanz eines Testergebnisses für Antikörper gegen *B. burgdorferi* s.l. mit Vorsicht interpretiert werden, insbesondere außerhalb von Endemiegebieten [82, 83]. Folglich müssen relevante klinische Anzeichen vorhanden sein, bevor eine LB vermutet werden kann [44, 77]. Serologische Tests sind desshalb nur dann angezeigt, wenn solche klinischen Symptome vorhanden sind [6]. Eine serologische Nachuntersuchung ist zudem erst 2–3 Wochen nach einer möglichen Infektion sinnvoll [28, 51].

6.3.2 Vorteile und Einschränkungen aktueller serologischer Teststrategien

Derzeit empfehlen viele Richtlinien, einschließlich der US-amerikanischen Zentren für Krankheitskontrolle und Prävention (CDC), eine zweistufige Labortest-strategie, die einen Screening-Test mit hoher analytischer Sensitivität (z. B. Enzyme-linked Immunosorbent Assay [ELISA]) mit einem hochspezifischen Bestätigungstest (Immunoblot) kombiniert (Abb. 6.1) [28–30, 51, 84]. Kürzlich wurden Versuche unternommen, die aktuellen diagnostischen Teststrategien zu verbessern, indem neue Antigenkomponenten, wie VlsE oder eng verwandte Peptide (C6), in eine neue Generation von Immunoassays (IA) integriert wurden, die möglicherweise den weit verbreiteten zweistufigen Ansatz ersetzen könnten (z. B. Bestätigung positiver Screening-Ergebnisse durch nachfolgende Immunoblots) und die empfindlicher und spezifischer sind als die derzeit in den USA verwendeten Tests [44]. In Europa haben jedoch mehrere Untersuchungen Zweifel daran aufkommen lassen, ob ein einzelner serologischer Test empfindlich und spezifisch genug ist, um als eigenständiger Test zur Diagnose von LB zu dienen [44, 85–87]. Die verschiedenen *Borrelia*-Genospezies und -Stämme haben in Europa eine viel höhere Biodiversität, was es viel schwieriger macht, einen geeigneten IA mit einem einfachen „One-fits-all"-Ansatz zu entwickeln [51, 85, 87]. Daher scheint diese Teststrategie in den USA aufgrund der geringeren Anzahl von Genospezies viel realisierbarer zu sein [6, 88]. Dies wird durch eine kürzlich durchgeführte Studie unterstrichen, die bestätigte, dass die standardmäßige zweistufige serologische Testung mit in den USA entwickelten Assays schlechter abschnitt als europäische Assays bei der Erkennung von in Europa erworbener LB [89]. Wie bereits zuvor ausgeführt, ist dieses Ergebnis nicht überraschend, da LB in Nordamerika hauptsächlich durch *B. burgdorferi* s.s. verursacht wird. In Europa kann eine Infektion hingegen durch *B. afzelii, B. garinii, B. bavariensis, B. burgdorferi* s.s. und seltener *B. spielmanii* verursacht werden [2, 3, 28, 30, 51]. Wichtig ist, dass die Spezifität von eigenständigen Tests durch Studien in Frage gestellt wurde, welche die Spezifität von zweistufigen (IA und C6-Peptid-ELISA) Algorithmen (99,5 %) mit der alleinigen Durchführung des C6-ELISA mit einer niedrigerer Spezifität von nur 98,4 % verglichen [90]. Obwohl dieser Unterschied vernachlässigbar erscheint, würde ein solcher Unterschied in den USA allein, wo jährlich mindestens 3,4 Mio. LB-Tests durchgeführt werden [90], zu zusätzlichen 37.000 falsch-positiven Testergebnissen pro Jahr führen, d. h. mehr als die gemeldete Inzidenz von LB in den USA (>35.000 Fälle jährlich) [91]. Die hohe Spezifität des zweistufigen Ansatzes (Abb. 6.3) ist daher ein entscheidender Vorteil [88, 90] und hat sich als Goldstandard für die LB-Serologie in den meisten diagnostischen Labors in Europa und Nordamerika durchgesetzt [28, 30, 51, 84]. Es ist jedoch zu beachten, dass es umstritten ist, ob die zweite Stufe zwingend ein Immunoblot sein muss und z. B. nicht auch ein zweiter konzeptionel vom Screeningtest unterschiedlicher anderer ELISA sein kann, angesichts der Einschränkungen der Immunoblot-Tests, mit geringer Standardisierung über Labore hinweg und fortbestehenden Problemen bei der spezifischen IgM-Antikörpererkennung [88].

Obwohl hochsensible und spezifische Ein-Stufen-Tests zunehmend im Umlauf sind, bleiben Zwei-Stufen-Strategien, die einen hochsensitiven Screening-Test (z. B. ELISA) mit einem hochspezifischen Bestätigungstest (z. B. IA, Immunoblot) kombinieren, das derzeit zuverlässigste diagnostische Verfahren (Abb. 6.1) [6, 28–30, 51, 84].

6.3.3 Relevante immunodominante Antigene von *B. burgdorferi*s.l.

Klinische serodiagnostische Studien haben das antigenetische Repertoire der LB-Erreger untersucht und die folgenden immunodominanten Borrelien-Antigene identifiziert, die am besten für diagnostische Zwecke geeignet sind: p83/100 (das auch als Spätphasenmarker der spezifischen Immunantwort dient), p58, p41 (Flagellin), das rekombinante innere Fragment von p41 (das weniger kreuzreaktiv ist als das native Protein) und die äußeren Oberflächenlipoproteine OspA, OspC, p39 (BmpA) und DbpA (Osp17/p18) [2, 3, 28, 30, 51, 87, 92–95]. Alle diese Antigene sind als rekombinante Proteine verfügbar und in vielen diagnostischen Assays als einzelne Proteine oder als Mischungen variabler Kombinationen und Konzentrationen enthalten [6]. Die bekannten Genospezies und zum Teil auch stammabhängige Variabilitäten der meisten Borrelien-Antigene können zu variablen serodiagnostischen Sensitivitäten führen, insbesondere innerhalb Europas, aber auch

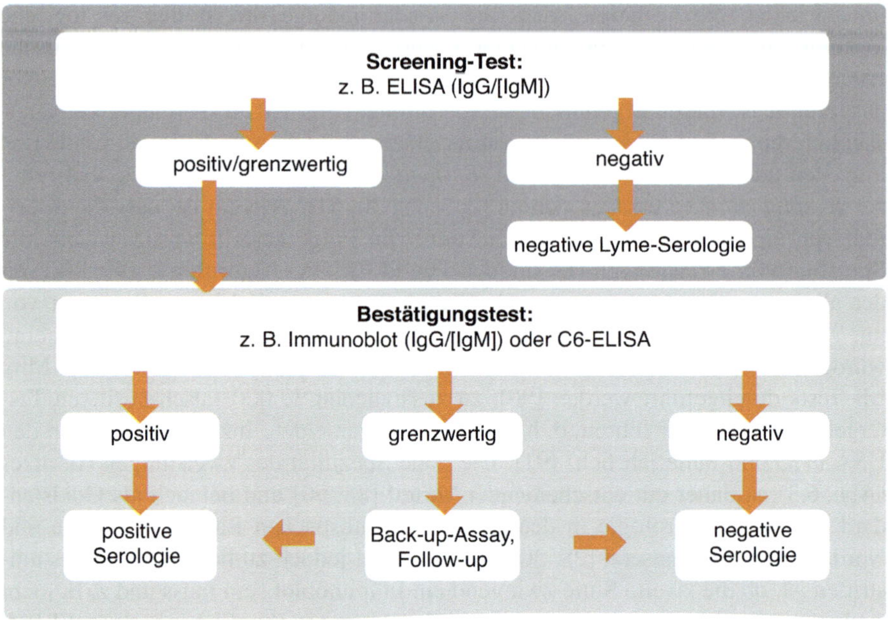

Abb. 6.1 Diagnostischer Algorithmus für EIA- und Immunoblot-basierte Zwei-Stufen-Testungen. (Mod. nach Hunfeld et al. [112])

zwischen Europa und Nordamerika [28, 30, 51, 87, 89, 95, 96]. Eine solche Variabilität wird auch durch die Proteine VlsE, OspA, OspC und Osp17 hervorgerufen mit daraus resultierendem direktem Einfluss auf die Diagnostik, da die resultierende Borrelien-Oberflächenantigen-Diversität die serodiagnostische Leistung von Tests beeinflussen kann, insbesondere bei Methoden wie dem Immunoblot [51, 88, 97]. Zum Beispiel haben intraspeziesspezifische Unterschiede bei *B. garinii,* die mit einem Panel von monoklonalen Antikörpern nachgewiesen wurden, zur Erkennung von mindestens 13 verschiedenen OspC-Serotypen geführt [98]. In geringerem Maße wurde auch eine Heterogenität in der Immunreaktivität gegenüber VlsE in Europa beschrieben [87]. Als Ergebnis werden europäische Immunoassays oft aus Mischungen spezifischer Spirochäten-Lysate und/oder gereinigter rekombinanter Antigene einschließlich Fusionsproteinen hergestellt, und dann werden die diagnostischen Kriterien der Tests spezifisch an die diagnostischen Bedürfnisse angepasst, die am besten für die lokale epidemiologische Situation geeignet sind [28, 30, 51, 99]. Aufgrund starker Kreuzreaktivität sollte das Flagellin-Protein, ein sehr sensibler, aber nicht sehr spezifischer Marker für frühe Infektionen, nur als rekombinantes verkürztes internes Fragment (p41 int.) verwendet werden [93, 100]. Eine wesentliche Verbesserung in der Serodiagnostik war die Entdeckung und Produktion des rekombinanten VlsE-Proteins und seiner konservierten Peptidregion C6 [87, 101–105]. Interessanterweise zeigt VlsE keine Rekombination und eine nur wenig ausgeprägte Expression in Kultur oder in Zecken, aber eine erhebliche Rekombination und starke Expression im Säugetierwirt [106]. Daher hat die

Verwendung von rekombinantem VlsE als wichtigem immunodominantem Antigen oder dem vom VlsE-abgeleitete C6-Peptid für diagnostische Zwecke die Sensitivität und Spezifität der Detektion von IgG-Antikörpern gegen *B. burgdorferi* durch ELISA und Immunoblot in den sehr frühen Stadien der Infektion und damit der frühen Immunantwort dramatisch verbessert [2, 3, 28, 30, 51, 87, 99].

6.3.4 Screening- und Bestätigungstests

Verschiedene IA-Modifikationen, wie ELISA, Enzyme-linked Fluorescence Assays (ELFA), Chemilumineszenz-gekoppelte Immunoassays (CLIA) und Elektrochemilumineszenz-gekoppelte Immunoassays (ECLIA), werden als Screening-Tests verwendet, da sie sich gut für die polyvalente, selektive und quantitative Bestimmung spezifischer IgG- und IgM-Antikörper eignen [107]. Andere serologische Tests, wie indirekte Hämagglutinationstests, Komplementfixierung oder indirekte Immunfluoreszenz, sind nicht mehr ausreichend geeignet [28, 30, 51]. In konventionellen Ganz-Zell-Lysat-Assays wird das Serum des Patienten zunächst mit *Treponema phagedenis* absorbiert, um die Spezifität des Screening-Tests zu erhöhen. Das Serum muss auch mit einem Rheumafaktor(RF)-Absorbens behandelt werden, um selektiv falsch reaktive IgM-Antikörper zu abzubinden und so falsch-positive Ergebnisse zu verhindern, die aus der möglichen Anwesenheit von RF resultieren könnten. Häufige Ursachen für falsch-positive Screening-Tests sind in Tab. 6.4 nach Branda und Steere zusammengefasst [108]. Eine solche Vorbehandlung ist normalerweise für die meisten rekombinanten Testformate nicht erforderlich [30, 51]. Die Antigenfraktionen zur spezifischen Detektion von Antikörpern mittels ELISA und CLIA bestehen aus Ultraschall-behandelten Proben oder Borrelien-Ganz-Zell-Extrakt oder gereinigten rekombinanten Proteinen, die in der Lage sind, eine spezifische Immunantwort *in vivo* zu stimulieren; zum Beispiel Osp17/p18 (DbpA), Flagellin (p41), p39, p58, OspC, VlsE (selektiver ELISA). Hybridtests, die sowohl zellabgeleitete als auch rekombinante Antigene kombinieren, sind ebenfalls verfügbar. So unterscheiden sich zum Beispiel die Anreicherung von konventionellen Antigenextrakten mit rekombinantem OspC oder Vls bei Verwendung von. CLIA und ELISA in der Art der Detektionsmethode und zum Teil in den Antigenpräparationen, die sie verwenden. Die Spezifität von fortgeschrittenen IAs liegt bei 80–90 % [2, 3, 28, 30, 51]. Solche Assays sind Routine bei serologischen Labortests für LB-Patienten, da sie eine automatisierte Ablesung, Messgenauigkeit und einfache Handhabung garantieren. Diese Werkzeuge sind auch leicht an moderne Hochdurchsatzlabore anpassbar, die automatisierte Analyseketten verwenden [6, 51]. Die Ergebnisse der Immunoassays können dennoch je nach spezifischer Antigenzusammensetzung und Hersteller des Testsystems erheblich variieren [107]. Daher sind die Ergebnisse verschiedener Tests und/oder verschiedener Labore nur in sehr begrenztem Umfang vergleichbar [51, 78, 107, 109]. Eine gute Vergleichbarkeit der Ergebnisse würde eine parallele Testung in den diagnostischen Laboratorien mit archivierten Kontrollseren erfordern, aber dies wird nur selten durchgeführt [28, 30, 51].

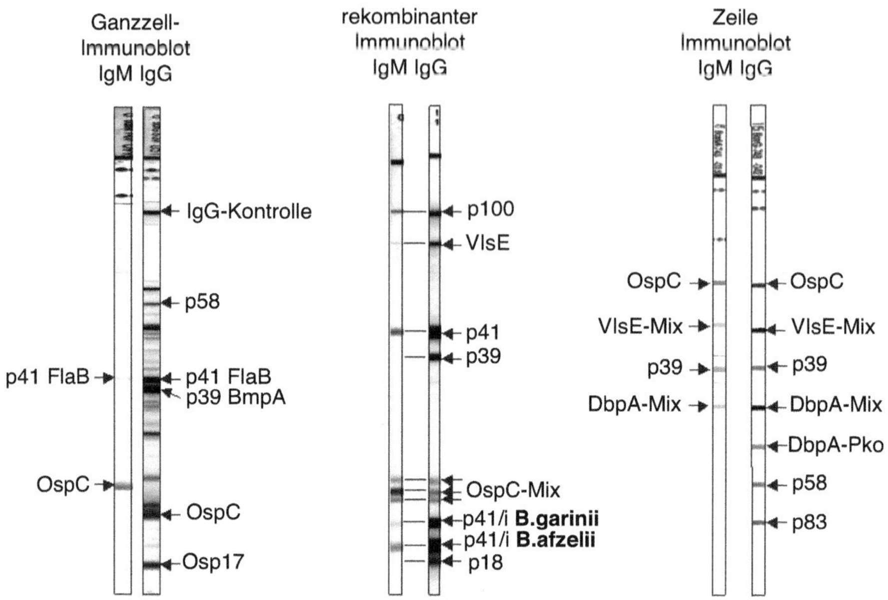

Abb. 6.2 Verschiedene Formate von diagnostischen Immunoblots zur Antigen- und Antikörperklassen-spezifischen Erkennung der Borrelien-Immunantwort. (Modifiziert nach Hunfeld et al. [112])

Traditionelle Western-Blots verwenden ultraschallbehandelte Borrelien als Antigenquelle (Abb. 6.2). Daher sind alle Borrelien-Antigene, das heißt, spezifische immunodominante und unspezifische Proteine, an der Antikörpererkennung beteiligt. Eine optimale Expression der gezielten immunodominanten Antigene des *B.-burgdorferi*-Stamms ist für die Qualität eines solchen Blots unerlässlich [2, 3, 92]. Studien haben gezeigt, dass verschiedene Stämme von *B. burgdorferi* eine ausgeprägte Variabilität in ihren immunodominanten Antigenen aufweisen. Der *B.-afzelii*-Stamm PKo hat sich als besonders geeignet für Europa erwiesen [28, 95, 96, 110, 111]. Daraufhin wurden Kriterien zusammengestellt, um unter standardisierten Bedingungen Ganzzell-Antigen-Immunoblots zu interpretieren, die den PKo-Stamm verwenden [33, 95, 112] (Tab. 6.3). Ein Nachteil ist, dass neue immunodominante Antigene wie VlsE *in vivo* stark exprimiert werden, aber in konventioneller Kultur weniger intensiv exprimiert werden [113]. Daher fügen viele Hersteller von konventionellen Lysat-Blots selektiv bestimmte rekombinant produzierte Proteine (VlsE, OspC) hinzu, um Hybridtests zu erstellen, die diese diagnostischen Lücken schließen sollen [112]. Die Verwendung von chargenspezifischen Auswertungsvorlagen und eine Verifizierung der Antigenlokalisierungs mit monoklonalen Antikörpern in Ganzzell-Lysat-Immunoblots ist für die diagnostische Qualität dieser Tests unerlässlich [6, 28, 33, 95, 112].

Hochspezifische „rekombinante Immunoblots" (selektiver Blot), die Antigenpräparationen aus rekombinanten Proteinen verwenden, um Borrelien-Antikör-

Tab. 6.3 Beispiele für etablierte Interpretationskriterien für Immunoblots. (Mod. nach *Hunfeld KP und Kraiczy P*, 2009 [112])

***B. afzelii* (Stamm PKo) Ganzzell-Antigen-Immunoblot-Bewertungskriterien für Europa**	
IgG positiv: ≥ 2 Bänder	IgM positiv: ≥ 1 Band
p100, p58, p43, p39, p30, OspC, p21, p17, p14	p41 (stark positiv), p39, OspC, p17
***B. burgdorferi* s.s. (Stamm G39/40) Ganzzell-Antigen-Immunoblot-Bewertungskriterien (CDC-Empfehlungen nur für die USA)**	
IgG positiv: ≥ 5 Bänder	IgM positiv: ≥ 2 Bänder
p83/100, p66, p58 (nicht GroEL), p45, p41, p39, p30, p28, OspC, oder p18	p39, OspC, p41
Bewertungskriterien für rekombinante Immunoblots	
IgG positiv: ≥ 2 Bänder	IgM positiv: ≥ 2 Bänder
p100, p58, p39, VlsE, OspC, p41 internes Fragment, p18/p17	p39, OspC, p41 internes Fragment, p18/p17 oder starke Reaktion nur gegen OspC

per zu erkennen, werden zunehmend eingesetzt [33, 112]. Einige der gebräuchlichsten rekombinanten Antigene für diese Tests sind Osp17/p18 (DbpA), VlsE, OspC, OspA, p39 (BmpA), p41/I (Flagellin, internes Fragment), p41 (Flagellin) und p83/100 (Abb. 6.2). Darüber hinaus können spezifische Antigene verschiedener Genospezies in der gleichen Testzusammensetzung verwendet werden, um die immunologische Variabilität der verschiedenen *B.-burgdorferi*-Genospezies auszugleichen [6, 95]. Die diagnostische Sensitivität der rekombinanten Immunoblots hängt von der Art und Menge der verwendeten Antigene ab. Die farbigen Bänder des Antigenmusters lassen sich im rekombinanten Immunoblot leichter definierten Antigenen zuordnen als im Gesamtzell-Lysat-Blot (Abb. 6.2). Der rekombinante Immunoblot wird daher insbesondere für Labore mit weniger Erfahrung in der LB-Serodiagnostik empfohlen [6, 112].

Line-Blots stellen eine Modifikation der herkömmlichen rekombinanten Immunoblots in Bezug auf die Produktion und Verarbeitung der verwendeten Antigene dar. Allerdings ist vor dem Blotting-Verfahren kein elektrophoretischer Trennschritt mehr erforderlich [112]. Bei solchen Tests werden die einzelnen Antigene sanft und selektiv direkt auf die Trägermembran gesprüht, ohne vorherige Denaturierung (Abb. 6.2). Der Line-Immunoblot erreicht hohe Sensitivitäts- und Spezifitätswerte bei der Erkennung von borrelienspezifischen Antikörpern [112]. Darüber hinaus ist der Line-Immunoblot in der Lage, Unterschiede in der diagnostischen Reaktivität von Seren durch Kombination oder Ergänzung von Tests mit hochspezifischen immunodominanten Antigenen (z. B. VlsE, OspC) aus verschiedenen Genospezies und Stämmen aus verschiedenen geografischen Ursprüngen auszugleichen [28, 87, 112]. Diese Testsysteme liefern Informationen über die Qualität und Dauer der Immunantwort, indem sie die Anzahl und Art der borrelienspezifischen Banden berücksichtigen, wodurch das Ergebnis genauer im klinischen Kontext klassifiziert werden kann [44, 51, 77]. Die Identifizierung von Blot-Banden über chargenspezifische Auswertungsvorlagen, die angemessen gewichtet sind, sowie die parallele Testung von positiven und Cut-off-Kontrollen, ist unerlässlich, um falsch-positive Befunde und Antigenverwechslungen zu vermeiden [28, 112]. Angesichts dieser technisch anspruchsvollen Fragen und der daraus resultierenden Schwierigkeiten bei der Standardisierung von Tests und Testergebnissen zeigen Interlaborvergleiche und Ringversuche immer wieder die offensichtlichen Grenzen von kommerziell hergestellten herkömmlichen und rekombinanten Immunoblots auf [6, 78, 107, 109].

6.3.5 Multiplex-Fluoreszenz-Immunoassays (MFI)

Die Einführung von neuartigen Mehrparameter-Testsystemen auf Basis der Einzelantigen-Luminex-Technologie ermöglicht eine gleichzeitige Analyse einer großen Anzahl von Analyten, wie Antigenen, in der gleichen Mikrotiterplatte oder durch Durchflusszytometrie in einem einzigen Prozess [51]. Diese Testmethode basiert auf winzigen, mit Antigenen beschichteten Polystyrolperlen, die als feste Phase für eine Vielzahl von Nachweisreaktionen dienen, ähnlich dem Western-Blot und ELISA [114]. Wie bei eng verwandten Einzelantigen-basierten Multi-Well-Immunoassay-Systemen kombinieren die resultierenden Multi-Analyten-Profile die Vorteile von Immunoblots mit den analytischen Prinzipien von quantifizierbaren Immunoassays. Eine kürzlich durchgeführte Studie bewertete einen Multiplex-Perlen-basierten Assay zur Erkennung von Serumantikörpern gegen *B. burgdorferi* s.l. [115]. Der Assay testete IgG- und IgM-Reaktionen auf 13 verschiedene Borrelien-Antigene bei 49 dänischen und 61 schwedischen Patienten mit Lyme-Neuroborreliose (LNB), 139 schwedischen Nicht-LNB-Patienten und 218 dänischen Blutspender als Kontrollen. Der VlsE-IgG- und OspC-IgM-Test zeigte eine Fläche unter der Kurve (AUC) von 96 % und eine Receiver-Operating-Characteristic-Kurve von ~80 %. Alle anderen Antigene erwiesen sich im Vergleich zu den Kontrollen als deutlich weniger diskriminierend bei LNB. Daher sind die praktischen Vorteile solcher Tests gegenüber der klassischen Diagnostik bei LB bislang bestenfalls als fraglich einzuschätzen [6].

6.3.6 Interpretation von serologischen Testergebnissen

Antikörper gegen Borrelien-Antigene bilden sich in der Regel etwa 2–6 Wochen nach Beginn der Borrelien-Infektion. In den meisten Fällen geht der IgM-Antikörperantwort die IgG-Antikörperantwort voraus [28, 30, 116–118]. In einigen Fällen wurde über das Fehlen einer IgM-Reaktion berichtet [28]. Eine IgM-Reaktion kann auch bei Reinfektionen fehlen, da diese in der Regel mit einer signifikanten IgG-Reaktion ohne größere IgM-Produktion einhergehen [117]. In der Frühphase der Infektion richtet sich die Immunantwort beider Immunglobulinklassen zunächst gegen eine schmale Palette von Borrelien-Antigenen, insbesondere Flagellin (p41), VlsE und OspC. Antikörper gegen VlsE und OspC sind aufgrund ihrer relativ hohen Spezifität von besonderer diagnostischer Bedeutung [6]. Die Einführung des VlsE-Antigens hat eine bessere Sensitivität in der serodiagnostischen Testung auf Borrelien ermöglicht [87, 99, 105]. Wenn es in den frühen Stadien der Krankheitsmanifestation (z. B. EM, LNB) verwendet wird, erreicht dieses Antigen signifikant höhere Nachweisraten für borrelienspezifische IgG-Antikörper. Allerdings bleiben viele Patienten (50 bis 70 %) in der Frühphase der Infektion immer noch seronegativ [28, 30].

Die Anzahl der seropositiven Patienten steigt auf fast 100 % in der späten Krankheitsphase, da die Spirochäteninfektion fortschreitet [28, 30, 44, 77]. In diesen Fällen richtet sich die Immunantwort gegen eine breite Palette von borrelienspezifischen Antigenen. Antikörper gegen spezifische Antigene wie das p83/100-Protein, p39 (BmpA) und Osp17/p18 (DbpA) haben eine besonders hohe diagnostische Bedeutung während der späten Phase der Immunantwort. Im Gegensatz dazu sind Antikörper gegen OspA, die ebenfalls spezifisch sind, selten und werden am häufigsten bei Patienten mit LA beobachtet [28, 30, 51, 112].

Wie bei anderen Infektionskrankheiten können immungeschwächte Patienten eine verzögerte oder vollständige Abwesenheit einer Immunantwort zeigen. In der Regel ist eine seronegative LB bei immunkompetenten Patienten äußerst selten, außer in der sehr frühen Phase der Krankheit [6]. Die direkte Erkennung des Erregers sollte immer bei Patienten in Betracht gezogen werden, die eine kurze Krankheitsdauer aufweisen [28, 30, 44, 51, 77]. IgM-Antikörper gegen LB-Erreger sind relevant für die Erkennung einer frühen Infektion, tragen jedoch nicht zu einer Serodiagnose bei später LB bei [6, 44]. Wie zuvor ausgeführt, leidet die Verwendung von alleinigen IgG-Assays deutlich unter Einschränkungen, zumindest im außernordamerikanischen Kontext. Ihre Anwendung kann aber ausreichen, wenn hochsensitive Screening-Tests durchgeführt werden, die das VlsE-Protein oder C6-Peptid verwenden [28, 30, 51]. In diesem Fall scheint die zusätzliche IgM-Erkennung gegenüber der IgG-Testung für eine frühe LB wenige signifikante Vorteile zu haben und kann tatsächlich die Spezifität der diagnostischen Testung in mehrdeutigen klinischen Situationen reduzieren, obwohl dies stark von dem im Assay verwendeten Antigenmix abhängig sein kann [119, 120]. Bei Patienten mit späten Krankheitsmanifestationen, wie der chronischer Lyme-Neuroborreliose (LNB), der ACA oder der LA, sollte nur die Erkennung von IgG-Antikörpern gegen *Borrelia* als diagnostisch signifikant betrachtet werden [44]. Dies liegt daran, dass einige Individuen eine anhaltende niedriggradige persistierende IgM-Antikörperantwort über Monate oder sogar Jahre nach Behandlung oder zurückliegender Infektion aufweisen, obwohl dieses Phänomen nicht mit einer (anhaltenden) aktiven Infektion mit *B. burgdorferi* s.l. assoziiert ist [121–124]. Im Gegensatz dazu ist bei späten LB-Manifestationen das Vorhandensein einer IgG-Antwort für die Diagnose von LB auf der Grundlage der aktuellen Falldefinitionen unerlässlich [44]. Eine isolierte und anhaltende IgM-Antwort in solchen Fällen spricht eindeutig gegen eine derzeit bestehende Infektion oder eine späte Manifestation der LB [28, 30, 44, 51].

Änderungen in den Testergebnissen müssen immer durch parallele Tests mit zuvor gesammeltem Serum des Patienten im gleichen Assay überprüft werden [28, 30, 92, 118, 125]. Darüber hinaus hängen Grenzwerte und Immunblot-Interpretationen sowie diagnostische Sensitivität und Spezifität oft deutlich vom Test und vom Hersteller ab. Angegebene Grenzwerte und Schwellenwerte sind nur Orientierungswerte und sollten für jeden in einem Labor verwendeten Test kritisch überprüft werden durch hausinterne Leistungsüberprüfungen an positiven Referenzproben und negativen Blutspendeseren, die die lokale epidemiologische Situation widerspiegeln [6, 92, 125, 126].

6.3.6.1 Interpretation von Screening-Testergebnissen

Bei negativen Screening-Testergebnissen sind keine weiteren Untersuchungen erforderlich. Ein negativer serologischer Befund schließt jedoch eine LB nicht aus. Patienten in frühen Krankheitsstadien weisen oft negative serologische Ergebnisse auf. Wenn die Infektion weiterhin vermutet wird, kann die serologische Diagnose nach 2–6 Wochen wiederholt werden [6]. In Einzelfällen kann eine messbare Immunantwort durch eine frühzeitige Einleitung einer Antibiotikabehandlung unterdrückt worden sein, was die Serokonversion für IgG und IgM hemmt (sogenannte „abrogative Antikörperreaktion"; d. h. ein Fehlen der IgG- und/oder IgM-Serokonversion) [28, 30, 44, 51, 77].

Ein grenzwertiges oder positives Testergebnis muss mit Vorsicht interpretiert werden, da falsch-positive Befunde auftreten können, beispielsweise im Falle von Syphilis, anderen bakteriellen Infektionen und EBV-Infektionen, trotz Absorption von kreuzreagierenden Antikörpern durch *T. phagedenis* (Tab. 6.4) [127]. Im Falle eines grenzwertigen oder positiven LB-Screening-Testergebnisses sollte ein Test auf Syphilis durchgeführt werden (siehe oben), um eine akute oder überstandene Syphilis als mögliche Ursache für eine falsch-positive Borreliose-Serologie auszuschließen [6].

Ein positives Testergebnis ist ein starkes Indiz für eine aktive oder möglicherweise abgelaufene Borrelien-Infektion. Wenn dieser serologische Befund eindeutig mit der vermuteten klinischen Diagnose übereinstimmt (Tab. 6.1), sind keine weiteren Laboruntersuchungen erforderlich. In allen anderen Fällen muss ein weiterer Bestätigungstest durchgeführt werden [28, 30, 44, 51, 77].

Tab. 6.4 Infektionen und entzündliche Zustände, die mit falsch-positiven Lyme-EIA-Ergebnissen assoziiert sind. (Mod. nach Branda und Steere (2021) [108])

Zustand	Unterkategorie
Infektion	Spirochäten-Infektionen: Syphilis, Frambösie, Pinta, Leptospirose, Rückfallfieber, *Borrelia-miyamotoi*-Infektion
	Zeckenübertragene Infektionen: Anaplasmose, RMSF
	Virale Infektionen: Epstein-Barr-Virus, Zytomegalievirus, Varizellen
	Parvovirus B19
	Bakterielle Endokarditis
Entzündliche Erkrankungen	Autoimmun: rheumatoide Arthritis, systemischer Lupus Erythematodes, multiple Sklerose
	Parodontitis oder ulzerative Gingivitis
Schmerzsyndrome	Fibromyalgie
Impfung	Lymerix (OspA)

6.3.6.2 Interpretation von Bestätigungstestergebnissen

Ein negativer Bestätigungstest (Immunoblot oder Line-Blot) deutet darauf hin, dass der Screening-Test ein falsch-positives Ergebnis geliefert hat und die Borrelien-Serologie als negativ gewertet werden sollte. Weitere Untersuchungen sind normalerweise nicht notwendig, obwohl beachtet werden muss, dass frühe Infektionsstadien (EM, LNB) falsch-negative Befunde erzeugen können [30, 112]. Grenzwertige Immunoblot-Werte sind besonders schwer zu interpretieren, da die oben genannten Kriterien zur Erkennung einer Borrelien-Infektion und zur Diagnose der Krankheit fehlen [6]. Es gibt keinen Standard, wie unbestimmte Ergebnisse definiert oder interpretiert werden sollen [77]. Die Wiederholung des Tests mit der gleichen Methode bringt oft wenig, da die Reproduzierbarkeit moderner automatisierter Immunoassays recht hoch ist und nur geringe zufällige Schwankungen in den Messergebnissen auftreten [77].Bezüglich dere Reproduzierbarkeit von Immunoblot-Bestehensraten aus Ringversuchen für wurde berichtet, dass für die ausgesandten Referenzproben lediglich 82 % der 239 teilnehmenden Labore das gleiche richtige Ergebnis erzielt haben [78]. In diesen Fällen kann ein Backup-Test (z. B. Überprüfung eines Gesamtzell-Antigen-Blot-Ergebnisses durch rekombinanten Immunoblot) u. U. hilfreich sein. Wenn Screening- und Backup-Tests bei Vorliegen eines grenzwertigen Immunoblot-Ergebnisses divergente Ergebnisse liefern, ist dies ein starker Beweis für eine falsch-positive Serodiagnose [30, 51]. Im Falle eines schwach positiven oder grenzwertigen Backup-Tests ist der serologische Befund u. U. hinweisend auf ein Frühstadium der LB-Infektion. Solche Ergebnisse deuten jedoch praktisch nie auf eine schon länger bestehende, anhaltende oder späte Manifestation LB hin [28, 30, 44, 51, 77, 118]. Nur wenn eine kürzlich stattgehabte Infektion vermutet wird, sollte ein grenzwertiger oder negativer serologischer Test nach 2–6 Wochen wiederholt werden, sofern typische klinische Symptome und eine Indikation für weitere Tests vorliegen (Tab. 6.1). Wenn der Befund unverändert bleibt, ist eine bestehende aktive LB unwahrscheinlich [6, 28, 30, 44, 51, 77, 118].

6.3.6.3 Interpretation von positiven Bestätigungs-Immunoblot-Ergebnissen

Wie bereits erwähnt, empfehlen viele Leitlinien, einschließlich der US-CDC, ein zweistufiges Vorgehen, das einen hochsensitiven Screening-Test (z. B. ELISA) mit einem hochspezifischen Bestätigungstest (Immunoblot) kombiniert (Abb. 6.1) [28–30, 51, 84]. Im Falle eines positiven Immunoblots sollte eine Analyse des Bandenmusters durchgeführt werden. Daten zur Klasse der reaktiven Antikörper (IgM und/oder IgG), zur Intensität und zur Anzahl der Banden (Antigene) und ihres Molekulargewichts sind erforderlich, um den Test korrekt zu interpretieren [28, 51]. Bei vermuteter LB im Früh- oder Spätstadium müssen die diagnostischen Befunde auch mit der klinischen Präsentation und den aktuellen Falldefinitionen übereinstimmen (Tab. 6.1). Ein isolierter Nachweis von IgM-Antikörpern gegen VlsE, p41 oder OspC ist ein wichtiger Marker für eine frühe LB. Ein isolierte p41-Bande ist kein Beweis für LB, da eine Kreuzreaktion des Antigens mit den Flagellen-Proteinen anderer Bakterien möglich ist; seine Anwesenheit ist jedoch vereinbar mit der klinischen Diagnose einer früher LB, wenn zusätzliche passende klinische Informationen vorliegen [28,

30, 51]. Eine frühe LB ist viel wahrscheinlicher, wenn Antikörper gegen p41 oder p41/I, das borrelienspezifische innere Fragment des Flagellins und gegen VlsE oder OspC nachgewiesen werden – solange zumindest eine der Banden stark im Blot imponiert [28, 30, 51]. Eine klinische Spätstadium-Diagnose wird nur durch Labortests unterstützt, sofern mehrere Banden mit einem intensiven Signal im Sinne eines breiten Antigenspektrums erkennbar sind [6]. Die Spezifität der p83/p100- und Osp17/p18-Banden verleiht ihnen besondere diagnostische Bedeutung. In Kombination mit einem breiten Bandmuster weisen sie auf eine Spätphasen-Immunantwort hin [28, 30, 51]. Detaillierte klinische Informationen (Tab. 6.1) sind wesentlich bei der Beurteilung eines Immunoblot-Ergebnisses, wie oben skizziert. Wichtig ist, dass keine Schlussfolgerungen über die Notwendigkeit einer Behandlung allein aufgrund eines positiven Immunoblots oder ELISA-Ergebnisses gezogen werden können, da Antikörper (einschließlich IgM) nicht *per se* auf eine aktive Krankheit hinweisen und auch nach Abheilung der Infektion und sogar nach Behandlung über lange Zeiträume (Monate bis sogar Jahre) bestehen bleiben können [28, 30, 51]. Daher bestätigt der Nachweis von Antikörpern nicht automatisch eine klinische Infektion. Die Bestätigung erfordert, dass das serodiagnostische Testergebnis in Verbindung mit den klinischen Symptomen (Tab. 6.1) interpretiert wird, insbesondere da derzeit kein echter Aktivitätsmarker der Krankheit (wie der VDRL-Test bei Syphilis) verfügbar ist [28, 30, 51]. Reinfektionen können nur eindeutig diagnostiziert werden, indem signifikante serologische Veränderungen durch parallele Testung mit einer zuvor gesammelten Probe nachgewiesen werden. An dieser Stelle soll nochmals betont werden, dass der isolierte positive Nachweis von IgM-Antikörpern in diesem Zusammenhang kein Anzeichen für eine späte LB darstellt [28, 30, 51].

6.3.7 Labordiagnose der Lyme-Neuroborreliose (LNB)

6.3.7.1 Serologie

Die LNB ist eine Erkrankung des zentralen Nervensystems, die primär auftreten kann oder auf ein EM folgt. Etwa 10 % der LB-Patienten zeigen LNB mit typischen klinischen Symptomen und Syndromen (Tab. 6.1). Die Labordiagnose sollte den zuvor skizzierten bewährten diagnostischen Ansätzen folgen. Mit Ausnahme von sehr früher LNB und Fällen mit Polyneuropathie der peripheren Nerven zeigt die konventionelle Laboruntersuchung des Liquors (CSF) Anzeichen einer Entzündung, einschließlich lymphozytärer Pleozytose, aktivierter Plasmazellen und einer Störung der Blut-Hirn-Schranke (d. h. erhöhtes Protein und Albumin im CSF) [6, 128]. Die CSF-Zellzahlen können zwischen 6 /μl und 1100 /μl mit einem Durchschnitt von 170/μl variieren [128, 129]. Darüber hinaus ist eine allgemeine intrathekale Immunglobulinproduktion in 80–100 % der Fälle für IgM und in 60 % der Fälle für IgG schon bei früher LNB vorhanden [128, 130]. Eine hohe allgemeine intrathekale IgG- und IgA-Produktion tritt häufig bei später LNB auf [128, 131, 132]. Die Laktatbestimmung spielt bei der Diagnose der LNB keine wesentliche Rolle [128]. Je nach Dauer der Krankheit und der zur diagnostischen Testung verwendeten Antigenpräparation (die vorzugsweise VlsE oder das C6-Peptid enthalten sollte), werden spezifische intrathekale Antikörper in 60–100 % der LNB-Fälle nachgewiesen, abhängig von der Dauer der Infektion. Eine isolierte intrathekale Antikörperantwort ohne eine spezifische Antikörperantwort im peripheren Blut wurde selten beobachtet – hauptsächlich bei sehr früher LNB bei Kindern [6]. Die Antikörperproduktion im zentralen Nervensystem ist nur durch parallele quantitative Testung von CSF und Serum auf borrelienspezifische Antikörper nachweisbar. Zu diesem Zweck wird die Serum- und CSF-IgG-Konzentration oder Albuminkonzentration in Beziehung zur Konzentration der pathogenspezifischen Antikörper (IgG, IgM) gesetzt, die im Serum und CSF zum gleichen Zeitpunkt bestimmt wurden [44, 77, 128, 133]. Diese Daten werden verwendet, um den Liquor-Serum-Index (LSI) nach folgender Formel zu bestimmen [128]:

$$\mathrm{LSI} = \frac{IgG \text{ or albumin conc.(serum)} \times \text{spec.antibody conc.[ELISA (U/mL)] in } CSF}{IgG \text{ or albumin conc.}(CSF) \times \text{spec.antibody conc. [ELISA (U/mL)] in serum}}$$

Je nach Test weisen LSI-Werte >2 im ELISA auf eine intrathekale Antikörperproduktion aufgrund von LNB hin, sofern nicht anders angegeben bzw. evaluiert. LSI-Werte von 1,5–1,9 gelten als grenzwertig [44, 77, 128, 133]. Fortgeschrittene CSF-Analysen sollten IT-basierte Auswertungsprogramme in Verbindung mit medizinischen Laborproteinanalysen zur Beurteilung des CSF-Flusses (Funktion der Blut-Hirn-Schranke) verwenden, um spezielle analytische Konstellationen aktueller diagnostischer Algorithmen zu berücksichtigen [28, 51]. Dies gilt insbesondere in Fällen mit lokaler allgemeiner intrathekaler IgG-, IgA- oder IgM-Produktion, wenn die Berechnung des LSI für die lokale borrelienspezifische Antikörperproduktion auf dem Q-Lim basieren muss (das ist der empirische Grenzwert für den IgG-[oder IgA- und IgM-] Anteil im CSF, der aus dem peripheren Blut im Verhältnis zum Albumin stammt), um eine falsch-negative LSI-Bestimmung zu vermeiden [6, 28, 51, 128]. In diesem Fall muss die folgende Formel angewendet werden:

$$\mathrm{LSI} = \frac{\text{specific } IgG\text{-Ab in } CSF \text{ (U/mL) : spec. } IgG\text{-AB serum (U/mL)}}{\text{Q-}Lim}$$

Eine hohe diagnostische Genauigkeit wird auch durch die Immunoblot-Analyse von gleichzeitig gesammelten CSF- und Serumproben erreicht, die auf die gleichen Konzentrationen von klassenspezifischem Immunglobulin eingestellt wurden (Crossmatch-Immunoblot). Zusätzliche Banden im CSF oder eine höhere Bandintensität im Vergleich zum Serum sind Hinweise auf eine klassenspezifische und antigenspezifische autochthone Antikörperproduktion im CSF [51, 112].

Die diagnostische Schlüssigkeit positiver Befunde muss immer im Kontext anderer Proteinanalysen und der CSF-Serologie-Daten bewertet werden (Vorhandensein von Störungen der Blut-Hirn-Schranke, Vorhandensein von lymphozytärer Pleozytose). Das Fehlen von Entzündungen und ein Mangel an einer Antikörperreaktion würden darauf hinweisen, dass es sich nicht um eine LNB handelt, wenn die Dauer der Krankheit länger als 4–6 Wochen ist [51]. Bei sehr früher LNB kann es jedoch trotz Anzeichen von Entzündungen keine systemische und/oder intrathekale Antikörperreaktion geben. Diese kann auch bei peripherer Neuropathie ebenso wie eine Entzündung des CSF ganz fehlen. Am wichtigsten ist, dass aufgrund von früheren Infektionen und sogar nach adäquat behandelter LNB die spezifische autochthone Antikörperbildung im CSF monatelang oder sogar jahrelang bestehen bleiben kann [128, 133]. Es sollte beachtet werden, dass nicht alle serologischen Testsysteme die gleiche Nachweisempfindlichkeit für *B. garinii,* den primären Verursacher von LNB, erreichen [6]. Dies gilt insbesondere für Tests, die VlsE oder C6-Peptid nicht einschließen und nur *B. afzelii* oder *B. burgdorferi* s.l. als Antigenquelle verwenden [128, 133]. Die LNB kann jedoch infektionsserologisch durch adäquate Tests sicher ausgeschlossen werden, wenn bei Abwesenheit einer Pleozytose und dem Vorhandensein normaler CSF-Proteinkonzentrationen neurologische Symptome länger als 2 Monate bestehen [128, 133].

6.3.7.2 CXCL13 als Marker für Lyme-Neuroborreliose

Das Chemokin CXCL13 könnte zukünftig ein nützlicher Parameter bei der Frühdiagnose einer LNB sein [134]. Dieses chemotaktische Zytokin (Chemokin) zieht unter anderem B-Lymphozyten ins zentrale Nervensystem [133, 135]. Das Vorhandensein von B-Lymphozyten im CSF im Falle von LB (sowie bei Neurosyphilis) ist ein etabliertes Phänomen. Neuere Studien legen nahe, dass CXCL13 zuverlässig im Liquor (CSF) von Patienten mit gut definierter früher LNB ansteigt und der spezifische Antikörperbildung im Liquor sogar vorangehen kann [133, 135]. Einige Studien haben berichtet, dass CXCL13 eine hohe Sensitivität bei früher LNB zeigt, selbst wenn der borrelienspezifische LSI im Liquor (noch) negativ ist [136]. Aktuelle klinische Evaluationsstudien haben die diagnostische Sensitivität und Spezifität von CXCL13 auf 94–100 % bzw. 63–96 % geschätzt [135, 136]. Darüber hinaus sinkt die CSF-CXCL13-Konzentration bei behandelten Patienten relativ schnell und könnte zukünftig als potenzieller Biomarker für den Behandlungserfolg dienen [136].

Es fehlen jedoch Informationen zur diagnostischen Spezifität und Diskriminierungskraft für andere infektiöse und entzündliche CNS-Erkrankungen. Erhöhte CXCL13-Konzentrationen wurden bei Infektionen mit eng verwandten Pathogenen (z. B. *T. pallidum*), aber auch bei tuberkulöser Meningitis und CNS-Lymphomen nachgewiesen [134, 136–139]. Am wichtigsten ist, dass es keinen Konsens über die standardisierte Durchführung der Assays und den besten klinisch-diagnostischen Cut-off-Wert gibt [6]. Der CXCL13-Test könnte dennoch bald ein nützlicher Parameter sein, insbesondere bei der Frühdiagnose von LNB und zur Überwachung des Behandlungserfolgs. Er ist jedoch noch nicht als routinemäßiges diagnostisches Werkzeug etabliert und benötigt derzeit noch weitere klinische und wissenschaftliche Anstrengungen zur Standardisierung und Bewertung [44, 77, 128, 133].

6.4 Qualitätssicherung

Gemäß den Richtlinien vieler nationaler medizinischer Vereinigungen müssen diagnostische Labore mehrmals im Jahr an infektionsbezogenen serologischen Ringversuchen teilnehmen [140]. Dies gilt auch für die serologische Antikörpererkennung und die direkte molekularbiologische Erkennung von *B. burgdorferi* s.l. Die

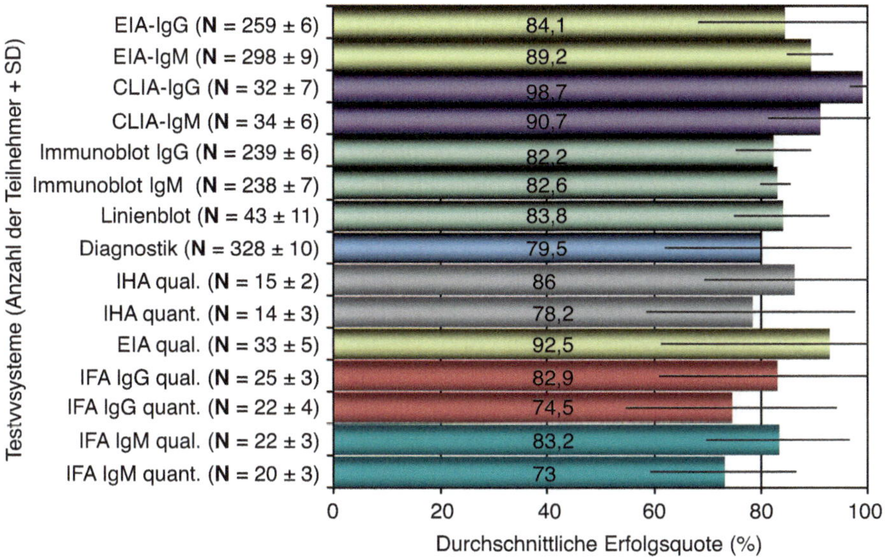

Abb. 6.3 Durchschnittliche Anzahl der Teilnehmer und durchschnittliche Bestehensraten (%) mit Standardabweichungen (Balken) für verschiedene Assay-Systeme, die zwischen 2006 und 2008 im Rahmen der deutschen Lyme-Borreliose-Ringversuche (Instand, e. V., Düsseldorf) beobachtet wurden. (Mod. nach Müller et al. [78])

molekulare Erkennung von LB-Erregern ist auch eine Option, die im Rahmen des Ringversuchs zur Erkennung des bakteriellen Genoms angeboten wird. Die Ergebnisse der externen Qualitätssicherungsprogramme (EQAS), die INSTAND e.V. seit Jahren durchführt, zeigen eine umfangreiche Heterogenität in den derzeit auf dem Markt befindlichen Testsystemen (siehe oben) [6]. Die Bestehensraten für die konventionellen serologischen und molekularen Testsysteme, die aus Metaanalyse-Daten gesammelt wurden, zeigen, dass trotz relativ guter analytischer Bestehensraten für Immunoassays und molekulare Tests die klinisch-diagnostische Interpretation der Ergebnisse oft schwierig ist und dieses Manko die medizinische Behandlung in der täglichen klinischen Praxis durchaus erschweren kann [69, 78, 112]. Abb. 6.3 gibt eine Zusammenfassung der Bestehensraten für gängige Testsysteme basierend auf Metaanalyse-Daten der in Deutschland von 2006 bis 2008 durchgeführten Ringversuche [78]. Daher sollte bei Verdacht auf LB die infektionsserologische und molekulare Testung nur in solchen Laboratorien durchgeführt werden, die die diagnostischen Standards gemäß den Richtlinien der jeweiligen Fachärztlichen Gesellschaften erfüllen [6, 30]. Ärzte, die Patienten mit LB behandeln, sollten überprüfen, ob diese Voraussetzungen in den Laboren erfüllt sind, die mit der Durchführung ihrer diagnostischen Tests beauftragt werden [30]. Wenn fragwürdige oder unplausible Testergebnisse vorliegen, sollten unbedingt Speziallabore konsultiert werden.

6.5 Nicht empfohlene Diagnosetests

Neben den oben aufgeführten traditionellen Diagnosemethoden beschreibt die Literatur eine Reihe von Diagnosetechniken, die zum Teil als unzuverlässig und uneindeutig bewertet wurden [6]. Dies beinhaltet die immunohistochemische Erkennung von *B. burgdorferi* s.l. in Biopsien und von Antigenen im Blut und Urin sowie funktionelle Tests, die die zelluläre Immunität testen (Lymphozytentransformationstests [LTT] und Zytokinerkennung) [141–144]. Derzeit gibt es nur wenige wissenschaftliche Untersuchungen, die den diagnostischen Nutzen solcher Methoden unterstützen. Darüber hinaus fehlt es LTT-Methoden an Spezifität. Daher sollten sie nicht verwendet werden [142]. Die immunohistochemische Erkennung von Borrelien im Gewebe ist eine weitere Methode, die nicht zur Diagnose von kutanen Manifestationen von LB empfohlen wird [30]. Ebenso wird der Enzyme-linked Immunospot Assay (ELISPOT) [145] nicht empfohlen. Die Erkennung von LB-Erregern in vollgesogenen Zecken durch Xenodiagnose (siehe oben) oder molekulare Methoden wird ebenfalls nicht zur Krankheitsdiagnose empfohlen [16, 17]. Die Erkennung von zystischen Formen, L-Formen oder Spheroplasten [146], der $CD57^+$/CD3-Lymphozytensubpopulationstests [147], die Erkennung von zirkulierenden Immunokomplexen und der visuelle Kontrastempfindlichkeitstest (VCS) [148] sind ebenso weder hilfreich noch empfohlen. Auch Point-of-Care-Tests [149] werden derzeit nicht zur Diagnose von LB empfohlen.

6.6 Schlussfolgerung

In den letzten Jahrzehnten wurden enorme wissenschaftliche Fortschritte bei der Verbesserung der Labordiagnostik für LB erzielt; jedoch bestehen weiterhin Probleme aufgrund der variablen klinischen Präsentation und des Fehlens eines sensiblen und spezifischen Aktivitätsmarkers für die Krankheit. Wie zuvor dargelegt, haben direkte Nachweismethoden, wie molekulare Tests und Kulturen, derzeit viele Einschränkungen und können die Erwartungen, die bei ihrer bei ihrer ursprünglichen Markteinführung gestellt wurden, nicht erfüllen. Obwohl die Serologie derzeit der Goldstandard für die Labordiagnose von LB bleibt, hat sie auch viele Nachteile aufgrund des offensichtlichen Mangels an standardisierten Testsystemen und der gegebenen antigenen Variabilität der kausalen Pathogene. Darüber hinaus treten oft Schwierigkeiten bei der korrekten Interpretation einer positiven LB-Serologie in einem gegebenen klinischen Kontext auf, da sie je nach Konstellation der Testergebnisse und der klinischen Symptome des Patienten eine vergangene oder aktive Infektion widerspiegeln kann [6]. Daher ist eine gute Kenntnis der derzeit etablierten klinischen Falldefinitionen (Tab. 6.1) und Leitlinien notwendig, um die richtigen Entscheidungen zur richtigen Zeit zu treffen, um eine effektive, patientenorientierte und stadienbezogene Anwendung aktueller direkter und indirekter Laborverfahren zur Erkennung der LB zu erreichen. Dies ist auch wichtig, um unnötige Kontrolluntersuchungen zu reduzieren, die den behandelnden Arzt durch eine falsche Diagnose in die Irre führen können, was wiederum dem Patienten schadet, da sich so die Zeit bis zur korrekten Diagnosestellung und Behandlung der tatsächlich zugrunde liegenden Erkrankung verlängert. Solche Probleme und die angesprochenen anhaltenden Einschränkungen bei der LB-Diagnostik unterstreichen nachdrücklich die Tatsache, dass dringend weitergehende Forschunsanstrengungen notwendig sind, um bessere diagnostische Optionen und neue klinische Marker zu etablieren, um so die verbleibenden diagnostischen Einschränkungen der vielen derzeit verwendeten Assays und Testmethoden zu überwinden und damit das Management von LB-Patienten optimieren zu können.

Literatur

1. Berglund J, Eitrem R, Ornstein K, Lindberg A, Ringnér Å, Elmrud H, et al. An epidemiologic study of lyme disease in Southern Sweden. N Engl J Med. 1995;333(20):1319–24.
2. Aguero-Rosenfeld ME, Wang G, Schwartz I, Wormser GP. Diagnosis of Lyme borreliosis. Clin Microbiol Rev. 2005;18(3):484–509.
3. Aguero-Rosenfeld ME. Lyme disease: laboratory issues. Infect Dis Clin N Am. 2008;22(2):301–13. vii
4. Steere AC, Strle F, Wormser GP, Hu LT, Branda JA, Hovius JWR, et al. Lyme borreliosis. Nat Rev Dis Primers. 2016;2:16090.
5. Santino I, Comite P, Gandolfo GM. *Borrelia burgdorferi,* a great chameleon: know it to recognize it! Neurol Sci. 2010;31(2):193–6.
6. Lohr B, Fingerle V, Norris DE, Hunfeld K. Laboratory diagnosis of Lyme borreliosis: Current state of the art and future perspectives. Crit Rev Clin Lab Sci. 2018;55(4):219–45.
7. Koch R. Die Aetiologie der Tuberculose. Mitt Kaiser Gesundh. 1884;2:1–88.
8. Koch R. Ueber bakteriologische Forschung. Verh X Int Med Congr Berlin. 1890;1982:35.
9. Henle J. On Miasmata and Contagie. Baltimore: Johns Hopkins Press; 1938.
10. Ružić-Sabljić E, Cerar T. Progress in the molecular diagnosis of Lyme disease. Expert Rev Mol Diagn. 2016;17(1):19–30.
11. Cutler SJ, Rudenko N, Golovchenko M, Cramaro WJ, Kirpach J, Savic S, et al. Diagnosing Borreliosis. Vector-Borne and Zoonotic Dis. 2017;17(1):2–11.
12. Margos G, Vollmer SA, Ogden NH, Fish D. Population genetics, taxonomy, phylogeny and evolution of *Borrelia burgdorferi* sensu lato. Infect Genet Evol. 2011;11(7):1545–63.
13. Barbour AG, Cook VJ. Genotyping strains of lyme disease agents directly from ticks, blood, or tissue. Methods Mol Biol (Clifton, NJ). 2018;1690:1–11.
14. Margos G, Notter I, Fingerle V. Methods Mol Biol. 2018;1690(1):13–33.
15. Aase A, Hajdusek O, Øines Ø, Quarsten H, Wilhelmsson P, Herstad TK, et al. Validate or falsify: lessons learned from a microscopy method claimed to be useful for detecting *Borrelia* and *Babesia* organisms in human blood. Infect Dis. 2016;48(6):411–9.
16. Marques A, Telford SR, Turk S, Chung E, Williams C, Dardick K, et al. Xenodiagnosis to detect *Borrelia burgdorferi* infection: a first-in-human study. Clin Infect Dis. 2014;58(7):937–45.
17. Bockenstedt LK, Radolf JD. Editorial commentary: xenodiagnosis for posttreatment Lyme disease syndrome: resolving the conundrum or adding to it? Clin Infect Dis. 2014;58(7):946–8.
18. Telford SR, Hu LT, Marques A. Is there a place for xenodiagnosis in the clinic? Expert Rev Anti-Infect Ther. 2014;12(11):1307–10.
19. Turk S, Williams C, Marques A. Xenodiagnosis using *Ixodes scapularis* larval ticks in humans. Methods Mol Biol (Clifton, NJ). 2018;1690:337–46.
20. Berger BW, Clemmensen OJ, Ackerman AB. Lyme disease is a spirochetosis. A review of the disease and evidence for its cause. Am J Dermatopathol. 1983;5(2):111–24.

21. Bergler-Klein J, Sochor H, Stanek G, Globits S, Ullrich R, Glogar D. Indium 111-monoclonal antimyosin antibody and magnetic resonance imaging in the diagnosis of acute Lyme myopericarditis. Arch Intern Med. 1993;153(23):2696–700.
22. De Koning J, Bosma RB, Hoogkamp-Korstanje JAA. Demonstration of spirochaetes in patients with Lyme disease with a modified silver stain. J Med Microbiol. 1987;23(3):261–7.
23. Coyle PK, Deng Z, Schutzer SE, Belman AL, Benach J, Krupp LB, et al. Detection of *Borrelia burgdorferi* antigens in cerebrospinal fluid. Neurology. 1993;43(6):1093–8.
24. Coyle PK, Schutzer SE, Deng Z, Krupp LB, Belman AL, Benach JL, et al. Detection of *Borrelia burgdorferi*-specific antigen in antibody-negative cerebrospinal fluid in neurologic Lyme disease. Neurology. 1995;45(11):2010–5.
25. Dorward DW, Schwan TG, Garon CF. Immune capture and detection of *Borrelia burgdorferi* antigens in urine, blood, or tissues from infected ticks, mice, dogs, and humans. J Clin Microbiol. 1991;29(6):1162–70.
26. Hyde FW, Johnson RC, White TJ, Shelburne CE. Detection of antigens in urine of mice and humans infected with *Borrelia burgdorferi,* etiologic agent of Lyme disease. J Clin Microbiol. 1989;27(1):58–61.
27. Klempner MS, Schmid CH, Hu L, Steere AC, Johnson G, McCloud B, et al. Intralaboratory reliability of serologic and urine testing for Lyme disease. Am J Med. 2001;110(3):217–9.
28. Fingerle V, Eiffert H, Gesser A, Göbel UB, Hunfeld KP, Reischl U, et al. MiQ 12 Lyme-Borreliose. München: Elsevier Urban & Fischer Verlag; 2016.
29. Wormser GP, Dattwyler RJ, Shapiro ED, Halperin JJ, Steere AC, Klempner MS, et al. The clinical assessment, treatment, and prevention of Lyme disease, human granulocytic anaplasmosis, and babesiosis: clinical practice guidelines by the Infectious Diseases Society of America. Clin Infect Dis. 2006;43(9):1089–134.
30. Hofmann H, Fingerle V, Hunfeld K, Huppertz H, Krause A, Rauer S, et al. Cutaneous Lyme borreliosis: guideline of the German Dermatology Society. German Med Sci: GMS e-J. 2017;15. Doc14
31. Magni R, Espina BH, Shah K, Lepene B, Mayuga C, Douglas TA, et al. Application of nanotrap technology for high sensitivity measurement of urinary outer surface protein A carboxyl-terminus domain in early stage Lyme borreliosis. J Transl Med. 2015;13(1):311.
32. Magni R. Oral presentation. Vienna, Austria; 2017.
33. Wilske B, Fingerle V, Schulte-Spechtel U. Microbiological and serological diagnosis of Lyme borreliosis. FEMS Immunol Med Microbiol. 2007;49(1):13–21.
34. Dessau RB, Bangsborg J, Hansen K, Lebech A, Sellebjerg FT, Skarphédinson S, et al. Lyme Borreliose: Klinik, diagnostik og behandling i Danmark (2nd ed.) (Danish guideline) 2014. Available from: URL: www.dskm.dk.
35. Chidiac C, Bru JP, Choutet P, Decazes JM, Dubreuil L, Leport C, et al. 16e Conférence de consensus en thérapeutique anti-infectiese de la Spilf. Borréliose de Lyme: démarches diagnostiques, thérapeutiques et préventives. Texte long. Med Maladies Infect. 2007;37(Suppl. 3):S153–74.
36. Rijksinstituut voor Volksgezonheid en Milieu. LCI-richtlijn Lymeziekte; 2013 [cited 2017 Oct 23]. Available from: https://lci.rivm.nl/richtlijnen/lymeziekte.
37. Ružić-Sabljić E, Maraspin V, Cimperman J, Lotrič-Furlan S, Stupica D, Cerar T. Comparison of isolation rate of *Borrelia burgdorferi* sensu lato in two different culture media, MKP and BSK-H. Clin Microbiol Infect. 2014;20(7):636–41.
38. Liveris D, Schwartz I, Bittker S, Cooper D, Iyer R, Cox ME, et al. Improving the yield of blood cultures from patients with early Lyme disease. J Clin Microbiol. 2011;49(6):2166–8.
39. Nowakowski J, McKenna D, Nadelman RB, Bittker S, Cooper D, Pavia C, et al. Blood cultures for patients with extracutaneous manifestations of Lyme disease in the United States. Clin Infect Dis. 2009;49(11):1733–5.
40. Preac-Mursic V, Pfister HW, Spiegel H, Burk R, Wilske B, Reinhardt S, et al. First isolation of *Borrelia burgdorferi* from an iris biopsy. J Clin Neuroophthalmol. 1993;13(3):155–61. discussion 162

41. Stanek G, Klein J, Bittner R, Glogar D. Isolation of *Borrelia burgdorferi* from the myocardium of a patient with longstanding cardiomyopathy. N Engl J Med. 1990;322(4):249–52.
42. Sapi E, Pabbati N, Datar A, Davies EM, Rattelle A, Kuo BA. Improved culture conditions for the growth and detection of *Borrelia* from human serum. Int J Med Sci. 2013;10(4):362–76.
43. Johnson BJB, Pilgard MA, Russell TM. Assessment of new culture method for detection of *Borrelia* species from serum of Lyme disease patients. J Clin Microbiol. 2014;52(3):721–4.
44. Stanek G, Fingerle V, Hunfeld K, Jaulhac B, Kaiser R, Krause A, et al. Lyme borreliosis: clinical case definitions for diagnosis and management in Europe. Clin Microbiol Infect. 2011;17(1):69–79.
45. Alby K, Capraro GA. Alternatives to serologic testing for diagnosis of Lyme disease. Clin Lab Med. 2015;35(4):815–25.
46. Liveris D, Wang G, Girao G, Byrne DW, Nowakowski J, McKenna D, et al. Quantitative detection of *Borrelia burgdorferi* in 2-millimeter skin samples of erythema migrans lesions: correlation of results with clinical and laboratory findings. J Clin Microbiol. 2002;40(4):1249–53.
47. Schwaiger M, Péter O, Cassinotti P. Routine diagnosis of *Borrelia burgdorferi* (sensu lato) infections using a real-time PCR assay. Clin Microbiol Infect. 2001;7(9):461–9.
48. Schwartz I, Wormser GP, Schwartz JJ, Cooper D, Weissensee P, Gazumyan A, et al. Diagnosis of early Lyme disease by polymerase chain reaction amplification and culture of skin biopsies from erythema migrans lesions. J Clin Microbiol. 1992;30(12):3082–8.
49. Ojaimi C, Davidson BE, Girons IS, Old IG. Conservation of gene arrangement and an unusual organization of rRNA genes in the linear chromosomes of the Lyme disease spirochaetes *Borrelia burgdorferi, B. garinii* and *B. afzelii.* Microbiology. 1994;140(11):2931–40.
50. Schmidt BL. PCR in laboratory diagnosis of human *Borrelia burgdorferi* infections. Clin Microbiol Rev. 1997;10(1):185–201.
51. Hunfeld KP, Wichelhaus TA, Brade V Borreliosis TH-Books, English Edition. In: Clinical laboratory diagnostics. p. 1955–65.
52. Eshoo MW, Schutzer SE, Crowder CD, Carolan HE, Ecker DJ. Achieving molecular diagnostics for Lyme disease. Expert Rev Mol Diagn. 2014;13(8):875–83.
53. Ecker DJ, Sampath R, Li H, Massire C, Matthews HE, Toleno D, et al. New technology for rapid molecular diagnosis of bloodstream infections. Expert Rev Mol Diagn. 2014;10(4):399–415.
54. Roux F, Boyer E, Jaulhac B, Dernis E, Closs-Prophette F, Puéchal X. Lyme meningoradiculitis: prospective evaluation of biological diagnosis methods. Eur J Clin Microbiol Infect Dis. 2007;26(10):685–93.
55. Amouriaux P, Assous M, Margarita D, Baranton G, Saint GI. Polymerase chain reaction with the 30-kb circular plasmid of *Borrelia burgdorferi* B31 as a target for detection of the Lyme borreliosis agents in cerebrospinal fluid. Res Microbiol. 1993;144(3):211–9.
56. Priem S, Rittig MG, Kamradt T, Burmester GR, Krause A. An optimized PCR leads to rapid and highly sensitive detection of *Borrelia burgdorferi* in patients with Lyme borreliosis. J Clin Microbiol. 1997;35(3):685–90.
57. Gooskens J, Templeton K, Claas E, van Dam A. Evaluation of an internally controlled real-time PCR targeting the ospA gene for detection of *Borrelia burgdorferi* sensu lato DNA in cerebrospinal fluid. Clin Microbiol Infect. 2006;12(9):894–900.
58. Lebech AM, Hansen K. Detection of *Borrelia burgdorferi* DNA in urine samples and cerebrospinal fluid samples from patients with early and late Lyme neuroborreliosis by polymerase chain reaction. J Clin Microbiol. 1992;30(7):1646–53.
59. Brettschneider S, Bruckbauer H, Klugbauer N, Hofmann H. Diagnostic value of PCR for detection of Borrelia burgdorferi in skin biopsy and urine samples from patients with skin borreliosis. J Clin Microbiol. 1998;36(9):2658–65.
60. Aberer E, Bergmann AR, Derler AM, Schmidt B. Course of Borrelia burgdorferi DNA shedding in urine after treatment. Acta Derm Venereol. 2007;87(1):39–42.

61. Rauter C, Mueller M, Diterich I, Zeller S, Hassler D, Meergans T, et al. Critical evaluation of urine based PCR assay for diagnosis of Lyme Borreliosis. Clin Vaccine Immunol. 2005;12(8):910–7.
62. Hunfeld K, Ruzic-Sabljic E, Norris DE, Kraiczy P, Strle F. *In vitro* susceptibility testing of *Borrelia burgdorferi* sensu lato isolates cultured from patients with erythema migrans before and after antimicrobial chemotherapy. Antimicrob Agents Chemother. 2005;49(4):1294–301.
63. Iyer R, Mukherjee P, Wang K, Simons J, Wormser GP, Schwartz I. Detection of *Borrelia burgdorferi* nucleic acids after antibiotic treatment does not confirm viability. J Clin Microbiol. 2013;51(3):857–62.
64. Gaubitz M, Dressler F, Huppertz HI, Krause A. Diagnostik und Therapie der Lyme-Arthritis. Empfehlungen der Kommission Pharmakotherapie der DGRh. Z Rheumatol. 2014;73(5):469–74.
65. Bockenstedt LK, Gonzalez DG, Haberman AM, Belperron AA. Spirochete antigens persist near cartilage after murine Lyme borreliosis therapy. J Clin Invest. 2012;122(7):2652–60.
66. Pícha D, Moravcová L, Vaňousová D, Hercogová J, Blechová Z. DNA persistence after treatment of Lyme borreliosis. Folia Microbiol. 2014;59(2):115–25.
67. van Dam AP. Molecular diagnosis of Borrelia bacteria for the diagnosis of Lyme disease. Expert Opin Med Diagn. 2011;5(2):135–49.
68. Reischl U, Schneider W, Maaß M, Straube E, Fingerle V, Bakteriengenom-Nachweis JE. PCR/NAT: Auswertung des Ringversuchs April 2010 von INSTAND e.V. zur externen Qualitätskontrolle molekularbiologischer Nachweisverfahren in der bakteriologischen Diagnostik. Der Mikrobiologe. 2010;(20):181–97.
69. Hunfeld KP, Reischl U. Oral presentation. Vienna, Austria: ICLB; 2015.
70. Wyres KL, Conway TC, Garg S, Queiroz C, Reumann M, Holt K, et al. WGS analysis and interpretation in clinical and public health microbiology laboratories: what are the requirements and how do existing tools compare? Pathogens (Basel, Switzerland). 2014;3(2):437–58.
71. Troy EB, Lin T, Gao L, Lazinski DW, Camilli A, Norris SJ, et al. Understanding Barriers to *Borrelia burgdorferi* dissemination during infection using massively parallel sequencing. Infect Immun. 2013;81(7):2347–57.
72. Leichty AR, Brisson D. Selective whole genome amplification for resequencing target microbial species from complex natural samples. Genetics. 2014;198(2):473–81.
73. Carpi G, Walter KS, Bent SJ, Hoen AG, Diuk-Wasser M, Caccone A. Whole genome capture of vector-borne pathogens from mixed DNA samples: a case study of *Borrelia burgdorferi*. BMC Genomics. 2015;16(1):469.
74. Margos G, Hepner S, Mang C, Sing A, Liebl B, Fingerle V. Completed genome sequences of *Borrelia burgdorferi* sensu stricto B31(NRZ) and closely related patient isolates from Europe. Genome Announc. 2017;5(28)
75. Margos G, Hepner S, Mang C, Marosevic D, Reynolds SE, Krebs S, et al. Lost in plasmids: next generation sequencing and the complex genome of the tick-borne pathogen *Borrelia burgdorferi*. BMC Genomics. 2017;18(1):422.
76. Postic D, Assous MV, Grimont PA, Baranton G. Diversity of *Borrelia burgdorferi* sensu lato evidenced by restriction fragment length polymorphism of rrf (5S)-rrl (23S) intergenic spacer amplicons. Int J Syst Bacteriol. 1994;44(4):743–52.
77. Dessau RB, van Dam AP, Fingerle V, Gray J, Hovius J, Hunfeld K, et al. To test or not to test? Laboratory support for the diagnosis of Lyme borreliosis. Clin Microbiol Infect. 2017;
78. Müller I, Freitag MH, Poggensee G, Scharnetzky E, Straube E, Schoerner C, et al. Evaluating frequency, diagnostic quality, and cost of Lyme borreliosis testing in Germany: a retrospective model analysis. Clin Dev Immunol. 2012;2012(2):1–13.
79. Dessau RB, Bangsborg JM, Ejlertsen T, Skarphedinsson S, Schønheyder HC. Utilization of serology for the diagnosis of suspected Lyme borreliosis in Denmark: survey of patients seen in general practice. BMC Infect Dis. 2010;10:317.

80. Coumou J, Hovius JWR, van Dam AP. *Borrelia burgdorferi* sensu lato serology in the Netherlands: guidelines versus daily practice. Eur J Clin Microbiol Infect Dis. 2014;33(10):1803–8.
81. Seltzer EG, Shapiro ED. Misdiagnosis of Lyme disease: when not to order serologic tests. Pediatr Infect Dis J. 1996;15(9):762–3.
82. Gordis L, editor. Assessing the validity and reliability of diagnostic and screening tests. 2nd ed. Philadelphia, London, New York: WB Saunders; 2000. (Epidemiology)
83. Rothman K, editor. Modern epidemiology. 2nd ed. Philadelphia, PA: Lippincott-Raven; 1998.
84. CDC. Recommendations for test performance and interpretation from the Second National Conference on Serologic Diagnosis of Lyme Disease. MMWR Morb Mortal Weekly Rep. 1995;44(31):590–1.
85. Sillanpää H, Lahdenne P, Sarvas H, Arnez M, Steere A, Peltomaa M, et al. Immune responses to borrelial VlsE IR6 peptide variants. Int J Med Microbiol. 2007;297(1):45–52.
86. Ang CW, Notermans DW, Hommes M, Simoons-Smit AM, Herremans T. Large differences between test strategies for the detection of anti-Borrelia antibodies are revealed by comparing eight ELISAs and five immunoblots. Eur J Clin Microbiol Infect Dis. 2011;30(8):1027–32.
87. Goettner G, Schulte-Spechtel U, Hillermann R, Liegl G, Wilske B, Fingerle V. Improvement of Lyme borreliosis serodiagnosis by a newly developed recombinant immunoglobulin G (IgG) and IgM line immunoblot assay and addition of VlsE and DbpA homologues. J Clin Microbiol. 2005;43(8):3602–9.
88. Schoen RT. Editorial commentary: better laboratory testing for Lyme disease: no more Western blot. Clin Infect Dis. 2013;57(3):341–3.
89. Branda JA, Strle F, Strle K, Sikand N, Ferraro MJ, Steere AC. Performance of United States serologic assays in the diagnosis of Lyme borreliosis acquired in Europe. Clin Infect Dis. 2013;57(3):333–40.
90. Branda JA, Linskey K, Kim YA, Steere AC, Ferraro MJ. Two-tiered antibody testing for Lyme disease with use of 2 enzyme immunoassays, a whole-cell sonicate enzyme immunoassay followed by a VlsE C6 peptide enzyme immunoassay. Clin Infect Dis. 2011;53(6):541–7.
91. CDC. Lyme disease--United States 2003–2005. MMWR Morb Mortal Weekly Rep. 2007;56(23):573–6.
92. Hamann-Brand A, Flondor M, Brade V. Evaluation of a passive hemagglutination assay as screening test and of a recombinant immunoblot as confirmatory test for serological diagnosis of Lyme disease. Eur J Clin Microbiol Infect Dis. 1994;13(7):572–5.
93. Hansen K, Asbrink E. Serodiagnosis of erythema migrans and acrodermatitis chronica atrophicans by the *Borrelia burgdorferi* flagellum enzyme-linked immunosorbent assay. J Clin Microbiol. 1989;27(3):545–51.
94. Jauris-Heipke S, Rössle B, Wanner G, Habermann C, Rössler D, Fingerle V, et al. Osp17, a novel immunodominant outer surface protein of *Borrelia afzelii:* recombinant expression in *Escherichia coli* and its use as a diagnostic antigen for serodiagnosis of Lyme borreliosis. Med Microbiol Immunol. 1999;187(4):213–9.
95. Hauser U, Lehnert G, Wilske B. Diagnostic value of proteins of three *Borrelia* species (*Borrelia burgdorferi* sensu lato) and implications for development and use of recombinant antigens for serodiagnosis of Lyme borreliosis in Europe. Clin Diagn Lab Immunol. 1998;5(4):456–62.
96. Hauser U, Krahl H, Peters H, Fingerle V, Wilske B. Impact of strain heterogeneity on Lyme disease serology in Europe: comparison of enzyme-linked immunosorbent assays using different species of *Borrelia burgdorferi* sensu lato. J Clin Microbiol. 1998;36(2):427–36.
97. Robertson J, Guy E, Andrews N, Wilske B, Anda P, Granström M, et al. A European multicenter study of immunoblotting in serodiagnosis of Lyme borreliosis. J Clin Microbiol. 2000;38(6):2097–102.

98. Wilske B, Jauris-Heipke S, Lobentanzer R, Pradel I, Preac-Mursic V, Rössler D, et al. Phenotypic analysis of outer surface protein C (OspC) of *Borrelia burgdorferi* sensu lato by monoclonal antibodies: relationship to genospecies and OspA serotype. J Clin Microbiol. 1995;33(1):103–9.
99. Hunfeld KP, Fingerle V, Stanek G, Dagnofer E, Brade V, Wilske B et al. European multicenter study for evaluation of a new enzyme immunoassay for detection of igg antibodies against *Borrelia burgdorferi* sensu lato [(unpublished poster presentation)]. Munich; 2005.
100. Wilske B, Fingerle V, Herzer P, Hofmann A, Lehnert G, Peters H, et al. Recombinant immunoblot in the serodiagnosis of Lyme borreliosis. Comparison with indirect immunofluorescence and enzyme-linked immunosorbent assay. Med Microbiol Immunol. 1993;182(5):255–70.
101. Liang FT, Jacobson RH, Straubinger RK, Grooters A, Philipp MT. Characterization of a *Borrelia burgdorferi* VlsE invariable region useful in canine Lyme disease serodiagnosis by enzyme-linked immunosorbent assay. J Clin Microbiol. 2000;38(11):4160–6.
102. Lawrenz MB, Hardham JM, Owens RT, Nowakowski J, Steere AC, Wormser GP, et al. Human antibody responses to VlsE antigenic variation protein of Borrelia burgdorferi. J Clin Microbiol. 1999;37(12):3997–4004.
103. Panelius J, Lahdenne P, Saxén H, Carlsson S, Heikkilä T, Peltomaa M, et al. Diagnosis of Lyme neuroborreliosis with antibodies to recombinant proteins DbpA, BBK32, and OspC, and VlsE IR6 peptide. J Neurol. 2003;250(11):1318–27.
104. Schulte-Spechtel U, Lehnert G, Liegl G, Fingerle V, Heimerl C, Johnson BJB, et al. Significant improvement of the recombinant *Borrelia*-specific immunoglobulin G immunoblot test by addition of VlsE and a DbpA homologue derived from *Borrelia garinii* for diagnosis of early neuroborreliosis. J Clin Microbiol. 2003;41(3):1299–303.
105. Eicken C, Sharma V, Klabunde T, Lawrenz MB, Hardham JM, Norris SJ, et al. Crystal structure of Lyme disease variable surface antigen VlsE of *Borrelia burgdorferi.* J Biol Chem. 2002;277(24):21691–6.
106. Indest KJ, Howell JK, Jacobs MB, Scholl-Meeker D, Norris SJ, Philipp MT. Analysis of Borrelia burgdorferi VlsE gene expression and recombination in the tick vector. Infect Immun. 2001;69(11):7083–90.
107. Leeflang MMG, Ang CW, Berkhout J, Bijlmer HA, van Bortel W, Brandenburg AH, et al. The diagnostic accuracy of serological tests for Lyme borreliosis in Europe: a systematic review and meta-analysis. BMC Infect Dis. 2016;16(1):31.
108. Branda JA, Steere AC. Laboratory diagnosis of Lyme Borreliosis. Clin Microbiol Rev. 2021;34(2):15.
109. Hunfeld K, Stanek G, Straube E, Hagedorn H, Schörner C, Mühlschlegel F, et al. Quality of Lyme disease serology. Lessons from the German proficiency testing program 1999–2001. A preliminary report. Wiener klinische Wochenschrift. 2002;114(13–14):591–600.
110. Hauser U, Lehnert G, Wilske B. Validity of interpretation criteria for standardized Western blots (immunoblots) for serodiagnosis of Lyme borreliosis based on sera collected throughout Europe. J Clin Microbiol. 1999;37(7):2241–7.
111. Norman GL, Antig JM, Bigaignon G, Hogrefe WR. Serodiagnosis of Lyme borreliosis by Borrelia burgdorferi sensu stricto, *B. garinii,* and *B. afzelii* Western blots (immunoblots). J Clin Microbiol. 1996;34(7):1732–8.
112. Hunfeld KP, Kraiczy P. When is the best time to order a Western blot and how should it be interpreted? Curr Probl Dermatol. 2009;37:167–77.
113. Bykowski T, Babb K, von Lackum K, Riley SP, Norris SJ, Stevenson B. Transcriptional regulation of the *Borrelia burgdorferi* antigenically variable VlsE surface protein. J Bacteriol. 2006;188(13):4879–89.
114. Porwancher RB, Hagerty CG, Fan J, Landsberg L, Johnson BJB, Kopnitsky M, et al. Multiplex immunoassay for Lyme disease using VlsE1-IgG and pepC10-IgM antibodies: improving test performance through bioinformatics. Clin Vaccine Immunol. 2011;18(5):851–9.

115. Dessau RB, Moller JK, Kolmos B, Henningsson AJ. Multiplex assay (Mikrogen recomBead) for detection of serum IgG and IgM antibodies to 13 recombinant antigens of *Borrelia burgdorferi* sensu lato in patients with neuroborreliosis: the more the better? J Med Microbiol. 2015;64(3):224–31.
116. Steere AC. Lyme disease. N Engl J Med. 1989;321(9):586–96.
117. Eiffert H, Hanefeld F, Thomssen R, Christen HJ. Reinfection in Lyme borreliosis. Infection. 1996;24(6):437–9.
118. Mauch H, Wellinghausen N, Abele-Horn M, Manthke OD. MiQ 35, Infektionsimmunologische Methoden Teil I. München: Urban & Fischer in Elsevier; 2017. p. 41–53.
119. Dessau RB. Diagnostic accuracy and comparison of two assays for *Borrelia*-specific IgG and IgM antibodies: proposals for statistical evaluation methods, cut-off values and standardization. J Med Microbiol. 2013;62(12):183–44.5.
120. Dessau R, Ejlertsen T, Hilden J. Simultaneous use of serum IgG and IgM for risk scoring of suspected early Lyme borreliosis: graphical and bivariate analyses. APMIS. 2010;118(4):313–23.
121. Glatz M, Golestani M, Kerl H, Müllegger RR. Clinical relevance of different IgG and IgM serum antibody responses to *Borrelia burgdorferi* after antibiotic therapy for erythema migrans. Arch Dermatol. 2006;142(7)
122. Goossens HA, van den Bogaard AE, Nohlmans MK. Reduced specificity of combined IgM and IgG enzyme immunoassay testing for Lyme borreliosis. Eur J Clin Microbiol Infect Dis. 2000;19(5):400–2.
123. Kalish RA, McHugh G, Granquist J, Shea B, Ruthazer R, Steere AC. Persistence of immunoglobulin M or immunoglobulin G antibody responses to *Borrelia burgdorferi* 10–20 years after active lyme disease. Clin Infect Dis. 2001;33(6):780–5.
124. Seriburi V, Ndukwe N, Chang Z, Cox M, Wormser G. High frequency of false positive IgM immunoblots for Borrelia burgdorferi in clinical practice. Clin Microbiol Infect. 2012;18(12):1236–40.
125. Mauch H, Wellinghausen N, Abele-Horn M, Manthke OD. MiQ 35, Infektionsimmunologische Methoden Teil I. München: Urban & Fischer in Elsevier; 2017. p. 12–20.
126. World Health Organization. Veterinary Public Health Unit: WHO Workshop on Lyme borreliosis diagnosis and surveillance. Document no. WHO/CDS/VPH/95.141. Geneva, Switzerland; 1995.
127. Bruckbauer HR, Preac-Mursic V, Fuchs R, Wilske B. Cross-reactive proteins of *Borrelia burgdorferi*. Eur J Clin Microbiol Infect Dis. 1992;11(3):224–32.
128. Rauer S, Kastenbauer S et al. S3-Leitlinie Neuroborreliose. 2017 [cited 2017 Oct 17]. Available from: http://www.awmf.org/leitlinien/detail/ll/030-071.html.
129. Oschmann P, Dorndorf W, Hornig C, Schäfer C, Wellensiek HJ, Pflughaupt KW. Stages and syndromes of neuroborreliosis. J Neurol. 1998;245(5):262–72.
130. Reiber H, Ressel CB, Spreer A. Diagnosis of neuroborreliosis – improved knowledge base for qualified antibody analysis and cerebrospinal fluid data pattern related interpretations. Neurol Psychiatry Brain Res. 2013;19(4):159–69.
131. Kaiser R. Variable CSF findings in early and late Lyme neuroborreliosis: a follow-up study in 47 patients. J Neurol. 1994;242(1):26–36.
132. Djukic M, Schmidt-Samoa C, Lange P, Spreer A, Neubieser K, Eiffert H, et al. Cerebrospinal fluid findings in adults with acute Lyme neuroborreliosis. J Neurol. 2012;259(4):630–6.
133. Mygland Å, Ljøstad U, Fingerle V, Rupprecht T, Schmutzhard E, Steiner I. EFNS guidelines on the diagnosis and management of European Lyme neuroborreliosis. Eur J Neurol. 2010;17(1):8–e4.
134. Rupprecht TA, Plate A, Adam M, Wick M, Kastenbauer S, Schmidt C, et al. The chemokine CXCL13 is a key regulator of B cell recruitment to the cerebrospinal fluid in acute Lyme neuroborreliosis. J Neuroinflammation. 2009;6:42.
135. Ljøstad U, Mygland Å. CSF B – lymphocyte chemoattractant (CXCL13) in the early diagnosis of acute Lyme neuroborreliosis. J Neurol. 2008;255(5):732–7.

136. Schmidt C, Plate A, Angele B, Pfister H, Wick M, Koedel U, et al. A prospective study on the role of CXCL13 in Lyme neuroborreliosis. Neurology. 2011;76(12):1051–8.
137. Dersch R, Hottenrott T, Senel M, Lehmensiek V, Tumani H, Rauer S, et al. The chemokine CXCL13 is elevated in the cerebrospinal fluid of patients with neurosyphilis. Fluids Barriers CNS. 2015;12:12.
138. Hytönen J, Kortela E, Waris M, Puustinen J, Salo J, Oksi J. CXCL13 and neopterin concentrations in cerebrospinal fluid of patients with Lyme neuroborreliosis and other diseases that cause neuroinflammation. J Neuroinflammation. 2014;11:103.
139. Rubenstein JL, Wong VS, Kadoch C, Gao H, Barajas R, Chen L, et al. CXCL13 plus interleukin 10 is highly specific for the diagnosis of CNS lymphoma. Blood. 2013;121(23):4740–8.
140. Richtlinie der Bundesärztekammer zur Qualitätssicherung laboratoriumsmedizinischer Untersuchungen; 2019.
141. Dattwyler RJ, Volkman DJ, Halperin JJ, Luft BJ, Thomas J, Golightly MG. Specific immune responses in Lyme borreliosis. Characterization of T cell and B cell responses to *Borrelia burgdorferi.* Ann N Y Acad Sci. 1988;539:93–102.
142. Dessau R, Fingerle V, Gray J, Hunfeld K, Jaulhac B, Kahl O, et al. The lymphocyte transformation test for the diagnosis of Lyme borreliosis has currently not been shown to be clinically useful. Clin Microbiol Infect. 2014;20(10):O786.
143. von Baehr V. The lymphocyte transformation test for *Borrelia* detects active Lyme borreliosis and verifies effective antibiotic treatment. Open Neurol J. 2012;6(1):104–12.
144. Valentine-Thon E, Ilsemann K, Sandkamp M. A novel lymphocyte transformation test (LTT-MELISA®) for Lyme borreliosis. Diagn Microbiol Infect Dis. 2007;57(1):27–34.
145. Nordberg M, Forsberg P, Nyman D, Skogman BH, Nyberg C, Ernerudh J, et al. Can ELISPOT be applied to a clinical setting as a diagnostic utility for neuroborreliosis? Cell. 2012;1(4):153–67.
146. Lantos PM, Auwaerter PG, Wormser GP. A systematic review of *Borrelia burgdorferi* morphologic variants does not support a role in chronic lyme disease. Clin Infect Dis. 2014;58(5):663–71.
147. Stricker RB, Winger EE. Decreased CD57 lymphocyte subset in patients with chronic Lyme disease. Immunol Lett. 2001;76(1):43–8.
148. Hartmann F, Mueller-Marienburg H. Indirekter Neurotoxinnachweis durch den „Visual Contrast Sensitivity"-Test bei Patienten mit einer chronischen Borreliose. Die Medizinische Welt. 2003;54:248–51.
149. Smit PW, Kurkela S, Kuusi M, Vapalahti O. Evaluation of two commercially available rapid diagnostic tests for Lyme borreliosis. Eur J Clin Microbiol Infect Dis. 2015;34(1):109–13.

Prophylaktische Maßnahmen gegen Lyme-Borreliose und zukünftige Perspektiven

7

Nathalie Boulanger

7.1 Einführung

Die Lyme-Borreliose ist die am häufigsten vorkommende durch Zecken übertragene Krankheit der gemäßigten Nordhalbkugel [1]. Das 20. Jahrhundert hat eine wichtige geografische Ausbreitung und Auswirkung dieser menschlichen Krankheit gesehen, die mit Veränderungen in den Landschaftsmustern und sozioökonomischen Veränderungen, aber auch mit der globalen Erwärmung verbunden sind [2, 3].

Die steigende Inzidenz der Lyme-Borreliose kann auf eine erhöhte Verbreitung von Zecken (verbunden mit der Vermehrung der Hauptwirte einschließlich Hirsche und Nagetiere), Veränderungen der Forstkultur und Landschaftsnutzung, Veränderungen im menschlichen Verhalten und Fortschritte in der klinischen Erkennung und Diagnose zurückgeführt werden [4]. Die menschliche Errankheit wird hauptsächlich durch drei *Borrelia* Genospezies verursacht: *B. burgdorferi* sensu stricto (s.s.) in Eurasien und den USA und *B. afzelii* und *B. garinii* in Eurasien [5]. Es gibt eine charakteristische Verzögerung in der *Borrelia*-Übertragung nach Beginn des Zeckensaugakts beim Wirbeltierwirt. Tatsächlich befinden sich die Bakterien bei infizierten Zecken zunächst im Mitteldarm. Wenn Blut in den Mitteldarm eintritt, verändern sie ihre antigene Oberflächel und wandern zu den Speicheldrüsen, wo sie zusammen mit Zeckenspeichel in die Dermis koinokuliert werden [6]. Interessanterweise sind Verzögerungen der *Borrelia*-Übertragung in Europa in der Regel kürzer als in den USA, wo der Zeckenvektor und die Vertreter des lokal vorkommenden *Borrelia*-Genospezies Komplexes unterschiedlich sind [7, 8].

N. Boulanger (✉)
UR 7290: Virulence bactérienne Précoce: Groupe Borrelia, Université de Strasbourg, Facultés de médecine et de pharmacie, Strasbourg, France
E-Mail: nboulanger@unistra.fr

N. Boulanger
French Reference Center for Borrelia, Centre Hospitalier Universitaire, Strasbourg, France

K.-P. Hunfeld und J. Gray (Hrsg.), *Lyme-Borreliose*,
https://doi.org/10.1007/978-3-031-49764-3_7

Lyme-Borrelien werden in verschiedenen Regionen durch verschiedene -Schildzeckenarten übertragen: *I. ricinus* in Europa, *I. persulcatus* in Osteuropa und Asien, *I. scapularis* im östlichen Teil der USA und *I. pacificus* im westlichen Teil der USA [5]. *Ixodes*-Zecken können auch eine große Vielfalt anderer Pathogene übertragen (siehe Kap. 9: „Andere von *Ixodes* übertragene Krankheiten"). Beim Menschen am häufigsten sind Bakterien (*Borrelia, Anaplasma* und *Rickettsia*), Protozoen (*Babesia*) und Viren (zeckenübertragenes Enzephalitisvirus in Europa und Powassan-Virus in den USA) [9]. Zecken sind obligatorische Blutsauger, die eine Blutmahlzeit benötigen, um sich von Stadium zu Stadium zu häuten: von Larven zu Nymphen und adulte Zecken. In Gebieten mit kontinentalem Klima haben sie zwei Hauptaktivitätsperioden: Frühjahr und Herbst [10]. Der *Ixodes*-Komplex ernährt sich vom Blut einer großen Vielfalt von Säugetieren, Vögeln und Reptilien. Die Zecken sind dabei mit ausgeklügelten Organen ausgestattet, wie den Haller-Organen, die sich auf dem ersten Beinpaar befinden. Diese Organe ermöglichen es ihnen, ihren Wirt durch das Erkennen von Gerüchen, Kohlendioxid oder vom Wirt freigesetzter Milchsäure zu finden. Einmal auf dem Wirbeltierwirt infestiert, sondert die *Ixodes*-Zecke ein komplexes Panel von bioaktiven Molekülen ab, die die Pharmakologie und die Immunologie des Wirtes spezifisch beeinflussen [6, 11].

Menschen sind zufällige Wirte, die normalerweise die Zecke in ihrem typischen Biotop treffen. In den meisten Fällen werden Menschen von der Nymphenstufe gebissen [12] und in der Regel am unteren Teil des Körpers. Die Vermeidung von Zeckenbissen und die schnelle Entfernung von Zecken sind die wirksamsten Maßnahmen zur Reduzierung des Risikos, zeckenübertragene Krankheiten zu bekommen. Es stehen mechanische oder chemische Werkzeuge zur Verfügung, um direkte Kontakte zwischen der Zecke und dem Wirt zu verhindern. Darüber hinaus können auch kollektive Interventionen wie Veränderungen der Umwelt, die für Zecken günstig sind, in Betracht gezogen werden [13, 14]. Neben all diesen präventiven Strategien könnte ein wirksamer Impfstoff den zukünftigen Goldstandard für den Schutz gegen zeckenübertragene Krankheiten darstellen. Die Forschung ist noch im Gange, um schützende Antigene zu identifizieren, die eine ausreichende Immunität entweder gegen Borrelien oder den *Ixodes*-Vektor erzeugen könnten [15, 16].

7.2 Zeckenkontrolle in der menschlichen Bevölkerung

Obwohl in diesem Kapitel nicht weiter diskutiert, ist die Aufklärung der Bevölkerung über Zeckenbiologie und zeckenübertragene Krankheiten eine der bevorzugten Methoden zur Reduzierung des Risikos von Zeckenbissen und der Ansteckung mit zeckenübertragenen Krankheiten, die in einer ganzen Reihe von Ländern auch effizient gefördert wird [17, 18].

In gemäßigten Zonen beruht die Prävention auf einfachen persönlichen Methoden zur Vermeidung von Zeckenbissen, wie mechanischem Schutz oder der Verwendung von Hautrepellentien [19]. Darüber hinaus gibt es verschiedene kollektive Maßnahmen zur Kontrolle von Zecken in ihrer Umgebung (Tab. 7.1).

Tab. 7.1 Aktuelle Managementstrategien und zukünftige Entwicklung zur Kontrolle der Lyme-Borreliose

Übliche Methoden zur Begrenzung von Zeckenbissen	
Persönlicher Schutz	• Schutzkleidung (hellfarbener Stoff, Gamaschen) • Körperuntersuchung und schnelle Zeckenentfernung • Verwendung von Hautrepellentien
Landschaftsmanagement	• Mähen • Entfernen von Laub am Boden • Kontrolliertes Verbrennen von Vegetation
Management der Wirtshäufigkeit	• Verwendung von Zäunen zur Abwehr von Rehen • Reduzierung von Rehen durch Jagd • Habitatkontrolle zur Reduzierung von Nagetierreservoiren
Alternative Methoden zur Kontrolle der Zeckenpopulation	
Akarizide	• Flächendeckende Ausbringung von Akariziden • Wirtsspezifische Akarizide (Nagetiere oder Rehe)
Biologische Kontrolle	• Entomopathogene Pilze • Parasitoide/*Ixodiphagus hookeri* • Nematoden
Zu entwickelnde alternative Methoden	
Anti-*Borrelia*-Impfstoff	• Identifizierung von schützenden Antigenen • Klinische Studien im Gange mit einem auf das OspA-Antigen basierenden Impfstoff, der die Übertragung blockiert
Anti-Zecken-Impfstoffe	• Zahlreiche Zeckenproteine identifiziert in *Ixodes*-Zeckenspeichel
Transgene Zecken	• Modifikation des Zeckengenoms zur Erzeugung von *Borrelia*-resistenten Zecken

Adaptiert nach [4, 13, 54]

7.2.1 Persönlicher Schutz

7.2.1.1 Mechanischer Schutz und angemessenes Verhalten

Obwohl sehr einfach, ist der mechanische Schutz die zuverlässigste Schutzmaßnahme gegen Zecken, die versuchen, vom Boden oder niedriger Vegetation hochzuklettern. Lange Hosen mit hellen Farben erleichtern die Erkennung von kriechenden Zecken (Abb. 7.1). Weitere wirksame Maßnahmen, um den direkten Kontakt zwischen der Zecke und dem Menschen zu vermeiden, sind das Einstecken der Hosen in die Socken (selten gemacht) und das Vermeiden von offenen Schuhen oder Sandalen [20]. Gamaschen (wie in Abb. 7.1 gezeigt) können auch eine effiziente Methode sein, um Zeckenbisse zu vermeiden. Beim Wandern in zeckenverseuchten Lebensräumen ist es auch unerlässlich, in der Mitte der Wege zu bleiben, um den Kontakt mit Zecken zu reduzieren.

Suchende Zecken befinden sich häufig auf den Spitzen von Gräsern. Daher sind Kinder im Alter von 5 bis 13 Jahren besonders gefährdet für Zeckenbisse. Sie werden aufgrund ihrer Körpergröße und ihres sorgloseren Verhaltens (z. B. Rollen im

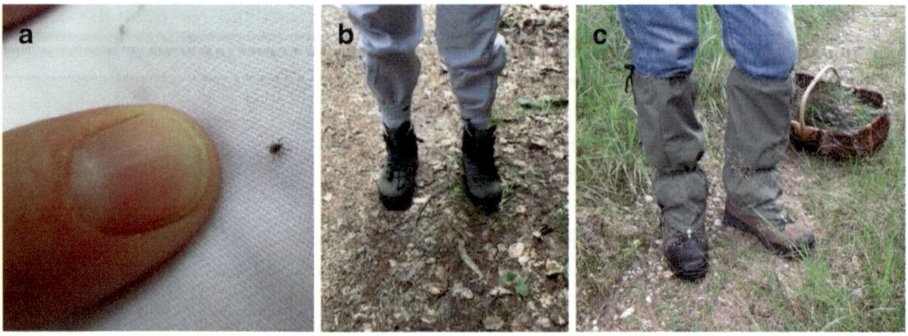

Abb. 7.1 Persönliches Schutzverhalten: **a** hellfarbige Kleidung zur leichteren Erkennung von *Ixodes*-Nymphen, **b** Hosen in Socken gesteckt, **c** lange Hosen und Gamaschen Fotos N Boulanger

Gras) eher am Kopf gebissen [21]. Das Tragen einer Mütze oder einer Kappe und das Überprüfen des Körpers nach dem Aufenthalt im Freien (mehr dazu in den folgenden Abschnitten) kann Zeckenbisse auf der Kopfhaut reduzieren. Leider befolgen die meisten Menschen diese einfachen Maßnahmen zur Vermeidung von Zeckenbissen nicht [4].

7.2.1.2 Repellents

Repellents sind chemische Substanzen, die topisch aufgetragen werden und hauptsächlich das Geruchssystem der Zecken stören, wodurch sie daran gehindert werden, ihren Wirt zu erkennen [22]. Grundsätzlich töten diese Moleküle keine Zecken. Sie müssen sorgfältig aufgetragen werden, abhängig vom Alter und den Aktivitäten der Betroffenen (Tab. 7.2). Es muss darauf geachtet werden, den Kontakt mit den Augen oder Schleimhäuten zu vermeiden. Die Dauer der Repellent-Aktivität ist variabel und hängt von der Art des Moleküls, der Formulierung und der Konzentration des Wirkstoffs ab. Besondere Vorsicht ist bei kleinen Kindern (unter 2 Jahren), schwangeren Frauen und allergischen Personen geboten [22–24].

Heutzutage ist das am häufigsten verwendete Repellent Diethyltoluamid (DEET). In den USA wird DEET seit mehreren Jahrzehnten verwendet und hat sich als wirksam gegen Zecken erwiesen. Der Nachteil ist, dass es synthetische Fasern, Kunststoffe (Brillen, Uhrenarmbänder usw.) und Leder beschädigen kann. Es wurde erstmals 1956 vermarktet und hat sehr wenige veröffentlichte Nebenwirkungen. Zwei neuere Moleküle bewirken eine Abstoßung bzw. gestörte Anheftung : IR35/35® (N-Butyl, N-Acetyl-3-Ethylaminopropionat) und KBR 3023 oder Picaridin zeigen ebenfalls gute Aktivität gegen Zecken [21]. Picaridin, das am häufigsten gegen Arthropoden eingesetzt wird, hat keinen Geruch, ist nicht fettig und beschädigt keine Kunststoffe (Tab. 7.2). IR35/35 und Picaridin waren Gegenstand mehrerer Studien, die von der WHO (Pesticide Evaluation Scheme, WHOPES) durchgeführt wurden [24].

Tab. 7.2 Wichtige natürliche und synthetische Repellents, die bereits vermarktet werden oder in Entwicklung sind

Moleküle	Entwicklung	Konzentration	Nachteile	Vorteile	Andere Spezifität
Synthetische Repellents, die bei US-amerikanischen, kanadischen und europäischen Behörden registriert sind					
DEET	1953	10–50 %	Ölig, Schäden an Kunststoffen, Augenreizung	Toxikologie gut bekannt Günstig, Breitspektrum-Repellent	DEET 33 %: Langsam freisetzendes Polymer: Ultrathon® (3M)
Picaridin oder KBR3023 (abgeleitet von Piperidin)	1980er-Jahre (BAYER)	20–30 %	Mögliche Hautreizung	Breitspektrum. Verändert Kunststoffe nicht Geringer Geruch	NA
IR3535 oder EBAAP	1975 (MERCK)	20–35 %	Augenreizung Kann Kunststoff und Kleidung beschädigen	Sicher Gute Bilanz	Geringe Abwehrwirkung bei niedrigen Konzentrationen
Wichtigste vermarktete Produkte auf Pflanzenbasis					
P-Menthane-3,8-diol (Quwenling)	NA	20–30 %	Enthält Citral (hautreizend) Augenreizend	NA	Eukalyptus: *Corymbia citriodora*
Permethrin (Pyrethrinoid)	1979	0,5 %	Pestizid Sollte nicht auf die Haut aufgetragen werden	NA	Kleidungsabwehrmittel Polymerbeschichtetes Abwehrmittel
Am meisten untersuchte Zeckenabwehrverbindung auf Pflanzenbasis					
2-Undecanon BioUD®	2007	7,75 %	NA	NA	*Lycopersicon-hirsutum*-Wildtomate
Nootkaton	NA	0,0458 (Gew./Vol.)	NA	NA	*Chamaecyparis-nootkatensis*-Alaskische Gelbzeder
Dodecansäure (DDA) Contrazeck®	NA	10 %	NA	NA	Kokos- und Palmkernöl

Adaptiert nach [19, 22, 23]
NA Nicht anwendbar/verfügbar

Ätherische Öle und natürliche Verbindungen werden im Allgemeinen nicht empfohlen, da sie zu flüchtig sind und einige von ihnen Hautreizungen und Allergien auslösen. Öl aus Zitroneneukalyptus (OLE), das aus dem Eukalyptus *Corymbia citriodora* extrahiert wird, oder P-Menthan-3,8-diol (PMD), eine synthetisierte Version von OLE, ist jedoch wirksam und kann gegen Zecken eingesetzt werden [19, 22]. Andere natürliche Moleküle, einschließlich Dodecansäure, 2-Undecanon und Nootkaton, haben ebenfalls ein Abwehrpotenzial [19, 22, 23] (Tab. 7.2).

Permethrin, das in den 1970er Jahren in den USA entwickelt wurde, ist giftig für Reptilien und Fische. Permethrin führt zu einer schnellen Immobilisierung und Ablösung der Zecke, wenn es auf Stoff aufgetragen wird. Das Molekül wird als Pestizid eingestuft und darf daher nicht direkt auf die Haut aufgetragen werden. Es sollte mit Vorsicht verwendet werden; schwere Nebenwirkungen werden immer häufiger dokumentiert [20, 23].

Zusammenfassend kann die Verwendung von Zeckenabwehrmitteln auf der Haut dazu beitragen, Zeckenbisse und die Inzidenz von Lyme-Borreliose zu reduzieren. Das Tragen von schützender, hellfarbener Kleidung und langen Hosen wurde als wirksamste Maßnahme berichtet [25], ebenso wie das Baden innerhalb von 2 Stunden nach dem Kontakt mit Zecken [26].

7.2.1.3 Körperkontrolle

Keine der oben genannten Techniken bietet eine 100 %ige Garantie für den Schutz [20]. Eine visuelle Inspektion des gesamten Körpers nach Aktivitäten in Zeckenendemiegebieten ist immer noch die beste Prävention. Besondere Aufmerksamkeit muss der Untersuchung feuchter Körperbereiche, wie Hautfalten, Nabel, Kopfhaut und Ohren, gewidmet werden. Zeckenbisse sind in der Regel schmerzlos. Bei einigen Personen kann eine überempfindliche Reaktion auf Zeckenspeichel helfen, eine Zecke zu entdecken. Im Falle eines Bisses ist die beste Methode die mechanische Entfernung der Zecke mit einem speziellen Werkzeug, wie z. B. einer feinen Pinzette oder einer Zange, damit die Zecke so nah wie möglich an der Haut erfasst werden kann (Abb. 7.2). Wenn die Zecke sanft, aber fest gerade nach oben gezogen wird, können die Mundteile intakt entfernt werden. Sollten die Mundteile abbrechen, bleibt für einige Wochen ein kleiner Knoten in der Haut, der schließlich resorbiert wird [27]. Es gibt einige kommerzielle Geräte, die unter bestimmten Umständen funktionieren, aber im Allgemeinen weniger effektiv sind [20]. Die Anwendung von Chemikalien auf die Zecke wie Petroleum, Benzin, Nagellack oder 70 %iger Alkohol kann nicht empfohlen werden. Keines dieser Produkte ist wirklich wirksam [28], und keine Studie hat schlüssig bewiesen, dass nach der chemischen Anwendung eine Regurgitation von Zecken-Darm-Inhalten in die Haut erfolgt. Tatsächlich hat eine Laborstudie gezeigt, dass die Methode der Zeckenentfernung keinen Einfluss auf die Übertragung von Borrelien hat [28]. Nach der Entfernung muss die Zeckenbissstelle desinfiziert und die Hände sollten gewaschen werden. Topische Antibiotika haben sich nicht als wirksam bei der Verhinderung der Übertragung von Lyme-Borreliose erwiesen [29]. Es wird empfohlen, den Ort und das Datum des Bisses zu notieren und auf Anzeichen und Sym-

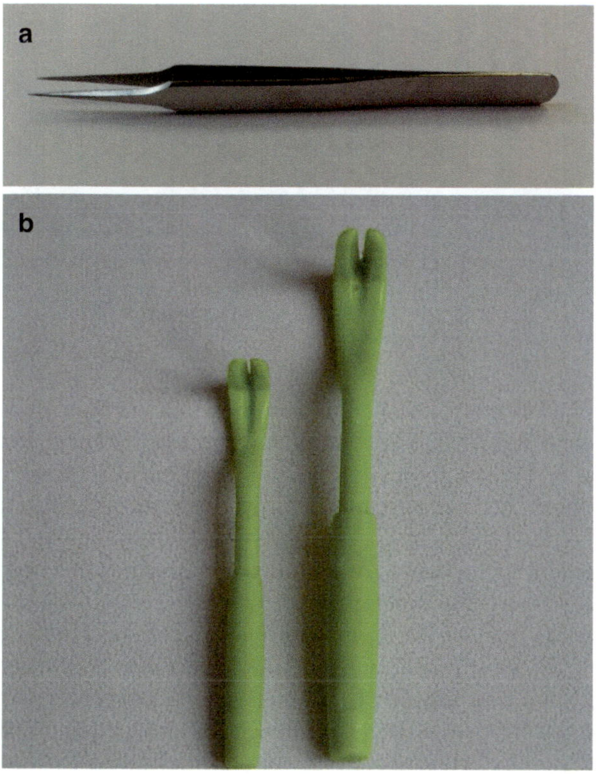

Abb. 7.2 Werkzeuge zur Entfernung von Zecken: **a** feine Pinzette, **b** kommerzielles Gerät zur Extraktion verschiedener Größen von *Ixodes*-Zecken. (Fotos N Boulanger)

ptome (Fieber, grippeähnliche Symptome, Schwindel etc.) zu achten. Erythema migrans, das einzige eindeutige frühe pathognomonische Symptom der Lyme-Borreliose, das bei einem Teil der infizierten Personen auftritt, erscheint in der Regel zwischen 3 und 30 Tagen nach dem infektiösen Zeckenbiss [5] und sollte nicht mit einer lokalisierten allergischen Reaktion auf den Zeckenspeichel verwechselt werden, die an der Bissstelle auftreten kann und sich in der Regel innerhalb von 24–48 Stunden entwickelt [30].

7.2.2 Kollektive Maßnahmen: Management von anthropogenen Umgebungen

Zecken verbringen den größten Teil ihrer Zeit in ihrer natürlichen Umgebung, hauptsächlich im Laub der Wälder; die parasitäre Phase auf dem Wirbeltierwirt ist sehr kurz und dauert nur wenige Tage während der Blutmahlzeit [13, 31]. Daher ist ein geeignetes Ökosystem, einschließlich der Anwesenheit seiner geeigneten

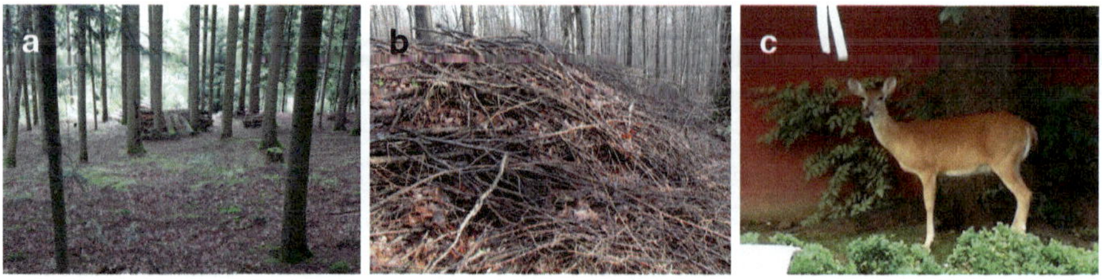

Abb. 7.3 Günstige Umgebung für *Ixodes*-Zecken: **a** Laub, **b** Astbündel, **c** bewaldete Gebiete in amerikanischen Vororten, die für Hirsche günstig sind. (Fotos N Boulanger)

Tierwirte, für das Überleben der Zecke unerlässlich. Zecken suchen nach dem Wirbeltierwirt und verbringen ihre Zeit damit, im Gras auf und ab zu gehen, um sich im Boden zu rehydrieren [31]. *Ixodes*-Zecken entwickeln sich in der Regel in schattigen Bereichen von Mischwäldern, wo die relative Luftfeuchtigkeit mindestens 80 % beträgt [10]. Alle Zeckenstadien können regelmäßig auf Waldwegen angetroffen werden, Erwachsene Zecken mögen besonders Gras und Büsche, auch in städtischen und vorstädtischen Gebieten [32].

Ökosysteme, die typisch für Lyme-Borreliose sind, zeichnen sich durch eine Umgebung aus, die günstig für die Entwicklung und das Überleben von Zecken sowie für Nagetiere und Hirsche ist (Abb. 7.3). Daher beruht die Zeckenkontrolle auf einem integrierten Ansatz, der einfache Methoden wie das Entfernen von Laub, kontrolliertes Verbrennen von Vegetation, Management invasiver Pflanzenarten und Rasenmähen um Häuser herum einschließt. Da Hirsche eine wesentliche Rolle bei der Vermehrung solcher Zeckenpopulationen spielen, ist die Installation von Zäunen sehr wichtig, um Hirschpopulationen in der Nähe von Wohngebieten zu begrenzen [13, 14].

Die Forstwirtschaft ist ebenso unerlässlich zur Kontrolle der Tierreservoire für Lyme-Borreliose, hauptsächlich Nagetiere. Das Entfernen von Totholz am Boden und das Räumen von Laub macht eine Umgebung für Nagetiere und auch für die *Ixodes*-Zeckenpopulation unattraktiv [14, 33]. Es wurde auch vorgeschlagen, die Hirschpopulationen durch regelmäßige Jagd zu kontrollieren [34]. In bestimmten Gebieten war diese Intervention jedoch nicht ausreichend erfolgreich, um das Risiko einer Lyme-Borreliose zu reduzieren, wie eine kürzlich durchgeführte Studie in Skandinavien zeigte [35]. Das Öffnen des Landes für direkte Sonneneinstrahlung und das Senken der Luftfeuchtigkeit am Boden trägt zur Begrenzung der Zeckenpopulationen ebenso bei, wie die Aufrechterhaltung der Wirtsvielfalt, was den Verdünnungseffekt auf die Borrelien-Übertragung fördert und die Anzahl der infizierten Zecken reduziert [36, 37], obwohl dies nicht überall zutrifft [38].

7.3 Kontrolle von Zecken bei Tieren

7.3.1 Haustiere

Sobald eine Zecke angesogen ist und sich ernährt, wird sie sich nicht abtrennen lassen, um einen anderen Tier- oder Menschenwirt zu suchen. Haustiere wie Hunde und Katzen können noch nicht angesogene Zecken ins Haus bringen. Daher erhöht das Zusammenleben mit Haustieren das menschliche Risiko für Lyme-Borreliose aufgrund ihrer höheren Exposition gegenüber auf Hunden und Katzen befindlichen nicht angesogenen Zecken [39]. Haustiere können von *Ixodes*-Zecken gebissen werden und sogar von Lyme-Borreliose betroffen sein, aber das Risiko scheint mit dem genetischen Hintergrund des Tieres verbunden zu sein. Klinische Manifestationen werden selten beobachtet, obwohl eine positive Serologie bei einer signifikanten Anzahl von Tieren wie Hunden, Pferden und Katzen gefunden wird [40, 41]. Es wurde daher vorgeschlagen, Haustiere als epidemiologische Wächter in Lyme-Borreliose-Endemiegebieten zu verwenden. Einige Impfstoffe für Hunde existieren, aber mit variabler Wirksamkeit [42].

Tierärzte fördern verschiedene Behandlungen zur Abwehr von Zecken bei Haustieren, wie Spot-on, Sprays, Halsbänder oder Pulver. Aktive Moleküle beinhalten synthetische Pyrethroide für Hunde [43], aber diese Moleküle sind für Katzen giftig.

7.3.2 Wildtiere

Die Lyme-Borreliose ist eine Zoonose, daher liegt es nahe, sich auf die Reservoirwirte zu konzentrieren, um die Krankheit beim Menschen zu verhindern [14]. In Nordamerika und Eurasien gibt es eine Vielzahl von kleinen Säugetier- und Vogelreservoiren, die als Wirt für unreife Zecken dienen. Hirsche sind wichtige Wirte für adulte *Ixodes*, die bekanntermaßen erheblich zur Aufrechterhaltung der Zeckenpopulationen beitragen, obwohl sie nicht als solche Reservoire für *Borrelia* sind [13]. Ansätze zur Verbesserung der *Borrelia*-Kontrolle könnten die Behandlung von Tierreservoiren mit Antibiotika oder Insektiziden oder die Entwicklung von Impfstoffen zur Blockierung der *Borrelia*-Aufnahme sein.

7.3.2.1 Behandlung der Wirte

Für Nagetiere und Hirsche stehen verschiedene Behandlungsmöglichkeiten zur Verfügung. Insektizide wie Fipronil wurden an Nagetierköderboxen getestet, um Larven und Nymphen auf diesem primären Reservoir zu reduzieren [44]. Ein ähnlicher Ansatz mit 4-Poster-Köderboxen zusammen mit einer Barrierenanwendung von Deltamethrin wurde auch für Hirsche getestet, um ihre Zeckenlast zu reduzieren. Diese topische Anwendung von Akarizid reduzierte die Zeckenpopulation effizient [45]. Ein alternativer Ansatz ist eine Zusammensetzung von Doxycyclin und Nagetierköder.n Es wurde gezeigt, dass eine orale Formulierung von Doxycyclin wirksam bei der Verhinderung einer *B.-burgdorferi*-Infektion in einem

Mausmodell war. Eine große Sorge bleibt, dass die weit verbreitete Verteilung von Antibiotika zur Behandlung von Tieren die Entwicklung von Resistenzen bei auch für den Menschen relevanten Pathogenen induzieren könnte [46].

7.3.2.2 Impfung von Nagetieren zur Reduzierung der Borrelien-Infektion

Das Prinzip der auf das Reservoir abzielenden Impfstoffe (RTV) besteht darin, *B. burgdorferi* s.l. in Reservoirwirten zu reduzieren, um die Häufigkeit von infizierten Zecken zu verringern und somit die Inzidenz der Lyme-Borreliose zu senken. Für die Entwicklung von RTV ist es wesentlich, den richtigen Antigentyp, den geeigneten Verabreichungsweg und die optimale Formulierung auszuwählen. OspA ist das Hauptoberflächenantigen auf Spirochäten während ihrer Entwicklung innerhalb der Zecke [47]. Die Impfung von Nagetieren mit diesem Antigen blockiert die Bakterien im Zeckendarm und hemmt ihre Migration zu den Speicheldrüsen, von wo aus die Bakterien normalerweise in den Wirt injiziert werden [48]. Eine mit Köder versehene orale Impfstrategie war an ausgewählten Pilotstandorten sehr effektiv. Zwei Hauptimpfstrategien wurden auf der Grundlage von zwei verschiedenen Formulierungen entwickelt: (1) eine orale Impfung auf der Basis von *Escherichia coli,* die rekombinantes OspA exprimieren, und (2) eine orale Impfung auf der Basis von Vaccinia-Virus (VV), das OspA exprimiert. Beide Strategien waren gleich wirksam bei der Erzeugung von schützenden Mengen von OspA-spezifischen Antikörpern bei Labormäusen und Weißfußmäusen *(Peromyscus leucopus)* und bei der Verringerung der Prävalenz von *B. burgdorferi* s.s. bei infizierten Zecken, die sich von geimpften Mäusen ernährt hatten. Um das Potenzial für eine menschliche Infektion zu reduzieren, wurde ein weiterer RTV entwickelt, der auf einem mit pH-sensitiven Polymeren (Eudragit) verkapselten VV basiert, das darauf ausgelegt ist, die Exposition gegenüber dem Virus zu verhindern, bis es mit Magenflüssigkeiten in Kontakt kommt [49]. Allerdings müssen verschiedene technische Probleme gelöst werden, bevor dieser Ansatz auf natürliche Bedingungen ausgeweitet und sein Anwendung erhöht werden kann [13].

7.3.2.3 Kontrolle der Hirschpopulationen

Hirsche sind die primären Wirte von weiblichen *Ixodes,* und ihre Populationen haben im 20. Jahrhundert dramatisch zugenommen [31]. Mehrere Studien haben eine Korrelation zwischen der Verbreitung von Hirschen und der Inzidenz der Lyme-Borreliose beim Menschen gefunden [34, 50]. Die Abschussprogramme, die eingeleitet wurden, um die Hirschpopulationen zur Kontrolle der Lyme-Borreliose zu reduzieren, haben jedoch je nach den untersuchten geografischen Gebieten und der Anzahl der geschossenen Tiere gemischte Ergebnisse erbracht [35, 51]. Alternativ ist es möglich, Hirsche durch effiziente Zäunung daran zu hindern, Wohngrundstücke zu betreten. Diese Intervention reduziert die Einführung von unreifen Zeckenstadien und angefütterten weiblichen Zecken, die Tausende von Eiern legen können [14]. Es scheint, dass die alleinige Ausrichtung auf Hirschpopulationen nicht ausreicht, um die Inzidenz der Lyme-Borreliose zu reduzieren, und dass ein integrierter Ansatz vielversprechender wäre [13].

7.4 Kontrolle von *Ixodes*-Zecken in der Umwelt

7.4.1 Biologische Kontrolle von Zecken

Zecken haben eine Vielzahl von natürlichen Feinden, einschließlich Ameisen, Spinnen und Vögeln, obwohl die meisten von ihnen Generalisten sind, die nur gelegentlich Zecken fressen. Da sie unspezifische Räuber für Zecken sind, tragen sie nicht ausreichend zur Reduzierung der Zeckenpopulationen bei [13]. Vögel zum Beispiel, wie Perlhühner und Hühner, wurden als Kontrolle von Zeckenpopulationen vorgeschlagen. Forschungen zeigen jedoch, dass ihr Zeckenverzehr minimal ist und nicht effektiv genug, um lokale Zeckenpopulationen zu reduzieren [52].

Andere natürliche Feinde von Zecken wurden im Labor untersucht; dazu gehören Parasitoide, entomopathogene Pilze und Nematoden [13]. Um wirksam zu sein, müssen diese biologischen Mittel über weite Waldgebiete verteilt werden; ein weiterer begrenzender Faktor sind die großen Mengen dieser Mittel, die für eine wirksame Anwendung in der Natur erforderlich sind.

7.4.1.1 Parasitoide

Einige Hymenoptera der Gattung *Ixodiphagus* sind bekanntermaßen tödlich für Zecken. Sie legen ihre Eier in gefütterte Zeckenweibchen. Ihre tatsächliche Nützlichkeit für die Zeckenkontrolle ist noch umstritten [13, 52].

7.4.1.2 Pilze

Mindestens 20 Pilzarten können Zecken natürlich infizieren. Zum Beispiel wurden *Metarhizium anisopliae* und *Beauveria bassiana,* zwei entomopathogene Pilze, als Pathogene für Zecken beschrieben. Sie zielen auf die Zeckenhülle unter spezifischen Umweltbedingungen ab und töten sie [53].

7.4.1.3 Nematoden

Würmer der Familien Steinernematidae und Heterorhabditidae können Zecken infizieren, indem sie durch die Genitalöffnung eindringen. Auch hier sind die Bedingungen für ihren wirksamen Einsatz sehr streng, da eine Mindesttemperatur von 20 °C und der richtige Boden notwendig sind, um einen Effekt zu beobachten. Der Effekt von Nematoden auf Zecken unter natürlichen Bedingungen scheint begrenzt zu sein [13].

7.4.2 Chemische Kontrolle von *Ixodes* durch Akarizide

Der Einsatz von flächendeckenden synthetischen oder auf Naturprodukten basierenden chemischen Akariziden zur Bekämpfung von wirtsuchenden Zecken ist möglich und wird insbesondere in den USA entwickelt [14]. Geeignete Moleküle sind drei Pyrethroid-Pestizide (Bifenthrin, Cyfluthrin und Deltamethrin) und ein Carbamat-Pestizid (Carbaryl) [54]. Sie können als Granulate oder als Sprays auf den Boden und auf die Vegetation aufgetragen werden, wobei spezielle Vorschriften zum Schutz der Umwelt gelten. An der Ostküste der USA hat sich gezeigt, dass die Anwendung von Akariziden in Wohngebieten die Anzahl der Wirt suchenden Nymphen für mindestens 6 Monate erheblich reduziert. Der akarizide Effekt ist jedoch nicht umfassend, da hauptsächlich die suchenden Zecken und nicht die Zecken in den Mikrohabitaten der Wirte, im Boden und in der Laubschicht betroffen sind. Der Einfluss der Wetterbedingungen auf die Anwendung und Wirksamkeit verschiedener Arten von Akariziden ist noch wenig verstanden. In Europa werden synthetische Akarizide aufgrund von Bedenken hinsichtlich der Umwelt selten ausgebracht. Einige aus Pflanzen gewonnene Produkte wurden als Alternativen zu synthetischen chemischen Akariziden getestet, wie Pyrethrum, das aus *Chrysanthemum* spp. oder Nootkaton, das aus der Gelbzeder Alaskas, vielen Zitrusprodukten und Grapefruit gewonnen wird [23]. Als Biopestizide könnten Phytochemikalien gegen Zecken vielversprechende Alternativen zu synthetischen Akariziden bieten. Allerdings sind weitere Tests notwendig, um ihre Toxizität und ihre Auswirkungen auf die Umwelt zu messen [55].

7.5 Impfung gegen Lyme-Borreliose: Wie sieht die Zukunft aus?

Impfungen könnten die Ausbreitung von durch Zecken übertragenen Krankheiten kontrollieren, aber die Entwicklung eines wirksamen menschlichen Impfstoffs steht vor mehreren wichtigen Hürden.

7.5.1 Menschlicher Impfstoff aus *Borrelia*-Outer-Surface-Protein-Antigenen

Bei der Lyme-Borreliose ist die Immunität gegen Infektionen stammspezifisch und nicht langfristig schützend, da sie innerhalb eines Jahres nach der Infektion abnimmt. Die Identifizierung geeigneter Antigene zur Induktion einer schützenden Immunität ist eine große Herausforderung. 1998 entwickelte Smith-Kline Beecham einen Impfstoff mit dem Handelsnamen LYMErix, der aus einem rekombinanten OspA (Outer surface protein A) besteht. OspA wird im Darm von *Borrelia*-infizierten Zecken stark exprimiert und ist unter verschiedenen Bakterienarten relativ gut konserviert [56]. Dieser transmissionsblockierende Impfstoff enthielt lipididiertes OspA, das auf Aluminiumhydroxid-Adjuvans in PBS adsorbiert war. Ein Teil von $OspA_{165\text{-}173}$ teilte eine sehr ähnliche Aminosäuresequenz mit dem menschlichen Protein LFA-1 (Lymphocyte Function Associated Antigen), und diese Kreuzreaktivität war möglicherweise für Nebenwirkungen wie Autoimmunität verantwortlich. Dies wurde allerdings nie eindeutig gezeigt. Dennoch wurde LYMErix, das 2002 auf den Markt kam, wegen der öffentlichen Wahrnehmung solcher potenziell gefährlichen Nebenwirkungen einschließplich der resultierenden forensischen Folgen zurückgezogen [57].

In letzter Zeit wurde ein neuer OspA-Impfstoff von BAXTER (Wien, Österreich) erfolgreich in einer Phase-I/II-Studie getestet. Dieser neue Impfstoff ist ein multivalenter Impfstoff, der aus drei rekombinanten Antigenen der drei für den Menschen pathogensten *Borrelia*-Arten besteht. Drei Dosen mit oder ohne Aluminiumhydroxid-Adjuvans wurden getestet. Er bot Schutz gegen alle *Borrelia*-Arten in den USA und in Europa [58, 59]. Das potenzielle Risiko einer Antigen-Kreuzreaktivität wurde durch die Entfernung des für die Autoimmunität verantwortlichen Epitops beseitigt. Der Impfstoff erwies sich als sicher mit minimalen Nebenwirkungen, gut verträglich und immunogen bei gesunden Erwachsenen. Die 30 μg adjuvantierte Dosis wurde als die beste Formulierung berichtet [25]. Inzwischen hat ein anderes Unternehmen, Valneva, diesen neuen Impfstoff, VLA15, in Zusammenarbeit mit Pfizzer übernommen. Dieser multivalente OspA-Impfstoff, der auf verschiedene pathogene *Borrelia*-Arten abzielt [16], wird nun in verschiedenen klinischen Studien in Kooperation mit Pfizzer auf seine Wirksamkeit beim Menschen getestet (Quelle: Valneva-Website).

OspC, ein weiteres Oberflächenprotein, könnte theoretisch eine interessante Alternative zum OspA-Antigen darstellen, da es während der Zeckenfütterung hochreguliert wird und während der Spirochätenübertragung von der Zecke zum Säugetier und während der ersten Wochen der Säugetierinfektion exprimiert wird [60]. Allerdings hat sich gezeigt, dass OspC unter den *Borrelia*-Arten stark variabel ist. Daher könnte eine Impfung mit rekombinantem OspC nur gegen solche Spirochäten schützen, die identische oder sehr ähnliche OspC tragen. Daher wurde OspC allein bislang als kein zuverlässiger Impfstoffkandidat angesehen [15].

Andere *Borrelia*-Impfstoffkandidaten wurden getestet, wie BBK32, ein 47 kDa Protein [61] oder RevA, ein oberflächenexponiertes 17 kDa äußeres Membranprotein [62], beides Fibronectin-bindende Proteine. DpbA (Decorin Binding Protein A), ein weiteres *Borrelia*-Protein, das mit der extrazellulären Matrix interagiert, wurde als weiterer Kandidat identifiziert. Allerdings waren die Ergebnisse enttäuschend, da die Immunisierung von Mäusen mit diesem Protein die Tiere nur schützte, wenn sie durch Spritzen-inokulierte *Borrelia* herausgefordert wurden, und nicht, wenn Spirochäten von infizierten Nymphen übertragen wurden [63]. Alternative Ansätze mit Proteomik und RT-PCR auf Maushaut haben die Identifizierung weiterer *Borrelia*-Proteinkkandidaten ermöglicht [64], aber bis jetzt wurden keines dieser neuen Antigene zur Entwicklung eines menschlichen Impfstoffs verwendet [15].

7.5.2 Anti-Zecken-Impfstoff

Anstelle von Pathogenproteinen könnte ein anderer Ansatz darin bestehen, ein Zeckenprotein für einen Impfstoff zu verwenden. Beobachtungen über die Auswirkungen der sequenziellen Exposition von Versuchstieren gegenüber fütternden Zecken haben gezeigt, dass eine erworbene Immunität gegen wiederholte Zeckenbisse besteht. Sehr frühe Studien, die 1939 von Trager an Kaninchen durchgeführt wurden, die mit der Zecke *Dermacentor variabilis* infiziert worden waren, zeigten, dass die Tiere eine Immunantwort gegen Zeckenkomponenten entwickeln, die nach aufeinanderfolgenden Blutmahlzeiten zu einer schnellen Zeckenabwehr führt (für eine Übersicht siehe [65]). Es muss darauf hingewiesen werden, dass erfolgreiche Zeckenimpfungsexperimente meist abnormale Wirte genutzt haben und in dem Versuch, die Auswirkungen der immunmodulatorischen Speicheldrüsenproteine der Zecke zu umgehen, wurde auf *neue* Antigene wie Bm86 gezielt. Durch die Verwendung des Mitteldarmantigens Bm86, das aus *Rhipicephalus (Boophilus) microplus* gewonnen wurde, um Rinder zu immunisieren [66], wurde gezeigt, dass der Bm86-basierte Impfstoff die Anzahl, das Gewicht und die Fortpflanzungsfähigkeit der gefütterten Weibchen reduziert. Allerdings ist seine Wirksamkeit auf bestimmte geografische Gebiete beschränkt wegen der Variation zwischen verschiedenen Zeckenstämmen [67].

Da Schildzecken während ihrer langanhaltenden Blutmahlzeit eine große Anzahl verschiedener Zeckenspeichel-Moleküle in die Haut des Wirts injizieren, könnten diese Moleküle potenzielle Impfstoffkandidaten sein, trotz der zusätzlichen Existenz von immunmodulatorischen Speichelkomponenten [68]. Sie zielen auf verschiedene pharmakologische Prozesse im Wirt ab, wie die Gerinnungskaskade und Proteaseinhibitoren, oder auf Immunmechanismen des Wirts, wie die angeborene und erworbene Immunität. Verschiedene Antigene wurden bereits in mehreren Impfstoff-Assays getestet (für eine Übersicht siehe [69, 70]. Das europäische Projekt ANTIDotE bestand aus einem Netzwerk von Laboren, das versuchte, potenzielle Anti-Zecken-Impfstoffe zu identifizieren und zu bewerten [71]. Leider sind alle Versuche, solche Zeckenimpfstoffkandidaten zu identifizieren, bislang gescheitert (*Final Report Summary – ANTIDOTE (Anti-tick Vaccines to Prevent Tick-borne Diseases in Europe) | FP7 | CORDIS | European Commission (europa.eu).*

7.6 Schlussfolgerung

Die Prävention von Lyme-Borreliose beim Menschen kann nur mit einer verschiedene Maßnahmen umfassenden, integrativen Strategie zum Erfolg führen. Dazu gehören Aufklärungskampagnen, die zu mehr Bewusstsein und einem besseren Wissensstand über Zecken und TBDs führen, sowie den persönlicher Schutz einschließlich angemessener Kleidung beim Spazierengehen in zeckenverseuchten Gebieten fördern und kollektive Maßnahmen zur Begrenzung der Zeckenpopulationen in der Umwelt und die Förderung der Forschung zur Entdeckung und Entwicklung effizienter Impfstoffe umfassen [25]. Die Lyme-Borreliose breitet sich schnell in neue geografische Gebiete aus. Dies deutet darauf hin, dass die natürlichen Kontrollmechanismen innerhalb des enzootischen Zyklus zunehmend dereguliert werden. Obwohl Menschen nur zufällige Wirte sind, wird ihre alleinige Impfung, selbst wenn sie erfolgreich ist, *B. burgdorferi* s.l. nicht in ihrem natürlichen Zyklusgeschehen beschränken können. Nur multidisziplinäre Ansätze, die auf effektiven Methoden zur besseren Kontrolle der Dynamik im enzootischen Zyklus basieren, zusammen mit einer erfolgreichen Impfung des Menschen, werden zu einem synergistischen Effekt für die öffentlichen Gesundheit führen. Derzeit ist es wesentlich, das Bewusstsein für den persönlichen Schutz zu erhöhen und ggf. medizinische Hilfe zu suchen, um die Auswirkungen von durch Zecken übertragenen Krankheiten beim Menschen zu begrenzen.

Literatur

1. Mead P. Epidemiology of Lyme disease. Infect Dis Clin North Am. 2015;29(2):187–210.
2. Kilpatrick A, Randolph S. Drivers, dynamics, and control of emerging vector-borne zoonotic diseases. Lancet. 2012;380(9857):1946–55.
3. Medlock JM, Hansford KM, Bormane A, Derdakova M, Estrada-Peña A, George J-C, et al. Driving forces for changes in geographical distribution of *Ixodes ricinus* ticks in Europe. Parasit Vectors [Internet]. 2013;6:1. Jan [cited 2014 Mar 21]. http://www.pubmedcentral.nih.gov/articlerender.fcgi?artid=3549795&tool=pmcentrez&rendertype=abstract
4. Stafford K. Tick management handbook. Revised ed. The Connecticut Agricultural Experiment Station. The Connecticut General Assembly.; 2007. 77 S.
5. Stanek G, Wormser G, Gray J, Strle F. Lyme borreliosis. Lancet. 2012;379(9814):461–73. [cited 2014 Feb 21]. http://www.ncbi.nlm.nih.gov/pubmed/21903253
6. Bonnet S, Boulanger N. Ixodes Tick Saliva: a potent controller at the skin Interface of early *Borrelia burgdorferi* sensu lato transmission. In: Wikel S, Aksoy S, Dimopoulos G, editors. Arthropod vector: controller of disease transmission, Bd. 2. London: Academic Press Ltd.-Elsevier Science Ltd.; 2017. S. 231–48.
7. Crippa M, Rais O, Gern L. Investigations on the mode and dynamics of transmission and infectivity of *Borrelia burgdorferi* sensu stricto and Borrelia afzelii in *Ixodes ricinus* ticks. Vector Borne Zoonotic Dis. 2002;2(1):3–9.
8. Piesman J, Eisen L. Prevention of tick-borne diseases. Annu Rev Entomol. 2008;53:323–43.
9. de la Fuente J, Antunes S, Bonnet S, Cabezas-Cruz A, Domingos A, Estrada-Peña A, et al. Tick-pathogen interactions and vector competence: identification of molecular drivers for tick-borne diseases. Front Cell Infect. 2017;7:114.
10. Humair P, Gern L. The wild hidden face of Lyme borreliosis in Europe. Microbes Infect. 2000;2(8):915–22.
11. Wikel S. Ticks and tick-borne infections: complex ecology, agents, and host interactions. Vet Sci. 2018;5(2):E60.
12. Barbour A, Fish D. The biological and social phenomenon of Lyme disease. Science. 1993;260(5114):1610–6.
13. Ginsberg H. Tick control. In: Sonenshine D, Roe RM, editors. Biol ticks; 2014. S. 409–44.
14. Eisen L. Control of ixodid ticks and prevention of tick-borne diseases in the United States: the prospect of a new Lyme disease vaccine and the continuing problem with tick exposure on residential properties. Ticks Tick-Borne Dis. 2021;12(3):101649. Elsevier GmbH; [cited 2021 May 29]. https://pubmed.ncbi.nlm.nih.gov/33549976/
15. Embers M, Narasimhan. Vaccination against Lyme disease: past, present, and future. Front Cell Infect Microbiol. 2013;3:6.
16. Nayak A, Schüler W, Seidel S, Gomez I, Meinke A, Comstedt P, et al. Broadly protective multivalent OspA vaccine against Lyme borreliosis, developed based on surface shaping of the C-terminal fragment. Infect Immun. 2020;88(4):e00917–9. Apr 1 [cited 2021 Jun 11]. https://pubmed.ncbi.nlm.nih.gov/31932330/
17. Kilpatrick A, Dobson A, Levi T, Salkeld D, Swei A, Ginsberg H, et al. Lyme disease ecology in a changing world: consensus, uncertainty and critical gaps for improving control. Philos Trans R Soc L B Biol Sci. 2017;372(1722):1722.
18. de Groot CG. Personal protection for people with occupational risk in the Netherlands. In: Braks MAH, van Wieren SE, Takken WSH, editors. Ecology and prevention of Lyme borreliosis. Wageningen Academic Publishers; 2016. S. 389–407.

19. Pages F, Dautel H, Duvallet G, Kahl O, de Gentile L, Boulanger N. Tick repellents for human use: prevention of tick bites and tick borne diseases. Vector Borne Zoonotic Dis. 2014;14(2):85–93. [cited 2014 Mar 31]. http://www.ncbi.nlm.nih.gov/pubmed/24410143
20. Due C, Fox W, Medlock J, Pietzsch M, Logan J. Tick bite prevention and tick removal. BMJ. 2013;347:f7123.
21. Robertson J, Gray J, Stewart P. Tick bite and Lyme borreliosis risk at a recreational site in England. Eur J Epidemiol. 2000;16(7):647–52.
22. Debboun M, Frances SP, Strickman DA. In: Debboun M, Frances SP, Strickman DA, editors. Insect repellents handbook. 2nd ed. London, New York: CRC Press; 2015. S. 383.
23. Bissinger BW, Roe RM. Tick repellents: past, present, and future. Pestic Biochem Physiol. 2010;96(2):63–79. [cited 2014 Mar 25]. http://linkinghub.elsevier.com/retrieve/pii/S0048357509001412
24. Debboun M, Strickman D. Insect repellents and associated personal protection for a reduction in human disease. Med Vet Entomol. 2013;27(1):1–9. [cited 2014 Mar 31].http://www.ncbi.nlm.nih.gov/pubmed/22624654
25. Richardson M, Khouja C, Sutcliffe K. Interventions to prevent Lyme disease in humans: a systematic review. Prev Med Rep. 2018;13:16–22.
26. Connally N, Durante A, Yousey-Hindes K, Meek J, Nelson R, Heimer R. Peridomestic Lyme disease prevention: results of a population-based case-control study. Am J Prev Med. 2009;37(3):201–6.
27. Elston DM. Tick bites and skin rashes. Curr Opin Infect Dis. 2010;23(2):132–8. [cited 2014 Mar 10]. http://www.ncbi.nlm.nih.gov/pubmed/20071986
28. Kahl O, Janetzki-Mittmann C, Gray J, Jonas R, Stein J, de Boer R. Risk of infection with *Borrelia burgdorferi* sensu lato for a host in relation to the duration of nymphal *Ixodes ricinus* feeding and the method of tick removal. Zentralbl Bakteriol. 1998;287(1–2):41–52.
29. Wormser G, Daniels T, Bittker S, Cooper D, Wang G, Pavia C. Failure of topical antibiotics to prevent disseminated *Borrelia burgdorferi* infection following a tick bite in C3H/HeJ mice. J Infect Dis. 2012;205(6):991–4.
30. Aberer E. What should one do in case of a tick bite? Curr Probl Dermatol. 2009;37:155–66.
31. Földvári G. Life cycle and ecology of *Ixodes ricinus*: the roots of public health importance. In: Braks MAH, Van Wieren SE, Takken WSE, editors. Ecology and prevention of Lyme borreliosis. 1st ed. Wageningen Academic Publishers; 2016. S. 462.
32. Gassner F, Hansford K, Medlock J. Greener cities, a wild card for ticks? In: Braks MAH, Van Wieren SE, Takken WSH, editors. Ecology and prevention of Lyme borreliosis. Ecology and control of vector-borne diseases. Wageningen Academic Publishers; 2016. S. 187–203.
33. Hubálek Z, Halouzka J, Juricová Z, Sikutová S, Rudolf I. Effect of forest clearing on the abundance of *Ixodes ricinus* ticks and the prevalence of *Borrelia burgdorferi* s.l. Med Vet Entomol. 2006;20(2):166–72. [cited 2014 Mar 25]; Available from http://www.ncbi.nlm.nih.gov/pubmed/16796612
34. Kilpatrick HJ, LaBonte AM, Stafford KC. The relationship between deer density, tick abundance, and human cases of Lyme disease in a residential community. J Med Entomol. 2014;51(4):777–84.
35. Mysterud A, Easterday W, Stigum V, Aas A, Meisingset E, Viljugrein H. Contrasting emergence of Lyme disease across ecosystems. Nat Commun. 2016;7:11882.
36. LoGiudice K, Ostfeld RS, Schmidt KA, Keesing F. The ecology of infectious disease: effects of host diversity and community composition on Lyme disease risk. Proc Natl Acad Sci U S A. 2003;100(2):567–71. http://www.pubmedcentral.nih.gov/articlerender.fcgi?artid=141036&tool=pmcentrez&rendertype=abstract
37. Ogden NH, Tsao JI. Biodiversity and Lyme disease: dilution or amplification? Epidemics. 2009;1(3):196–206. [cited 2014 Mar 19]. http://www.ncbi.nlm.nih.gov/pubmed/21352766
38. Randolph S, Dobson A. Pangloss revisited: a critique of the dilution effect and the biodiversity-buffers-disease paradigm. Parasitology. 2012;139(7):847–63.

39. Jones E, Hinckley A, Hook S, Meek J, Backenson B, Kugeler K, et al. Pet ownership increases human risk of encountering ticks. Zoonoses Public Heal. 2018;65(1):74–9.
40. Krupka I, Straubinger R. Lyme borreliosis in dogs and cats: background, diagnosis, treatment and prevention of infections with Borrelia burgdorferi sensu stricto. Vet Clin North Am Small Anim Pract. 2010;40(6):1103–19.
41. Wagner B, Erb H. Dogs and horses with antibodies to outer-surface protein C as on-time sentinels for ticks infected with *Borrelia burgdorferi* in New York State in 2011. Prev Vet Med. 2012;107(3–4):275–9.
42. Straubinger RK, Dharma Rao T, Davidson E, Summers BA, Jacobson RH, Frey AB. Protection against tick-transmitted Lyme disease in dogs vaccinated with a multiantigenic vaccine. Vaccine. 2001;20(1–2):181–93.
43. Emil Hovius K. The protection of European dogs againts infection with Lyme disease spirochaetes. In: Braks MAH, van Wieren SE, Takken W, Sprong H, editors. Ecology and prevention of Lyme borreliosis. Wageningen Academic Publishers; 2016. S. 409–26.
44. Piesman J. Strategies for reducing the risk of Lyme borreliosis in North America. Int J Med Microbiol. 2006;296(Suppl):17–22.
45. Grear JS, Koethe R, Hoskins B, Hillger R, Dapsis L, Pongsiri M. The effectiveness of permethrin-treated deer stations for control of the Lyme disease vector *Ixodes scapularis* on Cape Cod and the islands: a five-year experiment. Parasit Vectors. 2014;7:292. https://pubmed.ncbi.nlm.nih.gov/24965139
46. Dolan M, Zeidner N, Gabitzsch E, Dietrich G, Borchert J, Poché R, et al. A doxycycline hyclate rodent bait formulation for prophylaxis and treatment of tick-transmitted *Borrelia burgdorferi*. Am J Trop Med Hyg. 2008;(5):803–5.
47. Schuijt TJ, Hovius JW, van der Poll T, van Dam AP, Fikrig E. Lyme borreliosis vaccination: the facts, the challenge, the future. Trends Parasitol. 2011;27(1):40–7. [cited 2014 Mar 28]. http://www.ncbi.nlm.nih.gov/pubmed/20594913
48. Tsao JI, Wootton JT, Bunikis J, Luna MG, Fish D, Barbour AG. Elimination of *Borrelia burgdorferi* from vector ticks feeding on OspA-immunized mice. PNAS. 2004;89(12):5418–21. 28 [cited 2019 Nov 26]
49. Kern A, Zhou C, Jia F, Xu Q, Hu L. Live-vaccinia virus encapsulation in pH-sensitive polymer increases safety of a reservoir-targeted Lyme disease vaccine by targeting gastrointestinal release. Vaccine. 2016;34(38):4507–13.
50. Ostfeld R, Canham C, Oggenfuss K, Winchcombe R, Keesing F. Climate, deer, rodents, and acorns as determinants of variation in Lyme-disease risk. PLoS Biol. 2006;4(6):e145.
51. Kugeler K, Jordan R, Schulze T, Griffith K, Mead P. Will culling white-tailed deer prevent Lyme disease? Zoonoses Public Heal. 2016;63(5):337–45.
52. Ostfeld RS, Price A, Hornbostel VL, Benjamin MA, Keesing F. Controlling ticks and tick-borne zoonoses with biological and chemical agents. Bioscience. 2006;56(5):383–94. 1 [cited 2020 Jun 2]. https://academic.oup.com/bioscience/article/56/5/383/234709#.XtZMg5lFCRY.mendeley
53. Stafford KC, Allan SA. Field applications of entomopathogenic fungi *Beauveria bassiana* and *Metarhizium anisopliae* f52 (hypocreales: clavicipitaceae) for the control of *Ixodes scapularis* (Acari: Ixodidae). J Med Entomol. 2010;47(6):1107–15. 1 [cited 2020 Jun 2]. https://academic.oup.com/jme/article-lookup/doi/10.1603/ME10019
54. Eisen L, Dolan M. Evidence for personal protective measures to reduce human contact with Blacklegged Ticks and for environmentally based control methods to suppress host-seeking Blacklegged Ticks and reduce infection with lyme disease spirochetes in Tick vectors and rodent. J Med Entomol. 2016;53(5):1063–92.
55. Bharadwaj A, Stafford KC III, Behle RW. Efficacy and environmental persistence of Nootkatone for the control of the Blacklegged Tick (Acari: Ixodidae) in residential landscapes. J Med Entomol. 2012;49(5):1035–44. 1 [cited 2020 Jun 2]. https://academic.oup.com/jme/article-lookup/doi/10.1603/ME11251

56. Ohnishi J, Piesman J, de Silva A. Antigenic and genetic heterogeneity of *Borrelia burgdorferi* populations transmitted by ticks. PNAS. 2001;98(2):670–5. http://www.pubmedcentral.nih.gov/articlerender.fcgi?artid=14646&tool=pmcentrez&rendertype=abstract
57. Abbott A. Lyme disease: Uphill struggle. Nature. 2006;439:524–5.
58. Wressnigg N, Pöllabauer E, Aichinger G, Portsmouth D, Löw-Baselli A, Fritsch S, et al. Safety and immunogenicity of a novel multivalent OspA vaccine against Lyme borreliosis in healthy adults: a double-blind, randomised, dose-escalation phase 1/2 trial. Lancet Infect Dis. 2013;13(8):680–9.
59. Wressnigg N, Barrett P, Pöllabauer E, O'Rourke M, Portsmouth D, Schwendinger M, et al. A Novel multivalent OspA vaccine against Lyme borreliosis is safe and immunogenic in an adult population previously infected with *Borrelia burgdorferi* sensu lato. Clin Vaccine Immunol. 2014;21(11):1490–9.
60. Tilly K, Bestor A, Jewett MW, Rosa P. Rapid clearance of Lyme disease spirochetes lacking OspC from skin. Infect Immun. 2007;75(3):1517–9.
61. Seshu J, Esteve-Gassent MD, Labandeira-Rey M, Kim JH, Trzeciakowski JP, Höök M, et al. Inactivation of the fibronectin-binding adhesin gene bbk32 significantly attenuates the infectivity potential of *Borrelia burgdorferi*. Mol Microbiol. 2006;59(5):1591–601.
62. Brissette CA, Rossmann E, Bowman A, Cooley AE, Riley SP, Hunfeld K-P, et al. The borrelial fibronectin-binding protein RevA is an early antigen of human Lyme disease. Clin Vaccine Immunol. 2010;17(2):274–80. Feb [cited 2014 Mar 28]. http://www.pubmedcentral.nih.gov/articlerender.fcgi?artid=2815533&tool=pmcentrez&rendertype=abstract
63. Hagman K, Yang X, Wikel S, Schoeler G, Caimano M, Radolf J, et al. Decorin-binding protein A (DbpA) of *Borrelia burgdorferi* is not protective when immunized mice are challenged via tick infestation and correlates with the lack of DbpA expression by B. burgdorferi in ticks. Infect Immun. 2000;68(8):4759–64.
64. Schnell G, Boeuf A, Jaulhac B, Boulanger N, Collin E, Barthel C, et al. Proteomic analysis of three *Borrelia burgdorferi* sensu lato native species and disseminating clones: relevance for Lyme vaccine design. Proteomics. 2014; https://doi.org/10.1002/pmic.201400177.
65. Wikel SK. Ticks and tick-borne pathogens at the cutaneous interface: host defenses, tick countermeasures, and a suitable environment for pathogen establishment. Front Microbiol. 2013;4:337. Jan [cited 2014 Feb 8]. http://www.pubmedcentral.nih.gov/articlerender.fcgi?artid=3833115&tool=pmcentrez&rendertype=abstract
66. de la Fuente J, Rodriguez M, Montero C, Redondo M, Garcia-Garcia JC, Mendez L, et al. Vaccination against ticks (*Boophilus* spp.): the experience with the Bm86-based vaccine Gavac. Genet Anal. 1999;15:143–8. http://www.ncbi.nlm.nih.gov/pubmed/10596754
67. de la Fuente J, Kocan K. Development of vaccines for control of tick infestations and interruption of pathogen transmission. In: Sonenshine DRR, editor. Biology of ticks. 2. Aufl. Oxford University Press; 2014. S. 333–52.
68. Šimo L, Kazimirova M, Richardson J, Bonnet S. The essential role of tick salivary glands and saliva in tick feeding and pathogen transmission. Front Cell Infect Microbiol. 2017;7:281.
69. Kotal J, Langhansova H, Lieskovska J, Andersen JF, Francischetti IM, Chavakis T, et al. Modulation of host immunity by tick saliva. J Proteomics. 2015;128:58–68. http://www.ncbi.nlm.nih.gov/pubmed/26189360
70. Nuttall P. Wonders of tick saliva. Ticks Tick Borne Dis. 2019;10(2):470–81. pii: S1877-959X(18)30255-3
71. Sprong H, Trentelman J, Seemann I, Grubhoffer L, Rego R, Hajdušek O, Kopáček P, et al. ANTIDotE: anti-tick vaccines to prevent tick-borne diseases in Europe. Parasit Vectors. 2014;7:77.

Public Health-Aspekte der Lyme-Borreliose: Perspektiven aus Deutschland

8

Hendrik Wilking und Klaus Stark

8.1 Einführung

Die öffentliche Gesundheit ist die organisierte Anstrengung zur Förderung der menschlichen Gesundheit auf Bevölkerungsebene. Die Vermeidung von Expositionen und die Identifizierung und Behandlung von Infektionen ist für die meisten Infektionskrankheiten der beste Weg, um Morbidität und Mortalität zu verringern. Für die meisten Infektionskrankheiten wurden mehrere gute Ansatzpunkte zur Unterbrechung der Übertragung der meisten Infektionen detailliert beschrieben [1]. Für einige führt eine robuste Überwachung zu einer frühen Erkennung und gezielten Gegenmaßnahmen. Impfstoffe können potenziell die Anfälligkeit der Bevölkerung verringern, und bei anderen Krankheiten führt die Gesundheitsförderung zu weniger riskantem Verhalten. Die Lyme-Borreliose ist aus verschiedenen Gründen schwer zu bekämpfen und eine Herausforderung für die öffentliche Gesundheit. Dieses Problem liegt in der Tatsache begründet, dass kein klarer eigenständiger aussagekräftiger Labordiagnosetest verfügbar ist. Darüber hinaus sind die klinischen Manifestationen vielfältig und variieren auch in Häufigkeit und Schweregrad. Diese Faktoren tragen zu Schwierigkeiten bei der Überwachung bei. Derzeit wird kein Impfstoff vermarktet. Die Vermeidung von Zeckenbissen scheint eine einfache, wenn nicht banale Idee zu sein, aber es ist schwierig, die Häufigkeit von Bissen in der Bevölkerung durch organisierte und gezielte Maßnahmen zu verringern.

H. Wilking (✉) · K. Stark
Department Infectious Disease Epidemiology, Robert Koch Institute, Unit for Gastrointestinal Infections, Zoonoses and Tropical Infections, Berlin, Deutschland
E-Mail: Wilkingh@rki.de

K. Stark
E-Mail: Starkk@rki.de

K.-P. Hunfeld und J. Gray (Hrsg.), *Lyme-Borreliose*,
https://doi.org/10.1007/978-3-031-49764-3_8

8.2 Überwachung der Lyme-Borreliose, Schätzung der Inzidenz und Krankheitslast

Die öffentliche Gesundheitsüberwachung besteht in der kontinuierlichen, systematischen Sammlung, Analyse und Interpretation von gesundheitsbezogenen Daten, die für die Planung, Durchführung und Bewertung der öffentlichen Gesundheitspraxis benötigt werden [2]. In mehreren europäischen Ländern gibt es Meldesysteme für die Lyme-Borreliose. Entweder werden klinische Fälle oder Laborbefunde (oder eine Kombination aus beidem) an die öffentlichen Gesundheitsämter oder Register gemeldet [3, 4]. Die typische saisonale Häufung von Fällen zwischen Juni und September ist in verschiedenen Ländern Europas [5 – 7] und den USA ähnlich [3]. Die Sammlung und Analyse dieser Meldungen ermöglichen die Erkennung des Beginns und Endes einer Infektionssaison und sie helfen bei der Beurteilung der Infektionsintensität der Saison (Abb. 8.1). Darüber hinaus kann die geografische Verteilung, insbesondere die Ausbreitung in neue Regionen, zeitnah bewertet werden.

In Deutschland besteht derzeit in 9 Bundesländern eine Meldepflicht für die Lyme-Borreliose, während in 5 von 9 Bundesländern die Lyme-Borreliose seit den 1990er Jahren ohne signifikante Änderungen meldepflichtig ist. Die gewonnenen epidemiologischen Daten beziehen sich nur auf die diagnostizierbaren Manifestationen von Erythema migrans, akuter Neuroborreliose und akuter Lyme-Arthritis. Der Beginn der Lyme-Borreliose-Saison liegt im April und Mai. Der Höhepunkt liegt in den meisten Jahren im August. Saisonale Schwankungen sind gering und die Lyme-Borreliose-Saison ist ein stabiler wiederkehrender Prozess. Die Intensität variiert von Jahr zu Jahr, aber extrem atypische Jahreszeiten treten nicht auf.

Neben der Überwachung der Saisonalität liefern Meldesysteme wertvolle Einblicke in Trends. Aber die Interpretation von Jahr-zu-Jahr-Unterschieden und insbesondere geografischen Variationen wird durch das unterschiedliche Bewusstsein für die Notwendigkeit der Meldung unter Ärzten und die vorhersehbaren Auswirkungen von Unterberichterstattung und diagnostischer Ungenauigkeit erschwert [5, 8] (Abb. 8.2).

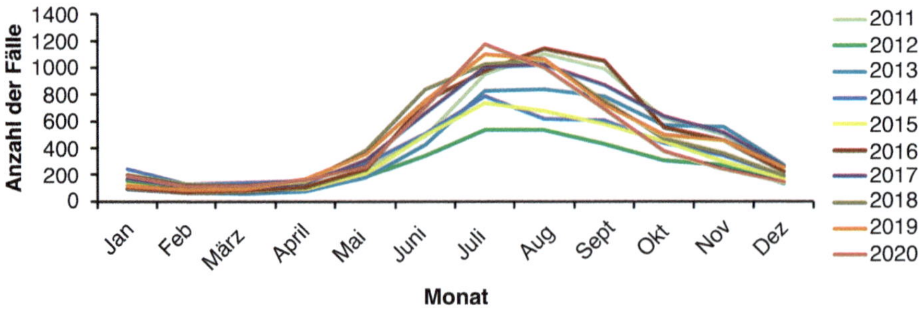

Abb. 8.1 Verteilung der gemeldeten Fälle von Lyme-Borreliose nach Monaten in 5 deutschen Bundesländern (Brandenburg, Mecklenburg-Vorpommern, Sachsen-Anhalt, Sachsen, Thüringen)

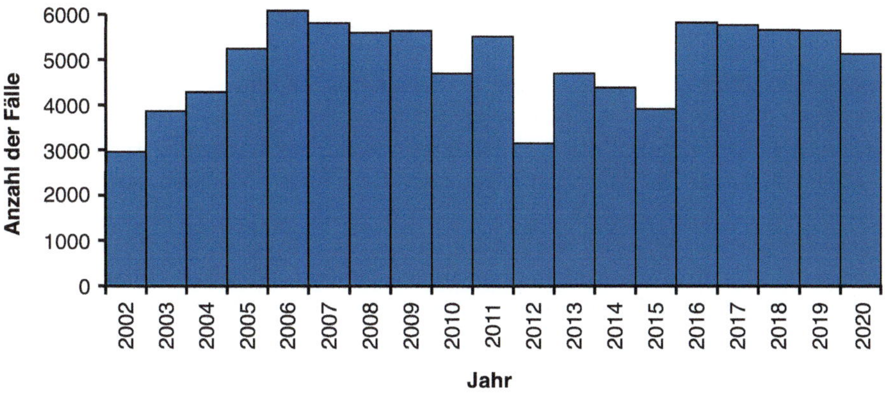

Abb. 8.2 Anzahl der gemeldeten Fälle von 2002 bis 2020 nach Jahr der Meldung in 5 deutschen Bundesländern (Brandenburg, Mecklenburg-Vorpommern, Sachsen-Anhalt, Sachsen, Thüringen)

In diesen Bundesländern Deutschlands ist die Lyme-Borreliose seit den 1990er Jahren kontinuierlich meldepflichtig und in diesem Gesamtzusammenhang kann davon ausgegangen werden, dass das ein fundiertes Bewusstsein sowohl bei Labore als auch Ärzten vorhanden ist.

Die Anzahl der Fälle reichte vom niedrigsten im Jahr 2002 (2959) bis zum höchsten im Jahr 2006 (6069). Nach mehreren Jahren steigender Trends bis 2006 folgten mehrere Jahre mit niedrigeren Fallzahlen. Relativ hohe Inzidenzen wurden in den Jahren 2016 bis 2020 beobachtet.

Die Meldesysteme für die Lyme-Borreliose decken derzeit (Stand 2020) Teile Europas ab, und der Status der Meldepflicht für die Lyme-Borreliose bleibt in Europa umstritten [4].

Befürworter der Meldung behaupten, dass die Meldepflicht aufgrund der medizinischen Bedeutung und Schwere der Krankheit gerechtfertigt ist. Kritiker entgegnen, dass für die Meldung die Infektionskrankheit oder der Erreger Maßnahmen der Gesundheitsbehörden in Bezug auf Patienten oder Krankheitsausbrüche erfordern sollte, um die Krankheitsübertragung zu verhindern. Die Lyme-Borreliose ist jedoch nicht ansteckend und kann nicht von Person zu Person übertragen werden. Darüber hinaus sind Meldedaten am aussagekräftigsten, wenn detaillierte Informationen über einzelne Patienten und ihren klinischen Verlauf verfügbar sind. Dies schafft jedoch einen erheblichen administrativen Arbeitsaufwand für die medizinische Berufswelt, zum Beispiel Allgemeinmediziner, Krankenhausärzte und öffentliche Gesundheitsfachleute, die nach Ansicht der Kritiker nicht generell mit den aus der Analyse von Meldedaten gewinnbaren wissenschaftlichen Erkenntnissen in Zusammenhang stehen. In Meldesystemen für die Lyme-Borreliose ist es wichtig, dass klare und vergleichbare Falldefinitionen verwendet werden [9].

Informationen über das Auftreten verschiedener Manifestationen der Lyme-Borreliose können am besten aus epidemiologischen Studien gewonnen werden, die sich auf die Inzidenz in der Bevölkerung konzentrieren. Diese sind schwierig aufzusetzen und wurden in Europa selten durchgeführt. Eine bevölkerungsbasierte Studie in Südschweden in den 1990er Jahren zeigte eine Inzidenz von 69/100,000 Einwohnern [10]. Die häufigste klinische Manifestation war Erythema migrans (77 %), 16 % zeigten Neuroborreliose und 7 % Lyme-Arthritis. Eine weitere prospektive, bevölkerungsbasierte Studie in einer süddeutschen Stadt identifizierte 313 Fälle von Lyme-Borreliose über 12 Monate, was einer Inzidenz von 111 Fällen/100,000 Einwohnern entspricht [11]. Insgesamt zeigten 89 % der Patienten klassisches Erythema migrans, 3 % ein atypisches disseminiertes Erythema migrans, 2 % ein Lymphozytom, 3 % eine frühe Neuroborreliose und weniger als 1 % eine Lyme-Karditis. Patienten mit späten Manifestationen traten in 5 % (Lyme-Arthritis) und 1 % (Acrodermatitis chronica atrophicans) auf. Patienten mit anderen Manifestationen wurden nicht gefunden.

Die Sekundärdatenanalyse von Krankenversicherungsdaten auf der Grundlage der Internationalen Klassifikation der Krankheiten (ICD 10) und der Abrechnungen von Ärzten und Krankenhäusern führt zu deutlich höheren Fallzahlen im Vergleich zu Meldedaten. In einer Studie in Deutschland wurden jährlich 214,000 abgerechnete Fallpatienten in Deutschland geschätzt [12]. Die Autoren weisen jedoch darauf hin, dass diese Zahl aufgrund klinischer Fehldiagnosen oder falscher Codierung bei der Berechnung überschätzt sein könnte. Eine andere Studie schätzte, dass jährlich 7500 Patienten mit Lyme-Borreliose in deutschen Krankenhäusern behandelt wurden [6]. Die gleiche Studie berechnete die gesamtgesellschaftlichen Kosten, die durch hospitalisierte Patienten entstehen, einschließlich direkter und indirekter medizinischer Kosten (Produktivitätsverlust), auf rund 30 Mio. Euro jährlich in Deutschland. Eine Studie in den USA zeigte, dass die medizinischen Kosten von Lyme-Borreliose-Patienten, die in einer medizinischen Anspruchsdatenbank erfasst wurden, durchschnittlich fast 3000 US-Dollar pro Patient und Jahr betragen [13].

8.3 Assoziierte Faktoren bei Infektionen mit *Borrelia burgdorferi sensu lato (s.l.)* und Lyme-Borreliose-Erkrankung

Die Krankheitslast, die durch Infektionen mit *B. burgdorferi* s.l. entsteht, variiert stark zwischen Bevölkerungsgruppen und geografischen Regionen. Unterschiede in der Inzidenz sind das Ergebnis von Unterschieden in der Verteilung von *Ixodes*-Zecken, dem Anteil infizierter Zecken und der Wahrscheinlichkeit einer menschlichen Exposition gegenüber diesen infizierten Zecken.

Daten über die Bevölkerungsverteilung der Infektion, die durch Seroprävalenzstudien bestimmt werden, können als Surrogat für die Überwachung verwendet werden und liefern bevölkerungsrepräsentative Schätzungen, nicht nur für die Prävalenz, sondern auch für Faktoren, die mit *B.-burgdorferi*-s.l.-Infektionen assoziiert sind, obwohl man immer im Hinterkopf behalten sollte, dass eine Infektion (gemessen an Antikörpern) keine Krankheit ist und Manifestationswahrscheinlichkeitsindizes zwischen Bevölkerungsgruppen variieren können. Auf diese

Weise wurden in Deutschland Seroprävalenzstudien in bevölkerungsrepräsentativen Stichproben von Kindern und Jugendlichen sowie Erwachsenen durchgeführt (Abb. 8.3) [14, 15]. Besonders hohe Anstiege der Seroprävalenz mit dem Alter können bei Kindern und Senioren gezeigt werden (Abb. 8.4). Mehrere Studien, basierend auf Antikörperprävalenz, Meldedaten und Krankenversicherungsdaten, zeigen, dass Jungen und Männer viel stärker von Infektionen und Lyme-Borreliose betroffen sind als Mädchen und Frauen [6 , 8, 14]. Die Prävalenz in der Altersgruppe von 14 bis 17 Jahren lag bereits bei 7 %. Bei Erwachsenen steigt die Prävalenz von *Borrelia*-Antikörpern weiter an. In der Altersgruppe von 70 bis 79 Jah-

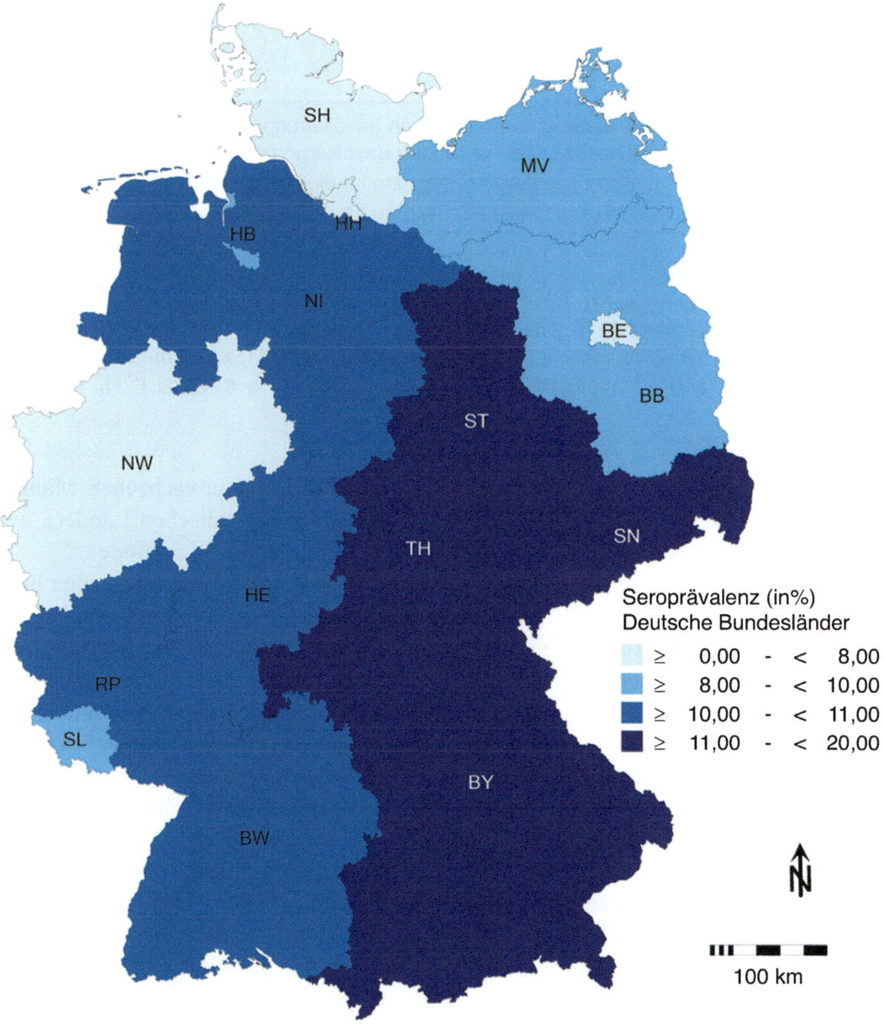

Abb. 8.3 Geografische Verteilung repräsentativer Seroprävalenzschätzungen bei Erwachsenen (18–79 Jahre) aus 16 Bundesländern Deutschlands

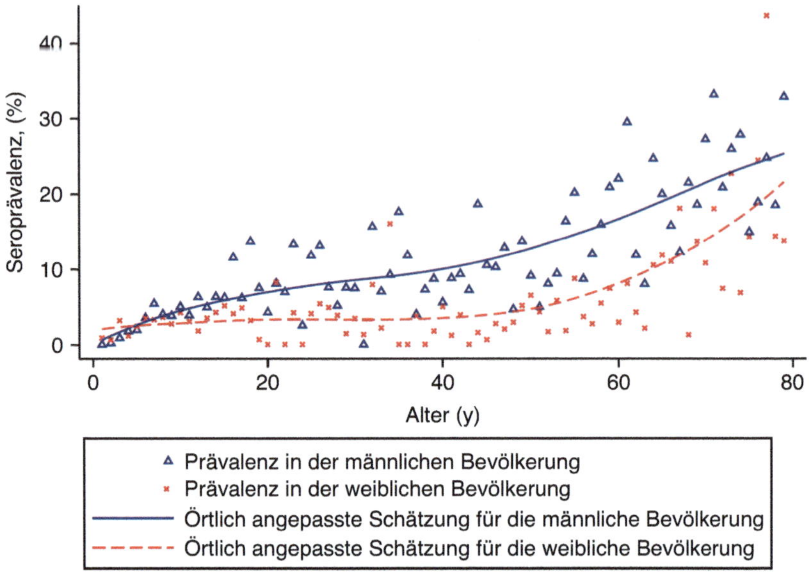

Abb. 8.4 Alters- und Geschlechterverteilung repräsentativer Seroprävalenzschätzungen bei Erwachsenen (18–79 Jahre) aus 16 Bundesländern Deutschlands: Schleswig-Holstein (SH), Hamburg (HH), Niedersachsen (NI), Bremen (HB), Nordrhein-Westfalen (NW), Hessen (HE), Rheinland-Pfalz (RP), Baden-Württemberg (BW), Bayern (BY), Saarland (SL), Berlin (BE), Brandenburg (BB), Mecklenburg-Vorpommern (MV), Sachsen (SN), Sachsen-Anhalt (ST), Thüringen (TH).

ren waren 16,4 % der erwachsenen Frauen und 24,5 % der erwachsenen Männer seropositiv. Eine ähnliche Verteilung wurde in anderen europäischen Ländern wie Belgien [16], Schweden [17], Norwegen, [18] und Finnland [19] gefunden.

Es sollte beachtet werden, dass IgG-Antikörper mehr als 10 Jahre bestehen bleiben. Daher kann das genaue Alter zum Zeitpunkt der Infektion durch eine solche Untersuchung nicht bestimmt werden, und die unterschiedlichen Seroprävalenzraten in den Altersgruppen müssen als kumulative Prävalenz mit einer ansteigenden Kurve bei steigendem Risiko und einer flachen Kurve bei geringem Risiko interpretiert werden [15, 20].

Der Anstieg der Seroprävalenz in den Altersgruppen zwischen 20 und 50 Jahren ist relativ gering. Dies spricht gegen Lyme-Borreliose als ein spezielles arbeitsmedizinisches Problem, obwohl Studien, die sich auf Berufsgruppen mit offensichtlich erhöhtem Risiko einer Zeckenexposition konzentrieren, wie Forstwirte oder Landwirte, von höheren Infektionsrisiken berichtet haben [21].

Menschen, die in ländlichen oder Kleinstadtgebieten leben, haben ein höheres Risiko für Infektionen mit *B.-burgdorferi* und für Lyme-Borreliose, und Wohnsitze in dicht bewaldeten Gebieten wurden zuvor als Risikofaktor in den USA und Europa identifiziert [14, 15, 22–24]. Im Gegensatz dazu ist das Risiko für Lyme-Borreliose in städtischen Umgebungen nicht abwesend, da *Borrelia*-infizierte Zecken in städtischen Parks und privaten Gärten in Europa gefunden werden können [25–

27]. Darüber hinaus können Ratten (*Rattus norvegicus* und *Rattus rattus*) als Reservoirwirte in städtischen Gebieten fungieren. Studien in Schweden und Frankreich zeigten, dass die Inzidenz von Lyme-Borreliose in städtischen Umgebungen erheblich sein kann [10, 28].

Haustierbesitzer wurden lange als Risikogruppe angesehen und der Fokus lag hauptsächlich auf Hundebesitzern. Daten zeigen jedoch, dass auch das Halten von Katzen ein Risikofaktor ist [14]. Es wird vermutet, dass diese Tiere tagsüber von Zecken befallen werden, die dann auf den Katzenbesitzer übergehen, wenn die Katze das Haus wieder betritt. Haustierbesitzer sollten speziell in empfohlene Präventionsmaßnahmen einbezogen werden.

Die Analyse von Überwachungsdaten ist ideal zur Veranschaulichung räumlicher Unterschiede und geografischer Faktoren, die mit dem Auftreten von Lyme-Borreliose in Verbindung stehen. Die lokale Übertragung von *B. burgdorferi* wurde in so unterschiedlichen ökologischen Gebieten wie den niederländischen Küstenregionen [29, 30], bewaldeten Hochländern in Bayern [5] und gebirgigen Gebieten (subalpin) mit hauptsächlich kontinentalem Klima, wie Slowenien [31], festgestellt. Trotz dieser großen Bandbreite gibt es eine charakteristische Heterogenität zwischen den Regionen und Bezirken in Europa. Überwachungsdaten können zeigen, dass das Risiko nicht gleichmäßig verteilt ist [5]. Es gibt eine große Varianz in der Inzidenz von Lyme-Borreliose zwischen den europäischen Ländern und Regionen [32, 33]. Die höchste gemeldete Inzidenz für Lyme-Borreliose in Europa wurde aus Schweden mit 464 Erythema-migrans-Patienten pro 100.000 Einwohner berichtet [34].

Obwohl epidemiologische Studien (einschließlich Seroprävalenzstudien) heterogene Risiken für Lyme-Borreliose in verschiedenen geografischen Gebieten zeigen, ist unbestritten, dass es sich um eine weit verbreitete Krankheit in vielen Ländern handelt und medizinische Aufmerksamkeit und Präventionsmaßnahmen ernst genommen werden müssen. Die öffentlichen Gesundheitsbemühungen im Kampf gegen Lyme-Borreliose stehen nicht unbedingt im Verhältnis zur genauen Anzahl der Krankheitsfälle jedes Jahr. Die Infektion kann bei einigen Patienten eine schwere Krankheit verursachen; jedoch präsentieren sich die meisten Fälle als Erythema migrans und vergleichsweise milde Krankheiten, die leicht mit Antibiotika behandelbar sind. Ein tödlicher Ausgang ist sehr selten und wird nur bei Lyme-Karditis gesehen.

8.4 Krankheitsprävention durch Förderung der Vermeidung von Zeckenbissen, früher Entfernung und Bewusstsein für Krankheitssymptome

Soweit bekannt sind alle Infektionen mit *B. burgdorferi* s.l. durch Zecken übertragen. Es gibt keine gut dokumentierten medizinischen Berichte über eine Übertragung von Person zu Person oder blutgebundene Infektionen. Aufgrund der Biologie ist es denkbar, dass die Erreger durch Bluttransfusion übertragbar sind, daher sollten Patienten mit Lyme-Borreliose während der Krankheit nicht spenden. Die öffentliche

Gesundheitsförderung sollte sich auf durch Zecken übertragene Infektionen konzentrieren und folgende 3 Informationspunkte kommunizieren: (1) die Möglichkeiten, Zeckenbisse zu vermeiden, (2) was beim Entfernen von Zecken zu beachten ist und (3) Kenntnisse über relevante Symptome der Lyme-Borreliose und dass der Patient medizinische Hilfe suchen sollte, wenn Symptome, die mit der Krankheit übereinstimmen, beobachtet werden.

Die beste persönliche Maßnahme gegen Lyme-Borreliose ist die Vermeidung von Zeckenbissen, indem man verhindert, dass Zecken Zugang zur Haut bekommen, und stark befallene Gebiete meidet. Die Reduzierung der Zeckenexposition ist eine der wichtigsten öffentlichen Gesundheitsinterventionen, die von Gesundheitsbehörden gefördert wird. Es ist wichtig zu kommunizieren, dass Zecken gefährlich sind und ernsthafte Infektionen übertragen können, aber Überbewertungen und Übertreibungen sollten vermieden werden. Das Auslösen von Angst in der Allgemeinbevölkerung könnte zu irrationalen Überzeugungen und Verhaltensweisen der Bevölkerungsgruppen führen. Zum Beispiel ist es wichtig, die Wahrscheinlichkeit zu kommunizieren, nach einem Zeckenbiss eine Lyme-Borreliose zu entwickeln, die je nach Studie und geografischer Region zwischen 0,3 und 1,4 % liegt [35–37].

Die Empfehlungen des Europäischen Zentrums für Krankheitsprävention und -kontrolle (ECDC) beinhalten das Tragen von langen Hosen und langärmeligen Hemden als Schutzkleidung [38]. Einige Institutionen empfehlen, die Socken in die Hosen zu stecken. Der Körper sollte nach dem Aufenthalt im Freien regelmäßig auf Zecken untersucht werden. Zecken bevorzugen geschützte Körperstellen wie die Rückseite der Knie oder die Achselhöhlen. Darüber hinaus sammeln sie sich auf und um die Kopfhaut. Die Centers for Disease Control and Prevention (CDC) empfehlen die Anwendung eines Repellents aus einer spezifischen Liste von Wirkstoffen, die auf ihrer Website veröffentlicht sind [39], unter anderem Permethrin auf Kleidung und DEET auf dem Körper. Es ist wichtig zu kommunizieren, dass der Schutzzeitraum begrenzt ist und dass Produkte mit einer Schutzzeit gewählt werden müssen, die der Dauer der Outdoor-Aktivität entspricht. Darüber hinaus kann es nützlich sein, zu empfehlen, innerhalb von 2 Stunden nach dem Aufenthalt im Freien zu duschen. Das Wasser hilft, die Zecken abzuwaschen, und das Waschen ist auch eine gute Gelegenheit, nach Zecken zu suchen.

Obwohl Dokumentationen und Zeitschriften, die sich mit Outdoor-Aktivitäten befassen, diese Präventionsmaßnahmen fördern, werden diese Empfehlungen in der Öffentlichkeit selten eingehalten. Vermutlich möchten die Menschen in ihrer Freizeit oder im Urlaub nicht an solche Dinge erinnert werden. Aus Gründen der Bequemlichkeit und des persönlichen Stils tragen die Menschen bei heißem Wetter nicht gerne lange Hosen. Tägliche Abendduschen und das Absuchen nach Zecken werden häufig weggelassen und sind bei Camping- und langen Wandertouren oft nicht möglich. Leider gibt es starke Belege dafür, dass die Einhaltung auch in hochendemischen Regionen und nach Jahren der Förderung schlecht ist [40, 41].

Wird ein Zeckenbiss festgestellt, muss die Zecke so schnell wie möglich entfernt werden. Diese Schnelligkeit ist entscheidend und muss in der Kommunikation betont werden. Die Zecke muss mehr als 12 Stunden saugen, bevor der

Erreger übertragen wird, und das Infektionsrisiko steigt, je nach Studie, nach 12 bis 36 Stunden und wird am höchsten 48 bis 72 Stunden nach dem Biss [42, 43]. Dieses „Gelegenheitsfenster" für die Kontrolle von Infektionskrankheiten sollte der Eckpfeiler jeder Kommunikation sein. Aber der Zeitpunkt des Bisses kann oft nicht von der gebissenen Person bestimmt werden oder wird meist kürzer geschätzt, als er tatsächlich ist. Zecken sollten mit einer Pinzette oder feinen Spitzzange entfernt werden, indem man sie nahe der Haut greift und sanft, aber geradlinig nach oben zieht [44]. Jede Manipulation der Zecke vorher (z. B. Quetschen, Ersticken mit Nagellack oder Kleber) sollte vermieden werden [45]. Das Infektionsrisiko mit *B. burgdorferi* s.l. erhöht sich nicht, wenn Zeckenmundteile zurückbleiben. Nach der Entfernung der Zecke kann ein Hautdesinfektionsmittel aufgetragen werden, um eine lokale bakterielle Infektion zu verhindern.

Die Ergebnisse der Zeckentests auf *B. burgdorferi* s.l. sollten nicht für Entscheidungen über die Behandlung verwendet werden, da positive Ergebnisse nicht unbedingt bedeuten, dass die gebissenen Personen krank oder sogar infiziert sind. Negative Ergebnisse können zu falscher Sicherheit führen. Gesundheitsbehörden empfehlen keine antimikrobielle Prophylaxe zur Vorbeugung von Lyme-Borreliose nach einem erkannten Zeckenbiss, da die Nebenwirkungen in fast allen Fällen die Vorteile überwiegen [41, 46]. In einigen Regionen der USA mit extremem Krankheitsrisiko können einzelne Kurse von Doxycyclin für einige erwachsene Patienten ein positives Risiko-Nutzen-Verhältnis haben.

Gutes Gesundheitsbildungsmaterial in Bezug auf Lyme-Borreliose ist unerlässlich. Darüber hinaus könnten für die Kontrolle der Lyme-Borreliose lokale, gemeinschaftsbasierte Ansätze produktiv sein, um die Aufklärung über Krankheitssymptome zu erhöhen und die Krankheitslast zu verringern. Es gibt oft Wissenslücken in vulnerablen und schwer erreichbaren Gruppen, die von lokalen Akteuren angesprochen werden können. Zum Beispiel hat eine niederländische Studie festgestellt, dass lokale Pfadfindergruppen oft nicht über infektiöse Risiken durch Zecken informiert sind und junge Pfadfinder nicht regelmäßig überwachen [47]. Eine kurze Schulung durch Akteure in Umweltdiensten (z. B. Forstdienst) oder im Gesundheitssektor (z. B. Gemeindegesundheitsarbeiter) könnte diese Lücken leicht schließen. Spezielle zielgerichtete Kommunikation für andere gefährdete Gruppen, zum Beispiel Imker oder die Geocaching-Gemeinschaft, sind denkbar.

Alles in allem ist die schnellstmögliche Erkennung und Entfernung einer angehefteten Zecke von großer Bedeutung für die Prävention der Lyme-Borreliose. Einerseits sollten Empfehlungen einen signifikanten öffentlichen Gesundheitseffekt auf die Bevölkerung in Bezug auf die Reduzierung der Infektionsexposition und der Krankheit haben. Sie sollten stark genug sein, dass die Menschen die Relevanz der Zecken für ihre Gesundheit erkennen, und die Menschen sollten das Vertrauen gewinnen, dieses Risiko durch schnelle Zeckenentfernung zu bewältigen. Andererseits könnten übertriebene Botschaften gegenteilige Effekte haben. Die Menschen verlieren das Vertrauen, werden ängstlich, verschieben die Zeckenentfernung, bevor sie einen Arzt aufsuchen, oder warten darauf, Instrumente zu kaufen, bis die nächste Apotheke öffnet.

8.5 Krankheitsprävention durch Impfung

Ein Impfstoff wurde von 1998 bis 2002 in den USA vermarktet. Nach 3 Dosen zeigte er sich als hochwirksam mit nur mäßigen Nebenwirkungen bei den geimpften Personen [48–49]. Er wurde vom Markt genommen wegen geringer Akzeptanz in der US-Bevölkerung und unter Ärzten. Zusätzlich vermuteten einige Gruppen, dass der Impfstoff mit Autoimmunreaktionen in Verbindung gebracht werden könnte [50, 51]. In Europa hat noch nie ein zugelassener Impfstoff den Markt erreicht. Aufgrund der Heterogenität der *Borrelia*-Stämme ist es schwieriger, einen wirksamen Impfstoff für Europa zu entwickeln [52–54]. Allerdings sind neue Impfstoffkandidaten sowohl in Europa [55, 56] als auch in den USA in Entwicklung [57].

8.6 Lyme-Kontroverse, evidenzbasierte Ansätze sowohl für die öffentliche Gesundheit als auch für die medizinische Praxis

Im aktuellen medizinischen und gesellschaftlichen Kontext ist die Lyme-Borreliose nicht nur ein medizinisches, sondern auch ein gesellschaftliches Problem und Gegenstand öffentlicher Kontroversen. In den letzten 20 Jahren hat sich eine erhebliche kontroverse Diskussion über die Lyme-Borreliose zwischen medizinischen Gesellschaften, der medizinischen Wissenschaftsgemeinschaft und der evidenzbasierten Medizin einerseits und einigen Aktivistengruppen und Ärzteverbänden, die behaupten, Experten in der Diagnose und Behandlung von Patienten zu sein (sog. „Lyme-kundige Mediziner" (LLMDs) andererseits entwickelt [58]. Unter den letzteren Gruppen glauben einige, ohne wissenschaftliche Beweise, dass Infektionen mit *B. burgdorferi* s.l. Symptome verursachen können, auch in Abwesenheit von objektiven Anzeichen einer Lyme-Borreliose [59]. Darüber hinaus behaupten sie, dass die Behandlung mit Antibiotika und anderen Therapeutika nur dann effizient ist, wenn sie über Monate oder Jahre verschrieben wird, um die Symptome der Lyme-Borreliose zu unterdrücken. Diagnosetests werden oft als falsch-negativ bezeichnet. Menschen, die aufgrund ihrer Symptome leiden, wird vorschnell die Diagnose Lyme-Krankheit zugeschrieben und somit wird ihnen die tatsächliche korrekte Diagnose vorenthalten, was auch ein Problem für die öffentliche Gesundheit darstellt. Aktivistengruppen für Lyme-Borreliose glauben, dass die Inzidenz der Lyme-Borreliose aufgrund der oben genannten Umstände von Überwachungssystemen stark unterschätzt wird und in Wirklichkeit eine echte Plage für die Massen ist. Sie haben eine bedeutende internationale Bewegung entwickelt und üben einen hohen Druck auf Gesundheitsbehörden, politische Entscheidungsträger und die medizinische Wissenschaftsgemeinschaft aus. Der Streit zwischen den beiden Gruppen ist bitter und weit davon entfernt, gelöst zu werden.

In mehreren Ländern, wie den Niederlanden, Frankreich, Großbritannien, Belgien und Deutschland, wurden systematische Literaturüberprüfungen durchgeführt. Diese Forschung sollte weiterentwickelt werden zu umfassenden, aktuellen Informationen in Zentren für begutachtete Informationen über Lyme-Borreliose. Die Bereitstellung von öffentlicher Bildung in vertrauenswürdigen Zugangspunkten im Zusammenhang mit Lyme-Borreliose und die starke Verbindung zur medizinischen wissenschaftlichen Forschung könnte dazu beitragen, das Wissen über diese Krankheit in der Bevölkerung zu verbessern. Zusätzlich müssen Gesundheitsfachleute über die neuesten Forschungsergebnisse zur Lyme-Borreliose und die daraus resultierenden Behandlungsmöglichkeiten informiert werden. Die Entwicklung von sicheren und wirksamen Impfstoffen gegen Lyme-Borreliose und deren Einführung muss von der Vorbereitung der Öffentlichkeit begleitet werden, um die Akzeptanz eines Impfstoffs zu erhöhen. Insgesamt könnte dies zu einer geringeren Krankheitslast und weniger Fehldiagnosen und Fehlklassifikationen der Krankheit führen.

Literatur

1. Nelson KE, Williams CM. Infectious disease epidemiology : theory and practice. 3rd ed. Burlington, Mass.: Jones & Bartlett Learning; 2014. xviii, 963 S.
2. CDC. Centers for Disease Control and Prevention (CDC): Public health surveillance. Available: https://www.cdc.gov/training/publichealth101/surveillance.html. Zugegriffen: June 6, 2021. 2018.
3. CDC. Centers for Disease Prevention and Control (CDC). Summary of notifiable infectious diseases and conditions-United States. Morb Mortal Weekly Report (MMWR). 2014;63(54):1–152.
4. Rizzoli A, Hauffe HC, Carpi G, Vourc'h GI, Neteler M, Rosà R. Lyme borreliosis in Europe. Euro Surveill. 2011, 2011;16(27) pii=19906
5. Enkelmann J, Böhmer M, Fingerle V, Siffczyk C, Werber D, Littmann M, et al. Incidence of notified Lyme borreliosis in Germany, 2013–2017. Sci Rep. 2018;8(1):14976.
6. Lohr B, Müller I, Norris DE, Schöffski O, Hunfeld K-P. Epidemiology and cost of hospital care for Lyme borreliosis in Germany: lessons from a health care utilization database analysis. Ticks Tick-Borne Dis. 2015;6:56–62.
7. Vandenesch A, Turbelin C, Couturier E, Arena C, Jaulhac B, Ferquel E, et al. Incidence and hospitalisation rates of Lyme borreliosis, France, 2004 to 2012. Euro Surveill. 2014;19(34) pii=20883
8. Wilking H, Stark K. Trends in surveillance data on human Lyme borreliosis from six federal states in eastern Germany, 2009-2012. Ticks Tick-Borne Dis. 2014;5:219–24.
9. Stanek G, Fingerle V, Hunfeld KP, Jaulhac B, Kaiser R, Krause A, et al. Lyme borreliosis: clinical case definitions for diagnosis and management in Europe. Clin Microbiol Infect. 2011;17(1):69–79.
10. Berglund J, Eitrem R, Ornstein K, al e. An epidemiological study of Lyme disease in southern Sweden. N Engl J Med. 1995;1995(333):1319–27.
11. Huppertz H, Böhme M, Standaert S, Karch H, Plotkin S. Incidence of Lyme borreliosis in the Würzburg region of Germany. Eur J Clin Microbiol Infect Dis. 1999;18:697–703.
12. Müller I, Freitag MH, Poggensee G, Scharnetzky E, Straube E, Schoerner C, et al. Evaluating frequency, diagnostic quality and cost of Lyme borreliosis testing in Germany: a retrospective model analysis. Clin Dev Immunol. 2012:595427. https://doi.org/10.1155/2012/595427.
13. Adrion ER, Aucott J, Lemke KW, Weiner JP. Health care costs, utilization and patterns of care following Lyme disease. PLoS One. 2015;10(2):e0116767.

14. Dehnert M, Fingerle V, Klier C, Talaska T, Schlaud M, Krause G, et al. Seropositivity of Lyme borreliosis and associated risk factors: a population-based study in children and adolescents in Germany (KIGSS). PLoS One. 2012;7(8):e41321. https://doi.org/10.1371/journal-pone0041321.
15. Wilking H, Fingerle V, Klier C, Thamm M, Stark K. Antibodies against *Borrelia burgdorferi* sensu lato among adults, Germany, 2008–2011. Emerg Infect Dis. 2015;21(1):107–10.
16. De Keukeleire M, Vanwambeke SO, Cochez C, Heyman P, Fretin D, Deneys V, et al. Seroprevalence of *Borrelia burgdorferi*, *Anaplasma phagocytophilum*, and *Francisella tularensis* infections in Belgium: results of three population-based samples. Vector Borne Zoonotic Dis (Larchmont, NY). 2017;17(2):108–15.
17. Johansson M, Manfredsson L, Wistedt A, Serrander L, Tjernberg I. Significant variations in the seroprevalence of C6 ELISA antibodies in a highly endemic area for Lyme borreliosis: evaluation of age, sex and seasonal differences. APMIS. 2017;125(5):476–81.
18. Vestrheim DF, White RA, Aaberge IS, Aase A. Geographical differences in seroprevalence of *Borrelia burgdorferi* antibodies in Norway, 2011–2013. Ticks Tick-Borne Dis. 2016;7(5):698–702.
19. van Beek J, Sajanti E, Helve O, Ollgren J, Virtanen MJ, Rissanen H, et al. Population-based *Borrelia burgdorferi* sensu lato seroprevalence and associated risk factors in Finland. Ticks Tick-Borne Dis. 2018;9(2):275–80.
20. Wilking H, Dehnert M, Fingerle V, Klier C, Talaska T, Schlaud M, et al. Seroprävalenz der Lyme-Borreliose bei Kindern und Jugendlichen in Deutschland. Epidemiol Bull Nr 14, 10 April 2012. 2012.
21. Jurke A, Bannert N, Brehm K, Fingerle V, Kempf VA, Kompf D, et al. Serological survey of *Bartonella* spp., *Borrelia burgdorferi*, *Brucella* spp., *Coxiella burnetii*, *Francisella tularensis*, *Leptospira* spp., *Echinococcus*, Hanta-, TBE- and XMR-virus infection in employees of two forestry enterprises in North Rhine-Westphalia, Germany, 2011–2013. Int J Med Microbiol. 2015;305(7):652–62.
22. Glass GE, Schwartz BS, Morgan JM 3rd, Johnson DT, Noy PM, Israel E. Environmental risk factors for Lyme disease identified with geographic information systems. Am J Public Health. 1995;85(7):944–8.
23. Linard C, Lamarque P, Heyman P, Ducoffre G, Luyasu V, Tersago K, et al. Determinants of the geographic distribution of Puumala virus and Lyme borreliosis infections in Belgium. Int J Health Geogr. 2007;6:15.
24. Woudenberg T, Bohm S, Bohmer M, Katz K, Willrich N, Stark K, et al. Dynamics of *Borrelia burgdorferi*-specific antibodies: seroconversion and seroreversion between two population-based, cross-sectional surveys among adults in Germany. Microorganisms. 2020;8(12)
25. Guy EC, Farquhar RG. *Borrelia burgdorferi* in urban parks. Lancet (London, England). 1991;338(8761):253.
26. Junttila J, Peltomaa M, Soini H, Marjamaki M, Viljanen MK. Prevalence of *Borrelia burgdorferi* in *Ixodes ricinus* ticks in urban recreational areas of Helsinki. J Clin Microbiol. 1999;37(5):1361–5.
27. Maetzel D, Maier WA, Kampen H. *Borrelia burgdorferi* infection prevalences in questing *Ixodes ricinus* ticks (Acari: Ixodidae) in urban and suburban Bonn, western Germany. Parasitol Res. 2005;95(1):5–12.
28. Letrilliart L, Ragon B, Hanslik T, Flahault A. Lyme disease in France: a primary care-based prospective study. Epidemiol Infect. 2005;133(5):935–42.
29. Hofhuis A, Bennema S, Harms M, van Vliet AJH, Takken W, van den Wijngaard CC, et al. Decrease in tick bite consultations and stabilization of early Lyme borreliosis in the Netherlands in 2014 after 15 years of continuous increase. BMC Public Health. 2016;16(425):2016.
30. Hofhuis A, Harms M, van Wijngaard C, Sprong H, van Pelt W. Continuing increase of tick bites of Lyme disease between 1994 and 2009. Ticks Tick-Borne Dis. 2015;6(2015):69–74.
31. Strle F. Lyme borreliosis in Slovenia. Zentralblatt fur Bakteriologie: Int J Med Microbiol. 1999;289(5–7):643–52.

32. de Mik E, van Pelt W, Docters-van Leeuwen B, van der Veen A, Schellekens JFP, Borgdorff MW. The geographical distribution of tick bites and erythema migrans in general practice in the Netherlands. Int J Epidemiol. 1997;26(2):451–7.
33. Sykes RA, Makiello P. An estimate of Lyme borreliosis incidence in Western Europe. J Public Health. 2016:1–8. https://doi.org/10.1093/pubmed/fdw017.
34. Bennet L, Halling A, Berglund J. Increased incidence of Lyme borreliosis in southern Sweden following mild winters and during warm, humid summers. Eur J Clin Microbiol Infect Dis. 2006;25(7):426–32.
35. Heininger U, Zimmermann T, Schoerner C, Brade V, Stehr K. Tick bite and Lyme borreliosis. An epidemiologic study in the Erlangen area. Monatsschr Kinderheilkd. 1993;141(11):874–7.
36. Maiwald M, Oehme R, March O, Petney TN, Kimmig P, Naser K, et al. Transmission risk of *Borrelia burgdorferi* sensu lato from *Ixodes ricinus* ticks to humans in southwest Germany. Epidemiol Infect. 1998;121(1):103–8.
37. Nahimana I, Gern L, Blanc DS, Praz G, Francioli P, Peter O. Risk of *Borrelia burgdorferi* infection in western Switzerland following a tick bite. Eur J Clin Microbiol Infect Dis. 2004;23(8):603–8.
38. ECDC. European Centre for Disease Prevention and Control (ECDC). Factsheet on Lyme borreliosis, for healthcare professionals. https://ecdc.europa.eu/en/publications-data/factsheet-lyme-borreliosis-healthcare-professionals. Zugegriffen: June 6, 2021. 2015.
39. CDC. Centers for Disease Prevention and Control (CDC). Preventing tick bites 2018. https://www.cdc.gov/ticks/avoid/on_people.html. Zugegriffen: June 6, 2021. 2020;63(54):152.
40. Gould LH, Nelson RS, Griffith KS, Hayes EB, Piesman J, Mead PS, et al. Knowledge, attitudes, and behaviors regarding Lyme disease prevention among Connecticut residents, 1999–2004. Vector Borne and Zoonotic Dis(Larchmont, NY). 2008;8(6):769–76.
41. Hayes EB, Piesman J. How can we prevent Lyme disease? N Engl J Med. 2003;2003(348):2424–30.
42. Kahl O, Janetzki C, Gray JS, Stein J, Bauch RJ. Tick infection rates with *Borrelia*: *Ixodes ricinus* versus *Haemaphysalis concinna* and *Dermacentor reticulatus* in two locations in eastern Germany. Med Vet Entomol. 1992;6(4):363–6.
43. Piesman J, Mather TN, Sinsky RJ, Spielman A. Duration of tick attachment and *Borrelia burgdorferi* transmission. J Clin Microbiol. 1987;25(3):557–8.
44. ECfDPaC (ECDC). Factsheet on Lyme borreliosis, for healthcare professionals 2018. https://ecdc.europa.eu/en/publications-data/factsheet-lyme-borreliosis-healthcare-professionals.
45. Kahl O, Janetzki-Mittmann C, Gray JS, Jonas R, Stein J, de Boer R. Risk of infection with *Borrelia burgdorferi* sensu lato for a host in relation to the duration of nymphal *Ixodes ricinus* feeding and the method of tick removal. Zentralblatt fur Bakteriologie : Int J Med Microbiol. 1998;287(1–2):41–52.
46. Stanek G, Kahl O. Chemoprophylaxis for Lyme borreliosis? Zentralblatt fur Bakteriologie : Int J Med Microbiol. 1999;289(5–7):655–65.
47. ECDC. European Centre for Disease Prevention and Control (ECDC). Synergies in community and institutional public health emergency preparedness for tick-borne diseases in the Netherlands; 2018.
48. CDC. Centers for Disease Prevention and Control (CDC). Availability of Lyme disease vaccine. MMWR Morb Mortal Weekly Rep. 1999;48(2):35–6. 43
49. Poland GA, Jacobson RM. The prevention of Lyme disease with vaccine. Vaccine. 2001;19(17–19):2303–8.
50. Poland GA. Vaccines against Lyme disease: What happened and what lessons can we learn? Clin Infect Dis. 2011;52(Suppl 3):s253–8.
51. Aronowitz RA. The rise and fall of the Lyme disease vaccines: a cautionary tale for risk interventions in American medicine and public health. Milbank Q. 2012;90(2):250–77.
52. Comstedt P, Hanner M, Schuler W, Meinke A, Lundberg U. Design and development of a novel vaccine for protection against Lyme borreliosis. PLoS One. 2014;9(11):e113294.

53. Livey I, O'Rourke M, Traweger A, Savidis-Dacho H, Crowe BA, Barrett PN, et al. A new approach to a Lyme disease vaccine. Clin Infect Dis. 2011;52(Suppl. 3):s266–70.
54. Shen AK, Mead PS, Beard CB. The Lyme disease vaccine--a public health perspective. Clin Infect Dis. 2011;52(Suppl. 3):s247–52.
55. Wressnigg N, Barrett PN, Pollabauer EM, O'Rourke M, Portsmouth D, Schwendinger MG, et al. A Novel multivalent OspA vaccine against Lyme borreliosis is safe and immunogenic in an adult population previously infected with *Borrelia burgdorferi* sensu lato. Clin Vaccine Immunol. 2014;21(11):1490–9.
56. Wressnigg N, Pollabauer EM, Aichinger G, Portsmouth D, Low-Baselli A, Fritsch S, et al. Safety and immunogenicity of a novel multivalent OspA vaccine against Lyme borreliosis in healthy adults: a double-blind, randomised, dose-escalation phase 1/2 trial. Lancet Infect Dis. 2013;13(8):680–9.
57. Stanley A, Plotkin MD. Need for a new Lyme disease vaccine. N Engl J Med. 2016;375(10):911–3.
58. Auwaerter PG, Bakken JS, Dattwyler RJ, Dumler JS, Halperin JJ, McSweegan E, et al. Antiscience and ethical concerns associated with advocacy of Lyme disease. Lancet Infect Dis. 2011;11(9):713–9.
59. Tonks A. Lyme wars. BMJ (Clin Res Ed). 2007;335(7626):910–2.

Andere von *Ixodes* übertragene Krankheiten

9

Pierre H. Boyer, Antoine Grillon, Benoît Jaulhac, Aurélie Velay, Frédéric Schramm und Emilie Talagrand-Reboul

9.1 Einführung

Zecken sind die wichtigsten Vektoren im nördlichen Teil der Hemisphäre in der Human- und Veterinärmedizin [1], und die Lyme-Borreliose ist die häufigste durch Zecken übertragene Krankheit. Neben *Borrelia burgdorferi* sensu lato (s.l.), dem Erreger der Lyme-Borreliose, können sie viele Mikroorganismen beherbergen [2]. Einige dieser Mikroorganismen können auf den Menschen übertragen werden und Krankheiten verursachen. Fieber ist das häufigste Symptom, das mit anderen

P. H. Boyer · A. Grillon · B. Jaulhac · F. Schramm · E. Talagrand-Reboul (✉)
University of Strasbourg, Hôpitaux Universitaires de Strasbourg, Faculté de Médecine, Fédération de Médecine Translationnelle de Strasbourg, UR7290 Early Bacterial Virulence, Strasbourg, France
E-Mail: talagrandreboul@unistra.fr

P. H. Boyer
E-Mail: pierreboyer@unistra.fr

A. Grillon
E-Mail: a.grillon@unistra.fr

B. Jaulhac
E-Mail: jaulhac@unistra.fr

F. Schramm
E-Mail: fredericschramm@unistra.fr

B. Jaulhac
French National Reference Center for Borrelia, Hôpitaux Universitaires de Strasbourg, Strasbourg, France

A. Velay
Virology Laboratory, Hôpitaux Universitaires de Strasbourg, Strasbourg, France
E-Mail: aurelie.velay@chru-strasbourg.fr

K.-P. Hunfeld und J. Gray (Hrsg.), *Lyme-Borreliose*,
https://doi.org/10.1007/978-3-031-49764-3_9

durch Zecken übertragenen Pathogenen in Europa in Verbindung gebracht wird, im Gegensatz zur Lyme-Borreliose, die weniger häufig Fieber verursacht. Neben Fieber sind einige andere Symptome spezifischer für bestimmte Infektionserreger.

In diesem Kapitel behandeln wir zudem einige ökologische, epidemiologische und klinische Aspekte der wichtigsten Mikroorganismen, abgesehen von *B. burgdorferi* s.l., die bekanntermaßen von *Ixodes*-Zecken in Europa übertragen werden: Dies sind u. a. *B. miyamotoi, Anaplasma phagocytophilum, Candidatus Neoehrlichia mikurensis, Rickettsia monacensis, Rickettsia helvetica, Francisella tularensis,* humane Babesiose und die von Ixodiden übertragenen Flaviviren (Tab. 9.1).

9.2 *Borrelia miyamotoi*

Rückfallfieber (RF) durch *Borrelia* wird normalerweise mit Läusen und Lederzecken in Afrika, Amerika und Asien in Verbindung gebracht; etwa 20 Arten wurden validiert und zusätzliche Taxa werden ebenfalls vorgeschlagen. Allerdings werden 3 Arten von RF-*Borrelia* von Schildzecken übertragen und daher als "Hard Tick"-Borne Relapsing Fevers (HTBRF) bezeichnet. *B. theileri* wurde Anfang des 20. Jahrhunderts von Laveran im Blut von Nutztieren beschrieben [3], und *Rhipicephalus*-spp.-Zecken sind die Vektoren dieses Bakteriums. *B. lonestari* wurde in *Amblyoma-americanum*-Zecken beschrieben und ursprünglich als möglicher Auslöser der Southern Tick-Associated Rash Illness (STARI) vermutet, hier fehlen jedoch Beweise für die Beteiligung des Bakteriums an diesem Syndrom [4]. Schließlich ist *B. miyamotoi* wahrscheinlich die am meisten diskutierte HTBRF-*Borrelia*-Art; tatsächlich wurde diese Art Mitte der 1990er-Jahre in Japan in Zecken *(I. persulcatus)* und Nagetieren *(Apodemus argenteus)* entdeckt [5] und anschließend in Zecken der Gattung *Ixodes* in der Holarctic-Region beschrieben [6]. Dieses Bakterium ist bis jetzt das einzige Rückfallfieber, das bekanntermaßen die gleichen *Ixodes*-Vektoren wie die Bakterien der *B.-burgdorferi*-s.l.-Gruppe teilt. Das Interesse an diesem Bakterium ist seit 2011 mit der Veröffentlichung einer Serie von 46 russischen Fällen beim Menschen [7] und in letzter Zeit auch in einigen Fällen von Meningoenzephalitis [8–11] gewachsen.

9.2.1 Bakterielle Merkmale

Die Taxonomie der Gattung *Borrelia* wird derzeit diskutiert [12] seit dem umstrittenen Vorschlag von Adeolu und Gupta [13], diese Gattungen in zwei zu teilen: nämlich *Borreliella* für die Bakterien, die für die Lyme-Krankheit verantwortlich sind, und den Namen *Borrelia* nur noch für die RF-Spirochäten zu verwenden. In dieser letzten Gruppe oder Gattung und basierend auf mehreren Genen (Glycerophosphodiester-Phosphodiesterase [*GlpQ*], 16S rDNA, Flagellin) gruppiert sich *B. miyamotoi* gehäuft mit den anderen HTBRF (*B. lonestari* und *B. theileri*).

Vergleiche innerhalb der Arten zeigten eine genetische Vielfalt für *B. miyamotoi*. Tatsächlich wurden drei separate Kladen nach der geografischen Verteilung

Tab. 9.1 Wichtige klinische und epidemiologische Merkmale von durch *Ixodes* übertragenen Krankheiten außer Lyme-Borreliose

Mikroorganismus	Krankheit	Zeckenvektor	Hauptreservoirwirte	Andere Übertragungswege	Geographische Merkmale	Hauptsymptome der Krankheit	Todesrate	Zusätzliche klinische/biologische Merkmale	Diagnosestrategie	Behandlung
Bakterien										
B. miyamotoi	*B. miyamotoi* Krankheit (BMD)	*I. ricinus complex*	Teilweise bekannt, beinhaltet: Waldmäuse (*Apodemus* spp.), die Rötelmaus (*M. glareolus*)	—	Gemäßigte Regionen von Nordamerika, Europa & Asien	Grippeähnliches Syndrom (Fieber, Unwohlsein, Myalgie…) das ohne Behandlung wieder auftreten kann	—	Erhöhte Leberenzyme, erhöhtes CPK. Thrombozytopenie und Leukopenie bei einigen Patienten beobachtet	PCR auf Vollblut während der Fieberphase oder auf CSF bei neurologischen Manifestationen. Serologie	Ceftriaxon oder Doxycyclin
						Seltene Fälle von Meningoenzephalitis beschrieben				
A. phagocytophilum (Ap)	Humane granulozytäre Anaplasmose (HGA)	*I. ricinus Komplex*	Mikrosäugetiere (Nagetiere, Insektenfresser), Große Säugetiere (Hirsche, Wildschweine)	Bluttransfusion (selten), Mutter-zu-Kind (selten)	Nordamerika, Europa, Ostasien	Grippeähnliches Syndrom (Fieber, Unwohlsein, Myalgie…) ± Ausschlag	<1%	Anämie, Thrombozytopenie, Leukopenie, erhöhte Leberenzyme, CRP	PCR auf Vollblut, abgenommen vor der Antibiotikagabe	Doxycyclin, Rifampicin
						Komplikationen (ältere Menschen, IC-Patienten): septischer Schock, Blutungen, Multiorganversagen (Herz, Lungen, Nieren, Leber), opportunistische Infektionen			Serologie: Anti-Ap IgG (IFA) mit Serokonversion oder ≥4-facher Anstieg des Antikörpertiters	

(Fortsetzung)

Tab. 9.1 (Fortsetzung)

Mikroorganismus	Krankheit	Zeckenvektor	Hauptreservoirwirte	Andere Übertragungswege	Geographische Merkmale	Hauptsymptome der Krankheit	Todesrate	Zusätzliche klinische/biologische Merkmale	Diagnosestrategie	Behandlung
Candidatus N. mikurensis	Neoehrlichiose	*I. ricinus, I. persulcatus*	Schlecht bekannt, beinhaltet: Waldmäuse (*Apodemus* spp.), die Rötelmaus (*M. glareolus*)	—	Gemäßigte Regionen Europas & Asiens (nicht in Nordamerika beschrieben)	Grippeähnliches Syndrom (Fieber, Unwohlsein, Myalgie…), das Wochen anhalten kann Thromboembolische Ereignisse bei immungeschwächten Patienten	—	Erhöhte weiße Blutkörperchenzahlen, erhöhter Entzündungsmarker (CRP), erhöhte Leberenzyme	PCR auf Vollblut, keine Serologie verfügbar	Doxycyclin
R. helvetica	—	*I. ricinus*	Unbekannt mit Präzision. Die Zecke selbst könnte ein Reservoir sein	—	Westliches Europa (ein Bericht aus der Türkei)	Fieberhaftes Syndrom	Einige Fallberichte mit tödlichem Ausgang	—	PCR auf Vollblut Serologie	Doxycyclin
R. monacensis	—	*I. ricinus*	Unbekanntn	—	Westliches Europa	Fieberhaftes Syndrom	—	—		

(Fortsetzung)

Tab. 9.1 (Fortsetzung)

Mikroorganismus	Krankheit	Zeckenvektor	Hauptreservoirwirte	Andere Übertragungswege	Geographische Merkmale	Hauptsymptome der Krankheit	Todesrate	Zusätzliche klinische/biologische Merkmale	Diagnosestrategie	Behandlung
Babesia venatorum (Bv)	Humane Babesiose	*I. ricinus* Komplex	Rehe	—	Europa, Asien	Milde bis schwere Fälle bei splenektomierten/hyposplenischen Patienten	5–30 %	Hämolytische Anämie, Thrombozytopenie	Blutausstrich PCR auf Vollblut (Spezies-Typisierung)	
									(Serologie: kein kommerzielles Kit, mögliche Kreuzreaktionen mit *Bd* serologischen Tests)	

(Fortsetzung)

Tab. 9.1 (Fortsetzung)

Mikroorganismus	Krankheit	Zeckenvektor	Hauptreservoirwirte	Andere Übertragungswege	Geographische Merkmale	Hauptsymptome der Krankheit	Todesrate	Zusätzliche klinische/biologische Merkmale	Diagnosestrategie	Behandlung
F. tularensis	Tularämie	*D. andersoni D. variabilis A. americanum*	Lagomorphen, kleine Nagetiere	Inokulation durch andere Arthropoden. Direkte Übertragung. Übertragung von kontaminiertem Wasser oder Boden	Gemäßigte Regionen von Nordamerika, Europa & Asien	Grippeähnliches Syndrom, andere Manifestationen hängen von der Infektionsroute ab (Inokulation Eschar Lymphadenopathie Oropharyngeale Form Konjunktivitis…)	Ohne Behandlung Sterblichkeit 8% mit Typ A (USA) abhängig von der klinischen Form	Erhöhte Leukozytenzahl, erhöhter Entzündungsmarker	Blutkultur oder Kultur und PCR einer Läsion, falls vorhanden. Serologie	Doxycyclin Fluorchinolone Gentamicin

(Fortsetzung)

Tab. 9.1 (Fortsetzung)

Mikroorganismus	Krankheit	Zeckenvektor	Hauptreservoirwirte	Andere Übertragungswege	Geographische Merkmale	Hauptsymptome der Krankheit	Todesrate	Zusätzliche klinische/biologische Merkmale	Diagnosestrategie	Behandlung
Viren										
Zecken-Enzephalitis-Virus (TBEV) 3 Varianten: Europäisch (Eu), Sibirisch (Sib), Fernost (FE)	Zecken-Enzephalitis (TBE)	*I. ricinus* (Eu-TBEV) *I. persulcatus* (Sib-TBEV, FE-TBEV)	Wühlmäuse und Mäuse	unpasteurisierte Milchprodukte	Europa, Zentral- und Südostasien	Prodromalphase: Grippeähnliches Syndrom (Fieber, Kopfschmerzen, Muskelschmerzen…) akute Phase (1/3): schwere neurologische Erkrankung (Meningitis, Enzephalitis, Meningoenzephalitis)	FE-TBEV 5–20 % Eu-TBEV, Sib-TBEV ~2 %	CSF-Lymphozytose, erhöhte Proteinorrhachia, normale Glycorrhachia	Serologie: - Blut: Anti-TBEV IgM+IgG (EIA) mit beiden Isotypen positiv, Serokonversion oder ≥4-facher Anstieg des Antikörpertiters -CSF: IgM (PCR im Blut in der Prodromalphase)	Symptomatisch (Prävention: Impfstoff)

(Fortsetzung)

Tab. 9.1 (Fortsetzung)

Mikroorganismus	Krankheit	Zeckenvektor	Hauptreservoirwirte	Andere Übertragungswege	Geographische Merkmale	Hauptsymptome der Krankheit	Todesrate	Zusätzliche klinische/biologische Merkmale	Diagnosestrategie	Behandlung
Louping-Ill-Virus (LIV)	Louping-Ill	*I. ricinus*	Britisches Rotwild, Schafe, Berghasen	Exposition gegenüber infizierten Geweben (Aerosole)	Britische Inseln	Prodromalphase: Grippeähnliches Syndrom Akute Phase (fakultativ): schwere neurologische Erkrankung	selten	—	Serologie: kein kommerzielles Kit, Kreuzreaktionen mit TBEV serologischen Tests	Symptomatisch
Powassan-Virus (POWV)	Powassan	*I. scapularis* (*I. cookie*, I. *marxei*)	Nagetiere, Marder, Hasenartige	—	Nordamerika, Fernost, Russland	Prodromalphase: Grippeähnliches Syndrom ± erythematöser Ausschlag Akute Phase: schwere neurologische Erkrankung	10 % bei neuroinvasiver Erkrankung	CSF-Lymphozytose, erhöhte Proteinorrhachia, normale Glycorrhachia	Serologie: Blut: Anti-POWV IgM+IgG (EIA) mit Serokonversion, ≥4-facher Anstieg des Antikörpertiters oder spezifisches IgM bestätigt nach neutralisierendem Antikörpertest - CSF: IgM (PCR im Blut in der Prodromalphase, im CSF in der akuten Phase)	Symptomatisch

beschrieben [14]: der asiatische (sibirische) Typ, der europäische und der amerikanische Typ, die jeweils von *I. persulcatus* und *I. pavlovskyi (I. ovatus), I. ricinus, I. scapularis* und *I. pacificus* übertragen werden. Sequenzvariationen wurden kürzlich auf der Grundlage der Sequenzierung des *16S rRNA*-Gens in den asiatischen und amerikanischen Kladen beschrieben [15, 16]. Zukünftige genomische Studien werden von Interesse sein, um die evolutionäre Geschichte von *B. miyamotoi* und die Wechselwirkung zwischen Wirt/Pathogen besser zu verstehen.

9.2.2 Ökologie

Über die Reservoirwirte von *B. miyamotoi* ist wenig bekannt. Diese Spirochät zeigt einige Gemeinsamkeiten mit *B. burgdorferi* s.l., und es wurde vermutet, dass diese Bakterien die gleichen Reservoirwirte teilen. Tatsächlich zeigten Wagemakers et al. [17] durch die Zusammenstellung mehrerer Studien, dass es eine positive Korrelation zwischen der Infektionsrate von *B. burgdorferi* s.l. bei Zecken und der Infektionsrate von *B. miyamotoi* gibt. Da Zecken sich von mehreren Wirten ernähren können, wurde die DNA von *B. miyamotoi* in mehreren Tieren von kleinen Nagetieren bis zu Vögeln und in Zecken gefunden, die auf Wildschweinen *(Sus scrofa)* und Rehen *(Capreolus capreolus)* in Nordamerika, Japan und Europa gesammelt wurden [17]. Es ist jedoch wichtig zu beachten, dass Kahl et al. [18] Trägerwirte von Reservoirwirten unterscheiden. Trägerwirte sind Wirte, die einen bestimmten Erreger für mindestens eine kurze Zeit beherbergen, aber nicht unbedingt für Zecken infektiös sind, während Reservoirwirte nachgewiesene natürliche Wirte von Vektorzecken sind, und Zecken können sich infizieren, während sie sich von ihnen ernähren [18]. In Anbetracht dieser Definitionen wurden nur wenige Tiere experimentell als Reservoirwirte nachgewiesen: die Waldmaus (*Apodemus* spp.), die Rötelmaus *(M. glareolus)* [19] und die Weißfußmaus *(Peromyscus leucopus)* [20]. Es wurde auch gezeigt, dass Kleinsäuger *B. miyamotoi* anscheinend nicht aus Zecken eliminieren [21], die daher eine Rolle bei der Verbreitung spielen könnten, im Gegensatz zu dem, was für die Bakterien der *B.-burgdorferi*-s.l.-Gruppe beobachtet wird. Die Übertragungsrate ist jedoch zu niedrig, als dass Zecken das einzige Reservoir sein könnten. Es sollte beachtet werden, dass in frühen Berichten wahrscheinlich *B. miyamotoi* anstelle von *B. burgdorferi* s.l. in Larven beobachtet wurde [22, 23]. Es wurde auch gezeigt, dass *I.-ricinus*-Larven *B. miyamotoi* in einem Mausmodell übertragen können [24], was darauf hindeutet, dass eine transovarielle Übertragung bei *B. miyamotoi* auftreten kann.

9.2.3 Epidemiologie

B. miyamotoi wurde in Zeckenvektoren auf der Nordhalbkugel, insbesondere in Zecken des *I.-ricinus*-Komplexes, der dafür bekannt ist, dass er den *B.-burgdorferi*-s.l.-Komplex überträgt, gemeldet. Tatsächlich scheint die Verbreitung von *B. miyamotoi* mit der Verbreitung der Hauptarten, die für die Lyme-Borreliose verantwortlich sind, zu überlappen [17]. Die Prävalenz von Zecken, die *B. miyamotoi* tragen, ist selbst in Gebieten, in denen die Krankheit endemisch ist, gering [7, 25]. Die mittlere Prävalenz beträgt 1,5 % (Minimum: 0–Maximum: 6,4 %) [7, 17].

Serologische Studien ergaben, dass die Seropositivität von *B. miyamotoi* bei Blutspendern in den Niederlanden 2 % (95 % KI 0,4–5,7) beträgt und bei der Bevölkerung von Forstarbeitern (10 %; 95 % KI 5,3–16,8) und bei Patienten, bei denen eine Anaplasmose vermutet wird, höher ist (14,6 %; 95 % KI 9,0–21,8) [26]. In den USA zeigten andere serologische Studien eine ähnliche Prävalenz von Antikörpern gegen *B. miyamotoi* in einer gesunden Bevölkerung: 3,9 % [27]. Insgesamt deuten diese Ergebnisse darauf hin, dass Menschen in geringerem Maße *B. miyamotoi* ausgesetzt sind als *B. burgdorferi* s.l., aber unter bestimmten Bedingungen dennoch eine Krankheit entwickeln können.

9.2.4 Klinische Manifestationen

Die typische symptomatische *B.-miyamotoi*-Krankheit (BMD) wurde erstmals 2011 in Russland [7], in Amerika [28] und in Japan [29] beschrieben. Kürzlich wurden einige Fälle in China [30] und in Westeuropa [31, 32] identifiziert. Es handelt sich um ein akutes, fieberhaftes und virusähnliches Syndrom, das etwa 2 Wochen nach einem Zeckenbiss auftritt. Ohne Behandlung können Rückfälle (einer oder mehrere) bei bis zu 11 % der Patienten in der russischen Fallserie auftreten [7]. Andere Symptome wie Kopfschmerzen, Arthralgie, Schüttelfrost, Myalgie, Unwohlsein und Müdigkeit wurden ebenfalls beobachtet. BMD und die menschliche granulozytäre Anaplasmose (HGA) haben eine ähnliche klinische Präsentation und sollten Gegenstand der Differenzialdiagnose sein. Interessanterweise wurde in Österreich bei einem Patient eine asymptomatische Infektion festgestellt, die durch spezifische PCR nachgewiesen wurde [33].

Im Jahr 2013 wurden zunächst 2 Fälle von Meningoenzephalitis aufgrund von BMD bei immungeschwächten Patienten gemeldet [9, 10], ein weiterer Fall wurde dann in Deutschland diagnostiziert [8] sowie zwei weitere Fälle kürzlich in Schweden [11]. Die ersten 3 Fälle von Meningoenzephalitis schienen gemeinsame Merkmale aufzuweisen, tatsächlich wurden die Patienten wegen eines Non-Hodgkin-Lymphoms mit einem CHOP-Protokoll (Cyclophosphamid, Doxorubicin, Vincristin und Prednisolon) behandelt; auch erhielten sie Rituximab, und einen monoklonalen Anti-CD20-Aantikörper. Interessanterweise wurde bei den 3 Fällen eine lymphozytäre Pleozytose im Liquor mit erhöhtem Protein beobachtet, wie sie auch bei der Lyme-Neuroborreliose zu beobachten ist. Ein geringer Unterschied wurde zwischen den 3 Fällen von *B.-miyamotoi*-Neuroborreliose festgestellt, tatsächlich entwickelte der deutsche Fall eine akutere Form als die beiden anderen Fälle. In Schweden wurde einer der beiden Fälle ebenfalls mit Rituximab (bei rheumatoider Arthritis) vorbehandelt, aber interessanterweise war der andere offenbar immunokompetent [11]. Wie bei den anderen rezidivierenden Fiebern zeigt *B.-miyamotoi* einen Neurotropismus, aber dies scheint sich vor allem unter bestimmten Immunsuppressionsbedingungen auszuprägen.

9.2.5 Laboruntersuchungen

Bis heute wurden PCR und Serologie als die beiden diagnostischen Ansätze verwendet, abhängig vom Stadium und der Dauer der Infektion. Antigene wie Glycerophosphoryldiester-Phosphodiesterase (GlpQ) haben sich als nützlich erwiesen, da sie von den Mitgliedern der Gattung für rezidivierendes Fieber exprimiert werden, aber nicht von den mit Lyme-Borreliose assoziierten Arten [34]. Folglich zielen die serologischen Tests, die auf GlpQ basieren, auf alle *Borrelia* für rezidivierendes Fieber ab, *B. miyamotoi* ist aber die einzige beschriebene HTBRF-Art auf der Nordhalbkugel, die von der Gattung *Ixodes* übertragen wird. Dieser Seromarker scheint dennoch nicht empfindlich genug zu sein, um alle Fälle zu diagnostizieren [28]. Diese Ergebnisse wurden durch eine neuere Studie bestätigt, welche die geringe Spezifität und Sensitivität von GlpQ für die Diagnose von *B. miyamotoi* zeigte [35].

Die variablen Hauptproteine (Vmps) von *B. miyamotoi* wurden als potenzielle Antigene für die Serodiagnose untersucht [36]. Interessanterweise wurde die Kombination von GlpQ und einem Cocktail aus hochimmunogenen Vmps kürzlich in einer Kohorte von 182 russischen Patienten bewertet [37]. Die Sensitivität wurde mit 94,7 % und die Spezifität mit 96,6 % für IgM von 11 bis 20 Tagen nach Krankheitsbeginn bestimmt. Der C6-ELISA, der für die Diagnose der Lyme-Borreliose verwendet wird, könnte auch interessant sein, da er bei Patienten, die mit *B. miyamotoi* infiziert sind, positiv ist, und die Ähnlichkeit zwischen dem C6-Teil von VlsE und den *B.-miyamotoi*-Vmps könnte die Grundlage für diese Kreuzreaktivität sein [38]. Ein neues Antigen wurde kürzlich für die Serodiagnose von *B. miyamotoi* beschrieben: *Borrelia*-Membranantigen A (BmaA) [39, 40], das aber im Hinblick auf die Diagnostik noch anhand einer größeren Kohorte von Patienten bewertet werden muss.

Während der fieberhaften Episode sind molekularbasierte Tests von größtem Interesse. Real-Time-PCR-Assays wurden weitgehend auf der Grundlage der 16s rDNA- oder des Flagellingens beschrieben [17]. Die Spirochätemie bei *B. miyamotoi*-Infektionscheint jedoch geringer zu sein als bei den anderen rezidivierenden Fiebern [28], und die PCR ist wahrscheinlich vor allem während der Fieberspitzen positiv [41]. Die Blutausstrichuntersuchung scheint nicht empfindlich genug für die Diagnose von *B. miyamotoi* zu sein [42]. Die Isolierung von *B. miyamotoi* war im Wesentlichen erfolgreich bei fieberhaften Patienten [43] mit dem Kelly-Pettenkofer-Medium (MKP) und zugesetztem Kälberserum als Kulturmedium. Diese Technik kann nicht in allen Labors implementiert werden und ist nur für spezialisierte Labors oder Forschungszwecke reserviert.

9.2.6 Behandlung

Die Behandlung von BMD basiert auf den Empfehlungen zur Behandlung der Lyme-Borreliose. Ceftriaxon und Doxycyclin wurden hauptsächlich zur Behandlung von BMD eingesetzt, Minocyclin und Amoxicillin/Clavulansäure in geringerem Maße [17]. Alle in der medizinischen Literatur beschriebenen Patienten erholten sich nach der Behandlung, und es wurde kein Rückfall nach der Behandlung beobachtet.

9.3 Ixodes-übertragene *Anaplasmataceae*

Die Familie der *Anaplasmataceae* umfasst sechs bakterielle Gattungen: *Anaplasma, Ehrlichia, Candidatus Neoehrlichia, Neorickettsia, Wolbachia* und *Aegyptianella.* Diese Bakterien sind intrazellulär und mit wirbellosen Wirten assoziiert. Einige dieser Bakterien können für Krankheiten bei Säugetieren, einschließlich des Menschen, verantwortlich sein. Sie scheinen einen Tropismus für retikuloendotheliale Zellen zu haben. Hier werden wir uns auf zwei *Ixodes*-übertragenen *Anaplasmataceae* konzentrieren, die für nachgewiesene menschliche Krankheiten verantwortlich sind: *Anaplasma phagocytophilum* und *Candidatus Neoehrlichia mikurensis.*

9.3.1 *Anaplasma phagocytophilum*

Die menschliche granulozytische Anaplasmose (HGA) ist eine durch Zecken übertragene akute fieberhafte bakterielle Infektion, die durch eine Rickettsiales-Art, *Anaplasma phagocytophilum (Ap),* verursacht wird, die drei ehemalige Taxa umfasst: *Ehrlichia phagocytophila, E. equi* und den Erreger der menschlichen granulozytischen Ehrlichiose (HGE). Veterinärmedizinische Formen der Krankheit wurden erstmals in den 1930er-Jahren bei europäischen Schafen und Rindern [44] und dann bei amerikanischen Pferden und Hunden im Jahr 1969 und 1982 beschrieben [45, 46]. Seit den vorläufigen Berichten wurde die Übertragungsart durch Zeckenbisse von *Ixodes ricinus* entdeckt und intrazytoplasmatische rickettsienähnliche bakterielle Erreger wurden nach Romanowsky-Färbung innerhalb von Granulozyten und Monozyten in Blutausstrichen von infizierten Schafen beobachtet [47]. Die ersten klinischen Beschreibungen beim Menschen wurden später in den USA im Jahr 1994 und in Europa im Jahr 1997 bekannt [48, 49].

9.3.1.1 Bakterielle Eigenschaften

Als Mitglied der Rickettsiales ist *Ap* ein obligat intrazelluläres Bakterium eukaryotischer Zellen. Die einzigen bekannten Vektoren für *Ap* sind die Zecken des *I.-ricinus*-Komplexes. In seltenen Fällen kann *Ap* direkt durch Blut im Kontext von Transfusionen, Organtransplantationen und von Mutter zu Kind während der Schwangerschaft übertragen werden [50]. Die Bakterien existieren in zwei morphologischen Formen: großen retikulären und kleinen dichtkernigen Zellen, die beide in intravaskulären Kolonien (kompakte Einschlüsse) oder *Morulae* vorhanden sind. Diese beiden Formen teilen sich durch binäre Fission. Die Größe einzelner Zellen und Morula beträgt etwa 0,3 μm bzw. 2 μm im Durchmesser, kann aber stark in Form und Größe variieren. Die Struktur ihrer Wand ist mit der von gramnegativen Bakterien verwandt, aber Lipopolysaccharid und Peptidoglykan fehlen [51]. Das Bakterium wächst nicht in zellfreien Medien, kann aber *in vitro* in menschlichen Granulozyten (HL-60-Zelllinie) oder Zeckenzelllinien kultiviert werden [51, 52].

9.3.1.2 Zoonotische Übertragung und Wirte

Anthropophile Zecken, die zum *I.-ricinus*-Komplex gehören, sind die einzigen bekannten Vektoren von HGA, und die vektorielle Kompetenz der Arten *I. ricinus, I. scapularis, I. pacificus* und *I. persulcatus* wurde experimentell nachgewiesen, ebenso wie die transstadiale Übertragung. Eine transovariale Übertragung findet nicht statt [46].

Nach der Aufnahme von *Ap* mit der Blutmahlzeit auf einem infizierten Wirt kolonisieren diese Bakterien das Verdauungsepithel der Zecke und wandern zu den Speicheldrüsen. Wie *B. burgdorferi* s.l. werden *Ap* während der nächsten Blutmahlzeit auf einem naiven Wirt in den Zeckenspeichel freigesetzt. Ixodidenspeichel moduliert die myeloide proinflammatorische Reaktion auf die intrazellulären Bakterien während der Pathogenübertragung, und der Erreger benötigt eine Zeckensaugzeit von mindestens 4 bis 24 Stunden, damit eine Übertragung stattfinden kann [50]. Keine Vektoren außer Zecken des *I.-ricinus*-Komplexes wurden identifiziert, aber DNA wurde in anderen Zeckenarten nachgewiesen: *I. hexagonus, I. ventalloi, I. trianguliceps, I. dentatus, I. ovatus, I. nipponensis, Amblyomma americanum, Dermacentor* spp. und *Haemaphysalis* spp. [53].

Mehrere epidemiologische Zyklen wurden für den Umlauf von *Ap* vorgeschlagen, abhängig von Regionen und Pathogenstämmen. Kleinsäuger, einschließlich Nagetiere und Insektenfresser, und Großsäuger, einschließlich Hirsche und Wildschweine, können als Reservoire von *Ap* fungieren [53]. Die Analyse der genetischen Vielfalt von *Ap* hat die Existenz mehrerer unterschiedlicher Linien innerhalb der Art aufgezeigt, von denen einige an spezifischen Infektionszyklen beteiligt sind, mit einer bevorzugten Assoziation mit einigen potenziellen Wirtsreservoiren. Zum Beispiel gehörten in einer Studie von 188 europäischen *Ap*-Stämmen aus verschiedenen Wirtsarten verschiedener geografischer Herkunft die Sequenzen des *ankA*-Gens aus menschlichen und Haustierproben ausschließlich zu einer Klade, und Sequenzen aus Rehproben traten in drei anderen Kladen auf. Stämme auf Schafen, Rindern und Rothirschen *(Cervus elaphus)* gruppierten sich sowohl in der ersten Klade als auch in den *Reh*-Kladen. Das Fehlen von mit Rehen assoziierten Sequenzen in der ersten Klade deutet darauf hin, dass Rehe in Europa nicht als Reservoir für humanpathogene Stämme fungieren [54]. Darüber hinaus können mindestens zwei *Ap*-Varianten gleichzeitig in einigen Wirten zirkulieren, wie in Rinderherden in Frankreich gezeigt wurde [55]. Die Wirtsspezifität im Lebenszyklus von *Ap* wird auch durch den Stamm Ap-V1, der für den Menschen nicht pathogen ist, demonstriert, der Wiederkäuer infiziert und von *I. scapularis* übertragen wird. Die an HGA beteiligten Stämme sind auch für Infektionen bei Caniden, Pferden und Wiederkäuern verantwortlich [56]. Großangelegte genetische Studien haben diese Art von Populationsstruktur in unterschiedlichen genetischen Clustern durch Multilocus-Sequenzierung bestätigt [57, 58]. Mit dieser Methodik argumentieren Langenwalder et al. (2020), dass Igel und

Wildschweine als Reservoire für menschliche Infektionen in Europa fungieren können [58].

9.3.1.3 Epidemiologie

Die Verbreitungszone der Krankheit entspricht den Regionen, die von Mitgliedern des anthropophilen *I.-ricinus*-Komplexes in der nördlichen Hemisphäre besiedelt werden. Daher werden Fälle von HGA auch in Nordamerika, Europa und Ostasien gemeldet.

In Nordamerika wurde die Krankheit in den USA, Kanada und neuerdings in Mexiko beschrieben [59]. Die Vektoren sind, wie für den *B.-burgdorferi*-s.l.-Komplex, *I. scapularis* in den östlichen USA und *I. pacificus* an der Westküste. Die Anzahl der in den USA gemeldeten Fälle hat seit dem ersten Jahr der Meldung im Jahr 2000 stetig zugenommen [60], wahrscheinlich zumindest teilweise aufgrund eines besseren Wissens der Ärzte über die Krankheit und möglicherweise auch aufgrund lokaler Zunahmen der Exposition, wie dies von Russel et al. (2021) in einer bestimmten Region mit wachsender Inzidenz in den Jahren 2010–2018 vorgeschlagen wurde [61]. Von 2008 bis 2012 zeigten passive Überwachungsdaten eine durchschnittliche jährliche Inzidenz von 6,3 Fällen pro Mio. Einwohner. Die höchsten Inzidenzen wurden in den nordöstlichen und oberen mittleren Weststaaten mit mehr als 130 Fällen pro Mio. Einwohner pro Jahr in einigen Regionen verzeichnet [60]. In Europa tritt die Krankheit beim Menschen mit einer viel niedrigeren Inzidenz auf als in Nordamerika, ist aber weit verbreitet. Fälle wurden aus vielen Ländern gemeldet, darunter Slowenien, Norwegen, Schweden, die Niederlande, Polen, Österreich, die Schweiz, Italien, Spanien, Frankreich, Griechenland und Russland. In Asien ist die Krankheit in China, der Mongolei, Südkorea und Japan vorhanden. Die Vektoren von HGA sind, wie für den *B.-burgdorferi*-s.l.-Komplex, *I. ricinus* in Europa und *I. persulcatus* in Osteuropa und in Asien. Serologische Untersuchungen haben ergeben, dass größere Teil der Bevölkerung ohne jegliche Anamnese einer manifesten Infektion mit dem Erreger subklinisch in Kontakt gekommen sind, wahrscheinlich aufgrund milderer Verlaufsformen von HGA. Eine kürzlich durchgeführte Metaanalyse kam zu dem Schluss, dass die Gesamtseroprävalenzen bei Hochrisikopopulationen und der Allgemeinbevölkerung jeweils 13,8 % und 5,0 % betrugen [62].

Je nach Studie variiert die molekulare Nachweisrate von *Ap* bei wirtssuchenden Zecken zwischen weniger als 1 % und bis zu 20 % bei *I. ricinus* und 22 % bei *I. persulcatus.* Diese stark variierenden Prävalenzdaten werden durch das Studiengebiet, die verwendete molekulare Methode und die Untersuchung von Nymphen- oder Adultstadien beeinflusst [53].

9.3.1.4 Pathogenese und Wirtsreaktion

Nach der Übertragung durch den Zeckenbiss wird die Infektion durch das periphere Blut zu den hämatopoetischen Organen, hauptsächlich dem Knochenmark beim Menschen, verbreitet. *Ap* kann myeloide Zellen in allen Reifungsstadien infizieren. Das intrazelluläre pathogene Verhalten von *Ap* wird durch seine Fähigkeit ermöglicht, das Aktin-Zytoskelett von eukaryotischen Zellen aus Zecken und Wirbeltieren zu modulieren, möglicherweise unter Beteiligung eines kürzlich identifizierten Aktinfilament-assoziierten *Ap*-Proteins [63]. Bakterien werden in der Zielzelle in phagosomale Vesikel innerhalb des Zytoplasmas internalisiert, nehmen dann eine nichtinfektiöse retikuläre Form an und replizieren, um eine Mikrokolonie oder *Morula* zu bilden (Abb. 9.1). Um ihr intrazelluläres Überleben innerhalb der Wirtszellen zu fördern, hemmen die Bakterien die Fusion des Phagosoms mit den Lysosomen und vermeiden so den sauren Abbau. Die Ausbreitung der Infektion erfolgt mit der Freisetzung von Bakterien aus infizierten Zellen und der Bildung neuer infektiöser dichter Kernformen.

Die angeborene Immuninduktion als Reaktion auf eine *Ap*-Infektion führt zu entzündlichen Läsionen in den Geweben, welche die schweren klinischen Manifestationen von HGA verursachen [64].

9.3.1.5 Klinische Manifestationen

Nach dem infizierenden Zeckenbiss dauert die Inkubationszeit in der Regel 1 bis 3 Wochen [65]. Die klinische Präsentation ist häufig mild oder moderat, mit grippeähnlichen Symptomen wie akutem Fieber, Unwohlsein, Myalgie, Kopfschmerzen und/oder Arthralgie. Nichtspezifische biologische Anzeichen sind ebenfalls häufig: Leukopenie, Thrombozytopenie und Erhöhung der Leberenzyme (AST, ALT). In einigen Fällen kann die fieberhafte Krankheit mit gastrointestinalen Symptomen (Übelkeit, Erbrechen und Durchfall), steifem Nacken, Husten, Verwirrtheit, nichtjuckendem Ausschlag, Anämie und/oder erhöhtem Serumkreatinin verbunden sein. Ausschläge sind selten (<10 %). Die milden Formen klingen innerhalb von 10 Tagen ab, auch ohne Antibiotikabehandlung [50]. Die Krankheit kann jedoch besonders bei älteren Menschen, bei immungeschwächten Patienten (HIV, Chemotherapie…) und/oder bei verzögerter Antibiotikagabe schwer verlaufen. Zu den gemeldeten Komplikationen gehören Nieren- oder Atemversagen, septischer Schock, disseminierte intravaskuläre Gerinnung und Blutungen, Rhabdomyolyse, Myokarditis, schwerwiegende opportunistische Infektionen (HSV, *Candida* oder *Aspergillus* – verursachen invasive Infektionen) und das Makrophagenaktivierungssyndrom. Meningitis oder Enzephalitis sind selten (<0,3 %). In den USA ist die geschätzte Hospitalisierungsrate hoch (etwa 36 % der Fälle). Insgesamt liegt die Sterblichkeitsrate von HGA aber bei weniger als 1 % [53]. HGA scheint bei Erwachsenen häufiger vorzukommen als bei Kindern, und es gibt seltene Fallberichte über einen komplizierteren klinischen Verlauf bei Kindern [66].

9.3.1.6 Labordiagnose

Eine vermutete Diagnose von HGA wird gestellt aufgrund von (1) klinischem Verdacht einschließlich Fieber, (2) kürzlichem Zeckenbiss oder Zeckenexposition in Endemiegebieten, insbesondere während der Frühlings- und Sommermonate und (3) unspezifischen biologischen Anzeichen (leichte Anämie, Thrombozytopenie, Leukopenie, erhöhte Leberenzyme, erhöhtes C-reaktives Protein und/oder erhöhtes Serumkreatinin). Die biologische Bestätigung der Diagnose beruht entweder auf dem Nachweis von *Ap* im Blut, durch spezifische PCR (oder durch Kultur) oder serologische Hinweise (Serokonversion oder vierfache oder größere

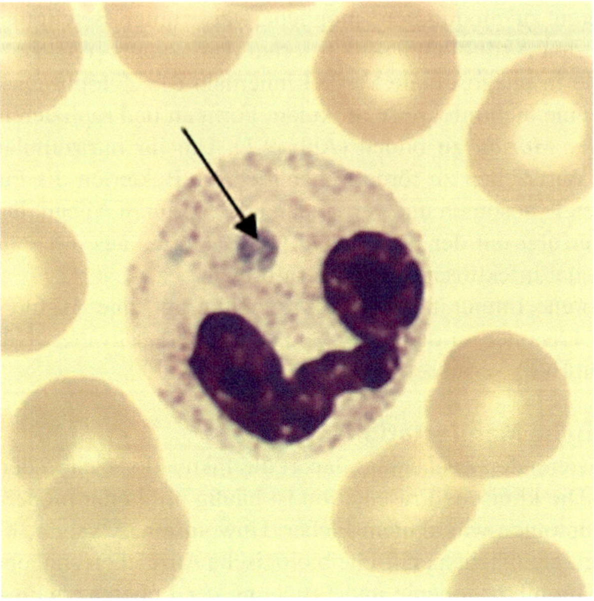

Abb. 9.1 Intragranulozytische Morula *(Pfeil)* auf einem MGG-gefärbten peripheren Blutausstrich bei einem Patienten, der an humaner granulozytischer Anaplasmose leidet. (Foto: Dr. C. Koebel, Bakteriologisches Labor, Hôpitaux Universitaires de Strasbourg, Straßburg, Frankreich)

Erhöhung des Serumantikörpertiters). Ein isolierter oder stabiler positiver Antikörpertiter oder der Nachweis von intrazytoplasmatischen Morulae in peripheren Blutausstrichen sind nicht spezifisch oder empfindlich genug, um die definitive ätiologische Diagnose von HGA zu stellen [50, 65, 67].

Blutausstrichmikroskopie. In der anfänglichen Fieberperiode können intrazytoplasmatische Morulae von *Ap* innerhalb von neutrophilen Granulozyten nach mikroskopischer Untersuchung von peripheren Blutausstrichen mit May-Grunwald Giemsa- oder Wright-Färbung gesehen werden (Abb. 9.1). Aufgrund der geringen Anzahl von infizierten Zellen im Blut ist diese Methode zeitaufwendig und hat eine geringe Sensitivität (nur bis zu 20 %) selbst für geschultes Personal [50, 67].

Blutkultur. Ap wächst nicht in Routineblutkulturen und benötigt HL-60-Zelllinien für seine -*in-vitro*-Kultivierung. Diese Technik wird nur in spezialisierten Labors verwendet.

Serologische Tests. Die Referenzmethode basiert auf einem indirekten Immunfluoreszenz-Assay (IFA) zum Nachweis spezifischer Immunglobulin-G-Antikörper. In der Regel wird eine erste Probe während der fieberhaften Erkrankung und eine zweite 3 bis 4 Wochen später entnommen, um eine Serokonversion oder eine vierfache oder größere Erhöhung des Serumantikörpertiters zu erkennen [65]. Daher bieten serologische Tests meist eine retrospektive Diagnose von HGA. Spezifische *Ap*-Antikörper können Monate oder Jahre nach der akuten Erkrankung nachgewiesen werden. Eine Immunglobulin-M-Serologie wird aufgrund der hohen Rate an falsch-positiven Ergebnissen nicht empfohlen.

PCR-Assays. Derzeit wird die Polymerasekettenreaktion (PCR) von Vollblut als Goldstandard für die Diagnose von HGA angesehen. Verschiedene interne und kommerzielle Methoden wurden entwickelt, die verschiedene Ziele verwenden [65, 68]. Die Sensitivität ist in der akuten Phase bis 10 Tage nach Beginn der Erkrankung ohne Behandlung am höchsten und nimmt schnell nach Antibiotikagabe ab (innerhalb von 24–48 h). Aufgrund des variablen und möglicherweise intermittierenden Auftretens von Bakteriämie schließt ein negatives Ergebnis die Diagnose von *Ap* nicht sicher aus [67].

9.3.1.7 Behandlung

Eine Antibiotikatherapie sollte bei Patienten in Betracht gezogen werden, die eine akute fieberhafte Erkrankung aufweisen, die mit HGA vereinbar ist, insbesondere bei Bicytopenie und/oder erhöhten Leberenzymen. Aufgrund der potenziell schweren Komplikationen sollte die Behandlung nicht verzögert werden, bis die Laboruntersuchungen abgeschlossen sind [50]. Doxycyclin und Rifamycin haben eine ausgezeichnete *in-vitro*-Aktivität gegen *Ap*. Im Gegensatz dazu sind diese Bakterien nicht empfindlich gegen β-Lactame, Aminoglykoside, Makrolide oder Chloramphenicol [52]. Doxycyclin für 7–10 Tage ist die Behandlung der ersten Wahl bei HGA bei Erwachsenen und Kindern (einschließlich <8 Jahren). Rifampin ist eine wirksame alternative Behandlung im Falle einer schweren Allergie oder während der Schwangerschaft oder bei Kindern mit milden Formen. Die klinische Verbesserung tritt in der Regel schnell nach Beginn der Antibiotikagabe in 24 bis 48 h ein. Bei frühzeitiger Verabreichung verhindert diese Behandlung die schweren Komplikationen von HGA. Es gibt keine berichteten Fälle, die auf die Behandlung nicht ansprechen oder Berichte über chronische Infektionen [50].

9.3.2 *Candidatus Neoehrlichia mikurensis*

9.3.2.1 Einführung – bakterielle Merkmale

Candidatus Neoehrlichia mikurensis wurde erstmals 2004 bei Ratten und Zecken der Mikura-Insel im Süden des japanischen Archipels identifiziert und beschrieben [69]. Dieses Bakterium wurde zuvor in Zecken in Europa nachgewiesen [70–72] und wurde ursprünglich 2003 von Brouqui et al. als *Candidatus Ehrlichia walkerii* bezeichnet [70]. Eine genetische Analyse basierend auf der 16s rDNA und der Sequenzierung des *groEL*-Gens ergab jedoch, dass es zu einem neuen Cluster in der Familie der *Anaplasmataceae* gehört. *Can. N. mikurensis* sind gramnegative pleomorphe Kokken von 0,5–1,2 μm Durchmesser. Wie die anderen Mitglieder dieser Familie ist *Can. N. mikurensis* ein strikt intrazelluläres Bakterium, das anscheinend Endothelzellenmittelss membrangebundener Einschlüsse parasitiert [69]. Dieser Tropismus für die Endothelzellen wurde kürzlich durch die Kultivierung der Bakterien in Endothelzelllinien bestätigt [73]. Die Sequenzierung der *groEL*- und *16S rRNA*-Gene von Isolaten aus Nagetieren, Hunden und Menschen in Japan, Sibirien, Deutschland, der Schweiz und den Niederlanden identifizierte 3 Gruppen von Varianten für das groEL-Gen, die in Sibirien, Deutschland und Japan auftreten

[74]. Studien von Li et al. zeigten, dass die Population von *Can. N. mikurensis* in 4 Gruppen strukturiert ist, entsprechend ihrer geografischen Verteilung [75].

9.3.2.2 Ökologie und Epidemiologie

I. ricinus, I. persulcatus, I. ovatus, I. frontalis, I. hexagonus, D. reticulatus und *Haemaphysalis concinna* wurden als Trägerzecken von *Can. N. mikurensis* beschrieben. Interessanterweise sind die Infektionsraten von *Can. N. mikurensis* am höchsten unter den *Ixodes*-Arten, was darauf hindeutet, dass es sich hierbei um primäre Vektoren handelt. Keine anderen *Ixodes*-Arten wurden als Träger identifiziert [76]. *Can. N. mikurensis* wurde in Zecken in der nördlichen Hemisphäre in West- und Osteuropa, in Asien und Japan nachgewiesen, aber interessanterweise nicht in Großbritannien oder in Nordamerika. Die Prävalenz von *Can. N. mikurensis* unter Zecken wurde als steigend in den Niederlanden zwischen 2006 und 2010 berichtet [77]. Der Organismus scheint jedoch über längere Zeiträume bei geringer Prävalenz in Zecken vorhanden zu sein, da er bereits in 1960 gesammelten Zecken gefunden wurde [78]. Die mittlere Prävalenz unter Zecken beträgt 3,95 % (Minimum: 0,08 % Maximum: 22 %). Nymphen und adulte Zecken wurden wiederholt als Träger gemeldet, und die transovarielle Übertragung scheint außergewöhnlich zu sein [79], so dass ein Reservoirwirt offenbar unerlässlich ist, damit die Bakterien in der Natur erhalten bleiben. Mehrere kleine Nagetiere werden als Reservoirwirte für *Can. N. mikurensis* vermutet: Wühlmäuse, Waldmäuse, Ratten und Streifenhörnchen [76]. Aber nur *Myodes glareolus* (Rötelmaus) und *Apodemus*-Arten (Waldmaus) wurden durch Übertragungsexperimente als Reservoirwirte nachgewiesen [19].

9.3.2.3 Klinische Manifestationen

Bisher wurden etwa 100 symptomatische und subklinische menschliche Infektionsfälle gemeldet (Tab. 9.2) [80–82]. Ursprünglich wurde die Infektion mit *Can. N. mikurensis* bei Patienten mit immungeschwächtem Hintergrund gemeldet [83].

Tab. 9.2 Menschliche Infektionen mit *Candidatus N. mikurensis*

Asymptomatische Infektion	Symptomatische Infektion	
	Immunokompetente Patienten	Immungeschwächte Patienten
Welc-Faleciak et al. [81]: $n = 5$	von Loewenich et al. [74]: $n = 1$	Welinder-Olsson et al. [83]: $n = 1$
Jahfari et al. [80]: $n = 7$	Fehr et al. [88]: $n = 1$	von Loewenich et al. [74]: $n = 1$
Lenart et al. [90]: $n = 1$	Li et al. [89]: $n = 7$	Pekova et al. [84]: $n = 2$
Markowicz et al. [33]: $n = 11$	Grankvist et al. [85]: $n = 2$	Grankvist et al. [92]: $n = 11$
	Höper et al. [93]: $n = 10$	Dadgar et al. [86]: $n = 1$
	Boyer et al. [82]: $n = 2$	Höper et al. [93]: $n = 30$
		Boyer et al. [82]: $n = 2$

Die meisten Berichte bestätigten diese letzte Tatsache, tatsächlich litten Patienten, die mit *Can. N. mikurensis* infiziert waren, an hämatologischen Malignomen (CLL, Mantelzelllymphom, posttransplantative lymphoproliferative Störung) oder Autoimmunerkrankungen, und waren mit immunsuppressiven oder zytotoxischen Medikamenten behandelt worden (insbesondere Anti-CD20 Rituximab), und/oder waren splenektomiert worden [74, 83–87]. Das Bakterium wurde jedoch auch bei offenbar immunkompetenten, aber klinisch symptomatischen Patienten gemeldet [33, 85, 88–90] (Tab. 9.2).

Das klinische Bild der Neoehrlichiose umfasst hohes Fieber, das wiederkehrend oder in Spitzen auftreten und mehrere Tage andauern kann. Fieber tritt überwiegend nachts auf. Es wurden mehrere andere Manifestationen beobachtet, die normalerweise zusammen mit Fieber auftreten: Schüttelfrost und Unwohlsein, Gelenk- und/oder Muskelschmerzen [91]. Ein nichtproduktiver Husten und Atemnot wurden ebenfalls berichtet [74, 88]. Ein Hautausschlag ähnlich dem Erysipel wurde in mehreren Berichten beschrieben [83, 92]. Es ist bemerkenswert, dass thromboembolische Ereignisse einschließlich tiefer Venenthrombosen in einer bedeutenden Anzahl von Arbeiten berichtet wurden, insbesondere in einer Kohorte von 11 immungeschwächten Patienten, die von Grankvist et al. veröffentlicht wurde, bei denen 6 vaskuläre und thromboembolische Ereignisse hatten, einschließlich 4 mit tiefer Venenthrombose [85]. Diese vaskulären Ereignisse scheinen sehr häufig aufzutreten (in mehr als 50 % der Fälle). Auch in einer kürzlich veröffentlichten Kohorte von 40 Patienten mit nachgewiesener Neoehrlichiose hatten 24 dieser Personen ein thromboembolisches Ereignis, einschließlich tiefer Venenthrombose, Lungenembolie, wiederholter Thrombophlebitis, transitorischer ischämischer Anfälle und Arteriitis [93].

9.3.2.4 Laboruntersuchung

Bei infizierten Patienten wurden nur wenige Variationen in biologischen Parametern beobachtet. Die CRP- und Procalcitonin-Werte waren erhöht. Es traten auch eine neutrophile Leukozytose, Thrombozytopenie und Hyponatriämie auf [92, 94].

Da bei Patienten mit Neoehrlichiose eine hohe Anzahl von Kopien beschrieben wurde, ist die PCR das Hauptinstrument für die ätiologische Diagnose der *Can.-N.-mikurensis*-Infektion, wobei Vollblut (EDTA und Citratblut) und Knochenmark als diagnostisches Probenmaterial verwendet werden [76]. Spezifische PCR, die auf das *16s-rRNA*- oder das *groEL*-Gen abzielen, sind in der Literatur beschrieben [76, 80]. Es wurde eine Multiplex-PCR entwickelt, mit spezifischen Sonden für die *Anaplasmataceae*-Familie, die *Neoehrlichia*-Gattung und *Can. N. mikurensis*, welche die Erkennung aller 3 Ziele in einer einzigen Reaktion ermöglicht [83]. Auch eine Zellkulturmethode wurde kürzlich veröffentlicht, aber ihre Anwendung scheint auf Forschungslabore beschränkt zu sein [73].

Bisher gibt es keine serologische Diagnose für die Diagnose der *Can.-N.-mikurensis*-Infektion. Es kann jedoch eine Serumantikörper-Kreuzreaktivität gegen *Ehrlichia* spp., *Anaplasma* spp. und *Rickettsia* spp. beobachtet werden [83, 89, 95]. Nach unserem Wissen wurde *Can.-N.-mikurensis* noch nicht direkt in Blutausstrichen nachgewiesen.

9.3.2.5 Behandlung

Bis jetzt wurde keine klinische Studie oder Untersuchung durchgeführt, welche die relative Wirksamkeit mehrerer Antibiotika bei der *Can.-N.-mikurensis*-Infektion vergleicht. Da es sich um ein intrazelluläres Bakterium handelt, das eng mit Bakterien der *Ehrlichia* und *Anaplasma*-Gattungen verwandt ist, sollte die Wahl der antimikrobiellen Substanz auf Antibiotika mit guter intrazellulärer Penetration beschränkt sein, d. h. Doxycyclin, das auch für die Behandlung von Anaplasmose und Ehrlichiose empfohlen wird [60].

In mehreren Fallberichten wurde Doxycyclin für 2–3 Wochen in der üblichen Dosis von 200 mg/24 h erfolgreich eingesetzt [91]. Rifampicin (300–450 mg zweimal täglich) kann als Alternative zu Doxycyclin verwendet oder als Teil einer Kombinationstherapie angewendet werden [88]. Nach 5 Tagen Behandlung erholen sich die Patienten in der Regel und PCR-Untersuchungen nach der Behandlung ergeben ein negatives Ergebnis für *Can. N. mikurensis* [91]. Eine zusätzliche symptomatische Behandlung der Patienten ist dringend erforderlich aufgrund des möglichen Auftretens von Thromboembolien.

9.4 *Ixodes*-übertragene Rickettsiose

Historisch wurde der Begriff „Rickettsien" verwendet, um mehrere kleine, nicht kultivierbare (oder noch nicht kultivierte) Stäbchen zu beschreiben, die noch nicht anderweitig identifiziert wurden. Für diese disparate Gruppe wurden aufeinanderfolgende taxonomische Änderungen vorgeschlagen. Die Familie der *Rickettsiaceae* umfasst nun 2 Gattungen, nämlich *Rickettsia* und *Orientia* [96]. Historisch wurde die Gattung *Rickettsia* in die Typhusgruppe, die 2 Arten umfasst (*R. prowazekii* und *R. typhi*) und die Gruppe des Fleckfiebers (SFG), die mehrere Arten umfasst, einige davon können für menschliche Krankheiten verantwortlich sein, unterteilt. Ihre Taxonomie wird noch diskutiert. Darüber hinaus sind mehrere Untergruppen aus der SFG hervorgegangen, nämlich *R. rickettsii*, *R. massiliae*, *R. helvetica* und *R.-akari*-Gruppen [97].

Mehrere Bakterien, die zur Gattung *Rickettsia* gehören, sind mit hämatophagen Arthropoden assoziiert, und unter den 31 *Rickettsia*-Arten und den zahlreichen derzeit nicht charakterisierten *Rickettsia* spp. [97] sind etwa 10 Arten mit Zecken der Gattung *Ixodes* assoziiert.

In Europa werden zwei *Rickettsia*-Arten von *I. ricinus* übertragen, nämlich *R. helvetica* und *R. monacensis*, die beide zur Gruppe des Fleckfiebers gehören.

9.4.1 *Rickettsia helvetica*

9.4.1.1 Klinisches Bild

Rickettsia helvetica wurde 1979 von Willy Burgdorfer in der Schweiz aus *Ixodes ricinus* isoliert und später als eigene Art anerkannt [98]. Seit seiner Entdeckung und bis 1999 galt es als nichtpathogen, aber dann wurden zunehmend menschliche

Infektionen beschrieben, die um die Jahrtausendwende auftraten. Es wird nun allgemein anerkannt, dass eine Infektion mit *R. helvetica* zu fieberhaften Syndromen nach Zeckenbissen führen kann, die von Tagen bis Wochen nach Beginn auch bei scheinbar immunkompetenten Patienten anhalten können [99]. Eine Beteiligung der Haut wird typischerweise nicht gefunden, aber einige Patienten wurden mit einem Inokulations-Eschar beschrieben [100, 101]. Ein makulopapulöses Exanthem auf Rücken und Brust wurde ebenfalls in einer Fallserie und einem Fallbericht beschrieben [102, 103]. Andere klinische Bilder bleiben zweifelhafter, da sie alle nur von einem einzigen Team in Schweden beobachtet wurden. Laut diesem Bericht könnte *R. helvetica* auch für Meningitis verantwortlich sein, da sie allein oder zusammen mit dem Herpes-simplex-Virus 2 im Liquor gefunden wurde [104, 105]. Bemerkenswerterweise veröffentlichten Koetsveld et al. molekulare Hinweise auf *R. helvetica* und *R. monacensis* im Liquor von Patienten, bei denen eine Lyme-Neuroborreliose vermutet wurde, aber die Auswirkungen dieser Koinfektion auf die Symptome oder den Verlauf der Lyme-Neuroborreliose sind nicht klar [106]. Es wurde auch vermutet, dass *R. helvetica* für eine Myokarditis verantwortlich sein könnte, die mit plötzlichem Tod in Verbindung gebracht wird [107], aber diese Befunde wurden durch andere Befunde nicht bestätigt.

Interessanterweise wurde eine Serokonversion ohne Symptome bei 22,2 % einer Kohorte von 35 Personen auf Gotland (Schweden) berichtet, wo *I. ricinus* sehr verbreitet ist [101]. Ein Kontakt mit der Infektion wurde auch in Frankreich angezeigt, wo die Seroprävalenz bei Forstarbeitern mit 9,2 % angegeben wurde [99]. Im Vergleich zu dieser hohen Seroprävalenz bleiben klinische Fälle selten, was offensichtlich die Tatsache unterstützt, dass *R. helvetica* für den Menschen eine geringe Pathogenität aufweist. Eine aktuelle Studie zeigte, dass *R. helvetica* sowohl nicht funktionale Virulenzproteine als auch einen geringen Expressionsgrad von Proteinen aufweist, die normalerweise für die Virulenz in anderen *Rickettsia* spp. essenziell sind [108].

9.4.1.2 Ökologie und Epidemiologie

R. helvetica wurde in Zecken in ganz Europa gefunden (von Großbritannien und Frankreich bis zu den baltischen Staaten und der Ukraine, über Dänemark, Deutschland und Polen). Darüber hinaus wurde sie auch in Ländern rund um das Mittelmeer gefunden [109]. In Westeuropa ist *I. ricinus* wahrscheinlich der wichtigste Vektor für *R. helvetica*, da die Tragrate für diese Art höher ist als bei anderen [110]. Die in der Literatur berichtete Infektionsrate von Zecken variiert von 4,7 % in der Slowakei bis 17,4 % in Schweden [109], und einige Autoren erwähnen sogar eine Rate von 36,8 % in besonderen endemischen Herden [99]. Diese Daten sind jedoch schwer zu vergleichen, da diese Studien sich mit verschiedenen Zeckenstadien befassen. Darüber hinaus sind Daten über weibliche adulte Zecken nicht vollständig repräsentativ für das akarologische Risiko für Menschen, die von *I. ricinus* gebissen werden, da *R. helvetica* in allen Zeckenstadien beobachtet wurde, was auf eine transovarielle Übertragung hindeutet [111]. Andere Studien stellten eine Zunahme der Prävalenz je nach Stadium fest, was auf das Vorhandensein eines Tierreservoirs für *R. helvetica* hindeutet [109].

Die Identität solcher Tierreservoire von *R. helvetica* ist jedoch unklar. Mehrere Tiere wurden untersucht, zum Beispiel Wildschweine und Rehe [112, 113] mit Trägerraten von 6,5–19,0 %. Es wurde jedoch nicht nachgewiesen, dass Zecken *R. helvetica* von diesen Tieren erwerben können, obwohl nachgewiesen wurde, dass die Prävalenz von *R. helvetica* bei Zecken von Rehen und Hunden höher ist [114]. Wie bei anderen von *Ixodes* übertragenen Mikroorganismen wurde angenommen, dass kleine Nagetiere ein Reservoirwirt für *R. helvetica* darstellen, da kleine Nagetiere Wirte für Zeckenlarven und -nymphen sind [115]. Tatsächlich wurde *R. helvetica* in unterschiedlichem Ausmaß bei *Apodemus*-spp.-Mäusen und Wühlmäusen verschiedener geografischer Herkunft nachgewiesen [116, 117]. Laut der Studie von Burri et al. sind *A. sylvaticus* und *Myodes glareolus* aber nicht in der Lage, *R. helvetica* auf Zecken zu übertragen [19].

Mehrere Vogelarten können rickettsiämisch sein [109], und ähnlich wie kleine Nagetiere sind Vögel Wirte für unreife Stadien von Zecken, aber die Reservoirkompetenz von Vögeln für *R. helvetica* wurde noch nicht nachgewiesen.

9.4.2 *Rickettsia monacensis*

Diese Art wurde erstmals in Deutschland aus *I.-ricinus*-Zecken isoliert und beschrieben [118]. *R. monacensis* wurde in verschiedenen europäischen Ländern beobachtet: Polen, Deutschland, Ungarn, Slowakei, Frankreich und Ukraine sowie in algerischen Zecken [109]. Die Prävalenz von *R. monacensis* in wirtssuchenden Zecken ist variabel, scheint aber niedriger zu sein als die von *R. helvetica.* Sie variiert zwischen 0,3 % und 52,9 %, aber die meisten Prävalenzen sind niedrig und hohe Prävalenzen sind zumeist mit mit einem speziellen Gebiet und einer besonderen Epidemiologie verbunden. Das Tierreservoir von *R. monacensis* ist derzeit unbekannt.

Ursprünglich als nichtpathogene Art betrachtet, wurden Fälle von menschlichen Erkrankungen in Spanien und Italien beschrieben [109]. Symptome sind hohes Fieber, Kopfschmerzen und Arthralgie. Inokulationsgeschwüre können vorhanden sein oder nicht. Wenn Symptome vorhanden sind, kann das klinische Bild an das Mittelmeerfleckfieber erinnern.

9.4.3 Laboruntersuchung

Die beste Probe für eine direkte Diagnose einer Fleckfiebergruppe *Rickettsia*-Infektion ist eine Hautbiopsie oder ein Abstrich von der Stelle des Inokulationsgeschwürs oder Ausschlags. Die Diagnose kann auch, aber mit geringerer Sensitivität, aus einer Blutprobe gestellt werden. Immunfluoreszenzbasierte serologische Methoden, die bei der Antikörper-Diagnostik von Rickettsiose wichtig sind, werden in Referenzzentren durchgeführt. Um die Interpretation der Ergebnisse zu erleichtern, sollten 2 Seren entnommen werden, eines zum Zeitpunkt des akuten Ereignisses und das andere zu einem späteren Zeitpunkt [119].

9.5 *Francisella tularensis*

9.5.1 Bakterielle Merkmale

F. tularensis ist ein kleines gramnegatives Stäbchen, das für die Tularämie verantwortlich ist und in der nördlichen Hemisphäre, in der holarktischen Region, vorkommt. Diese Art ist in 4 Unterarten unterteilt: *F. tularensis* subsp. *tularensis* (auch bekannt als Typ-A-Stämme), subsp. *holarctica* (Typ-B-Stämme), *subsp. mediasiatica,* und *subsp. novicida.* Klinische Fälle von Tularämie sind hauptsächlich mit den Unterarten *tularensis* und *holarctica* verbunden [120]. *F. tularensis tularensis* wird hauptsächlich in Nordamerika gemeldet, aber Isolate aus der Umwelt oder aus Arthropoden wurden auch in Europa identifiziert [121].

F. tularensis hat ein umfangreiches Wildtierreservoir: Säugetiere, Amphibien, Vögel, Reptilien und Fische können dieses Bakterium tragen. Kleine Nagetiere (Mäuse, Ratten, Wühlmäuse, Biber, Lemminge usw.) und Lagomorphen (Kaninchen, Hasen) sind jedoch wahrscheinlich die Haupttierreservoire [122]. *F. tularensis* kann mehrere Wochen im Boden oder in der aquatischen Umwelt überleben, was zu einer Kontamination führen kann [123]. Schließlich sind Arthropoden ein potenzielles Reservoir von *F. tularensis*, insbesondere Mücken, die sich während ihres aquatischen Larvenstadiums aus einem aquatischen Reservoir infizieren. Eine Übertragung von Mensch zu Mensch wurde bisher nicht beschrieben [120]. Die Übertragung durch Zecken wird im Folgenden diskutiert.

9.5.2 Zeckenübertragung von *F. tularensis*

Seit seiner Entdeckung zu Beginn des 20. Jahrhunderts war die Isolierung von *F. tularensis* aus *Dermacentor andersoni* möglich, und ein Fall eines Patienten, der nach einem Zeckenbiss an Tularemie erkrankte, wurde 1924 von Parker, Spencer und Francis berichtet [124]. Beweise für die Übertragung von Tier zu Tier durch Zecken wurden ebenfalls in den ersten Studien zu diesem Bakterium geliefert [124]. Im Gegensatz zu dem, was bei Mücken und Hirschfliegen beobachtet wird, die ebenfalls Vektoren von *F. tularensis* sind, können Zecken an der Aufrechterhaltung von *F. tularensis* in der Umwelt über einen langen Zeitraum beteiligt sein [125]. Der Biss von *Dermacentor andersoni*, *D. variabilis* oder *Amblyomma americanum* ist die häufigste Infektionsroute in Nordamerika [125]. In Frankreich wurden etwa 20 % der Tularemiefälle durch einen Zeckenbiss verursacht [126], die Studie spezifizierte jedoch nicht die betroffene Zeckenart. Ähnlich wurden 3 Fälle von ulzeroglandulärer Tularemie aus der Region Baden-Württemberg mit dem Ursprung eines vermuteten Zeckenbisses berichtet [127]. Serologische Daten von Forstarbeitern deuten auf eine sehr geringe Übertragungsrate durch Zecken in Gebieten mit hoher *I.-ricinus*-Endemizität hin [128].

Die transstadiale Übertragung von *F. tularensis* scheint unter Laborbedingungen bei den etablierten nordamerikanischen Vektoren, *Dermacentor andersoni, D. variabilis* und *Amblyomma americanum* aufzutreten [125].

Bezüglich *I. ricinus* ist der Prozentsatz der Zecken, die *F. tularensis* tragen, sehr gering und scheint niedriger zu sein als bei *Dermacentor*-Arten. Transstadiale Übertragung tritt bei *F. tularensis* in *I. ricinus* auf [129–131], leider kann die wissenschaftliche Qualität dieser Arbeiten nicht vollständig gewürdigt werden, da sie nur auf Slowakisch veröffentlicht sind. Transovariale Übertragung tritt weder bei *Dermacentor reticulatus* noch bei *Ixodes ricinus* auf [132].

Schließlich schlagen einige Autoren unter Verwendung eines experimentellen Modells bestehend aus Zeckenzelllinien vor, dass die Zelllinie von *I. scapularis* weniger empfänglich für eine *F.-tularensis*-Infektion ist als die von *D. andersoni* [133]. Zukünftige Experimente, welche die Vektor-Kompetenz von *I. ricinus* für *F. tularensis,* untersuchen würden, könnten Licht auf die Übertragung dieses Bakteriums in Europa werfen.

9.5.3 Klinische Bilder

Die durchschnittliche Inkubationszeit von Tularemie beträgt 3 bis 5 Tage, mit einem Maximum von 2 Wochen [120]. Die ersten klinischen Manifestationen sind nicht sehr spezifisch und ähneln einem grippeähnlichen Syndrom (moderates Fieber, Kopfschmerzen, Arthralgie, Myalgie, trockener Husten, manchmal Durchfall).

Nach der Prodromalphase hängen die klinischen Manifestationen der Tularemie von der Infektionsroute der Bakterien ab und werden klassischerweise in sechs klinische Formen gruppiert. Die ulzeroglanduläre Form, die klassischste Form, entspricht einer Hautläsion an der Inokulationsstelle (Papule, Vesikel), die sich schnell zu einem Hautgeschwür entwickelt [134]. Eine Adenopathie tritt schnell im lymphatischen Drainagebereich des Geschwürs auf. Dies ist das typische klinische Bild, das nach einem Zeckenbiss beobachtet werden kann. Lokalisierte Lymphadenopathie ohne Hautläsionen kann spontan auftreten oder nach Heilung des Hautgeschwürs und entspricht der glandulären Form.

Andere klinische Manifestationen können beobachtet werden: Die okuloglanduläre Form (Parinaud-Syndrom) entspricht der konjunktivalen Selbstinokulation von *F. tularensis* nach dem Umgang mit einem infizierten Tier; die oropharyngeale Form, die nach oraler Inokulation auftritt (manuelle Übertragung oder Aufnahme von Wasser oder kontaminierten Lebensmitteln); die pulmonale Form, die primär nach Inhalation eines kontaminierten Aerosols oder sekundär nach hämatogener Ausbreitung von Bakterien auftreten kann; die typhoide Form, die durch eine schwere systemische Infektion gekennzeichnet ist, mit einem akuten grippeähnlichen Syndrom und oft neurologischen Zeichen (Verwirrung, Prostration), aber ohne sichtbare Inokulationsstelle und ohne klinische Anzeichen einer fokalen Infektion (insbesondere ohne Adenopathie) [120].

9.5.4 Labordiagnose

9.5.4.1 Direkte Diagnose

Die direkte Diagnose kann durch Kultur oder durch Nukleinsäureamplifikation durchgeführt werden, die empfindlicher für den Nachweis von *F. tularensis* ist. Die direkte Diagnose kann aus verschiedenen Materialien je nach klinischer Präsentation durchgeführt werden: Blut, Lymphknotenproben, Hautbiopsie, konjunktivale und oropharyngeale Proben [120]. Blutproben sind weniger empfindlich für den Nachweis von *F. tularensis* als andere Materialien, da das Bakterium nicht immer im Blut vorhanden ist.

F. tularensis ist ein anspruchsvolles Bakterium, das angereicherte Medien wie Schokoladen-Agar-Platten oder ein Blutkultursystem benötigt (Abb. 9.2). Die Kultur von *F. tularensis* muss unter geeigneten Biosicherheitsbedingungen durchgeführt werden (L3-Labor). Die Identifizierung ist seit der Einführung der matrixunterstützten Laserdesorption/Ionisation-Flugzeit-Massenspektrometrie in klinischen Mikrobiologielabors kein Problem mehr [120].

9.5.4.2 Indirekte Diagnose

Die Diagnose von Tularämie basiert hauptsächlich auf serologischen Tests mit Mikroagglutination oder indirekten Immunfluoreszenztechniken. Antikörper können 1 oder 2 Wochen nach Beginn der Krankheit nachgewiesen werden, erreichen einen Höhepunkt um 3 bis 4 Wochen und können monatelang bis jahrelang bestehen bleiben [120].

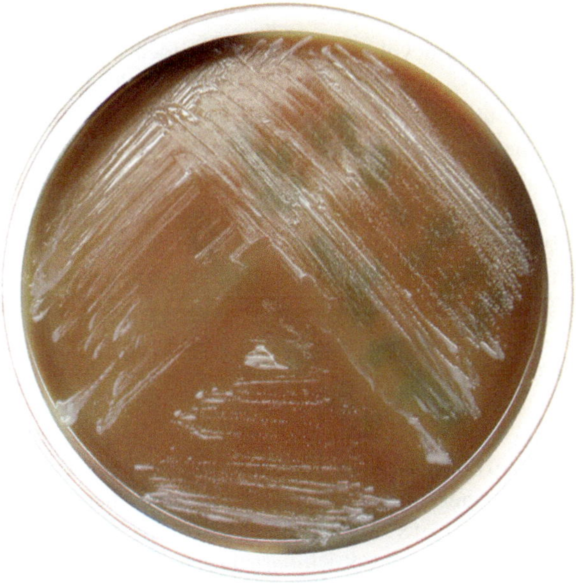

Abb. 9.2 Reine Kultur von *F. tularensis* auf einer Schokoladen-Agar-Platte. (Foto: Dr. F. Schramm, Bakteriologisches Labor, Hôpitaux Universitaires de Strasbourg, Strasbourg, Frankreich)

9.5.4.3 Falldefinitionen

Laut der Weltgesundheitsorganisation [135] können Fälle entweder verdächtig, vermutet oder bestätigt sein. Für Verdachtsfälle sind „eine Expositionsgeschichte, die mit den bekannten Risiken für Tularämie übereinstimmt, zusammen mit klinischen Symptomen, die mit Tularämie vereinbar sind", erforderlich. Vermutete Fälle sind definiert als: „typische klinische Symptome und eine klinische Probe, die positiv auf Tularämie durch Antigen- oder DNA-Nachweis getestet wird. Auch ein einzelnes positives Serum gilt als vermutet." Schließlich sind bestätigte Fälle definiert als: „Kultivierung eines Isolats und Identifizierung der Kultur als *F. tularensis* durch Antigen- oder DNA-Nachweis. Alternativ werden auch gepaarte Serumproben mit einem vierfachen Unterschied im Titer (Röhrchen- oder Mikroagglutinationstest) oder signifikantem Ergebnis (ELISA), mit mindestens einem positiven Serum, als bestätigend angesehen", was darauf hindeutet, dass eine positive Kultur für die Definition des bestätigten Falles erhalten werden muss.

9.5.5 Behandlung

F. tularensis ist aufgrund seiner intrazellulären Vermehrung in Makrophagen und der Produktion einer Klasse-A-Beta-Lactamase natürlich resistent gegen Beta-Lactame [136, 137]. Aminoglykoside (Streptomycin und Gentamicin), Tetracycline (insbesondere Doxycyclin) und Fluorchinolone (Ciprofloxacin, Levofloxacin und Moxifloxacin) sind die aktivsten Antibiotika *in vitro*. Makrolide sind nur auf Stämme des Typs A und B Biovar 1 aktiv *in vitro*; B Biovar 2 sind natürlich resistent [120].

Fluorchinolone und Tetracycline werden bei milden Fällen von Tularämie eingesetzt. Interessanterweise wurden mehr Rückfälle bei der Behandlung mit Doxycyclin (10–15 %) als mit Ciprofloxacin (5–10 %) beobachtet [138]. Streptomycin gilt als Referenzmolekül bei der Behandlung von schweren Formen der Tularämie, mit Erfolgsraten nahe 100 %. Da dieses Antibiotikum in den meisten Ländern nicht mehr verfügbar ist, wird derzeit die Verabreichung von Gentamicin (3 mg/kg täglich, in einer oder zwei intravenösen Infusionen) bei schweren Formen empfohlen, allein oder in Kombination mit einem Fluorchinolon [120].

9.6 Humane Babesiose

Der Name „Babesia" stammt von Victor Babes, der 1888 als erster Mikrobiologe das intraerythrozytäre Protozoon im Blut von rumänischen Rindern und Schafen identifizierte, die an einer fieberhaften und schweren hämolytischen Krankheit unbekannter Ursache litten. 1893 wurde der Parasit als Erreger des durch Zecken übertragenen Texas-Fiebers bei US-Rindern beschrieben. Damit war die Babesiose (oder „Piroplasmose") die erste identifizierte durch Arthropoden übertragene Krankheit. Der erste Fall von humaner Babesiose wurde 1957 von Skrabalo und

Deanovic berichtet. Es handelte sich um einen tödlichen Fall bei einem milzlosen kroatischen Hirten [139].

9.6.1 Ätiologische Agenzien

Im Stamm *Apicomplexa* umfasst die Gattung *Babesia* mehr als 100 Arten von zeckenübertragenen intraerythrozytären Protozoen. Zahlreiche Arten sind an veterinärmedizinischen Krankheiten beteiligt (zum Beispiel *B. bigemina* und *B. bovis*, die für die weltweite Rinderbabesiose verantwortlich sind). Bis heute sind 3 Arten hauptsächlich für die menschliche Babesiose verantwortlich: *Babesia microti* (USA, Europa, Asien), *B. divergens* (Europa) und *B. venatorum* (Europa, Asien). Diese 3 Arten werden durch Zecken der Familie Ixodidae übertragen. *B. duncani*, übertragen durch die Zecke *Dermacentor albipictus,* beschränkt sich auf die nordamerikanische Pazifikküste und ist eine vierte Art von *Babesia* sp., die regional begrenzt an menschlichen Fällen beteiligt ist [140]. Mehrere andere unbeschriebene Arten sind in sehr seltenen Fällen aufgetreten [141]. *B. microti* ist Mitglied eines Artkomplexes, der phylogenetisch recht weit entfernt von der *Babesia*-sensu-stricto-Gruppe ist, zu der *B. divergens* und *B. venatorum* gehören [142].

9.6.2 Lebenszyklus, zoonotische Übertragung und Wirte

In Europa werden *B. divergens, B. microti und B. venatorum* durch *I. ricinus* übertragen. In den USA wird *B. microti* durch *I. scapularis* übertragen. *I. persulcatus* ist der Vektor von *B. microti* und *B. venatorum* in Asien [143]. Der Zyklus von *Babesia* spp. beginnt mit der Bildung von Sporozoiten, die als „Sporogonie" bezeichnet wird und in den Speicheldrüsen des Zeckenvektors stattfindet. Wenn die infizierte Zecke sich von einem naiven Wirbeltierwirt ernährt, werden die Sporozoiten (infektiöse Formen) zusammen mit dem Zeckenspeichel inokuliert. Sporozoiten wandern zu den Blutgefäßen und dringen aktiv in die roten Blutkörperchen ein, in denen sich die vegetative Form oder „Trophozoiten" entwickeln. Trophozoiten unterziehen sich einer intraerythrozytären Teilung und bilden „Merozoiten", die intermittierend in den Kreislauf freigesetzt werden und dann neue Zellen infizieren können [144]. Einige Formen, die aus der Merozoiteninvasion resultieren, teilen sich nicht, sondern entwickeln sich zu Gametozyten, welche die Übertragungsstadien vom Wirbeltierwirt zum Zeckenvektor sind. Bei den meisten *Babesia* spp. persistieren die Parasiten von einem Zeckenstadium zum nächsten und werden in der Gruppe *B. microti* dann transstadial übertragen. Transovariale Übertragung tritt nur in der *Babesia*-sensu-stricto-Gruppe auf [145]. Die Hauptreservoirwirte sind kleine Nagetiere für *B. microti*, Rinder für *B. divergens,* und Rehe im Falle von *B. venatorum* [141, 146, 147]. Die Übertragung der Infektion auf einen Wirbeltierwirt erfordert mindestens 48 h Zeckenanhaftung im Falle einer einzigen durch *B. microti* infizierten Nymphe [148]. Fälle von menschlicher *B.-microti*-Babesiose, die auch durch Bluttransfusion übertragen wurden, sind seit 1979 dokumentiert [149], und es gibt sogar seltene dokumentierte Fälle einer Mutter-zu-Kind-Übertragung [150].

9.6.3 Epidemiologie

Die durch *B. microti* verursachte menschliche Babesiose ist in den USA endemisch, mit 900–1800 jährlich gemeldeten Fällen an die CDC von 2011 bis 2014, was einer Inzidenzrate von etwa 0,8 pro 100.000 Einwohner entspricht. Die meisten Fälle wurden im Nordosten (Rhode Island, Massachusetts und Connecticut mit jeweils 16,3, 8,0 und 5,7 Fällen/100.000 Einwohner im Jahr 2014) und im Mittleren Westen des Landes gemeldet [151]. Die Inzidenz von durch Transfusion übertragener Babesiose wird auf etwa 1–2 % der Gesamtzahl der menschlichen Fälle geschätzt [152].

Die Epidemiologie der menschlichen Babesiose in Europa ist nicht gut bekannt. Während die bovine *B.divergens*-Babesiose in Europa weit verbreitet ist, ebenso wie der Zeckenvektor *I. ricinus*, wurden bisher weniger als 50 menschliche Fälle von Babesiose veröffentlicht, hauptsächlich schwere Fälle bei immungeschwächten Patienten [141, 153]. Infektionen mit *B. venatorum* werden in Europa selten gemeldet; nur sporadische Fälle wurden in Österreich, Italien, Deutschland und Schweden mit milderem Verlauf als bei *B.-divergens*-Infektionen beschrieben [141, 153]. *B. microti* ist auch weit verbreitet in Zecken in Europa (z.B., [154, 155]), aber Erkrankungen beim Menschen sind selten [156, 157]. Die Seroprävalenz in Europa variiert je nach untersuchter Region von 2 bis 23 % und ist höher in der zeckenexponierten als in der Nomalbevölkerung [158].

In Asien wird *B. venatorum* als endemisch in der nordöstlichen Region Chinas gemeldet, und menschliche Fälle von *B.-microti*-Babesiose wurden in China, Taiwan und Japan berichtet [141].

9.6.4 Klinische Manifestationen

Bei der menschlichen Babesiose entstehen die klinischen Manifestationen hauptsächlich aus der Lyse infizierter Erythrozyten. Die Inkubationszeit dauert in der Regel 1 bis 4 Wochen, unabhängig vom Übertragungsweg (Zeckenbiss oder Transfusion). Asymptomatische menschliche Infektionen sind in den USA häufig. Angesichts der Ergebnisse der Seroprävalenzstudien und der geringen Anzahl veröffentlichter Fälle können *Babesia*-Infektionen in Europa ebenfalls asymptomatisch sein [158]. Moderate symptomatische Fälle in denUSA zeigen grippeähnliche Symptome, einschließlich Fieber, Schwitzen, Schüttelfrost, Kopfschmerzen, Myalgie, Gelenkschmerzen, Müdigkeit und mehr oder weniger ausgeprägte Anzeichen einer hämolytischen Anämie wie Gelbsucht, Hämoglobinurie, Hepatomegalie und/oder Splenomegalie [141, 159]. Schwere Krankheiten können bei splenektomierten, älteren oder immungeschwächten Patienten auftreten. In diesen

Fällen sind die Komplikationen der Babesiose schwere Anämie und/oder Thrombozytopenie, disseminierte intravaskuläre Koagulopathie, Makrophagenaktivierungssyndrom, instabiler Blutdruck und Multiorganversagen (Herz, Lungen, Nieren, Leber). In Europa verursachen *B. divergens* und *B. venatorum* schwere und milde bis schwere Infektionen, und fast alle Fälle traten bei immunsupprimierten, splenektomierten oder hyposplenischen Patienten auf [141, 153]. Trotz angepasster Behandlung kann der klinische Verlauf bei immunsupprimierten Patienten verlängert sein. Die Sterblichkeitsrate symptomatischer Infektionen erreicht etwa 5 % bei *B.-microti*-Fällen und >30 % bei *B.-divergens*-Fällen [141].

9.6.5 Labordiagnose

Laut der CDC beruht die Diagnose von Babesiose auf (1) klinischem Verdacht, der durch objektive Anzeichen (Fieber, Anämie, Thrombozytopenie) und subjektive Symptome (Schüttelfrost, Schwitzen, Kopfschmerzen, Myalgie, Arthralgie) getriggert wird, und (2) mikrobiologischen Nachweisen, welche die direkte Erkennung des Parasiten in biologischen Proben und indirekte serologische Tests umfassen. Die *Babesia*-Serologie ist weder spezifisch genug noch zum Zeitpunkt der akuten Erkrankung empfindlich genug, um eine diagnostische Bestätigung zu liefern und liefert nur unterstützende Evidenz (z. B. [141]). Daher wird die menschliche Babesiose bestätigt, wenn der klinische Verdacht durch direkte Erkennung (Blutausstriche, DNA-Nachweis oder *in-vitro*-Kultivierung) von *Babesia* spp. unterstützt wird, während ein Fall wahrscheinlich ist, wenn es mindestens ein objektives Zeichen und ein positives serologisches Ergebnis gibt. Im Jahr 2018 genehmigte die US-amerikanische Food and Drug Administration die Spenderüberprüfung in Bezug auf Blut-, Organ- und Gewebeproben auf der Grundlage von *B.-microti*-Tests durch den Array Fluorescent ImmunoAssay (AFIA) (serologischer Test) und durch PCR-Assays aus Vollblut (beides Imunogen®-Assays) [160, 161].

Blut – hämatologische und biochemische Analyse. Zu den unspezifischen biologischen Zeichen gehören regenerative Anämie aufgrund von Hämolyse und Thrombozytopenie, die allgemein bei menschlicher Babesiose zu sehen sind, und es können Proteinurie, Hämoglobinurie sowie erhöhte Blut-Harnstoff-Stickstoff-, Kreatinin-, Bilirubin- und Leberenzyme auftreten [141, 153].

Blutausstrich-Mikroskopie. In der akuten Phase können intraerythrozytäre Parasiten in Giemsa- oder Wright-gefärbten Blutausstrichen beobachtet werden. Die Untersuchung von Blutausstrichen zu diesem Zweck sollte von erfahrenen Labortechnikern durchgeführt werden. Typischerweise werden *Babesia* spp. als intraerythrozytäre runde Trophozoiten oder piriforme Merozoiten (Abb. 9.3) dargestellt. Gruppen von 4 Elementen (Tetraden), obwohl selten, sind charakteristisch für die Gruppe der *B.-microti*-Parasiten. Dieses diagnostische Merkmal ist besonders schwierig zu beobachten, da die Parasitämie sehr niedrig und die Morphologie der Trophozoiten irreführend sein kann (z. B. Verwechslung mit *Plasmodium falciparum* oder Artefakten) [162].

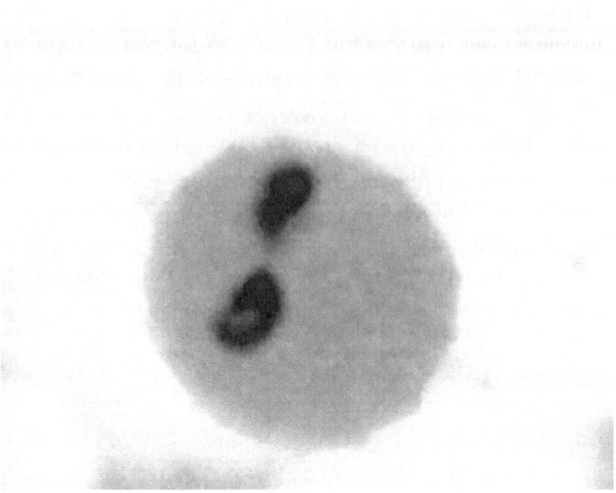

Abb. 9.3 Piriformer parasitärer Einschluss von *Babesia venatorum* in einem infizierten Erythrozyten. (Foto: Pr. K.-P. Hunfeld, Institut für Labormedizin, Medizinische Mikrobiologie & Krankenhaushygiene, Krankenhaus Nordwest, Akademisches Lehrkrankenhaus der Goethe-Universität, Frankfurt am Main, Deutschland)

PCR-Assays. Während der akuten parasitämischen Phase kann die DNA von *Babesia* im Vollblut nachgewiesen werden. Die molekularbiologischen Assays sind spezifisch für jede *Babesia*-Art. Das *18S ribosomale RNA*-Gen ist ein mögliches Ziel für die Genamplifikation [160]. Die Sensitivität dieser Methoden (von 0,1 bis 10 Parasiten/µl Blut) ist besser als die Untersuchung von Blutausstrichen [141].

Serologische Tests. Immunfluoreszenz-Assays (IFA) sind die am häufigsten verwendeten serologischen Tests zur Bestimmung der menschlichen Exposition gegenüber *Babesia* spp. Die Serologie trägt oft nicht zur Diagnose von akuten Fällen von Babesiose bei, kann aber eine retrospektive Diagnose bieten [153]. Ein hoher Titer ($\geq$1:256) oder ein positives IgG-Immunblot sind unterstützende biologische Beweise für Babesiose, während eine Serokonversion oder ein vierfacher oder höherer Anstieg des Serumantikörpertiters die Diagnose bestätigt [141, 160].

9.6.6 Behandlung

Die spezifische Behandlung besteht in der Regel aus einer Kombination von entweder Atovaquon plus Azithromycin oder Chinin plus Clindamycin über 7 bis 10 Tage. Unterstützende Intensivbehandlung kann bei schwerer Krankheit erforderlich sein: so zum Beispiel die Verabreichung von Vasopressoren, Bluttransfusionen, Austauschtransfusionen (wenn eine Parasitämie >10 %, Hämoglobin <10 g/dl oder ein Organversagen vorliegen) und die Anwendung von mechanische Beatmung oder Dialyse [141, 153].

9.7 Zeckenübertragene Flaviviren

Louping ill ist eine Schafkrankheit, die seit dem 18. Jahrhundert in Schottland (Großbritannien) bekannt ist. Es wurde vermutet, dass sie durch die Zecke *I. ricinus* übertragen wird, als der verursachende Erreger, das Louping-Ill-Virus (LIV), erstmals 1929 aus infizierten Tieren isoliert wurde [163]. Der Name beschreibt die neurologischen schädlichen Auswirkungen des Virus, denn „loup" bedeutet „in die Luft springen" in der alten schottischen Sprache. Die ersten menschlichen Fälle wurden 1934 gemeldet [164]. Nur wenige Jahre nach der Beschreibung einer neuen menschlichen Enzephalitis-Krankheit im Jahr 1931 in Österreich wurde das verursachende Virus (Tick-Borne Encephalitis Virus, TBEV), beschrieben als „Russisches Frühlings- und Sommerenzephalitis-Virus", 1937 im Fernen Osten Russlands entdeckt [165]. Die zentraleuropäische Variante wurde 1949 als von *I. ricinus* übertragen nachgewiesen [166]. Das dritte mit dem Menschen assoziierte *Ixodes*-übertragene Flavivirus ist das Powassan-Virus (POWV), das nach der kanadischen Stadt benannt wurde, in der es 1958 einen tödlichen Fall von Enzephalitis bei einem Kind verursachte [167].

9.7.1 Virologie

Wie zahlreiche andere von Mücken oder Zecken übertragene Viren sind TBEV, LIV und POWV in der Gattung *Flavivirus*, Familie *Flaviviridae*, klassifiziert. Sie sind umhüllte Viren mit einem Durchmesser von etwa 50 nm, die zwei Oberflächenproteine, das Hüllprotein (E) und das Membranprotein (M/prM), beherbergen. Ihre einzelnen positivsträngigen RNA-Genome sind etwa 11 kb lang und haben eine ähnliche Organisation mit einem offenen Leserahmen (ORF), der ein Polyprotein von 3414 Aminosäuren kodiert, das ko- und posttranskriptionell in 3 strukturelle Proteine (C, M und E) und 7 nichtstrukturelle (NS) Proteine (NS1, NS2A, NS2B, NS3, NS4A, NS4B und NS5) verarbeitet wird [168, 169]. Nach Anhaftung und Endozytose tritt das Virus in die Zielzelle (Zecke oder Wirbeltier) ein und ändert seine Konformation, um einen Fusionsprozess und die Freisetzung des viralen Kapsids im Zellplasma der Wirtszelle zu ermöglichen. Die virale RNA wird direkt in ein Polyprotein translatiert, das durch zelluläre und virale Proteasen in strukturelle und NS-Proteine verarbeitet wird. Die strukturellen und NS-Proteine nehmen an der RNA-Replikation teil. Nach der Virionenmontage werden virale Partikel durch Exozytose aus der Wirtszelle freigesetzt [170].

9.7.2 Zecken, Wirte und Reservoire

TBEV, LIV und POWV werden von Schildzecken der Gattung *Ixodes* übertragen (siehe Teil „Epidemiologie und Übertragung" für weitere Informationen über die bei der menschlichen Krankheit beteiligten Zeckenarten). Die Übertragung von TBEV erfolgt hauptsächlich in Abwesenheit einer systemischer Virämie durch infizierte Leukozyten, die in die Haut wandern, mit einer bevorzugten Lokalisierung am Ort der Blutmahlzeit, was die Übertragung von Wirbeltieren auf Zecken und zwischen eng zusammen saugenden Zecken (Labudas Paradigma) ermöglicht. Auf diese Weise scheinen Zecken sowohl Vektoren als auch Reservoire des Virus zu sein, während die Wirbeltiere als Transporter fungieren [171]. Eine nichtvirämische Übertragung durch Kofütterung wurde auch für LIV beschrieben [172]. Transstadiale Übertragung von Larve zu Nymphe oder adulter Zecke (TBEV, LIV) und transovariale Übertragung von adulten Weibchen zu Ei (TBEV) wurden für diese Flaviviren ebenfalls berichtet [168, 173]. Faktoren im Zeckenspeichel verbessern die Pathogenübertragung durch ihre Rolle als Immunmodulatoren der angeborenen Immunabwehr des Wirts. Diese speichelunterstützte Übertragung wurde experimentell für TBEV und POWV nachgewiesen, bei denen die Übertragungsrate höher und der Infektionsverlauf schädlicher war, wenn die Virusinokulation durch Speicheldrüsenextrakt ergänzt wurde [174]. Menschen sind ein zufälliger und Sackgassen-Wirt der drei *Ixodes*-übertragenen Flaviviren. Die Zeit der Zeckenanhaftung, die erforderlich ist, um Flaviviren auf Menschen zu übertragen, beträgt zwischen wenigen Minuten bis zu einigen Stunden und ist im Vergleich zu anderen von Zecken übertragenen Pathogenen wie *Borrelia burgdorferi* s. l. oder *A. phagocytophilum* sehr schnell [174, 175].

Viele Wirbeltierarten können mit dem TBEV infiziert werden, aber ihre relative Bedeutung als Virusreservoir im Vergleich zu Zecken, insbesondere bei Nagetieren, ist nicht vollständig geklärt [176]. Das LIV wird hauptsächlich durch britische Moorschneehühner, Schafe und Berghasen auf Zecken übertragen [177]. Die ökologischen Zyklen von POWV beinhalten kleine bis mittelgroße Säugetiere: Nagetiere, Marder und Hasenartige [175].

9.7.3 Pathogenese und Wirtsreaktion

Neben der Übertragung durch *Ixodes*-Zecken zeigen TBEV, POWV und LIV auch denselben Neurotropismus. Die Pathogenesemechanismen wurden hauptsächlich im Fall von TBEV untersucht. Nach der Inokulation in den Wirt während des Zeckenbisses könnten die ersten Replikationszyklen des Virus lokal in der Haut stattfinden, bei dendritischen Zellen für TBEV und bei Makrophagen und Fibroblasten für POWV. Zeckenspeichel zeigt immunmodulatorische Eigenschaften, die den lokalen Entzündungsprozess verringern. Aufgrund ihrer Mustererkennungsrezeptoren können dendritische Zellen das Virus erkennen und anschließend eine Typ-I-IFN-Reaktion initiieren. Die virale Replikation setzt sich in den Lymphknoten fort. Dann führt eine kurze Phase der Viremie zur Virusverbreitung, insbesondere ins zentralen Nervensystem (ZNS), nachdem die Blut-Hirn-Schranke überquert wurde. Als antigenpräsentierende Zellen induzieren dendritische Zellen auch die adaptive Immunantwort, die am Ende der viremischen Phase beginnt. Im Gehirngewebe replizieren die Viren hauptsächlich in Neuronen [169, 175, 178].

9.7.4 TBE-Virus

9.7.4.1 Epidemiologie und Übertragung

Die durch Zecken übertragene Enzephalitis ist weit verbreitet in Zentral-, Ost- und Nordeuropa sowie in Zentral- und Südostasien. Phylogenetische Analysen des TBEV haben das Vorhandensein von drei geografisch begrenzten Subtypen aufgezeigt: europäisch (TBEV-Eu), sibirisch (TBEV-Sib) und Fernost (TBEV-FE) [179]. Der TBEV-Eu-Subtyp wird durch *I. ricinus* übertragen, während die TBEV-Sib und TBEV-FE-Subtypen durch *I. persulcatus* übertragen werden [180]. TBE ist nach Lyme-Borreliose die zweithäufigste durch Zecken übertragene Krankheit in Europa mit etwa 2000–3000 jährlich gemeldeten Fällen in der EU. Die höchsten Inzidenzen von TBE-Fällen im Jahr 2016 wurden in den baltischen Staaten (Litauen, Lettland und Estland mit 21,9, 10,4 bzw. 6,2 Fällen/100.000 Einwohner), in Zentraleuropa (Tschechische Republik, Slowenien, Slowakei und Österreich mit 5,4, 4,0, 3,2 bzw. 1,1 Fällen/100.000 Einwohner) und in Skandinavien (Schweden und Finnland mit 2,4 bzw. 1,1 Fällen/100.000 Einwohner) gemeldet [181]. In Europa treten TBEV-Infektionen hauptsächlich (93 %) in den wärmsten Monaten des Jahres zwischen Mai und Oktober auf, was dem Höhepunkt der Zeckenaktivität entspricht [181]. In seltenen Fällen kann TBEV durch den Verzehr von nichtpasteurisierten Milchprodukten übertragen werden [181].

9.7.4.2 Klinische Manifestationen

Die Inkubationszeit beträgt 7 bis 14 Tage. Die Krankheit hat einen biphasischen Verlauf mit zunächst einer prodromalen Phase, die aus einem grippeähnlichen Syndrom (Fieber, Kopfschmerzen, Muskelschmerzen) über 2 bis 4 Tage besteht, das in etwa einem Drittel der Fälle bis zu einer Woche später von einer schweren neurologischen Krankheitsphase gefolgt wird, mit fieberhafter Meningitis, Enzephalitis oder Meningoenzephalitis. In der prodromalen Phase treten verschiedene Symptome auf, die Fieber, Unwohlsein, Appetitlosigkeit, Muskelschmerzen, Kopfschmerzen, Übelkeit und Erbrechen einschließen können. TBEV-FE-Stämme verursachen die schwerste Form der ZNS-Störung mit dokumentierten Fallsterblichkeitsraten von 5–20 %, während die TBE-Sterblichkeitsrate auf etwa 2 % für Eu-TBEV und Sib-TBEV-Subtypen geschätzt wird. Neurologische Folgeschäden sind häufig in den neuroinvasiven Formen [169, 178, 182].

9.7.4.3 Laboruntersuchung

Nach der Definition des ECDC/EU basiert die Bestätigung eines TBE-Falls auf (1) klinischem Verdacht (Meningitis, Meningoenzephalitis oder Meningoenzephalomyelitis) und (2a) serologischem Nachweis im Serum oder im Liquor, oder (2b) einer TBEV-Isolation oder (2c) einem positiver Nachweis für TBEV-Nukleinsäure in einer klinischen Probe [183].

Zelluläre und biochemische Analyse des Liquors. Die Liquor-Analyse bei TBE-Fällen zeigt im Allgemeinen eine Pleozytose im Bereich von 6 bis 1200 mononukleären Zellen/μl mit einer mäßigen Erhöhung der Proteine und normalen Werten von Glukose und Laktat [184].

Serologische Tests. Die serologische Bestätigung basiert entweder auf dem Vorhandensein von TBE-spezifischen IgM- und IgG-Antikörpern im Serum, oder der Serokonversion, oder einer vierfachen oder größeren Erhöhung des Serumantikörpertiters, oder dem Vorhandensein von IgM im Liquor. TBE-spezifische Antikörper können im Serum nachgewiesen werden, da in der akuten Krankheitsphase der Krankheit IgM-Antikörper für die ersten Monate vorhanden sind und nach einigen Wochen schützende IgG auftreten und langfristig erhalten bleiben. Die kommerziell erhältlichen Enzyme-linked Immunosorbent Assays (ELISA) haben im Allgemeinen eine hohe diagnostische Sensitivität, aber es gibt Kreuzreaktionen unter Flaviviren (Gelbfieber, Dengue, West-Nil-Virus), die durch einen Bestätigungsneutralisationstest hauptsächlich in Regionen, in denen mehrere Flaviviren vorkommen, ausgeschlossen werden sollten. Die intrathekale Synthese von TBE-spezifischen Antikörpern ist notwendig, um die TBE-Fälle auch bei geimpften Patienten zu bestätigen [184].

Direkte Erkennung. Der Nachweis von TBEV-Nukleinsäuren im Blut durch RT-PCR-Assays ist eine empfindliche diagnostische Methode, aber nur in der prodromalen Phase, die der viremischen Phase entspricht [184].

9.7.4.4 Behandlung und Prävention

Es gibt keine spezifische Behandlung für TBEV, aber derzeit sind vier inaktivierte Impfstoffe zur Vorbeugung der Infektion verfügbar. Zwei Impfstoffe gegen europäische Stämme werden hauptsächlich in Europa verwendet (Encepur® und FSME-Immun®). Die beiden anderen gegen Fernost-Stämme werden hauptsächlich in Russland verwendet (TBE-Moskau und EnceVir®). Die Impfung gegen TBE wird für die allgemeine Bevölkerung in stark betroffenen Gebieten (Inzidenz $\geq$5 Fälle/100.000 Einwohner) und in gezielten Risikopopulationen (z. B. Waldarbeiter) in anderen Gebieten empfohlen. Bei bestätigten TBE-Fällen sollte eine unterstützende intensivmedizinische Behandlung, abhängig von der Schwere der Krankheit, durchgeführt werden, einschließlich Reduzierung des Hirnödems, Schmerzmedikation, Behandlung von Anfällen und unterstützender Beatmung [175, 184].

9.7.5 Louping-Ill-Virus

9.7.5.1 Epidemiologie und Übertragung

LIV wird durch die europäische Zecke *I. ricinus* übertragen und wurde hauptsächlich auf den Britischen Inseln sowie in Norwegen und Dänemark nachgewiesen. Bei Schafen verursacht es eine fieberhafte Krankheit, die zu tödlicher Enzephalomyelitis führt. Varianten des Virus wurden in Spanien, der Türkei und Griechenland nachgewiesen. LIV-Infektionen beim Menschen sind sehr selten. Seit 1934 wurden weniger als 50 menschliche Fälle gemeldet, die Mehrheit davon bei Laborarbeitern, Tierärzten, Schlachthofarbeitern und Metzgern, die mit infizierten Geweben oder Aerosolen in Kontakt kamen [185].

Die klinische Präsentation der LIV-Infektion ähnelt sehr der durch TBEV verursachten Form, mit einer prodromalen Phase und einer dann folgenden einer schweren neurologischen Krankheitsphase. LIV-Infektionen sind beim Menschen selten tödlich [168]. Serologische Untersuchungen deuten darauf hin, dass subklinische oder mildere Formen existieren könnten, da ein signifikanter Prozentsatz der exponierten Personen eine positive Serologie aufweist (z. B. 8 % der Schlachthofarbeiter) [186].

9.7.5.2 Laboruntersuchung

LIV-seropositive Seren zeigen Kreuzreaktionen mit TBEV-Assays, da die beiden Viren sehr eng verwandt sind. Daher kann die TBEV-Serologie als diagnostische Methode für menschliche LIV-Infektionen in den spezifischen Gebieten, in denen das Virus zirkuliert (UK und Irland), genutzt werden [187].

9.7.5.3 Behandlung

Es gibt keine spezifische Behandlung gegen LIV. Eine Impfung ist für Tiere verfügbar, aber nicht für Menschen [168].

9.7.6 Powassan-Virus

9.7.6.1 Epidemiologie und Übertragung

POWV ist in Nordamerika (hauptsächlich in Kanada und den nordöstlichen USA) sowie im Fernen Osten Russlands in der Region Primorsky Krai vorhanden. Weniger als 50 Fälle wurden im 20. Jahrhundert in den USA gemeldet, aber es gab in den letzten 10 Jahren eine zunehmende Anzahl von menschlichen Fällen mit durchschnittlich 9 jährlichen Fällen (min. 1 bis max. 22) von 2006 bis 2016. Fälle wurden hauptsächlich in Minnesota, Wisconsin, New York State und Massachusetts aufgezeichnet [188]. Es gibt eine saisonale Verteilung von POWV-Infektionen in den USA mit den meisten menschlichen Fällen, die von Mai bis November gemeldet wurden, was der höchsten Aktivität von Zecken entspricht [188].

Es wird vermutet, dass die Zeckenarten, die an der Aufrechterhaltung von POWV in enzoonotischen Zyklen beteiligt sind, sich von denjenigen Zeckenarten unterscheiden, die für die Übertragung auf den Menschen verantwortlich sind. In den USA sind die drei Zeckenarten, die als Vektoren des Virus angesehen werden, *I. cookie*, *I. marxei* und *I. scapularis*, aber Letztere ist anthropophiler als die beiden anderen Arten und bei weitem am stärksten an menschlichen Fällen beteiligt. In Russland sind die mutmaßlichen Vektorzecken von POWV *I. persulcatus*, *Dermacentor silvarum*, *Haemaphysalis japonica* und *Haemaphysalis longicornis* [175].

9.7.6.2 Klinische Manifestationen

Die Infektion ist häufig unauffällig [175]. Wenn die Krankheit symptomatisch ist, beträgt die Inkubationszeit 7 bis 30 Tage [175, 178]. Wie bei TBE umfasst die durch POWV verursachte Infektion zwei Phasen. Die prodromale Phase umfasst eine Vielzahl von grippeähnlichen Symptomen wie Fieber, Kopfschmerzen, Unwohlsein, Müdigkeit, Verwirrtheit, Myalgie, gastrointestinale Symptome und auch einen fakultativen erythematösen Ausschlag. Die akute Phase der Krankheit ist Enzephalitis, Meningitis oder Meningoenzephalitis. Symptome dieser neuroinvasiven Krankheit sind Fieber, Kopfschmerzen, verändertes Sensorium, Aphasie, Lähmungen, Bewegungsstörungen, Anfälle (bei Kindern) und Sehstörungen. Die Sterblichkeitsrate beträgt etwa 10 % bei neuroinvasiven Krankheiten. Langanhaltende neurologische Folgeerscheinungen werden bei der Hälfte der Überlebenden beschrieben, einschließlich Kopfschmerzen, Muskelstörungen und Gedächtnisstörungen [188, 175].

9.7.6.3 Laboruntersuchungen

Wenn die klinische Präsentation und epidemiologische Daten auf eine POWV-Infektion hinweisen, sind die CDC-Labor-Kriterien für die Diagnose: (1) entweder eine indirekte Erkennung von POWV durch serologische Tests, die einen 4-fachen oder höheren Anstieg des spezifischen Antikörpertiters im Serum aufzeigen, oder das Vorhandensein von spezifischen IgM-Antikörpern im Serum mit einer Bestätigung der Virusspezifität durch neutralisierende Antikörpertests, oder das Vorhandensein von spezifischen IgM-Antikörpern im Liquor und das Fehlen von IgM-Antikörpern für andere Arboviren, die in der Expositionsregion zirkulieren, oder (2) die direkte Erkennung des Virus durch seine Isolierung, oder durch antigenische oder molekulare Methoden aus Geweben, Blut, Liquor oder anderen Körperflüssigkeiten [175].

Zelluläre und biochemische Analyse des Liquors. Bei neuroinvasiven Krankheiten zeigt die Liquor-Analyse häufig eine moderate lymphozytäre Pleozytose (<500 Zellen/μl) und eine Erhöhung des Proteingehalts bei normaler Glukose [175].

Serologische Tests. IFA, ELISA oder multiplex mikrosphärenbasierte Immunoassays (MIA) werden derzeit verwendet, um POWV-spezifische serologische Tests im Serum oder Liquor durchzuführen.

RT-PCR-Tests. Die direkte Erkennung von viraler RNA kann für die Diagnose im Serum während der kurzen anfänglichen Phase der Viremie oder im Liquor in der akuten Krankheitsphase wertvoll sein [175], aber der negative prädiktive Wert dieser Tests ist niedrig.

9.7.6.4 Behandlung

Derzeit gibt es keine spezifischen Behandlungen oder Impfstoffe gegen POWV. Der therapeutische Ansatz ist unterstützend und umfasst Atemhilfe, Reduzierung des Hirnödems, Schmerzmedikation, antiemetische Behandlung, Rehydration und antiepileptische Medikamente [178, 188].

9.8 Menschliche Koinfektionen durch mehrere *Ixodes*-übertragene Pathogene

Zeckenvektoren können gleichzeitig mehrere Mikroorganismen tragen, die potenziell Krankheiten beim Menschen verursachen, wie zahlreiche Untersuchungen auf der Grundlage molekularer Beweise gezeigt haben [2]. Bei Personen, die Zecken ausgesetzt sind, ist das Risiko einer Koexposition und/oder aufeinanderfolgender Exposition offensichtlich höher als in der Allgemeinbevölkerung, wie im Fallmodell von Forstarbeitern beobachtet und durch serologische Werkzeuge gezeigt wurde [128]. Die gleichzeitige Übertragung von *B. burgdorferi* und *B. microti* durch einzelne Nymphen von *I. scapularis* wurde experimentell in Hamstern nachgewiesen [189]. Im Gegensatz dazu gibt es nach aktuellem Wissen nur wenige Belege dafür, dass die Vektorkompetenz von Zecken die gleichzeitige Übertragung mehrerer Mikroorganismen auf den Menschen umfasst. Wenn Koübertragungen auftreten, kann die Infektion durch eines der beiden mutmaßlich pathogenen Mikroorganismen oder beide in einem sehr frühen Stadium unterbrochen werden und führt dann nicht zu einer menschlichen Krankheit [190]. Jahfari et al. [80] lieferten Beweise dafür, dass unter den Patienten, die nur an Lyme-Borreliose Erythema migrans leiden, 2,7 % mit *Can. N. mikurensis* oder *A. phagocytophilum* oder *Babesia divergens* oder *B. miyamotoi* ohne spezifische zusätzliche Symptomatik koinfiziert waren. Bisher wurden nur wenige Fälle von gleichzeitiger Infektion oder Kokrankheit gemeldet. Pathogene Wechselwirkungen zwischen den verschiedenen durch Zecken übertragenen Krankheiten wurden beschrieben, wie zum Beispiel in einem murinen Modell von gleichzeitiger Babesiose und Lyme-Krankheit, wo es scheint, dass *B. microti* die Schwere der Borreliose-Symptome verstärken kann [191]. Eine Koinfektion sollte bei Patienten aus Regionen mit hoher Endemie von durch Zecken übertragenen Pathogenen und solchen, die schwerere Symptome als üblich bei Lyme-Borreliose aufweisen, insbesondere Fieber für mehr als 48 Stunden trotz angemessener Antibiotikatherapie oder ungeklärte Zytopenie im Blut, in Betracht gezogen werden [192].

Literatur

1. Dantas-Torres F, Chomel BB, Otranto D. Ticks and tick-borne diseases: a One Health perspective. Trends Parasitol. 2012;28:437–46. https://doi.org/10.1016/j.pt.2012.07.003.
2. Moutailler S, Valiente Moro C, Vaumourin E, Michelet L, Tran FH, Devillers E, et al. Co-infection of ticks: the rule rather than the exception. PLoS Negl Trop Dis. 2016;10(3):e0004539. https://doi.org/10.1371/journal.pntd.0004539.
3. Laveran A. Sur la spirillose des bovidés. Compte Rendu de l'Académie des Sciences (Paris). 1903:939–41.
4. Talagrand-Reboul E, Boyer PH, Bergström S, Vial L, Boulanger N. Relapsing fevers: neglected tick-borne diseases. Front Cell Infect Microbiol. 2018;8:98. https://doi.org/10.3389/fcimb.2018.00098.
5. Fukunaga M, Takahashi Y, Tsuruta Y, Matsushita O, Ralph D, McClelland M, et al. Genetic and phenotypic analysis of *Borrelia miyamotoi* sp. nov., isolated from the ixodid tick *Ixodes*

persulcatus, the vector for Lyme disease in Japan. Int J Syst Bacteriol. 1995;45:804–10. https://doi.org/10.1099/00207713-45-4-804.
6. Krause PJ, Fish D, Narasimhan S, Barbour AG. *Borrelia miyamotoi* infection in nature and in humans. Clin Microbiol Infect. 2015;21:631–9. https://doi.org/10.1016/j.cmi.2015.02.006.
7. Platonov AE, Karan LS, Kolyasnikova NM, Makhneva NA, Toporkova MG, Maleev VV, et al. Humans infected with relapsing fever spirochete *Borrelia miyamotoi*, Russia. Emerg Infect Dis. 2011;17:1816–23. https://doi.org/10.3201/eid1710.101474.
8. Boden K, Lobenstein S, Hermann B, Margos G, Fingerle V. *Borrelia miyamotoi*-associated neuroborreliosis in immunocompromised person. Emerg Infect Dis. 2016;22:1617–20. https://doi.org/10.3201/eid2209.152034.
9. Gugliotta JL, Goethert HK, Berardi VP, Telford SR. Meningoencephalitis from *Borrelia miyamotoi* in an immunocompromised patient. N Engl J Med. 2013;368:240–5. https://doi.org/10.1056/NEJMoa1209039.
10. Hovius JWR, de Wever B, Sohne M, Brouwer MC, Coumou J, Wagemakers A, et al. A case of meningoencephalitis by the relapsing fever spirochaete *Borrelia miyamotoi* in Europe. Lancet. 2013;382:658. https://doi.org/10.1016/S0140-6736(13)61644-X.
11. Henningsson AJ, Asgeirsson H, Hammas B, Karlsson E, Parke Å, Hoornstra D, et al. Two cases of *Borrelia miyamotoi* meningitis, Sweden, 2018. Emerg Infect Dis. 2019;25:1965–8. https://doi.org/10.3201/eid2510.190416.
12. Margos G, Gofton A, Wibberg D, Dangel A, Marosevic D, Loh S-M, et al. The genus *Borrelia* reloaded. PLoS ONE. 2018:13. https://doi.org/10.1371/journal.pone.0208432.
13. Adeolu M, Gupta RS. A phylogenomic and molecular marker based proposal for the division of the genus *Borrelia* into two genera: the emended genus *Borrelia* containing only the members of the relapsing fever *Borrelia*, and the genus *Borreliella* gen. nov. containing the members of the Lyme disease *Borrelia* (*Borrelia burgdorferi* sensu lato complex). Antonie Van Leeuwenhoek. 2014;105:1049–72. https://doi.org/10.1007/s10482-014-0164-x.
14. Mukhacheva TA, Salikhova II, Kovalev SY. Multilocus spacer analysis revealed highly homogeneous genetic background of Asian type of *Borrelia miyamotoi*. Infect Genet Evol. 2015;31:257–62. https://doi.org/10.1016/j.meegid.2015.02.009.
15. Cook VJ, Fedorova N, Macdonald WP, Lane RS, Barbour AG. Unique strain of *Borrelia miyamotoi* in *Ixodes pacificus* ticks, California, USA. Emerg Infect Dis. 2016;22 https://doi.org/10.3201/eid2212.152046.
16. Iwabu-Itoh Y, Bazartseren B, Naranbaatar O, Yondonjamts E, Furuno K, Lee K, et al. Tick surveillance for *Borrelia miyamotoi* and phylogenetic analysis of isolates in Mongolia and Japan. Ticks Tick-Borne Dis. 2017;8:850–7. https://doi.org/10.1016/j.ttbdis.2017.06.011.
17. Wagemakers A, Staarink PJ, Sprong H, Hovius JWR. *Borrelia miyamotoi*: a widespread tick-borne relapsing fever spirochete. Trends Parasitol. 2015;31:260–9. https://doi.org/10.1016/j.pt.2015.03.008.
18. Kahl O, Gern L, Eisen L, Lane RS. Ecological research on *Borrelia burgdorferi* sensu lato: terminology and some methodological pitfalls. Lyme Borreliosis Biol. Epidemiol. Control, CABI; 1st ed.; 2002, p. 29–46.
19. Burri C, Schumann O, Schumann C, Gern L. Are *Apodemus* spp. mice and *Myodes glareolus* reservoirs for *Borrelia miyamotoi, Candidatus* Neoehrlichia mikurensis, *Rickettsia helvetica, R. monacensis* and *Anaplasma phagocytophilum*? Ticks Tick-Borne Dis. 2014;5:245–51. https://doi.org/10.1016/j.ttbdis.2013.11.007.
20. Scoles GA, Papero M, Beati L, Fish D. A relapsing fever group spirochete transmitted by *Ixodes scapularis* ticks. Vector Borne Zoonotic Dis Larchmt N. 2001;1:21–34.
21. Richter D, Matuschka F-R. Elimination of lyme disease spirochetes from ticks feeding on domestic ruminants. Appl Environ Microbiol. 2010;76:7650–2. https://doi.org/10.1128/AEM.01649-10.
22. Zhioua E, Aeschlimann A, Gern L. Infection of Field-collected *Ixodes ricinus* (Acari: Ixodidae) larvae with *Borrelia burgdorferi* in Switzerland. J Med Entomol. 1994;31:763–6. https://doi.org/10.1093/jmedent/31.5.763.

23. Burgdorfer W, Barbour AG, Hayes SF, Péter O, Aeschlimann A. Erythema chronicum migrans--a tickborne spirochetosis. Acta Trop. 1983;40:79–83.
24. van Duijvendijk G, Coipan C, Wagemakers A, Fonville M, Ersöz J, Oei A, et al. Larvae of *Ixodes ricinus* transmit *Borrelia afzelii* and *B. miyamotoi* to vertebrate hosts. Parasit Vectors 2016;9:97. https://doi.org/10.1186/s13071-016-1389-5.
25. Boyer PH, Koetsveld J, Zilliox L, Sprong H, Talagrand-Reboul É, Hansmann Y, et al. Assessment of *Borrelia miyamotoi* in febrile patients and ticks in Alsace, an endemic area for Lyme borreliosis in France. Parasit Vectors. 2020;13:199. https://doi.org/10.1186/s13071-020-04071-9.
26. Jahfari S, Herremans T, Platonov AE, Kuiper H, Karan LS, Vasilieva O, et al. High seroprevalence of *Borrelia miyamotoi* antibodies in forestry workers and individuals suspected of human granulocytic anaplasmosis in the Netherlands. New Microbes New Infect. 2014;2:144–9. https://doi.org/10.1002/nmi2.59.
27. Krause PJ, Narasimhan S, Wormser GP, Barbour AG, Platonov AE, Brancato J, et al. *Borrelia miyamotoi* sensu lato seroreactivity and seroprevalence in the Northeastern United States. Emerg Infect Dis. 2014;20:1183–90. https://doi.org/10.3201/eid2007.131587.
28. Molloy PJ, Telford SR, Chowdri HR, Lepore TJ, Gugliotta JL, Weeks KE, et al. *Borrelia miyamotoi* disease in the Northeastern United States: a case series. Ann Intern Med. 2015;163:91–8. https://doi.org/10.7326/M15-0333.
29. Sato K, Takano A, Konnai S, Nakao M, Ito T, Koyama K, et al. Human infections with *Borrelia miyamotoi*, Japan. Emerg Infect Dis. 2014;20:1391–3. https://doi.org/10.3201/eid2008.131761.
30. Jiang B-G, Jia N, Jiang J-F, Zheng Y-C, Chu Y-L, Jiang R-R, et al. *Borrelia miyamotoi* infections in humans and Ticks, Northeastern China. Emerg Infect Dis. 2018;24:236–41. https://doi.org/10.3201/eid2402.160378.
31. Hoornstra D, Koetsveld J, Sprong H, Platonov AE, Hovius JW. *Borrelia miyamotoi* disease in an immunocompetent patient, Western Europe. Emerg Infect Dis. 2018;24:1770–2. https://doi.org/10.3201/eid2409.180806.
32. Tobudic S, Burgmann H, Stanek G, Winkler S, Schötta A-M, Obermüller M, et al. Human *Borrelia miyamotoi* Infection, Austria. Emerg Infect Dis. 2020;26:2201–5. https://doi.org/10.3201/eid2609.191501.
33. Markowicz M, Schötta A-M, Höss D, Kundi M, Schray C, Stockinger H, et al. Infections with tickborne pathogens after tick bite, Austria, 2015–2018. Emerg Infect Dis. 2021;27 https://doi.org/10.3201/eid2704.203366.
34. Schwan TG, Schrumpf ME, Hinnebusch BJ, Anderson DE, Konkel ME. GlpQ: an antigen for serological discrimination between relapsing fever and Lyme borreliosis. J Clin Microbiol. 1996;34:2483–92.
35. Reiter M, Stelzer T, Schötta AM, Markowicz M, Leschnik M, Harsch A, et al. Glycerophosphodiester phosphodiesterase identified as non-reliable serological marker for *Borrelia miyamotoi* disease. Microorganisms. 2020;8:E1846. https://doi.org/10.3390/microorganisms8121846.
36. Wagemakers A, Koetsveld J, Narasimhan S, Wickel M, Deponte K, Bleijlevens B, et al. Variable major proteins as targets for specific antibodies against *Borrelia miyamotoi*. J Immunol. 2016;196:4185–95. https://doi.org/10.4049/jimmunol.1600014.
37. Koetsveld J, Kolyasnikova NM, Wagemakers A, Stukolova OA, Hoornstra D, Sarksyan DS, et al. Serodiagnosis of *Borrelia miyamotoi* disease by measuring antibodies against GlpQ and variable major proteins. Clin Microbiol Infect. 2018;24:1338.e1–7. https://doi.org/10.1016/j.cmi.2018.03.009.
38. Sudhindra P, Wang G, Schriefer ME, McKenna D, Zhuge J, Krause PJ, et al. Insights into *Borrelia miyamotoi* infection from an untreated case demonstrating relapsing fever, monocytosis and a positive C6 Lyme serology. Diagn Microbiol Infect Dis. 2016; https://doi.org/10.1016/j.diagmicrobio.2016.06.015.
39. Harris EK, Harton MR, de Mello Marques MA, Belisle JT, Molins CR, Breuner N, et al. Immunoproteomic analysis of *Borrelia miyamotoi* for the identification of serodiagnostic antigens. Sci Rep. 2019;9:16808. https://doi.org/10.1038/s41598-019-53248-5.

40. Harris EK, Brandt KS, Van Gundy TJ, Goodrich I, Wormser GP, Armstrong BA, et al. Characterization of a *Borrelia miyamotoi* membrane antigen (BmaA) for serodiagnosis of *Borrelia miyamotoi* disease. Ticks Tick Borne Dis. 2020;11:101476. https://doi.org/10.1016/j.ttbdis.2020.101476.
41. Karan L, Makenov M, Kolyasnikova N, Stukolova O, Toporkova M, Olenkova O. Dynamics of spirochetemia and early PCR detection of *Borrelia miyamotoi*. Emerg Infect Dis. 2018;24:860–7. https://doi.org/10.3201/eid2405.170829.
42. Telford SR, Goethert HK, Molloy PJ, Berardi V. Blood smears have poor sensitivity for confirming *Borrelia miyamotoi* disease. J Clin Microbiol. 2019; https://doi.org/10.1128/JCM.01468-18.
43. Koetsveld J, Kolyasnikova NM, Wagemakers A, Toporkova MG, Sarksyan DS, Oei A, et al. Development and optimization of an *in vitro* cultivation protocol allows for isolation of *Borrelia miyamotoi* from patients with hard tick-borne relapsing fever. Clin Microbiol Infect. 2017;23:480–4. https://doi.org/10.1016/j.cmi.2017.01.009.
44. Woldehiwet Z. *Anaplasma phagocytophilum* in ruminants in Europe. Ann N Y Acad Sci. 2006:1078, 446–60. https://doi.org/10.1196/annals.1374.084.
45. Madewell BR, Gribble DH. Infection in two dogs with an agent resembling *Ehrlichia equi*. J Am Vet Med Assoc. 1982;180:512–4.
46. Dumler JS, Barbet AF, Bekker CP, Dasch GA, Palmer GH, Ray SC, et al. Reorganization of genera in the families Rickettsiaceae and Anaplasmataceae in the order Rickettsiales: unification of some species of *Ehrlichia* with *Anaplasma*, *Cowdria* with *Ehrlichia* and *Ehrlichia* with *Neorickettsia*, descriptions of six new species combinations and designation of *Ehrlichia equi* and "HGE agent" as subjective synonyms of *Ehrlichia phagocytophila*. Int J Syst Evol Microbiol. 2001;51:2145–65. https://doi.org/10.1099/00207713-51-6-2145.
47. Foggie A. Studies on the infectious agent of tick-borne fever in sheep. J Pathol Bacteriol. 1951;63:1–15.
48. Chen SM, Dumler JS, Bakken JS, Walker DH. Identification of a granulocytotropic *Ehrlichia* species as the etiologic agent of human disease. J Clin Microbiol. 1994;32:589–95.
49. Petrovec M, Lotric Furlan S, Zupanc TA, Strle F, Brouqui P, Roux V, et al. Human disease in Europe caused by a granulocytic *Ehrlichia* species. J Clin Microbiol. 1997;35:1556–9.
50. Bakken JS, Dumler JS. Human granulocytic anaplasmosis. Infect Dis Clin North Am. 2015;29:341–55. https://doi.org/10.1016/j.idc.2015.02.007.
51. Popov VL, Han VC, Chen SM, Dumler JS, Feng HM, Andreadis TG, et al. Ultrastructural differentiation of the genogroups in the genus *Ehrlichia*. J Med Microbiol. 1998;47:235–51. https://doi.org/10.1099/00222615-47-3-235.
52. Dumler JS, Rikihisa Y, Dasch GA. *Anaplasma*. Bergeys Man. Syst. Archaea Bact. American Cancer Society; 2005. p. 1–15. https://doi.org/10.1002/9781118960608.gbm00903.
53. Stuen S, Granquist EG, Silaghi C. *Anaplasma phagocytophilum*--a widespread multi-host pathogen with highly adaptive strategies. Front Cell Infect Microbiol. 2013;3:31. https://doi.org/10.3389/fcimb.2013.00031.
54. Scharf W, Schauer S, Freyburger F, Petrovec M, Schaarschmidt-Kiener D, Liebisch G, et al. Distinct host species correlate with *Anaplasma phagocytophilum ankA* gene clusters. J Clin Microbiol. 2011;49:790–6. https://doi.org/10.1128/JCM.02051-10.
55. Lagrée A-C, Rouxel C, Kevin M, Dugat T, Girault G, Durand B, et al. Co-circulation of different *A. phagocytophilum* variants within cattle herds and possible reservoir role for cattle. Parasit Vectors. 2018;11:163. https://doi.org/10.1186/s13071-018-2661-7.
56. Battilani M, De Arcangeli S, Balboni A, Dondi F. Genetic diversity and molecular epidemiology of *Anaplasma*. Infect Genet Evol J Mol Epidemiol Evol Genet Infect Dis. 2017;49:195–211. https://doi.org/10.1016/j.meegid.2017.01.021.
57. Huhn C, Winter C, Wolfsperger T, Wüppenhorst N, Strašek Smrdel K, Skuballa J, et al. Analysis of the population structure of *Anaplasma phagocytophilum* using multilocus sequence typing. PLoS One. 2014;9:e93725. https://doi.org/10.1371/journal.pone.0093725.

58. Langenwalder DB, Schmidt S, Silaghi C, Skuballa J, Pantchev N, Matei IA, et al. The absence of the *drhm* gene is not a marker for human-pathogenicity in European *Anaplasma phagocytophilum* strains. Parasit Vectors. 2020;13:238. https://doi.org/10.1186/s13071-020-04116-z.
59. Sosa-Gutierrez CG, Cervantes-Castillo MA, Laguna-Gonzalez R, Lopez-Echeverria LY, Ojeda-Ramírez D, Oyervides M. Serological and molecular evidence of patients infected with *Anaplasma phagocytophilum* in Mexico. Dis Basel Switz. 2021;9:37. https://doi.org/10.3390/diseases9020037.
60. Biggs HM. Diagnosis and management of Tickborne Rickettsial diseases: Rocky Mountain Spotted fever and other spotted fever Group Rickettsioses, Ehrlichioses, and Anaplasmosis – United States. MMWR Recomm Rep. 2016;65 https://doi.org/10.15585/mmwr.rr6502a1.
61. Russell A, Prusinski M, Sommer J, O'Connor C, White J, Falco R, et al. Epidemiology and spatial emergence of anaplasmosis, New York, USA, 2010–2018. Emerg Infect Dis. 2021;27:2154–62. https://doi.org/10.3201/eid2708.210133.
62. Wang F, Yan M, Liu A, Chen T, Luo L, Li L, et al. The seroprevalence of *Anaplasma phagocytophilum* in global human populations: a systematic review and meta-analysis. Transbound Emerg Dis. 2020; https://doi.org/10.1111/tbed.13548.
63. Tang H, Zhu J, Wu S, Niu H. Identification and characterization of an actin filament-associated *Anaplasma phagocytophilum* protein. Microb Pathog. 2020;147:104439. https://doi.org/10.1016/j.micpath.2020.104439.
64. Guzman N, Beidas SO. *Anaplasma Phagocytophilum* (Anaplasmosis). StatPearls, Treasure Island (FL): StatPearls Publishing; 2018.
65. Brouqui P, Bacellar F, Baranton G, Birtles RJ, Bjo BjoPrff A, Blanco JR, et al. Guidelines for the diagnosis of tick-borne bacterial diseases in Europe. Clin Microbiol Infect Off Publ Eur Soc Clin Microbiol Infect Dis. 2004;10:1108–32. https://doi.org/10.1111/j.1469-0691.2004.01019.x.
66. Sigurjonsdottir VK, Feder HM, Wormser GP. Anaplasmosis in pediatric patients: case report and review. Diagn Microbiol Infect Dis. 2017;89:230–4. https://doi.org/10.1016/j.diagmicrobio.2017.08.003.
67. Hansmann Y, Jaulhac B, Kieffer P, Martinot M, Wurtz E, Dukic R, et al. Value of PCR, serology, and blood smears for human granulocytic anaplasmosis diagnosis, France. Emerg Infect Dis. 2019;25:996–8. https://doi.org/10.3201/eid2505.171751.
68. Koebel C, Kern A, Edouard S, Hoang AT, Celestin N, Hansmann Y, et al. Human granulocytic anaplasmosis in eastern France: clinical presentation and laboratory diagnosis. Diagn Microbiol Infect Dis. 2012;72:214–8. https://doi.org/10.1016/j.diagmicrobio.2011.12.005.
69. Kawahara M, Rikihisa Y, Isogai E, Takahashi M, Misumi H, Suto C, et al. Ultrastructure and phylogenetic analysis of "Candidatus Neoehrlichia mikurensis" in the family Anaplasmataceae, isolated from wild rats and found in Ixodes ovatus ticks. Int J Syst Evol Microbiol. 2004;54:1837–43. https://doi.org/10.1099/ijs.0.63260-0.
70. Brouqui P, Sanogo YO, Caruso G, Merola F, Raoult D. *Candidatus* Ehrlichia walkerii: a new *Ehrlichia* detected in *Ixodes ricinus* tick collected from asymptomatic humans in Northern Italy. Ann N Y Acad Sci. 2003;990:134–40.
71. Alekseev AN, Dubinina HV, Van De Pol I, Schouls LM. Identification of *Ehrlichia* spp. and *Borrelia burgdorferi* in *Ixodes* ticks in the Baltic regions of Russia. J Clin Microbiol. 2001;39:2237–42. https://doi.org/10.1128/JCM.39.6.2237-2242.2001.
72. Schouls LM, Van De Pol I, Rijpkema SG, Schot CS. Detection and identification of *Ehrlichia*, *Borrelia burgdorferi* sensu lato, and *Bartonella* species in Dutch *Ixodes ricinus* ticks. J Clin Microbiol. 1999;37:2215–22.
73. Wass L, Grankvist A, Bell-Sakyi L, Bergström M, Ulfhammer E, Lingblom C, et al. Cultivation of the causative agent of human neoehrlichiosis from clinical isolates identifies vascular endothelium as a target of infection. Emerg. Microbes Infect. 2019;8:413–25. https://doi.org/10.1080/22221751.2019.1584017.

74. von Loewenich FD, Geissdörfer W, Disqué C, Matten J, Schett G, Sakka SG, et al. Detection of "*Candidatus* Neoehrlichia mikurensis" in two patients with severe febrile illnesses: evidence for a European sequence variant. J Clin Microbiol. 2010;48:2630–5. https://doi.org/10.1128/JCM.00588-10.
75. Li H, Jiang J, Tang F, Sun Y, Li Z, Zhang W, et al. Wide distribution and genetic diversity of "*Candidatus* Neoehrlichia mikurensis" in rodents from China. Appl Environ Microbiol. 2013;79:1024–7. https://doi.org/10.1128/AEM.02917-12.
76. Wennerås C. Infections with the tick-borne bacterium *Candidatus* Neoehrlichia mikurensis. Clin Microbiol Infect. 2015;21:621–30. https://doi.org/10.1016/j.cmi.2015.02.030.
77. Coipan EC, Jahfari S, Fonville M, Maassen CB, van der Giessen J, Takken W, et al. Spatiotemporal dynamics of emerging pathogens in questing *Ixodes ricinus*. Front Cell Infect Microbiol. 2013;3:36. https://doi.org/10.3389/fcimb.2013.00036.
78. Movila A, Toderas I, Uspenskaia I, Conovalov J. Molecular detection of tick-borne pathogens in *Ixodes ricinus* from Moldova collected in 1960. Ticks Tick-Borne Dis. 2013;4:359–61. https://doi.org/10.1016/j.ttbdis.2012.12.004.
79. Derdáková M, Václav R, Pangrácova-Blaňárová L, Selyemová D, Koči J, Walder G, et al. *Candidatus* Neoehrlichia mikurensis and its co-circulation with *Anaplasma phagocytophilum* in *Ixodes ricinus* ticks across ecologically different habitats of Central Europe. Parasit Vectors. 2014;(7):160. https://doi.org/10.1186/1756-3305-7-160.
80. Jahfari S, Hofhuis A, Fonville M, van der Giessen J, van Pelt W, Sprong H. Molecular detection of tick-borne pathogens in humans with tick bites and erythema migrans, in the Netherlands. PLoS Negl Trop Dis. 2016;10:e0005042. https://doi.org/10.1371/journal.pntd.0005042.
81. Welc-Falęciak R, Siński E, Kowalec M, Zajkowska J, Pancewicz SA. Asymptomatic "*Candidatus* Neoehrlichia mikurensis" infections in immunocompetent humans. J Clin Microbiol. 2014;52:3072–4. https://doi.org/10.1128/JCM.00741-14.
82. Boyer PH, Baldinger L, Degeilh B, Wirth X, Kamdem CM, Hansmann Y, et al. The emerging tick borne pathogen *Neoehrlichia mikurensis*: first French case series and vector epidemiology. Emerg Microbes Infect. 2021:1–21. https://doi.org/10.1080/22221751.2021.1973347.
83. Welinder-Olsson C, Kjellin E, Vaht K, Jacobsson S, Wennerås C. First case of human "*Candidatus* Neoehrlichia mikurensis" infection in a febrile patient with chronic lymphocytic leukemia. J Clin Microbiol. 2010;48:1956–9. https://doi.org/10.1128/JCM.02423-09.
84. Pekova S, Vydra J, Kabickova H, Frankova S, Haugvicova R, Mazal O, et al. *Candidatus* Neoehrlichia mikurensis infection identified in 2 hematooncologic patients: benefit of molecular techniques for rare pathogen detection. Diagn Microbiol Infect Dis. 2011;69:266–70. https://doi.org/10.1016/j.diagmicrobio.2010.10.004.
85. Grankvist A, Sandelin LL, Andersson J, Fryland L, Wilhelmsson P, Lindgren P-E, et al. Infections with *Candidatus* Neoehrlichia mikurensis and cytokine responses in 2 persons bitten by ticks, Sweden. Emerg Infect Dis. 2015;21:1462–5. https://doi.org/10.3201/eid2108.150060.
86. Dadgar A, Grankvist A, Wernbro L, Wennerås C. Fever of unknown origin in a multiple sclerosis patient on immunomodulatory therapy was due to neoehrlichiosis. Lakartidningen. 2017:114.
87. Quarsten H, Salte T, Lorentzen ÅR, Hansen IJW, Hamre R, Forselv KJN, et al. Tick-Borne pathogens detected in the blood of immunosuppressed Norwegian patients living in a tick-endemic area. Clin Infect Dis Off Publ Infect Dis Soc Am 2020. https://doi.org/10.1093/cid/ciaa971.
88. Fehr JS, Bloemberg GV, Ritter C, Hombach M, Lüscher TF, Weber R, et al. Septicemia caused by tick-borne bacterial pathogen *Candidatus* Neoehrlichia mikurensis. Emerg Infect Dis 2010;16:1127–9. https://doi.org/10.3201/eid1607.091907.
89. Li H, Jiang J-F, Liu W, Zheng Y-C, Huo Q-B, Tang K, et al. Human infection with *Candidatus* Neoehrlichia mikurensis, China. Emerg Infect Dis. 2012;18:1636–9. https://doi.org/10.3201/eid1810.120594.

90. Lenart M, Simoniti M, Strašek-Smrdel K, Špik VC, Selič-Kurinčič T, Avšič-Županc T. Case report: first symptomatic *Candidatus* Neoehrlichia mikurensis infection in Slovenia. BMC Infect Dis. 2021;21:579. https://doi.org/10.1186/s12879-021-06297-z.
91. Portillo A, Santibáñez P, Palomar AM, Santibáñez S, Oteo JA. '*Candidatus* Neoehrlichia mikurensis' in Europe. New Microbes New Infect. 2018;22:30–6. https://doi.org/10.1016/j.nmni.2017.12.011.
92. Grankvist A, Andersson P-O, Mattsson M, Sender M, Vaht K, Höper L, et al. Infections with the tick-borne bacterium "*Candidatus Neoehrlichia mikurensis*" mimic noninfectious conditions in patients with B cell malignancies or autoimmune diseases. Clin Infect Dis. 2014;58:1716–22. https://doi.org/10.1093/cid/ciu189.
93. Höper L, Skoog E, Stenson M, Grankvist A, Wass L, Olsen B, et al. Vasculitis due to *Candidatus* Neoehrlichia mikurensis: a cohort study of 40 Swedish patients. Clin Infect Dis Off Publ Infect Dis Soc Am. 2020:ciaa1217. https://doi.org/10.1093/cid/ciaa1217.
94. Moniuszko A, Dunaj J, Czupryna P, Zajkowska J, Pancewicz S. Neoehrlichiosis – a new tick-borne disease – is there a threat in Poland? Przegl Epidemiol. 2015;69(23–6):131–3.
95. Wass L, Grankvist A, Mattsson M, Gustafsson H, Krogfelt K, Olsen B, et al. Serological reactivity to *Anaplasma phagocytophilum* in neoehrlichiosis patients. Eur J Clin Microbiol Infect Dis Off Publ Eur Soc Clin Microbiol. 2018;37:1673–8. https://doi.org/10.1007/s10096-018-3298-3.
96. Yu X, Walker DH. Rickettsiaceae. In: Whitman WB, Rainey F, Kämpfer P, Trujillo M, Chun J, DeVos P, et al. editors. Bergeys Man. Syst. Archaea Bact., Chichester, UK: John Wiley & Sons, Ltd; 2015 pp. 1–2. doi: https://doi.org/10.1002/9781118960608.fbm00178.
97. Merhej V, Raoult D. Rickettsial evolution in the light of comparative genomics. Biol Rev. 2011;86:379–405. https://doi.org/10.1111/j.1469-185X.2010.00151.x.
98. Beati L, Péter O, Burgdorfer W, Aeschlimann A, Raoult D. Confirmation that *Rickettsia helvetica* sp. nov. is a distinct species of the spotted fever group of Rickettsiae. Int J Syst Evol Microbiol 1993;43:521–6. https://doi.org/10.1099/00207713-43-3-521.
99. Fournier PE, Grunnenberger F, Jaulhac B, Gastinger G, Raoult D. Evidence of *Rickettsia helvetica* infection in humans, eastern France. Emerg Infect Dis. 2000;6:389–92. https://doi.org/10.3201/eid0604.000412.
100. Fournier P-E, Allombert C, Supputamongkol Y, Caruso G, Brouqui P, Raoult D. Aneruptive fever associated with antibodies to *Rickettsia helvetica* in Europe and Thailand. J Clin Microbiol. 2004;42:816–8.
101. Nilsson K, Lukinius A, Pahlson C, Moron C, Hajem N, Olsson B, et al. Evidence of *Rickettsia* spp. infection in Sweden: a clinical, ultrastructural and serological study. APMIS Acta Pathol Microbiol Immunol Scand. 2005;113:126–34. https://doi.org/10.1111/j.1600-0463.2005.apm1130206.x.
102. Nilsson K. Septicaemia with *Rickettsia helvetica* in a patient with acute febrile illness, rash and myasthenia. J Infect. 2009;58:79–82. https://doi.org/10.1016/j.jinf.2008.06.005.
103. Parola P, Miller RS, McDaniel P, Telford SR, Rolain J-M, Wongsrichanalai C, et al. Emerging rickettsioses of the Thai-Myanmar border. Emerg Infect Dis. 2003;9:592–5.
104. Nilsson K, Wallmenius K, Pahlson C. Coinfection with *Rickettsia helvetica* and Herpes Simplex Virus 2 in a young woman with meningoencephalitis. Case Rep Infect Dis. 2011;2011:469194. https://doi.org/10.1155/2011/469194.
105. Nilsson K, Elfving K, Pahlson C. *Rickettsia helvetica* in patient with meningitis, Sweden, 2006. Emerg Infect Dis. 2010;16:490–2. https://doi.org/10.3201/eid1603.090184.
106. Koetsveld J, Tijsse-Klasen E, Herremans T, Hovius JWR, Sprong H. Serological and molecular evidence for spotted fever group *Rickettsia* and *Borrelia burgdorferi* sensu lato co-infections in The Netherlands. Ticks Tick-Borne Dis. 2016;7:371–7. https://doi.org/10.1016/j.ttbdis.2015.12.010.
107. Nilsson K, Lindquist O, Pahlson C. Association of *Rickettsia helvetica* with chronic perimyocarditis in sudden cardiac death. Lancet Lond Engl. 1999;354:1169–73. https://doi.org/10.1016/S0140-6736(99)04093-3.

108. Speck S, Kern T, Aistleitner K, Dilcher M, Dobler G, Essbauer S. *In vitro* studies of *Rickettsia*-host cell interactions: confocal laser scanning microscopy of *Rickettsia helvetica*-infected eukaryotic cell lines. PLoS Negl Trop Dis. 2018;12:e0006151. https://doi.org/10.1371/journal.pntd.0006151.
109. Karbowiak G, Biernat B, Stańczak J, Szewczyk T, Werszko J. The role of particular tick developmental stages in the circulation of tick-borne pathogens affecting humans in Central Europe. 3. Rickettsiae. Ann Parasitol. 2016;62:89–100. https://doi.org/10.17420/ap6202.38.
110. Elfving K, Olsen B, Bergström S, Waldenström J, Lundkvist A, Sjöstedt A, et al. Dissemination of spotted fever rickettsia agents in Europe by migrating birds. PLoS One. 2010;5:e8572. https://doi.org/10.1371/journal.pone.0008572.
111. Severinsson K, Jaenson TG, Pettersson J, Falk K, Nilsson K. Detection and prevalence of *Anaplasma phagocytophilum* and *Rickettsia helvetica* in *Ixodes ricinus* ticks in seven study areas in Sweden. Parasit Vectors. 2010;3:66. https://doi.org/10.1186/1756-3305-3-66.
112. Overzier E, Pfister K, Herb I, Mahling M, Böck G, Silaghi C. Detection of tick-borne pathogens in roe deer (*Capreolus capreolus*), in questing ticks (*Ixodes ricinus*), and in ticks infesting roe deer in southern Germany. Ticks Tick-Borne Dis 2013;4:320–8. https://doi.org/10.1016/j.ttbdis.2013.01.004.
113. Stefanidesova K, Kocianova E, Boldis V, Kostanova Z, Kanka P, Nemethova D, et al. Evidence of *Anaplasma phagocytophilum* and *Rickettsia helvetica* infection in free-ranging ungulates in central Slovakia. Eur J Wildl Res. 2008;54:519–24. https://doi.org/10.1007/s10344-007-0161-8.
114. Nielsen H, Fournier P-E, Pedersen IS, Krarup H, Ejlertsen T, Raoult D. Serological and molecular evidence of *Rickettsia helvetica* in Denmark. Scand J Infect Dis. 2004;36:559–63. https://doi.org/10.1080/00365540410020776.
115. Boretti FS, Perreten A, Meli ML, Cattori V, Willi B, Wengi N, et al. Molecular investigations of *Rickettsia helvetica* infection in dogs, foxes, humans, and *Ixodes* ticks. Appl Environ Microbiol. 2009;75:3230–7. https://doi.org/10.1128/AEM.00220-09.
116. Schex S, Dobler G, Riehm J, Müller J, Essbauer S. *Rickettsia* spp. in wild small mammals in Lower Bavaria, South-Eastern Germany. Vector Borne Zoonotic Dis Larchmt N. 2011;11:493–502. https://doi.org/10.1089/vbz.2010.0060.
117. Fischer S, Spierling NG, Heuser E, Kling C, Schmidt S, Rosenfeld UM, et al. High prevalence of *Rickettsia helvetica* in wild small mammal populations in Germany. Ticks Tick-Borne Dis. 2018;9:500. https://doi.org/10.1016/j.ttbdis.2018.01.009.
118. Simser JA, Palmer AT, Fingerle V, Wilske B, Kurtti TJ, Munderloh UG. *Rickettsia monacensis* sp. nov., a spotted fever group *Rickettsia*, from ticks (*Ixodes ricinus*) collected in a European city park. Appl Environ Microbiol. 2002;68:4559–66.
119. Brouqui P, Bacellar F, Baranton G, Birtles RJ, Bjoërsdorff A, Blanco JR, et al. Guidelines for the diagnosis of tick-borne bacterial diseases in Europe. Clin Microbiol Infect. 2004;10:1108–32. https://doi.org/10.1111/j.1469-0691.2004.01019.x.
120. Maurin M, Gyuranecz M. Tularaemia: clinical aspects in Europe. Lancet Infect Dis. 2016;16:113–24. https://doi.org/10.1016/S1473-3099(15)00355-2.
121. Chaudhuri RR, Ren C-P, Desmond L, Vincent GA, Silman NJ, Brehm JK, et al. Genome sequencing shows that European isolates of *Francisella tularensis* subspecies *tularensis* are almost identical to US laboratory strain Schu S4. PLoS One. 2007;2:e352. https://doi.org/10.1371/journal.pone.0000352.
122. Hopla CE. The ecology of tularemia. Adv Vet Sci Comp Med. 1974;18:25–53.
123. Chitadze N, Kuchuloria T, Clark DV, Tsertsvadze E, Chokheli M, Tsertsvadze N, et al. Water-borne outbreak of oropharyngeal and glandular tularemia in Georgia: investigation and follow-up. Infection. 2009;37:514–21. https://doi.org/10.1007/s15010-009-8193-5.
124. Parker RR, Spencer RR, Francis E. Tularæmia: XI. Tularæmia infection in ticks of the species *Dermacentor andersoni* Stiles in the Bitterroot Valley, Mont. Public Health Rep 1896-1970 1924;39:1057–73. https://doi.org/10.2307/4577151.
125. Petersen JM, Mead PS, Schriefer ME. *Francisella tularensis*: an arthropod-borne pathogen. Vet Res. 2009;40 https://doi.org/10.1051/vetres:2008045.

126. Mailles A, Vaillant V. Bilan de 10 années de surveillance de la tularémie chez l'homme en France. [in French]. Saint-Maurice: Institut de veille sanitaire 2013.
127. Boone I, Hassler D, Nguyen T, Splettstoesser WD, Wagner-Wiening C, Pfaff G. Tularaemia in southwest Germany: three cases of tick-borne transmission. Ticks Tick-Borne Dis. 2015;6:611–4. https://doi.org/10.1016/j.ttbdis.2015.05.004.
128. Rigaud E, Jaulhac B, Garcia-Bonnet N, Hunfeld K-P, Femenia F, Huet D, et al. Seroprevalence of seven pathogens transmitted by the *Ixodes ricinus* tick in forestry workers in France. Clin Microbiol Infect. 2016:735.e1–9. https://doi.org/10.1016/j.cmi.2016.05.014.
129. Výrosteková V. Transstadial transmission of *Francisella tularensis* in the tick, *Ixodes ricinus*, infected during the larval stage. Cesk Epidemiol Mikrobiol Imunol. 1993;42:71–5.
130. Výrosteková V. Transstadial transmission of *Francisella tularensis* by *Ixodes ricinus* ticks infected during the nymphal stage. Epidemiol Mikrobiol Imunol Cas Spolecnosti Epidemiol Mikrobiol Ceske Lek Spolecnosti JE Purkyne. 1994;43:166–70.
131. Gehringer H, Schacht E, Maylaender N, Zeman E, Kaysser P, Oehme R, et al. Presence of an emerging subclone of *Francisella tularensis* holarctica in *Ixodes ricinus* ticks from south-western Germany. Ticks Tick-Borne Dis. 2013;4:93–100. https://doi.org/10.1016/j.ttbdis.2012.09.001.
132. Genchi M, Prati P, Vicari N, Manfredini A, Sacchi L, Clementi E, et al. *Francisella tularensis*: no evidence for transovarial transmission in the tularemia tick-vectors *Dermacentor reticulatus* and *Ixodes ricinus*. PloS One. 2015;10:e0133593. https://doi.org/10.1371/journal.pone.0133593.
133. Reif KE, Ujczo JK, Alperin DC, Noh SM. *Francisella tularensis novicida* infection competence differs in cell lines derived from United States populations of *Dermacentor andersoni* and *Ixodes scapularis*. Sci Rep. n.d.;8:12685. https://doi.org/10.1038/s41598-018-30419-4.
134. Byington CL, Bender JM, Ampofo K, Pavia AT, Korgenski K, Daly J, et al. Tularemia with vesicular skin lesions may be mistaken for infection with herpes viruses. Clin Infect Dis Off Publ Infect Dis Soc Am. 2008;47:e4–6. https://doi.org/10.1086/588843.
135. WHO. WHO guidelines on tularaemia. Geneva: World Health Organization Press; 2007.
136. Maurin M, Mersali NF, Raoult D. Bactericidal activities of antibiotics against intracellular *Francisella tularensis*. Antimicrob Agents Chemother. 2000;44:3428–31. https://doi.org/10.1128/aac.44.12.3428-3431.2000.
137. Antunes NT, Frase H, Toth M, Vakulenko SB. The class A β-lactamase FTU-1 is native to *Francisella tularensis*. Antimicrob Agents Chemother. 2012;56:666–71. https://doi.org/10.1128/AAC.05305-11.
138. Hepburn MJ, Simpson AJH. Tularemia: current diagnosis and treatment options. Expert Rev Anti Infect Ther. 2008;6:231–40. https://doi.org/10.1586/14787210.6.2.231.
139. Assadian O, Stanek G. Theobald Smith--the discoverer of ticks as vectors of disease. Wien Klin Wochenschr. 2002;114:479–81.
140. Swei A, O'Connor KE, Couper LI, Thekkiniath J, Conrad PA, Padgett KA, et al. Evidence for transmission of the zoonotic apicomplexan parasite *Babesia duncani* by the tick *Dermacentor* albipictus. Int J Parasitol 2018. https://doi.org/10.1016/j.ijpara.2018.07.002.
141. Krause PJ. Human babesiosis. Int J Parasitol. 2019; https://doi.org/10.1016/j.ijpara.2018.11.007.
142. Schreeg ME, Marr HS, Tarigo JL, Cohn LA, Bird DM, Scholl EH, et al. Mitochondrial genome sequences and structures aid in the resolution of *Piroplasmida* phylogeny. PLoS ONE. 2016;11:e0165702. https://doi.org/10.1371/journal.pone.0165702.
143. Zamoto-Niikura A, Morikawa S, Hanaki K-I, Holman PJ, Ishihara C. *Ixodes persulcatus* ticks as vectors for the *Babesia microti* U.S. lineage in Japan. Appl Env Microbiol. 2016;82:6624–32. https://doi.org/10.1128/AEM.02373-16.
144. Sevilla E, González LM, Luque D, Gray J, Montero E. Kinetics of the invasion and egress processes of *Babesia divergens*, observed by time-lapse video microscopy. Sci Rep. 2018;8:14116. https://doi.org/10.1038/s41598-018-32349-7.
145. Jalovecka M, Hajdusek O, Sojka D, Kopacek P, Malandrin L. The complexity of piroplasms life cycles. Front Cell Infect Microbiol. 2018;8:248. https://doi.org/10.3389/fcimb.2018.00248.

146. Spielman A, Wilson ML, Levine JF, Piesman J. Ecology of *Ixodes dammini*-borne human babesiosis and Lyme disease. Annu Rev Entomol. 1985;30:439–60. https://doi.org/10.1146/annurev.en.30.010185.002255.
147. Zintl A, Mulcahy G, Skerrett HE, Taylor SM, Gray JS. *Babesia divergens*, a bovine blood parasite of veterinary and zoonotic importance. Clin Microbiol Rev. 2003;16:622–36.
148. Piesman J, Spielman A. Human babesiosis on Nantucket Island: prevalence of *Babesia microti* in ticks. Am J Trop Med Hyg. 1980;29:742–6. https://doi.org/10.4269/ajtmh.1980.29.742.
149. Tang TTM, Tran M-H. Transfusion transmitted babesiosis: A systematic review of reported cases. Transfus Apher Sci. 2020:102843. https://doi.org/10.1016/j.transci.2020.102843.
150. Iyer S, Goodman K. Congenital babesiosis from maternal exposure: a case report. J Emerg Med. 2019;56:e39. https://doi.org/10.1016/j.jemermed.2018.12.044.
151. Gray EB, Herwaldt BL. Babesiosis surveillance – United States, 2011–2015. Morb Mortal Wkly Rep Surveill Summ Wash DC. 2002;2019(68):1–11. https://doi.org/10.15585/mmwr.ss6806a1.
152. Klevens RM, Cumming MA, Caten E, Stramer SL, Townsend RL, Tonnetti L, et al. Transfusion-transmitted babesiosis: one state's experience. Transfusion (Paris). 2018;58:2611–6. https://doi.org/10.1111/trf.14943.
153. Hunfeld K-P, Hildebrandt A, Gray JS. Babesiosis: recent insights into an ancient disease. Int J Parasitol. 2008;38:1219–37. https://doi.org/10.1016/j.ijpara.2008.03.001.
154. Foppa IM, Krause PJ, Spielman A, Goethert H, Gern L, Brand B, et al. Entomologic and serologic evidence of zoonotic transmission of *Babesia microti*, eastern Switzerland. Emerg Infect Dis. 2002;8:722–6. https://doi.org/10.3201/eid0807.010459.
155. Obiegala A, Pfeffer M, Pfister K, Karnath C, Silaghi C. Molecular examinations of *Babesia microti* in rodents and rodent-attached ticks from urban and sylvatic habitats in Germany. Ticks Tick-Borne Dis. 2015;6:445–9. https://doi.org/10.1016/j.ttbdis.2015.03.005.
156. Hildebrandt A, Hunfeld K-P, Baier M, Krumbholz A, Sachse S, Lorenzen T, et al. First confirmed autochthonous case of human *Babesia microti* infection in Europe. Eur J Clin Microbiol Infect Dis Off Publ Eur Soc Clin Microbiol. 2007;26:595–601. https://doi.org/10.1007/s10096-007-0333-1.
157. Moniuszko-Malinowska A, Swiecicka I, Dunaj J, Zajkowska J, Czupryna P, Zambrowski G, et al. Infection with *Babesia microti* in humans with non-specific symptoms in North East Poland. Infect Dis Lond Engl. 2016;48:537–43. https://doi.org/10.3109/23744235.2016.1164339.
158. Svensson J, Hunfeld K-P, Persson KEM. High seroprevalence of *Babesia* antibodies among *Borrelia burgdorferi*-infected humans in Sweden. Ticks Tick-Borne Dis. 2019;10:186–90. https://doi.org/10.1016/j.ttbdis.2018.10.007.
159. Martinot M, Zadeh MM, Hansmann Y, Grawey I, Christmann D, Aguillon S, et al. Babesiosis in immunocompetent patients, Europe. Emerg Infect Dis. 2011;17:114–6. https://doi.org/10.3201/eid1701.100737.
160. Moritz ED, Winton CS, Tonnetti L, Townsend RL, Berardi VP, Hewins M-E, et al. Screening for *Babesia microti* in the U.S. Blood Supply. N Engl J Med. 2016;375:2236–45.
161. Villatoro T, Karp JK. Transfusion-transmitted babesiosis. Arch Pathol Lab Med. 2019;143:130–4. https://doi.org/10.5858/arpa.2017-0250-RS.
162. Arsuaga M, González LM, Padial ES, Dinkessa AW, Sevilla E, Trigo E, et al. Misdiagnosis of babesiosis as malaria, Equatorial Guinea, 2014. Emerg Infect Dis 2018;24:1588–9. https://doi.org/10.3201/eid2408.180180.
163. Greig JR, Brownlee A, Wilson DR, Gordon SW. The nature of louping-ill. Vet Res. 1931;
164. Davidson MM, Williams H, Macleod JA. Louping ill in man: a forgotten disease. J Infect. 1991;23:241–9.
165. Lindquist L, Vapalahti O. Tick-borne encephalitis. Lancet. 2008;371:1861. https://doi.org/10.5858/arpa.201.
166. Rampas J, Gallia F. Isolation of an encephalitis virus from *Ixodes ricinus* ticks. Cas Lék Ces. 1949;88(41):1179–80.

167. McLean DM, Donohue WL. Powassan virus: isolation of virus from a fatal case of encephalitis. Can Med Assoc J. 1959;80:708.
168. Jeffries CL, Mansfield KL, Phipps LP, Wakeley PR, Mearns R, Schock A, et al. Louping ill virus: an endemic tick-borne disease of Great Britain. J Gen Virol. 2014;95:1005–14. https://doi.org/10.1099/vir.0.062356-0.
169. Velay A, Paz M, Cesbron M, Gantner P, Solis M, Soulier E, et al. Tick-borne encephalitis virus: molecular determinants of neuropathogenesis of an emerging pathogen. Crit Rev Microbiol. 2019;45:472–93. https://doi.org/10.1080/1040841X.2019.1629872.
170. Ruzek D, Županc TA, Borde J, Chrdle A, Eyer L, Karganova G, et al. Tick-borne encephalitis in Europe and Russia: review of pathogenesis, clinical features, therapy, and vaccines. Antiviral Res. 2019;164:23–51. https://doi.org/10.1016/j.antiviral.2019.01.014.
171. Randolph SE. Transmission of tick-borne pathogens between co-feeding ticks: Milan Labuda's enduring paradigm. Ticks Tick Borne Dis. 2011;2(4):179–82. https://doi.org/10.1016/j.ttbdis.2011.07.004.
172. Jones LD, Gaunt M, Hails RS, Laurenson K, Hudson PJ, Reid H, et al. Transmission of louping ill virus between infected and uninfected ticks co-feeding on mountain hares. Med Vet Entomol. 1997;11(1721):1.
173. Karbowiak G, Biernat B. The role of particular tick developmental stages in the circulation of tick-borne pathogens affecting humans in Central Europe. 2. Tick-borne encephalitis virus. Ann Parasitol. 2016;62:3–9. https://doi.org/10.17420/ap6201.25.
174. Hermance ME, Thangamani S. Tick-virus-host interactions at the cutaneous interface: the nidus of flavivirus transmission. Viruses. 2018;10 https://doi.org/10.3390/v10070362.
175. Kemenesi G, Bányai K. Tick-Borne flaviviruses, with a focus on Powassan virus. Clin Microbiol Rev. 2019;32(1):e00106–17. https://doi.org/10.1128/CMR.00106-17.
176. Michelitsch A, Wernike K, Klaus C, Dobler G, Beer M. Exploring the reservoir hosts of tick-borne encephalitis virus. Viruses. 2019;11 https://doi.org/10.3390/v11070669.
177. Gilbert L. Louping ill virus in the UK: a review of the hosts, transmission and ecological consequences of control. Exp Appl Acarol. 2016;68:363–74. https://doi.org/10.1007/s10493-015-9952-x.
178. Lindqvist R, Upadhyay A, Överby AK. Tick-borne flaviviruses and the Type I interferon response. Viruses. 2018;10 https://doi.org/10.3390/v10070340.
179. Ecker M, Allison SL, Meixner T, Heinz FX. Sequence analysis and genetic classification of tick-borne encephalitis viruses from Europe and Asia. J Gen Virol. 1999;80(Pt 1):179–85. https://doi.org/10.1099/0022-1317-80-1-179.
180. Labuda M, Randolph SE. Survival strategy of tick-borne encephalitis virus: Cellular basis and environmental determinants. Zentralblatt Für Bakteriol. 1999;289:513–24. https://doi.org/10.1016/S0934-8840(99)80005-X.
181. Beauté J, Spiteri G, Warns-Petit E, Zeller Hervé. Tick-borne encephalitis in Europe, 2012 to 2016. Euro Surveill. 2018;23(45):pii=1800201. https://doi.org/10.2807/1560-7917.ES.2018.23.45.1800201.
182. Velay A, Solis M, Kack-Kack W, Gantner P, Maquart M, Martinot M, et al. A new hot spot for tick-borne encephalitis (TBE): a marked increase of TBE cases in France in 2016. Ticks Tick-Borne Dis. 2018;9(1):120–5. https://doi.org/10.17420/ap6201.25.115.
183. UE. Commission Implementing Decision of 8 August 2012 amending Decision 2002/253/EC laying down case definitions for reporting communicable diseases to the Community network under Decision No 2119/98/EC of the European Parliament and of the Council (notified under document C(2012) 5538)Text with EEA relevance; 2012:57.
184. Taba P, Schmutzhard E, Forsberg P, Lutsar I, Ljøstad U, Mygland Å, Levchenko I, Strle F, Steiner I. EAN consensus review on prevention, diagnosis and management of tick-borne encephalitis. Eur J Neurol. 2017;24(10):1214-e61. https://doi.org/10.1111/ene.13356.
185. Health Protection Agency. Louping ill; 2011. https://webarchive.nationalarchives.gov.uk/20140714084610/http://www.hpa.org.uk:80/webw/HPAweb&Page&HPAwebAutoListName/Page/1191942172074?p=1191942172074.

186. Charrel RN, Attoui H, Butenko AM, Clegg JC, Deubel V, Frolova TV, et al. Tick-borne virus diseases of human interest in Europe. Clin Microbiol Infect Off Publ Eur Soc Clin Microbiol Infect Dis. 2004;10:1040. https://doi.org/10.1111/ene.13356.t. and of the Council04.01022.x
187. Padfield S, Fogg C. A case of louping ill. Zoonoses Network Newsletter, Number 12. London: Health Protection Agency 2011.
188. Krow-Lucal ER, Lindsey NP, Fischer M, Hills SL. Powassan virus disease in the United States, 2006–2016. Vector Borne Zoonotic Dis. 2018;18:286–90. https://doi.org/10.1089/vbz.2017.2239.
189. Piesman J, Hicks TC, Sinsky RJ, Obiri G. Simultaneous transmission of *Borrelia burgdorferi* and *Babesia microti* by individual nymphal *Ixodes dammini* ticks. J Clin Microbiol. 1987;25:2012ri.
190. Boyer PH, Kieffer P, de Martino SJ, Zilliox L, Vogel JY, Jaulhac B, et al. *Borrelia burgdorferi* sl and tick-borne encephalitis virus coinfection in Eastern France. Med Mal Infect. 2018;48(3):218–20.
191. Bhanot P, Parveen N. Investigating disease severity in an animal model of concurrent babesiosis and Lyme disease. Int J Parasitol. 2019;49:145–51. https://doi.org/10.1016/j.ijpara.2018.06.006.
192. Stanek G, Wormser GP, Gray J, Strle F. Lyme borreliosis. Lancet. 2012;379:461–73.

GPSR Compliance

The European Union's (EU) General Product Safety Regulation (GPSR) is a set of rules that requires consumer products to be safe and our obligations to ensure this.

If you have any concerns about our products, you can contact us on ProductSafety@springernature.com

In case Publisher is established outside the EU, the EU authorized representative is:

Springer Nature Customer Service Center GmbH
Europaplatz 3
69115 Heidelberg, Germany

Batch number: 10105668

Printed by Printforce, the Netherlands